EUROPA-FACHBUCHREIHE
für Berufe im Gesundheitswesen

Medizinisches Labor

10., überarbeitete Auflage

VERLAG EUROPA-LEHRMITTEL · Nourney, Vollmer GmbH & Co. KG
Düsselberger Straße 23 · 42781 Haan-Gruiten

Europa-Nr.: 66612

Autorin:
Edeltraud Wolf, Nürtingen
Unter Mitarbeit von:
Ioana Stana, Burgkirchen an der Alz
Mitautorin bis zur 9. Auflage:
Barbara Jost, Breitenbach/Schweiz

Verlagslektorat:
Tanja Löhr-Michels

Bildbearbeitung:
Verlag Europa-Lehrmittel, Ostfildern

10. Auflage 2024, korrigierter Nachdruck 2026

Druck 5 4 3 2

Alle Drucke derselben Auflage sind parallel einsetzbar, da sie bis auf die Korrektur von Druckfehlern identisch sind.

ISBN 978-3-8085-6432-5

Bei Fragen zur Produktsicherheit wenden Sie sich bitte produktsicherheit@europa-lehrmittel.de.

Umschlag: Zeichenbüro des Verlags Europa-Lehrmittel, Ostfildern
Umschlagfoto: Edeltraud Wolf, Nürtingen
© Countrypixel – stock.adobe.com und Abbott Rapid Diagnostics Germany GmbH, Köln
Layout: Grafische Produktionen Neumann, 97222 Rimpar
Druck: Silber Druck GmbH & Co. KG, 34253 Lohfelden

Vorwort

Das Buch **Medizinisches Labor** bietet ein umfassendes Themenspektrum, das in folgenden Ausbildungsberufen eingesetzt werden kann:

- in der Ausbildung zur Medizinischen Fachangestellten
- in Berufsfachschulen und Berufskollegs Gesundheit
- in der Ausbildung zur Medizinischen Technologin/zum Medizinischen Technologen für Laboratoriumsanalytik

Auch Wiedereinsteigerinnen in den Beruf der Medizinischen Fachangestellten profitieren von der übersichtlichen, anschaulichen und handlungsorientierten Darstellung der Fachinhalte.

Nach Bearbeitung der grundlegenden Themenbereiche (Kapitel 1-4) können die anderen Kapitel lernfeldorientiert – oder nach Vorgaben des jeweiligen Lehrplans – in beliebiger Reihenfolge behandelt werden. Die Liste „Lernfelder und Laboruntersuchungen“ auf S. 273 gibt Anregungen für die Unterrichtsgestaltung im Rahmen der Lernfelder.

Inhaltlicher Aufbau des Buches

- Das erste Kapitel des Buches umfasst die **Grundlagen zur Chemie, Physik und Physiologie**.
- Es folgen Erläuterungen zur räumlichen und gerätetechnischen **Ausstattung eines medizinischen Labors.**
- Verhaltensanforderungen und Vorschriften bezüglich **Hygiene, Desinfektion, Sterilisation und Arbeitssicherheit** schließen sich mit der Aktualisierung der Instrumentenaufbereitung an.

Die Laboruntersuchungen sind unterteilt in **Harn- und Blutuntersuchungen** sowie **weitere Untersuchungen** wie beispielsweise immunologische Schnelltests. Jedes Teilkapitel liefert:

- die klinische Bedeutung des Laborwerts
- Referenzwerte
- eine reich bebilderte Anleitung zur Testdurchführung
- eine tabellarische Auflistung der Fehlermöglichkeiten
- Maßgaben zur Bewertung der Untersuchungsergebnisse.

Didaktische Struktur des Buches

- Jedes Kapitel wird durch **praxisrelevante Fragen** und **handlungsorientierte Aufgaben**, in Form von **integrierten Arbeitsblättern**, abgeschlossen.
- Im Kapitel **„Fit für die Prüfung“** können die Schülerinnen anhand praktischer Beispiele ihr Wissen testen.
- An die Liste „Lernfelder und Laboruntersuchungen“ schließen sich eine **Auflistung der Referenzwerte, Umrechnungstabellen für Maßeinheiten** sowie ein ausführliches **Sachwortverzeichnis** an, das ein schnelles Nachschlagen ermöglicht.

Neu in der 10. Auflage

In allen Kapiteln des Buches wurden die aktuellen Vorschriften und wichtige Neuerungen berücksichtigt, so z. B. der Umgang mit einem Leistungsverzeichnis online, die Berücksichtigung der direkten oralen Antikoagulanzien (DOAK), die Durchführung des Ringversuchs beim Harnsediment sowie die Handhabung eines Geräts für Mehrfachbestimmungen.

Zugriff auf das digitale Zusatzmaterial in unserem digitalen Bücherregal *Europathek*

Über den Code auf der zweiten Umschlagseite kann auf die Inhalte im kostenlosen EUROPATHEK-Account zugegriffen werden. Dort sind zu finden:

- ein Video von Harnsedimentbestandteilen
- die Lösungen der Fragen und Aufgaben
- die Fachbegriffe und ihre Erklärungen in Form von Vokabelkärtchen zum selbstständigen Üben

Wir wünschen viel Freude und Erfolg bei der Arbeit mit unserem Buch. Kritik und Anregungen nehmen wir gerne unter (lektorat@europa-lehrmittel.de) entgegen.

Winter 2024/2025 *Autorin und Verlag*

Inhaltsverzeichnis

1 Chemisch-physikalische und physiologische Grundlagen

Bitte keine Berührungsängste mit diesem Kapitel! Sie haben hier kein „verkapptes" Chemiebuch in der Hand! Als engagierte Praxismitarbeiterin interessieren Sie sich für medizinische Themen. Wie Sie wissen, zählt die Medizin genauso zu den Naturwissenschaften, wie beispielsweise die Chemie, Physik oder die Biologie. Viele Vorgänge im menschlichen Organismus laufen nach naturwissenschaftlichen Gesetzmäßigkeiten ab; und um sie zu verstehen, ist ein gewisses Maß an diesen chemisch-physikalischen Grundkenntnissen notwendig. Die hier vorgestellten Grundlagen sind quasi der Schlüssel zu weiterführendem Verständnis. Viele Sachverhalte in der Arztpraxis bzw. im ärztlichen Labor bauen auf diesen Grundinformationen auf. Sie sind somit Basis für eine optimale Arbeit im medizinischen Bereich. Nutzen Sie das Angebot!

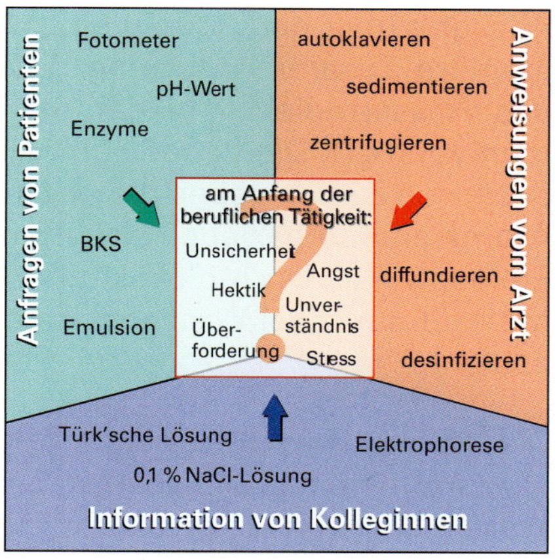

Abb. 1: Aller Anfang ist schwer!

1.1 Bau der Stoffe

1.1.1 Atom, Atombau

Atome sind die kleinsten Grundbausteine eines Stoffes und lassen sich durch chemische Verfahren nicht weiter aufteilen. Sie sind unglaublich klein, können aber mit bestimmten Geräten sichtbar gemacht werden. Um sich den Bau eines Atoms besser vorstellen zu können, gibt es Modellvorschläge. Das Bohr'sche Atommodell ist das bekannteste Modell.

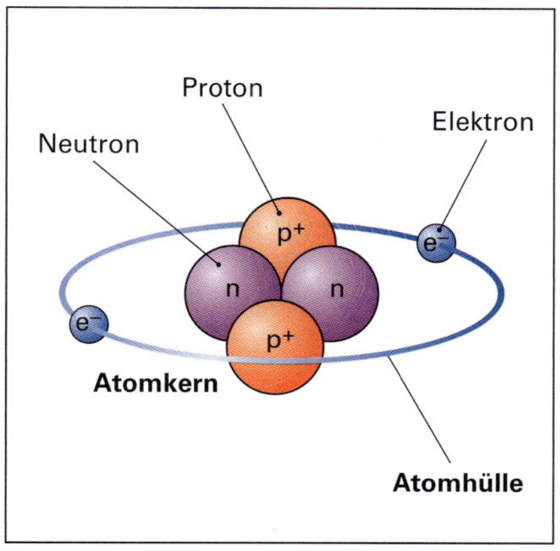

Abb. 2: Schematischer Atomaufbau

Bohr'sches Atommodell

Ein Atom besteht aus einem **Atomkern** und einer **Atomhülle**. Im Atomkern befinden sich **Protonen** (p^+), Teilchen, die positiv geladen sind, und **Neutronen** (n), die ladungsneutral sind. In der Atomhülle hingegen bewegen sich die negativ geladenen **Elektronen** (e^-) auf bestimmten Bahnen, die **Elektronenschalen** genannt werden, um den Atomkern. Diese Schalen werden von innen nach außen mit Elektronen gefüllt. Die nebenstehende grafische Darstellung verdeutlicht den Atomaufbau (s. Abb. 2). Trotz der unterschiedlichen Ladungsverteilung (im Kern positiv und in der Hülle negativ) ist das Atom nach außen hin elektrisch neutral, da die Anzahl der Protonen der der Elektronen entspricht. So ergibt sich folgende Modellvorstellung vom Atomaufbau, hier am Beispiel eines Kohlenstoffatoms (s. Abb. 3).

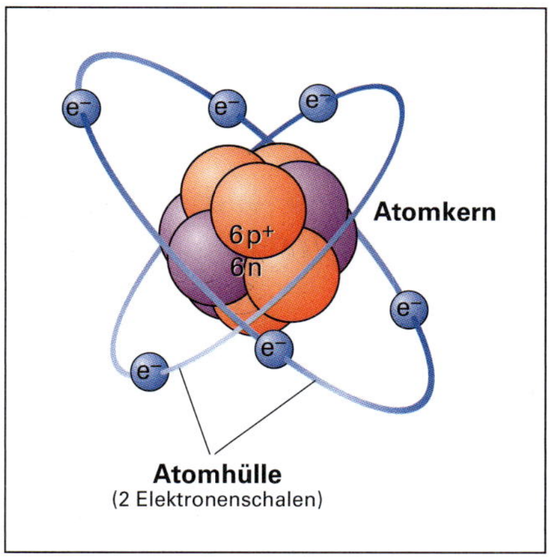

Abb. 3: Aufbau eines Kohlenstoffatoms

Dass das vorgestellte Kohlenstoffatom sechs Elektronen, sechs Protonen und sechs Neutronen enthält, erkennt man an seinem Platz im **Periodensystem der Elemente** (PSE) (vgl. Kapitel 1.1.3, S. 10). Durch den festen Platz im Periodensystem, über den jedes Element verfügt, kann der Atomaufbau exakt nachvollzogen werden.

Atom:
- *Es ist das kleinste Teilchen eines Elements.*
- *Es besteht aus Atomkern und Atomhülle.*
- *Es ist elektrisch neutral.*
- *Im Atomkern befinden sich Protonen und Neutronen.*
- *In der Atomhülle befinden sich Elektronen.*

1.1.2 Molekül, Molmasse, Ion, Isotop

Schließen sich zwei oder mehrere Atome zu einem Verbund zusammen, spricht man von einem **Molekül**. Die **Summenformel** gibt Auskunft über den Aufbau eines Moleküls, d. h. über seine genaue atomare Zusammensetzung. Das bekannteste Molekül ist sicher das Wassermolekül. In der Summenformel ausgedrückt spricht man von H_2O. Die in der Summenformel enthaltenen, nach unten gesetzten Zahlen geben die Anzahl der sich im Molekül befindlichen Atome an und beziehen sich immer auf das direkt davor stehende Element. Für den Molekülaufbau bedeutet dies, dass ein Wassermolekül aus zwei Wasserstoffatomen und einem Sauerstoffatom besteht.

Die **Strukturformel** (s. Abb. 1) stellt die räumliche Anordnung aller Atome eines Moleküls dar. In Abbildung 1 ist zu sehen, dass Wasser ein gewinkeltes, aus drei Atomen bestehendes Molekül ist.

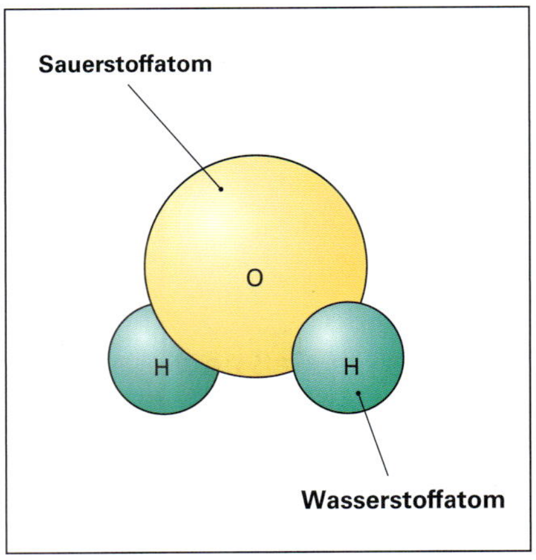

Abb. 1: Strukturformel von H_2O

Molekül: Zusammenschluss von zwei oder mehr Atomen

Wenn man wissen möchte, wie schwer ein solches Molekül ist, kann man seine **Molekülmasse** berechnen. Sie ergibt sich aus der Summe aller am Molekül beteiligten Atome und deren individuellem Gewicht. Das Gewicht jedes einzelnen Atoms steht im Periodensystem (PSE) und wird in der Einheit **u** angegeben. Das Molekül Wasser hat eine **Molekülmasse** von 18 u. Dies ergibt sich aus den Massenzahlen von H und O, die über dem Elementsymbol im PSE stehen (s. Abb. 1, S. 10).

Das Molekül besteht aus:

2 Wasserstoffatomen → Masse von H = 1 u → 2 · 1 u = 2 u

1 Sauerstoffatom → Masse von O = 16 u → 1 · 16 u = 16 u

Summenformel von Wasser: H_2O **Molekülmasse** = 18 u

Abb. 2: Berechnung der Molekülmasse von Wasser

Ein Molekül, ein Teilchen H_2O, wiegt demnach 18 u. Wie viele Moleküle Wasser wiegen aber 18 g? Man hat festgestellt, dass das genau $6{,}023 \cdot 10^{23}$ Moleküle sind.

Diese Teilchenzahl, mit der man eine Masse mit der Einheit u in eine Masse mit der Einheit g umrechnet, nennt man **Mol**.

Mol:	*$6{,}023 \cdot 10^{23}$ Teilchen eines Stoffes*
Atommasse:	*Gewicht eines Atoms in u*
Molekülmasse:	*Summe aller Atommassen in einem Molekül in u*
Molmasse:	*Masse von 1 Mol Teilchen in Gramm (Einheit: g/mol)*

Bei einem Atom entspricht die Anzahl der positiv geladenen Protonen im Kern genau der Anzahl der negativ geladenen Elektronen in der Atomhülle. Damit ist das Atom, als Ganzes gesehen, elektrisch neutral. Atome haben das Bestreben, die äußerste Elektronenschale meist mit acht Elektronen zu besetzen. Um dieses zu erreichen, geben sie Elektronen ab oder nehmen welche auf.

Durch eine **chemische Reaktion** kann das Atom Elektronen verlieren oder neue hinzugewinnen, wodurch sich die Ladungsverteilung ändert. Man spricht dann von einem **Ion**. Gibt ein Atom beispielsweise ein Elektron aus seiner Hülle ab, überwiegt die positive Ladung der Protonen im Kern. Das Atom wird zu einem Ion mit positiver Ladung **(Kation)**. Nimmt ein Atom umgekehrt ein Elektron auf, überwiegt jetzt die negative Ladung und das Ion ist einfach negativ geladen. Man spricht dann von einem **Anion**.

Ion:	*Geladenes Teilchen*
Anion:	*Negativ geladenes Teilchen*
Kation:	*Positiv geladenes Teilchen*

Auf der äußersten Elektronenschale des Natriumatoms befindet sich ein Elektron. Jedes Atom ist bestrebt, eine komplette äußerste Elektronenschale mit acht Elektronen zu haben. Durch eine chemische Reaktion kann das Natriumatom dies erreichen. Da es für das Natriumatom einfacher ist, ein Elektron abzugeben, als sieben weitere aufzunehmen, überwiegt nun die positive Ladung im Kern. Das Natriumatom ist daher einfach positiv geladen: Na^+. Es ist zum **Natriumion** geworden (s. Abb. 1).

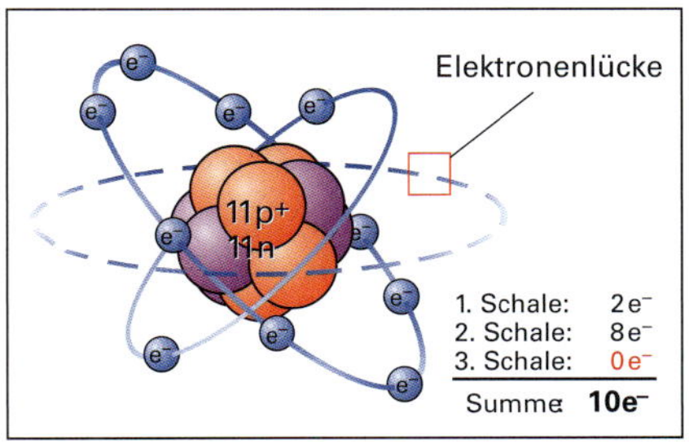

Abb. 1: Aufbau Na-Ion

Ähnlich verhält es sich beim Chloratom. Allerdings besitzt es, im Gegensatz zum Natriumatom, schon sieben Elektronen auf der äußersten Schale. Was liegt näher, als ein weiteres Elektron dazu zu bewegen, sich auf der äußersten Schale niederzulassen? Das Chloratom nimmt ein Elektron zusätzlich auf. Dadurch überwiegt eine negative Ladung. Das Chloratom wird zum **Chlorion**. Man spricht jetzt von $\mathbf{Cl^-}$ (s. Abb. 2).

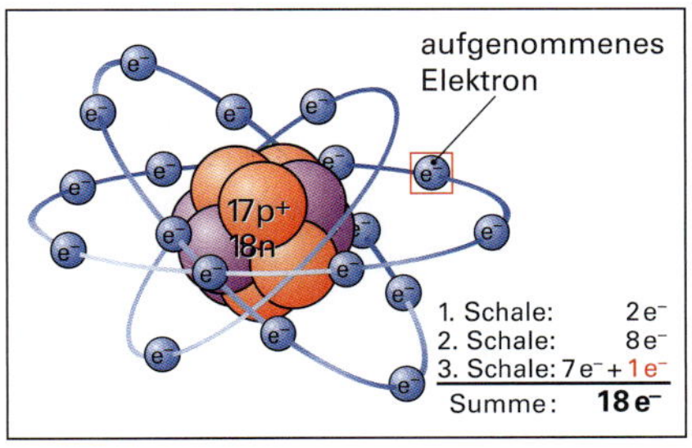

Abb. 2: Aufbau Cl-Ion

Als **Isotope** bezeichnet man Atome des gleichen Elements mit gleicher Protonenzahl (positiv geladene Teilchen im Kern), gleicher Elektronenzahl (negativ geladene Teilchen in der Atomhülle), aber unterschiedlicher Neutronenzahl (ladungsfreie Teilchen im Kern). Die Isotope eines Elements haben somit eine unterschiedliche Atommasse.

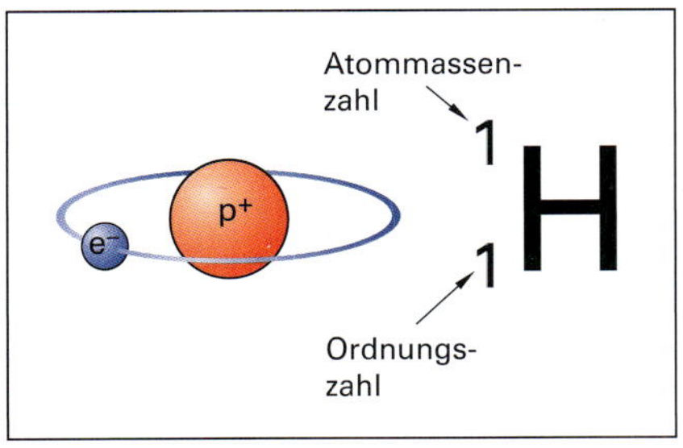

Abb. 3: „Normaler" Wasserstoff

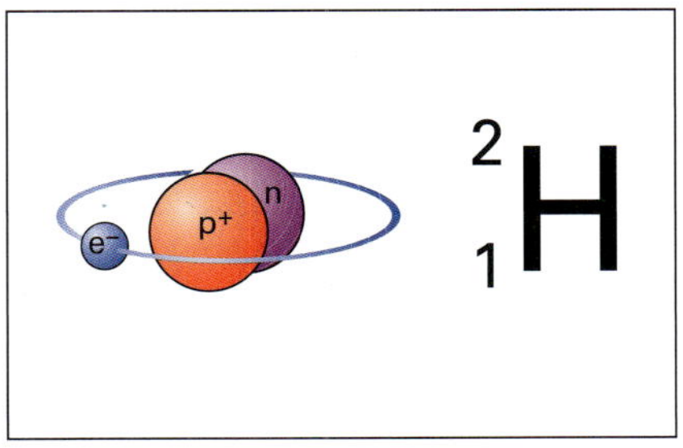

Abb. 4: Schwerer Wasserstoff

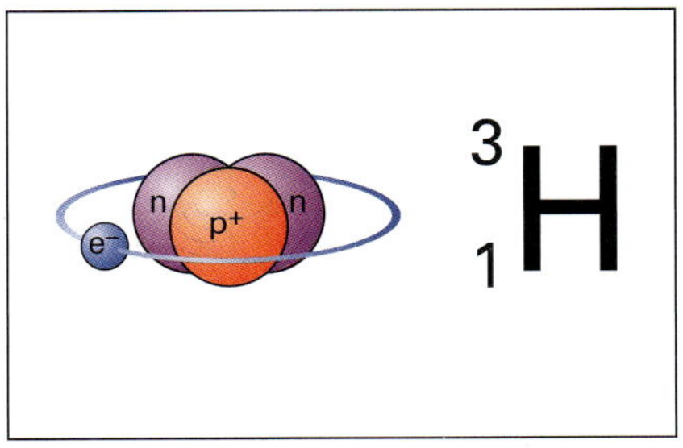

Abb. 5: Überschwerer Wasserstoff

Viele Isotope sind relativ instabil, d. h. sie zerfallen leicht. Bei diesem Zerfall werden meist radioaktive Strahlen ausgesandt. Diese Eigenschaft wird in der Medizin ausgenutzt. So werden beispielsweise bei einer Schilddrüsenszintigrafie dem Patienten Jodisotope zugeführt, um die Funktionsfähigkeit der Schilddrüse zu überprüfen. Je nachdem wie viele Isotope sich in der Schilddrüse anlagern, ist die radioaktive Strahlung stärker oder schwächer. Mithilfe eines Scanners wird die Strahlungsmenge erfasst, grafisch dargestellt und kann nun interpretiert werden.

Isotop: Atome des gleichen Elements mit gleicher Protonenzahl, aber unterschiedlicher Neutronenzahl

1.1.3 Elemente, Periodensystem der Elemente

Im **Periodensystem der Elemente**, kurz **PSE**, sind alle Elemente nach der Anzahl ihrer Protonen (positiv geladeneTeilchen im Atomkern) geordnet. Jedes Element besitzt ein eigenes Symbol, das sich teilweise von griechischen oder lateinischen Bezeichnungen ableitet. In der nachfolgendenTabelle sind dafür drei Beispiele aufgeführt:

Elementsymbol	Lateinischer oder griechischer Name	Name des Elements
H	Hydrogenium	Wasserstoff
O	Oxygenium	Sauerstoff
Fe	Ferrum	Eisen

Das Periodensystem der Elemente ist in Form einer Tabelle aufgebaut. Nachstehend sehen Sie eine vereinfachte Darstellung des PSE, welche nur die so genannten Hauptgruppen enthält. Im Anhang des Buches ist das vollständige Periodensystem der Elemente auf S. 290 aufgeführt.

Periodensystem der Elemente (Hauptgruppen)

	I Alkalimetalle	II Erdalkalimetalle	III Erdmetalle	IV Kohlenstoffgruppe	V Stickstoffgruppe	VI Sauerstoffgruppe	VII Halogene	VIII Edelgase
1. Periode	$^{1}_{1}H$							$^{4}_{2}He$
2. Periode	$^{7}_{3}Li$	$^{9}_{4}Be$	$^{11}_{5}B$	$^{12}_{6}C$	$^{14}_{7}N$	$^{16}_{8}O$	$^{19}_{9}F$	$^{20}_{10}Ne$
3. Periode	$^{23}_{11}Na$	$^{24}_{12}Mg$	$^{27}_{13}Al$	$^{28}_{14}Si$	$^{31}_{15}P$	$^{32}_{16}S$	$^{35}_{17}Cl$	$^{40}_{18}Ar$
4. Periode	$^{39}_{19}K$	$^{40}_{20}Ca$	$^{70}_{31}Ga$	$^{73}_{32}Ge$	$^{75}_{33}As$	$^{79}_{34}Se$	$^{80}_{35}Br$	$^{84}_{36}Kr$
5. Periode	$^{85}_{37}Rb$	$^{88}_{38}Sr$	$^{115}_{49}In$	$^{119}_{50}Sn$	$^{122}_{51}Sb$	$^{128}_{52}Te$	$^{127}_{53}J$	$^{131}_{54}Xe$
6. Periode	$^{133}_{55}Cs$	$^{137}_{56}Ba$	$^{204}_{81}Tl$	$^{207}_{82}Pb$	$^{209}_{83}Bi$	$^{(209)}_{84}Po$	$^{(210)}_{85}At$	$^{(222)}_{86}Rn$
7. Periode	$^{(223)}_{87}Fr$	$^{(226)}_{88}Ra$						

Gruppen
Massenzahl
Ordnungszahl
Elementsymbol
Perioden

Abb. 1: Periodensystem

Die senkrechten Spalten im Periodensystem bezeichnet man als **Gruppen**. Die waagerechten Reihen nennt man **Perioden**. Alle Elemente derselben Gruppe verfügen über ähnliche Eigenschaften. Die Nummer der Gruppe gibt an, wie viele Elektronen sich auf der äußersten Elektronenschale befinden. Die Periodennummer informiert über die Anzahl der Elektronenschalen. Da die Aufnahmefähigkeit der Elektronenschalen begrenzt ist, hat auf jeder Schale nur eine bestimmte Anzahl von Elektronen Platz. Auf die erste Schale nach dem Atomkern passen maximal zwei Elektronen, die zweite Schale verfügt über acht Elektronenplätze und auf der dritten Schale können sich höchstens 18 Elektronen befinden. Wie viele Elektronen maximal auf einer Schale Platz finden, kann nach der Formel $\mathbf{2n^2}$ berechnet werden. Der Buchstabe „n" steht für die Nummer der Elektronenschale. Daraus ergibt sich, dass auf der ersten Schale $2 \cdot 1^2 = 2$ Elektronen Platz haben. Für die zweite Schale gilt: $2 \cdot 2^2 = 8$ Elektronen. Das heißt, dass auf der zweiten Schale 8 Elektronen Platz finden. Auf der dritten Schale können sich maximal 18 Elektronen befinden, denn: $2 \cdot 3^2 = 18$.

Element: *Stoff, der sich durch eine chemische Reaktion nicht weiter zerlegen lässt*

PSE:
- *Periodensystem der Elemente*
- *Es ordnet alle bekannten Elemente nach steigender Protonenzahl und ähnlichen chemischen Eigenschaften.*

Bei jedem Elementsymbol befinden sich zwei Angaben:

- Die **Massenzahl**, die Aufschluss über die Atommasse gibt. Darunter versteht man die Anzahl der Teilchen, die sich im Atomkern befinden.
- Die **Ordnungszahl**, die die Anzahl der Protonen des betreffenden Elementes angibt.

Da in einem Atom aufgrund der Ladungsqualität die Anzahl der Protonen mit der Anzahl der Elektronen identisch sein muss, gibt die Ordnungszahl gleichzeitig Auskunft über die Anzahl der Elektronen, die sich in der Atomhülle befinden.

In dem in Abb. 1 auf S. 10 dargestellten Periodensystem steht die Massenzahl links oben und die Ordnungszahl links unten vor dem Elementsymbol. Für die Frage nach dem Atomaufbau sind diese Angaben unverzichtbar. Mithilfe der Massenzahl kann die Neutronenzahl im Atomkern berechnet werden.

Die Ordnungszahl entspricht der Protonenzahl.
Die Neutronenzahl kann berechnet werden, indem man die Ordnungszahl von der Massenzahl abzieht.

Der Zusammenhang zwischen der Stellung eines Elementes im Periodensystem und dem Atomaufbau kann mithilfe der nachstehenden Tabelle nochmals verdeutlicht werden (vgl. Kapitel 1.1.1). Wenn Sie im PSE das Element Natrium entdeckt haben, erfahren Sie Folgendes:

Informationen aus dem Periodensystem	Daraus abgeleitete Informationen über den Atomaufbau	Grafische Darstellung
Natrium: $^{23}_{11}\mathbf{Na}$		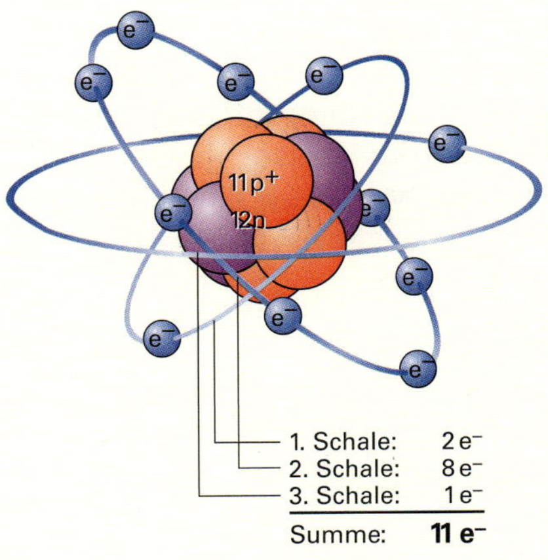
Ordnungszahl: 11	Anzahl der **Protonen** im Atomkern : **11**	
	Anzahl der **Elektronen** in der Atomhülle : **11**	
Massenzahl: 23	Gesamtzahl der Teilchen im **Atomkern** : **23**	
	Es gilt: Massenzahl : 23 – Ordnungszahl : – 11 = **Neutronenzahl** : **12**	

Viele Elemente erfüllen im menschlichen Organismus eine wichtige Aufgabe. Sie sind beispielsweise:

- notwendig zur Knochenhärtung (Fluor – F),
- stoffwechselanregend und am Aufbau von Schilddrüsenhormonen beteiligt (Jod – J),
- notwendig im Zusammenhang mit der Blutgerinnung und dem Knochenaufbau (Kalzium – Ca),
- verantwortlich für die Reizweiterleitung in den Nervenzellen (Magnesium – Mg),
- wichtig beim Hämoglobinaufbau (Eisen – Fe).

Die Bestimmung dieser Elemente spielt im ärztlichen Labor eine wichtige Rolle, weil dadurch wertvolle Angaben über den Gesundheitszustand des Patienten gewonnen werden können.

Bei der Betrachtung des nebenan abgebildeten **Laboranforderungsbogen** erkennt man, dass aus dem Blutserum und dem Harn unter anderem die Konzentration von Natrium, Kalium und Kalzium bestimmt werden kann.

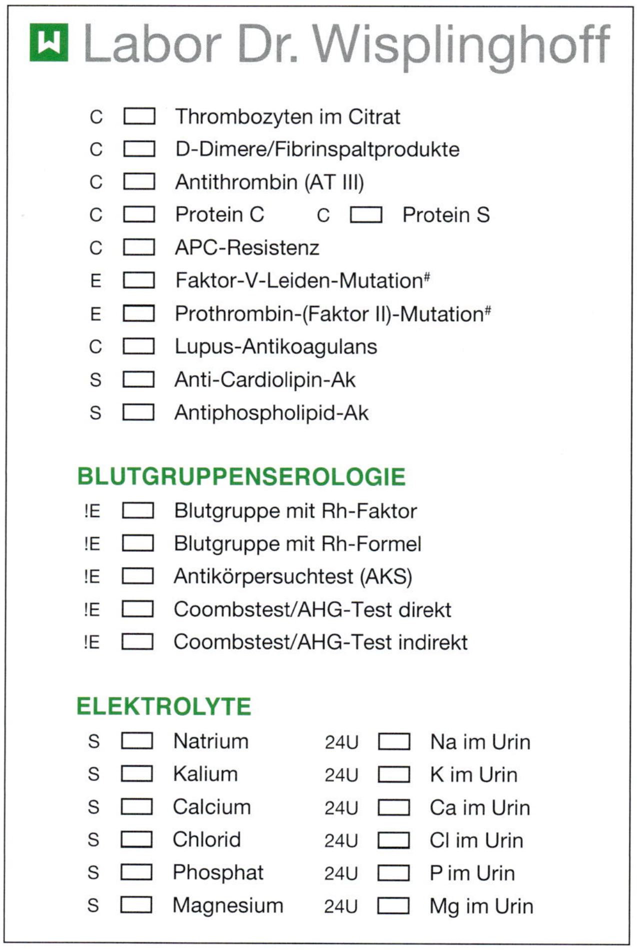
Labor Dr. Wisplinghoff

C ☐ Thrombozyten im Citrat
C ☐ D-Dimere/Fibrinspaltprodukte
C ☐ Antithrombin (AT III)
C ☐ Protein C   C ☐ Protein S
C ☐ APC-Resistenz
E ☐ Faktor-V-Leiden-Mutation#
E ☐ Prothrombin-(Faktor II)-Mutation#
C ☐ Lupus-Antikoagulans
S ☐ Anti-Cardiolipin-Ak
S ☐ Antiphospholipid-Ak

BLUTGRUPPENSEROLOGIE

!E ☐ Blutgruppe mit Rh-Faktor
!E ☐ Blutgruppe mit Rh-Formel
!E ☐ Antikörpersuchtest (AKS)
!E ☐ Coombstest/AHG-Test direkt
!E ☐ Coombstest/AHG-Test indirekt

ELEKTROLYTE

S ☐	Natrium	24U ☐	Na im Urin
S ☐	Kalium	24U ☐	K im Urin
S ☐	Calcium	24U ☐	Ca im Urin
S ☐	Chlorid	24U ☐	Cl im Urin
S ☐	Phosphat	24U ☐	P im Urin
S ☐	Magnesium	24U ☐	Mg im Urin

Abb. 1: Laboranforderungsbogen (Ausschnitt)

1.1.4 Reinstoffe, Stoffgemische

Jedes Element besteht aus gleichartigen Atomen. Schließen sich zwei oder mehr Atome eines oder verschiedener Elemente bei einer chemischen Reaktion zusammen, entsteht eine **chemische Verbindung**. Diese hat neue chemische Eigenschaften. Reagiert zum Beispiel Natrium (Metall) mit Chlor (Nichtmetall), entsteht die Verbindung Natriumchlorid (NaCl). NaCl ist die chemische Bezeichnung für Kochsalz. Die neu entstandene Verbindung hat vollkommen andere chemische Eigenschaften als die ursprünglichen Elemente.

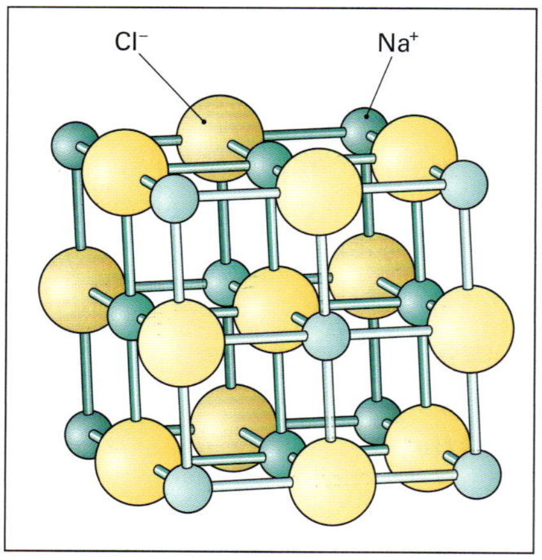

Abb. 2: NaCl-Struktur

In einer Verbindung stehen die Atomverhältnisse genau fest (hier: 1 Natrium-Atom und 1 Chlor-Atom bilden NaCl).

Verbindungen lassen sich durch chemische Reaktionen in ihre Bestandteile zerlegen. Elemente sind durch chemische Reaktionen nicht weiter teilbar. Besteht ein Stoff nur aus den Atomen eines Elementes oder ausschließlich aus den Molekülen einer Verbindung, wird er als **Reinstoff** bezeichnet. Ein Reinstoff ist zum Beispiel die Verbindung Wasser (H_2O), wobei darunter auf keinen Fall das Leitungswasser zu verstehen ist, denn Leitungswasser ist eine Lösung, da darin eine Vielzahl von Salzen und anderen Stoffen gelöst ist. Destilliertes Wasser hingegen ist ein Reinstoff, weil es keine weiteren gelösten Bestandteile enthält.

Gemische, auch Gemenge genannt, sind aus zwei oder mehr Reinstoffen zusammengesetzt. Sie entstehen beispielsweise durch Mischen oder Verschmelzen. Dabei bleiben in einem Gemisch die charakteristischen Eigenschaften jedes einzelnen Reinstoffes enthalten. Ein Gemisch kann durch **physikalische Trennverfahren** (z. B. Filtration, Destillation oder Sedimentation) wieder in die ursprünglichen Reinstoffe aufgetrennt werden.

Das Gemisch Meerwasser besteht aus Wasser, Kochsalz und vielen anderen gelösten Stoffen. Wasser geht beispielsweise bei einer Temperatur von 100 °C vom flüssigen in den gasförmigen Zustand über;

Kochsalz hingegen schmilzt erst bei 801°C. Wird Meerwasser erhitzt, verdampft das Wasser. Durch Kühlung kann es aufgefangen werden. Im Gefäß bleibt dann Kochsalz (NaCl) zurück. Aufgrund der unterschiedlichen Schmelz- und Siedetemperaturen wird das Gemisch Meerwasser in seine Bestandteile, die Reinstoffe Wasser (H_2O) und Kochsalz (NaCl) aufgetrennt. Dieses Verfahren wird **Destillation** genannt.

Chemische Verbindung: *Zusammenschluss von zwei oder mehr Atomen eines oder verschiedener Elemente*

Reinstoff: *Besteht aus nur einer Atom- bzw. Molekülsorte*

Gemisch: *Besteht aus zwei oder mehr Atom- bzw. Molekülsorten*

Die in einem Stoffgemisch enthaltenen Reinstoffe können fest, flüssig oder gasförmig sein. Die nachstehende Aufstellung gibt einen Überblick über mögliche Stoffgemische.

Stoffgemisch	Bezeichnung	Beispiel
fest in fest	Feststoffgemisch	Muschelkalk
fest in flüssig	Suspension	Harnsediment
fest in gasförmig	Rauch	Zigarettenrauch
flüssig in flüssig	Emulsion	Milch
flüssig in fest	Aufschlämmung	feuchter Sand
flüssig in gasförmig	Nebel	Desinfektionsspray
gasförmig in gasförmig	Gasgemisch	Luft
gasförmig in fest	poröser Stoff	Bimsstein
gasförmig in flüssig	Schaum	Seifenschaum

Abb. 1: Überblick über die Stoffgemische

Bei aufgewirbeltem Staub kann man die Bestandteile des Gemisches mit dem bloßen Auge erkennen. Anders ist es bei der Luft, die aus Stickstoff, Kohlendioxid, Sauerstoff und vielen anderen Gasen besteht. Staub ist ein uneinheitliches oder **heterogenes Gemisch**. Die enthaltenen Reinstoffe sind mit dem Auge oder mithilfe eines Mikroskops zu unterscheiden. Luft hingegen wird als einheitliches oder **homogenes Gemisch** bezeichnet, da die enthaltenen Reinstoffe weder mit dem Auge noch mit dem Mikroskop zu erkennen sind.

Die Abbildungen 2 und 3 verdeutlichen den Unterschied zwischen einem homogenen und einem heterogenen Gemisch.

Betrachtet man die isotonische Kochsalzlösung, so kann man die beiden Bestandteile, aus denen das Gemisch besteht, nämlich Wasser und Kochsalz, weder mit dem Auge noch mithilfe eines Mikroskops unterscheiden (s. Abb. 2). Die isotonische Kochsalzlösung ist somit ein homogenes Gemisch.

Beurteilt man hingegen Blut unter dem Mikroskop, kann man die verschiedenen Blutzellen (wie zum Beispiel Erythrozyten ①, Thrombozyten ② und Leukozyten ③ in Abb. 3) erkennen. Das Gemisch ist uneinheitlich. Blut ist also ein heterogenes Gemisch.

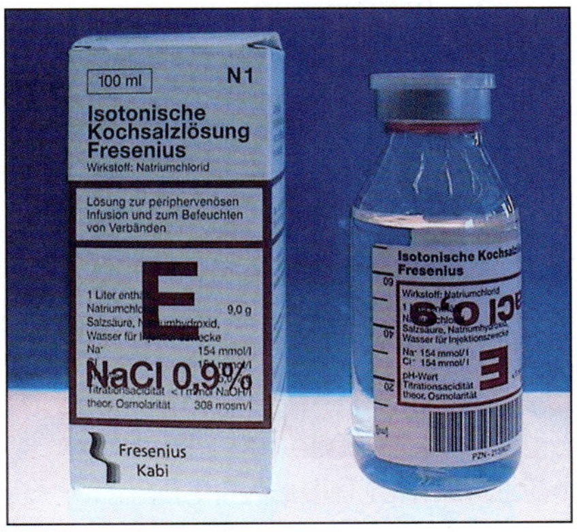

Abb. 2: Isotonische Kochsalzlösung

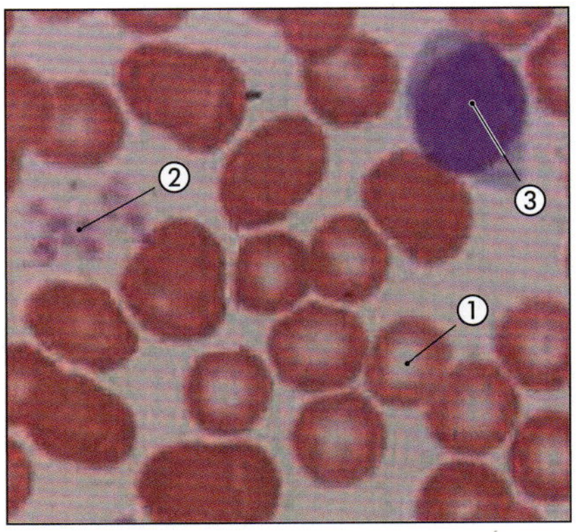

Abb. 3: Blutzellen

Heterogenes Gemisch: *Die verschiedenen Reinstoffe sind mit dem Auge oder dem Mikroskop zu unterscheiden.*

Homogenes Gemisch: *Die verschiedenen Reinstoffe können auch mit einem Mikroskop nicht unterschieden werden.*

Abbildung 1 verdeutlicht noch einmal die im Text dargestellte **Einteilung der Stoffe**.

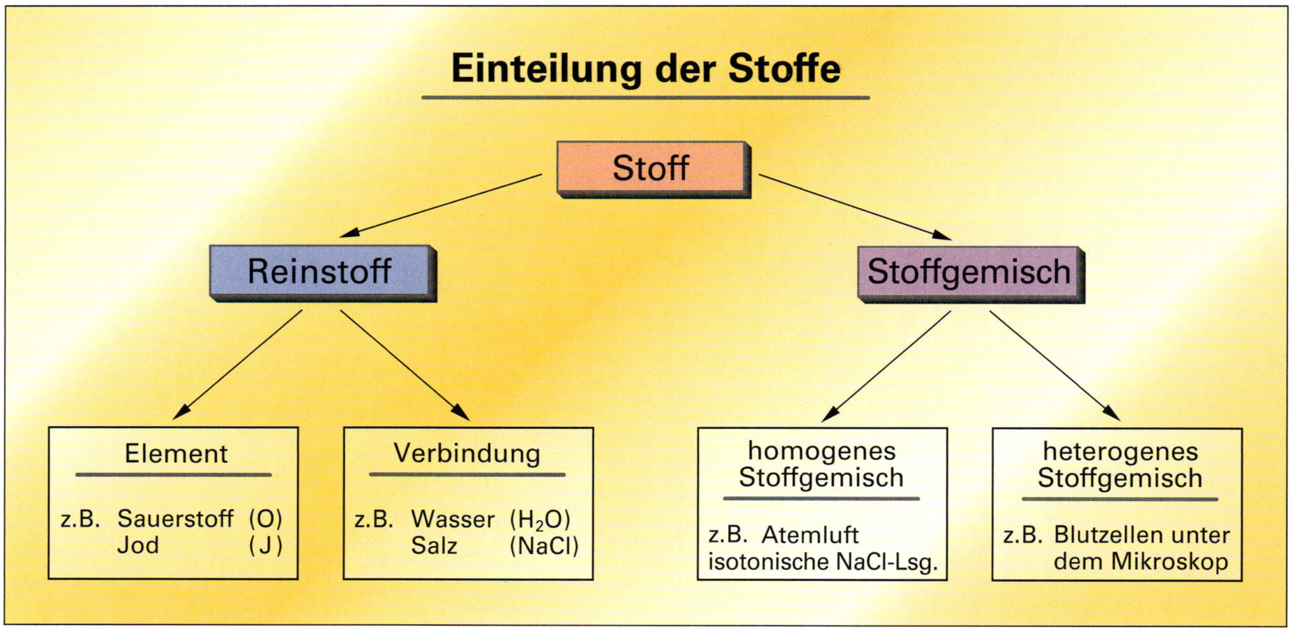

Abb. 1:* *Einteilung der Stoffe

1.2 Physikalische Trennverfahren

Wie im voranstehenden Kapitel beschrieben, können Gemische mithilfe physikalischer Verfahren in ihre Reinstoffe aufgetrennt werden. Diese Verfahren besitzen im ärztlichen Labor eine wichtige Funktion und werden zur Vorbereitung verschiedener Laboruntersuchungen eingesetzt. Bevor beispielsweise eine mikroskopische Untersuchung des Harnsediments erfolgen kann, muss der Harn in seine flüssigen und seine festen Bestandteile getrennt werden. Dies erreicht man durch eine Zentrifugation.

Nachfolgend sind die für das Labor wichtigsten physikalischen Trennverfahren aufgeführt.

1.2.1 Sedimentation

Der Begriff Sedimentation leitet sich von dem lateinischen Wort „sedimentum" ab und heißt übersetzt: „am Boden absetzen". Befinden sich in einer Flüssigkeit Bestandteile, die schwer sind, dann sinken diese nach unten. Dies wird bei der **Blutsenkung** (BSG oder BKS) ausgenutzt (s. Abb. 2–4). In ungerinnbar gemachtem Blut, das sich in einer Senkungspipette befindet, setzen sich mit der Zeit die schweren Blutzellen (Erythrozyten, vgl. Kapitel 4.3.2) am Boden ab (vgl. Kapitel 7.3.2).

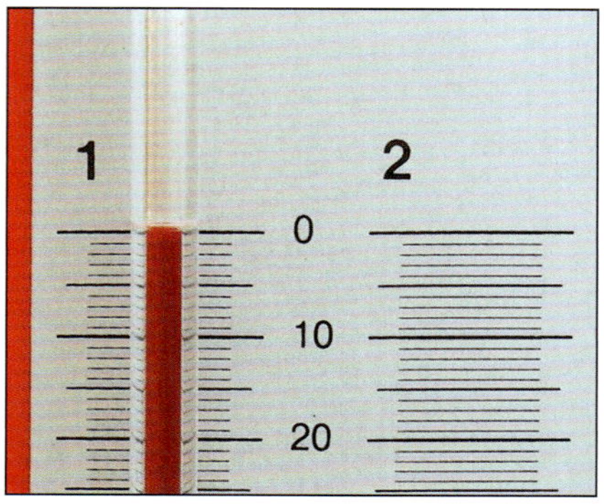

Abb. 2:* *Senkungspipette sofort nach dem Aufziehen des Blutes

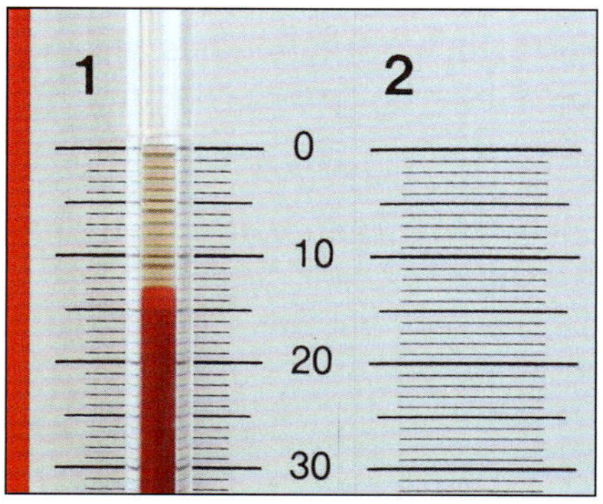

Abb. 3:* *Senkungspipette nach 1 Stunde

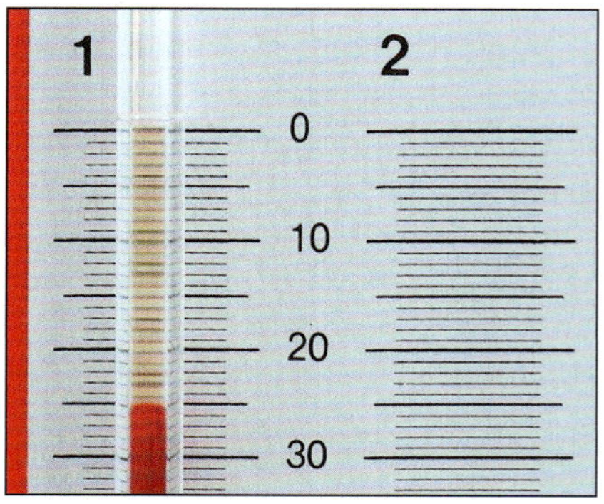

Abb. 4:* *Senkungspipette nach 2 Stunden

Als Sedimentation bezeichnet man das selbstständige Absetzen von festen Teilchen in einer Flüssigkeit aufgrund ihrer höheren Masse.

1.2.2 Zentrifugation

Die Zentrifugation ist ein Verfahren zur Beschleunigung der Sedimentation. Durch den Einsatz der Fliehkraft (Zentrifugalkraft), die durch eine Zentrifuge erzeugt wird, läuft der Absetzungsvorgang von schweren Teilchen in einer Flüssigkeit schneller ab. Um ein Harnsediment zu erhalten, zentrifugiert man den Urin. Im Zentrifugenröhrchen setzt sich das Harnsediment unten ab. Der Überstand (Harnflüssigkeit) wird zur Untersuchung nicht benötigt und in einem Zug abgekippt. Das Abgießen des Flüssigkeitsüberstandes nennt man Dekantieren.

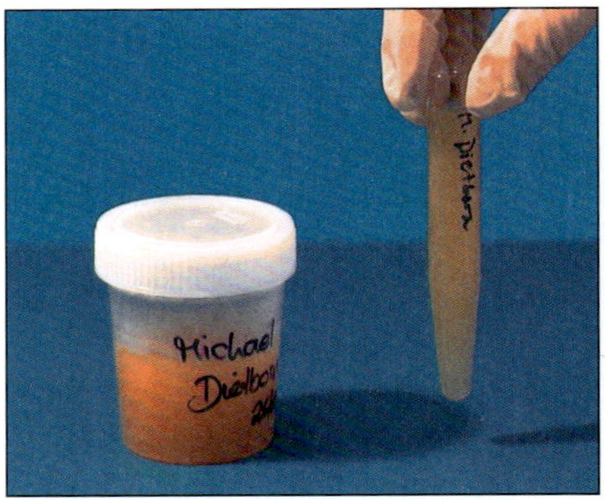

***Abb. 1:** Zentrifugenröhrchen vor der Zentrifugation*

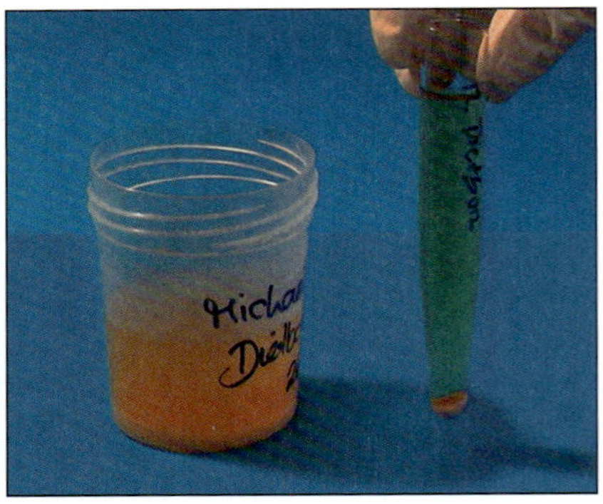

***Abb. 2:** Zentrifugenröhrchen nach der Zentrifugation*

Eine Zentrifugation führt mithilfe der Zentrifugalkraft (Fliehkraft) zu einer beschleunigten Sedimentation.

1.2.3 Filtration

Durch Filtration können unlösliche Feststoffe vom Lösemittel und von den darin gelösten Stoffen getrennt werden. Die Trennung der Bestandteile erfolgt aufgrund der unterschiedlichen Teilchengröße bzw. der Porengröße des Filters. Während die kleinen Flüssigkeitsteilchen den Filter ungehindert passieren, bleiben die größeren, festen Teilchen im Filter hängen. Man spricht dann von einem Rückstand.

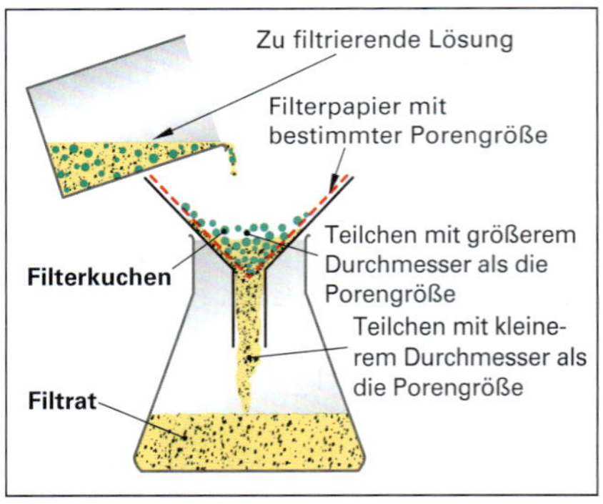

***Abb. 3:** Filtration*

Unter einer Filtration versteht man das Trennen von Gemischen mit unterschiedlicher Löslichkeit und Teilchengröße mithilfe eines Filters.

1.2.4 Weitere Trennungsarten

Neben den bisher aufgeführten physikalischen Trennungsarten gibt es noch:

Destillation: Hier werden Flüssigkeitsgemische aufgrund unterschiedlicher Siedetemperaturen getrennt. Jeder Bestandteil hat seine spezifische Siedetemperatur, verdampft bei einer bestimmten Temperatur und kann durch Abkühlung wieder aufgefangen werden (destillare (lat.): herabträufeln).

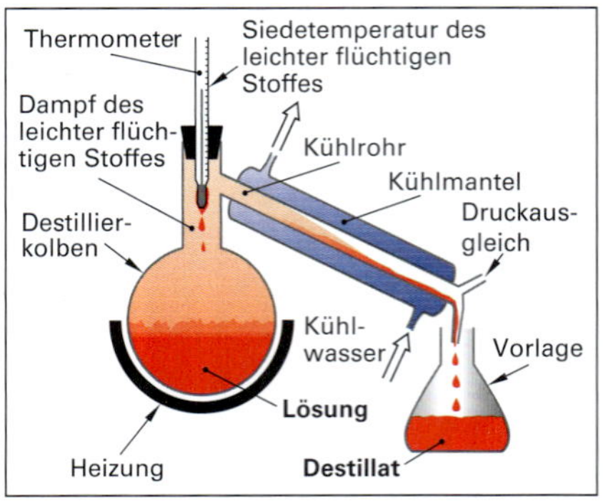

***Abb. 4:** Destillation*

Elektrophorese: Dieser Begriff kann mit „Bewegung elektrisch geladener Teilchen“ übersetzt werden. Mithilfe des elektrischen Stroms werden Stoffe mit ungleicher elektrischer Ladung und unterschiedlichem Gewicht voneinander getrennt. Dieses Verfahren wird unter anderem bei der Bestimmung der verschiedenen Eiweißarten im Blutserum eingesetzt. Serum ist der flüssige, gelblich-klare Anteil des Blutes ohne feste Bestandteile nach der Zentrifugation.

Dabei wird auf eine Spezialfolie Serum aufgetragen. Im elektrischen Feld trennen sich die darin enthaltenen Eiweißfraktionen. Die Folie wird auf den Objektträger aufgebracht, die Eiweißfraktionen werden fotometrisch (siehe Kap. 2.2.3) bestimmt und anschließend in einem Diagramm dargestellt (s. Abb. 1 und 2).

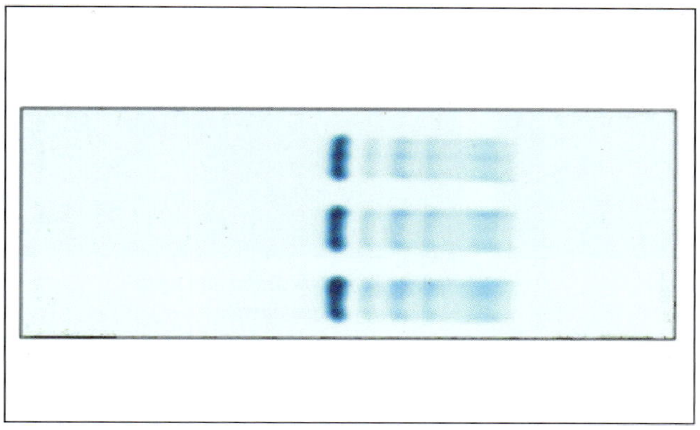

Abb. 1: Objektträger mit Eiweißfraktionen

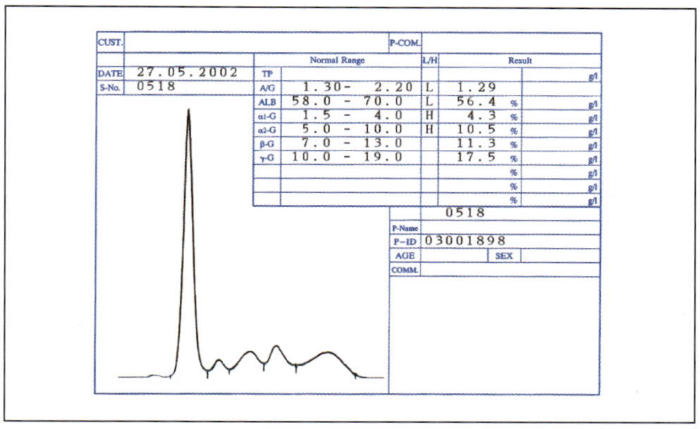

Abb. 2: Elektrophoresediagramm

1.3 Lösungen

Flüssige Gemische nennt man Lösungen. Sie bestehen immer aus einem Lösemittel und dem gelösten Stoff.

1.3.1 Arten von Lösungen

Lösungen werden nach dem Verteilungsgrad des gelösten Stoffes in echte Lösungen, kolloidale Lösungen, Emulsionen und Suspensionen unterteilt (s. Tabelle).

Beispiel	Eigenschaften	Bezeichnung
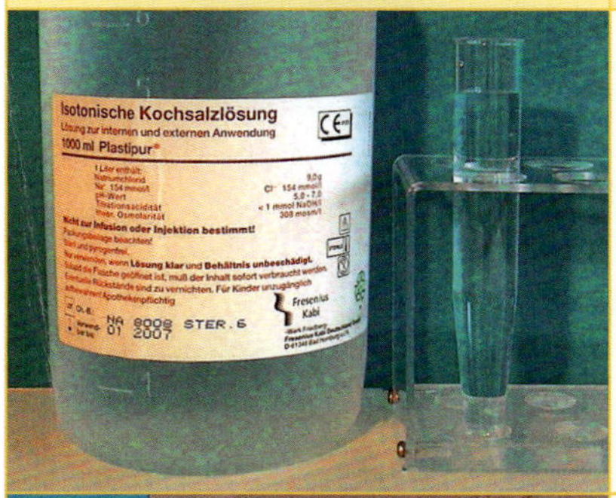	→ Klare Lösung → Lösemittel und gelöster Stoff sind auch mit dem Mikroskop nicht zu unterscheiden. *Abb. 3: Kochsalzlösung*	**Echte Lösung** (homogenes Gemisch) Weitere Beispiele: Zuckerwasser, Desinfektionslösung
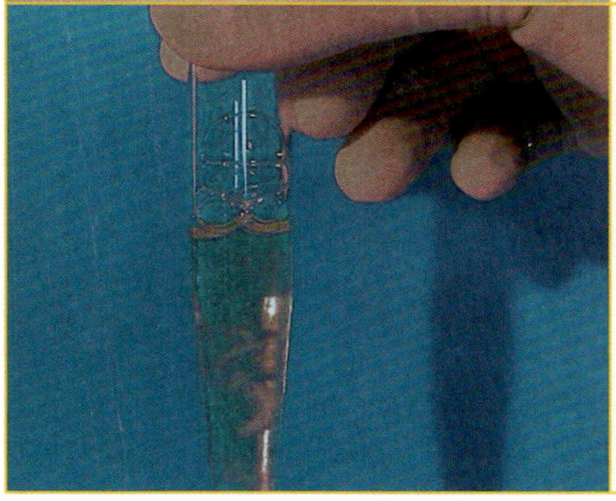	→ Vollständige Vermischung der Stoffe, aber bei bestimmtem Lichteinfall erscheint die Lösung aufgrund relativ großer Teilchen trüb. *Abb. 4: Eiweiß mit Schlieren*	**Kolloidale Lösung** (heterogenes Gemisch) Weiteres Beispiel: Gelatine

Beispiel	Eigenschaften	Bezeichnung
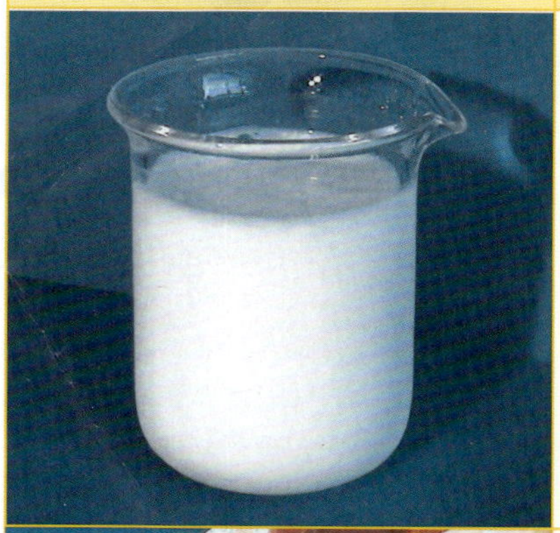	→ Tröpfchenfeine Verteilung von einem flüssigen Stoff in einer Flüssigkeit → Lösung sieht milchig trüb aus. *Abb. 1: Milch*	**Emulsion** (heterogenes Gemisch) Weiteres Beispiel: Körperlotion
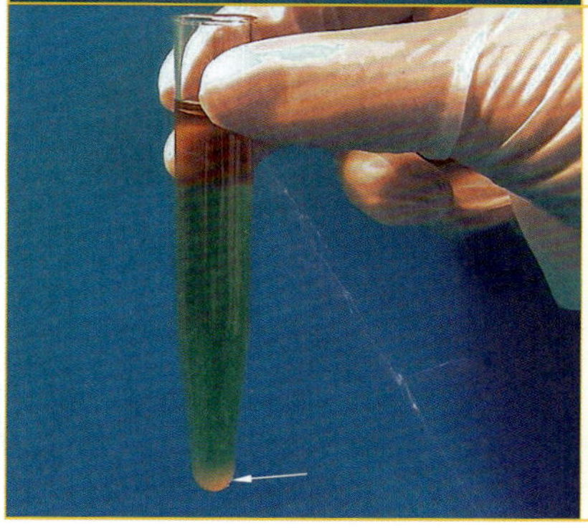	→ Feine Verteilung von festen Stoffen in einer Flüssigkeit → Lösung sieht trübe aus. *Abb. 2: Sedimentbestandteile im Harn nach der Zentrifugation*	**Suspension** (heterogenes Gemisch) Weiteres Beispiel: Blut

1.3.2 Konzentrationsangaben von Lösungen

Wie im Kapitel 1.1.4 beschrieben, zählen Lösungen zu den Stoffgemischen. Das heißt, sie bestehen aus einem Lösemittel und dem gelösten Stoff. Ist die in einer Lösung enthaltene Menge des gelösten Stoffes unter dessen Löslichkeit, so spricht man von einer **ungesättigten Lösung**; das heißt, die Lösung vermag weitere Anteile dieses Stoffes zu lösen. Ist in einer Lösung eine größere Menge eines gelösten Stoffes enthalten, als dessen Löslichkeit entspricht, so fällt der überschüssige Anteil des gelösten Stoffes als Niederschlag aus. Nun liegt eine sogenannte **gesättigte Lösung** vor.

Das Verhältnis zwischen dem Lösemittel und dem gelösten Stoff wird mittels einer Konzentrationsangabe ausgedrückt. Man unterscheidet drei mögliche **Konzentrationsangaben**:

→ **Massenkonzentration**
Hierbei handelt es sich um eine Konzentrationsangabe, welche die **Masse** (in Gramm) des gelösten Stoffes in **100 mL Lösung** angibt.

Beispiel

Eine 25%ige Kochsalzlösung enthält damit in 100 mL Lösung 25 g Natriumchlorid (NaCl) und 75 mL Wasser. Wenn man von einer isotonischen Kochsalzlösung spricht (s. Abb. 3), meint man eine 0,9%ige NaCl-Lösung. Das bedeutet, dass 0,9 g NaCl in 100 mL Lösung enthalten sind.

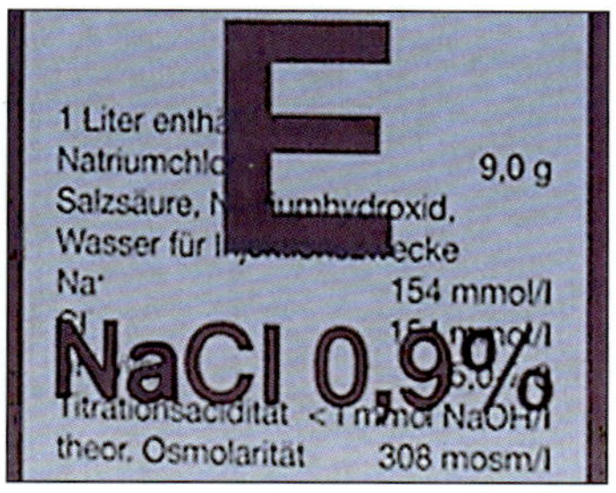

Abb. 3: Isotonische Kochsalzlösung

→ **Volumenkonzentration**
Mit der Angabe der Volumenkonzentration wird das **Volumen** (in cm^3 oder mL) des gelösten Stoffes in **100 cm^3** oder **1dL Lösung** benannt (s. Abb. 4).

Beispiel

100 cm^3 einer 70%igen Ethanollösung enthalten 70 cm^3 Ethanol.

Oder 1 dL einer 70%igen Ethanollösung enthält 70 mL Ethanol.

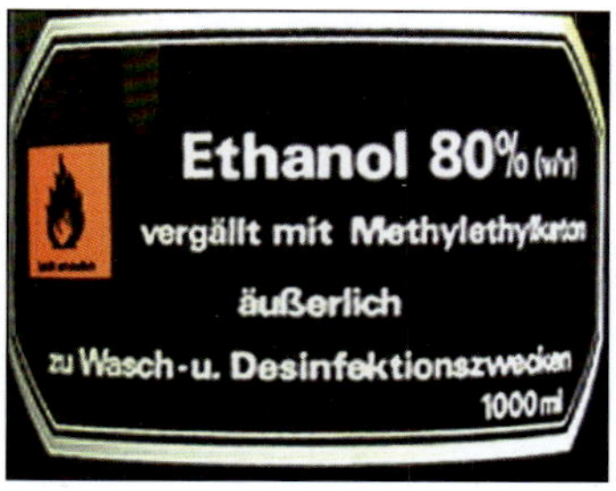

Abb. 4: Ethanol

→ **Stoffmengenkonzentration**
Die Stoffmengenkonzentration gibt die **Stoffmenge** (in **mol**) eines gelösten Stoffes bezogen auf das **Volumen** der Lösung in Liter (in **L**) an.

Beispiel

Eine **1 molare** Salzsäure hat die Konzentration **1 mol/L** (s. Abb. 1).

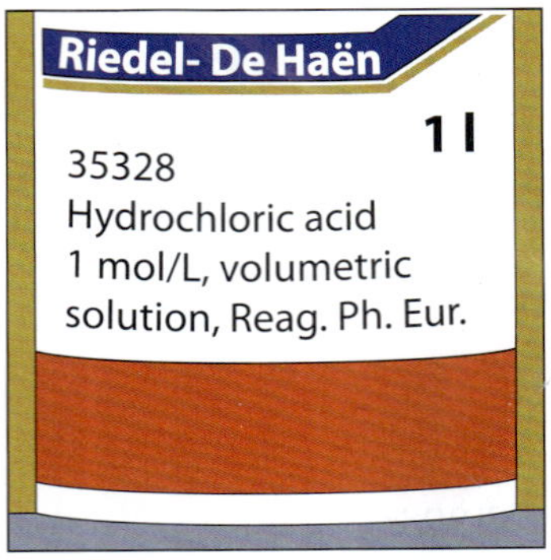

Abb. 1:* *Salzsäure HCl der Konzentration 1 mol/L

Die molare Masse von Salzsäure (HCl) beträgt 36 g/mol. Das heißt: In einem Liter Lösung sind 36 g HCl enthalten (s. S. 8 Molmasse). Auf diese Weise lassen sich die Stoffmengenkonzentration und die Massenkonzentration ineinander umrechnen. Folglich hat eine 1 molare Salzsäure eine Massenkonzentration von 36 g/L.

1.4 Diffusion und Osmose

Sowohl bei der **Diffusion** als auch bei der **Osmose** versuchen sich verschiedene Stoffe (Flüssigkeiten, Gase oder feste Stoffe) unterschiedlicher Konzentration miteinander zu vermischen. Man spricht in diesem Fall von einem Konzentrationsausgleichsbestreben.

Diffusion

Bei der Diffusion wandern Teilchen vom Ort hoher Konzentration zum Ort niedriger Konzentration. Als einfaches Beispiel hierfür eignet sich das Herstellen einer Desinfektionslösung. Entsprechend den Herstellervorgaben wird das konzentrierte Desinfektionspulver mit dem Wasser gemischt. Die hochkonzentrierten Teilchen des Desinfektionspulvers verteilen sich innerhalb kürzester Zeit gleichmäßig im Wasser; sie diffundieren. Man erhält eine gebrauchsfertige Desinfektionslösung.

Auch das Versprühen eines Raumdesinfektionssprays ist ein Diffusionsvorgang. Die beim Sprühvorgang ausgestoßene hohe Konzentration des Raumdesinfektionssprays verteilt sich ungehindert im Raum und hat sich nach einer bestimmten Zeit überall gleichmäßig ausgebreitet.

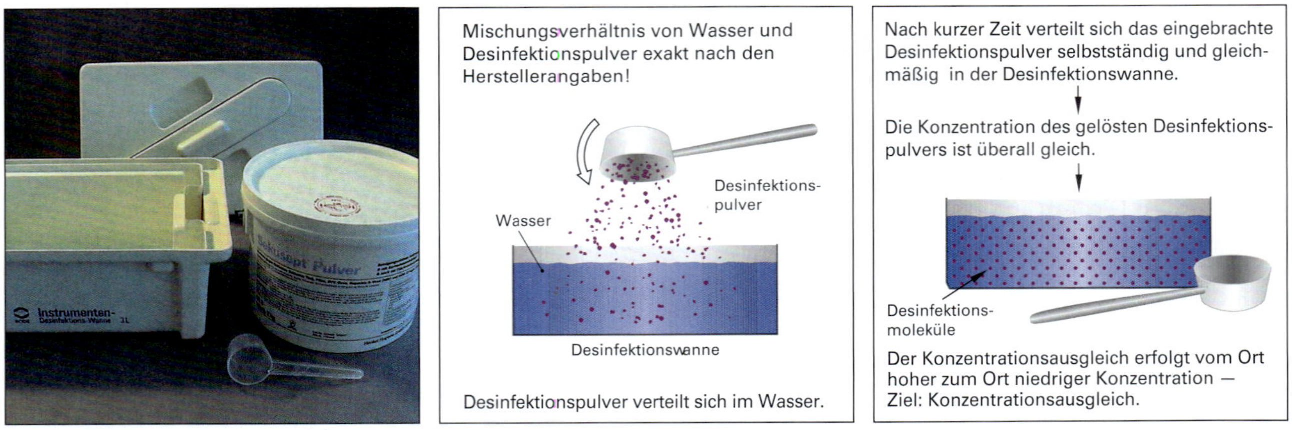

Abb. 2:* *Herstellung einer Desinfektionslösung

Diese Art des Konzentrationsausgleichs findet man bei den unterschiedlichsten Körpervorgängen, z. B. beim Austausch der Atemgase in der Lunge oder beim Stoffaustausch innerhalb von Körperzellen.

Wie in Abbildung 2 (Herstellung einer Desinfektionslösung) dargestellt, vermischen sich das hochkonzentrierte Desinfektionspulver und das Wasser selbstständig. In der Desinfektionslösung befinden sich im Verhältnis zum Wasser mehr gelöste Teilchen. Man sagt: Die Lösung ist **hyperton**. Im Gegensatz dazu enthält das Wasser weniger gelöste Teilchen: Wasser ist somit **hypoton**. Würden beide Lösungen exakt die gleiche Anzahl gelöster Teilchen besitzen, bezeichnet man sie als **isoton**. Die drei Begriffe Hypertonie, Hypotonie und Isotonie geben das Verhältnis zweier Lösungen zueinander in Bezug auf die Anzahl der gelösten Teilchen an.

Isotonie: *Zwei Lösungen besitzen gelöste Teilchen in gleicher Konzentration.*

Hypertonie: *Die betreffende Lösung hat eine höhere Teilchenkonzentration als die Lösung, mit der sie vermischt werden soll.*

Hypotonie: *Die betreffende Lösung hat eine geringere Konzentration an gelösten Teilchen, als die Lösung, mit der sie vermischt werden soll.*

Bei der Diffusion können sich die Teilchen ungehindert bewegen und sich gleichmäßig verteilen. Bei der Osmose ist dies nicht möglich.

Osmose

Bei der Osmose sind die beiden unterschiedlich konzentrierten Flüssigkeiten durch eine **semipermeable** (halbdurchlässige) **Membran** voneinander getrennt. In dieser Membran befinden sich Poren, die nur Teilchen mit bestimmten Eigenschaften durchlassen. Die nachstehenden Darstellungen zeigen die Osmose am Beispiel von Wasser und einer Zuckerlösung, die durch eine semipermeable Membran getrennt sind.

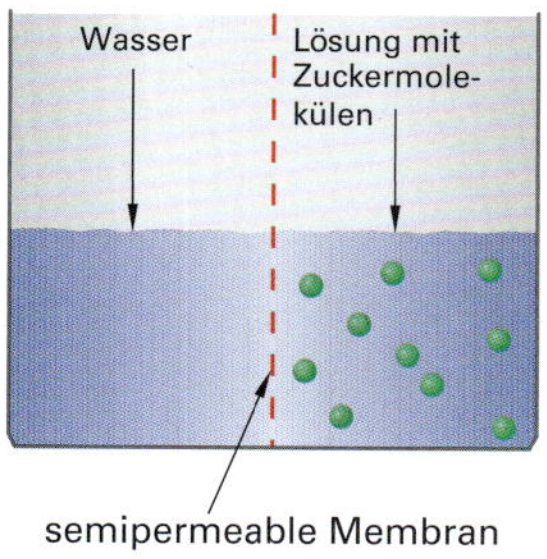

***Abb. 1:** Wasser und Zuckerlösung durch semipermeable Membran getrennt*

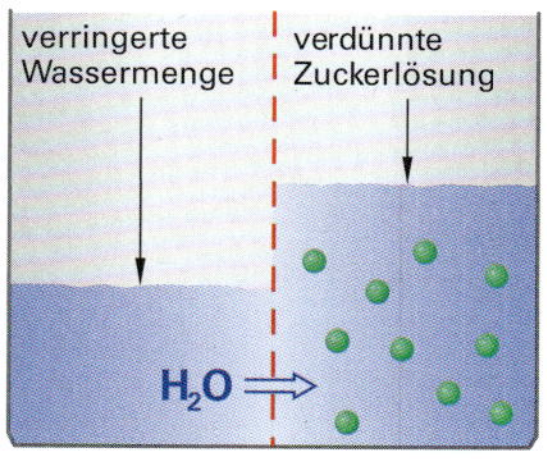

Wasser wandert von der Seite mit der geringeren Konzentration zur Seite mit der höheren Konzentration.

***Abb. 2:** Ablauf des Konzentrationsausgleichsbestrebens*

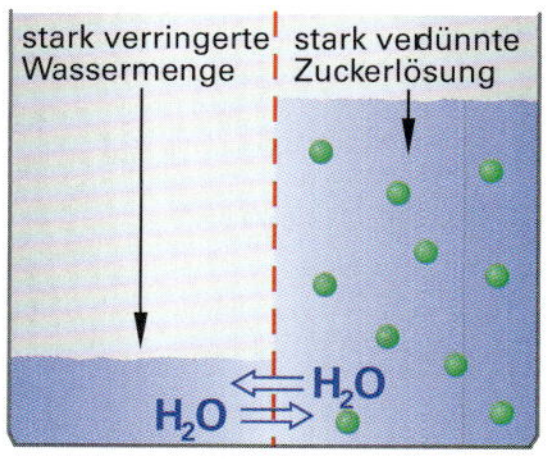

Der Druck der Wassermenge auf der rechten Seite ist so stark, dass Wasser zurückgedrängt wird. Es wandern gleich viele Wassermoleküle von rechts nach links wie von links nach rechts.

***Abb. 3:** Konzentrationsausgleich*

Nur die Wassermoleküle können aufgrund ihrer besonderen Eigenschaften die semipermeable Membran durchdringen, um einen Konzentrationsausgleich zu erreichen. Die Zuckermoleküle können die Membran nicht passieren. Mit der Zeit wandert immer mehr Wasser in die Zuckerlösung und verdünnt diese. Etwas Wasser bleibt aber zurück, denn die größere Flüssigkeitsmenge auf der Seite der Zuckerlösung drückt H_2O-Moleküle wieder auf die andere Seite.

Die Wechselwirkungen unterschiedlich konzentrierter Lösungen an einer semipermeablen Membran lassen sich gut am Verhalten eines Erythrozyten in unterschiedlich konzentrierten Lösungen darstellen. Im Erythrozyten sind diverse Substanzen gelöst. Die Zellwand des Erythrozyten entspricht einer semipermeablen Membran und lässt die Wassermoleküle passieren. Die anderen Substanzen (z. B. Proteine) können die Membran nicht überwinden.

Reaktion von Erythrozyten in unterschiedlich konzentrierten Lösungen

Osmotischer Vorgang	Schematische Darstellung	Makroskopisches Bild	Mikroskopisches Bild
Erythrozyten in **isotonischer** Kochsalzlösung: Teilchenkonzentration in den Erythrozyten ist gleich der Teilchenkonzentration in der isotonischen NaCl-Lsg. → Die Lösung ist rötlich trüb. → Die Erythrozyten behalten ihre Form.	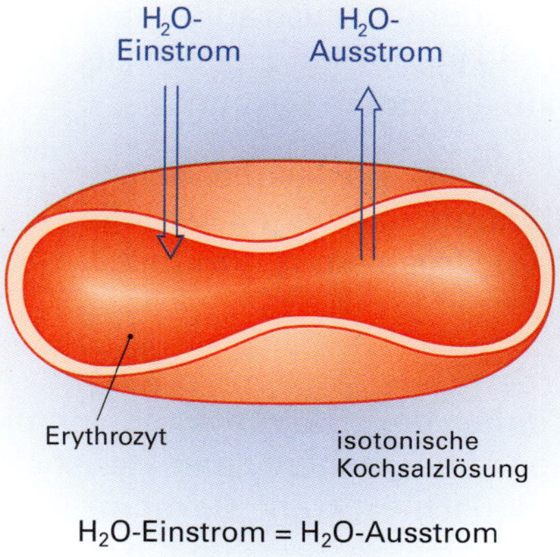	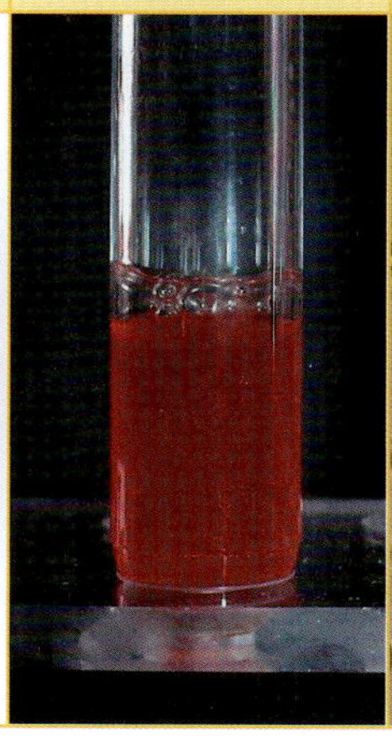	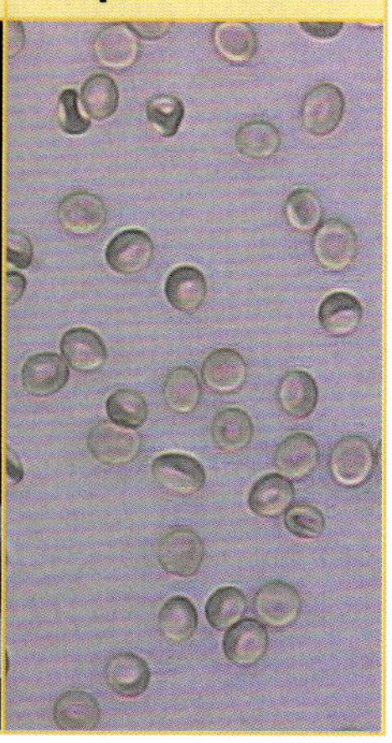

Osmotischer Vorgang	Schematische Darstellung	Makroskopisches Bild	Mikroskopisches Bild
Erythrozyten in **hypotoner** Kochsalzlösung: Teilchenkonzentration in den Erythrozyten ist höher als in der NaCl-Lsg. → Die Lösung ist rot und klar (hämolytisch). → Die Erythrozyten quellen auf und platzen.	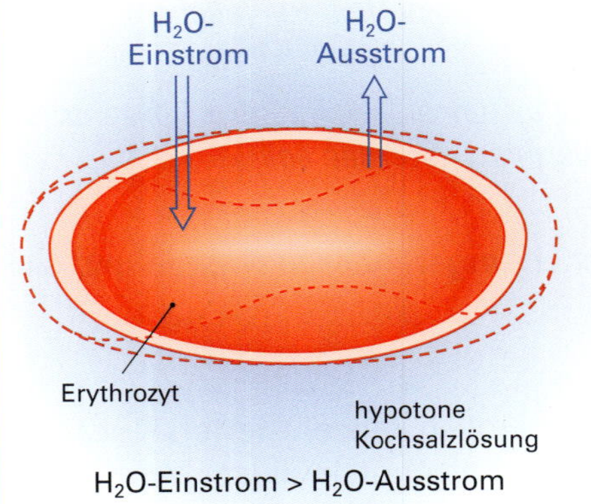	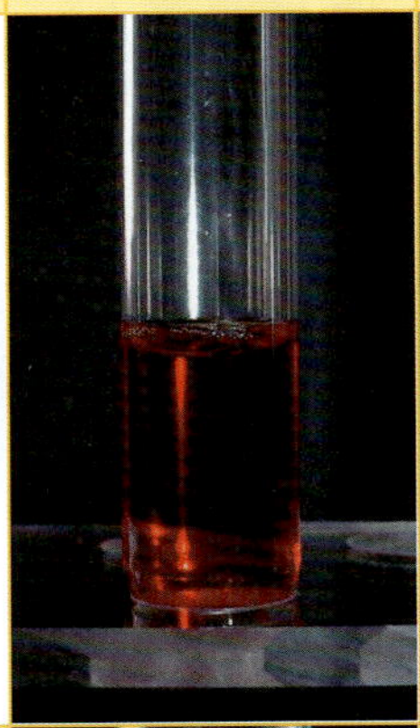	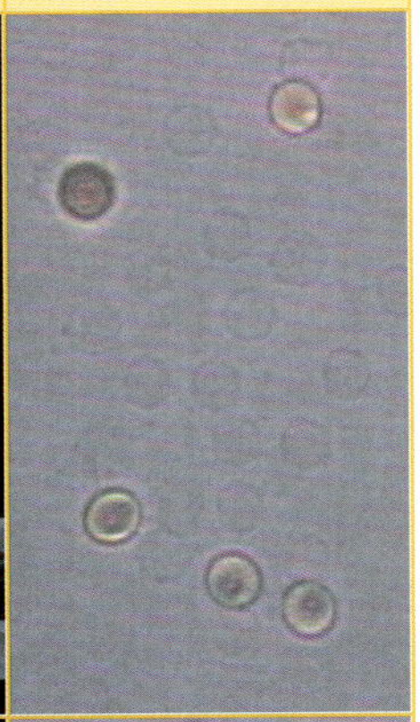
Erythrozyten in **hypertoner** Kochsalzlösung: Teilchenkonzentration in den Erythrozyten ist niedriger als in der NaCl-Lsg. → Die Erythrozyten schrumpfen. → Sie werden stechapfelförmig.	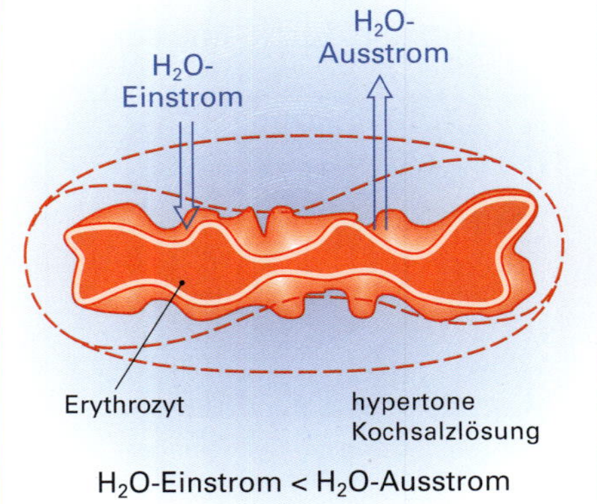	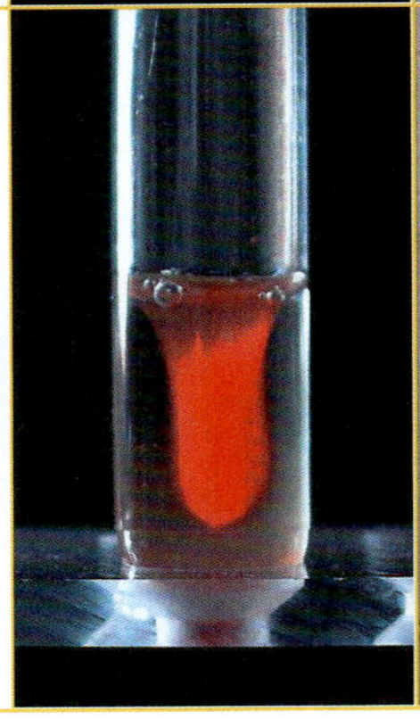	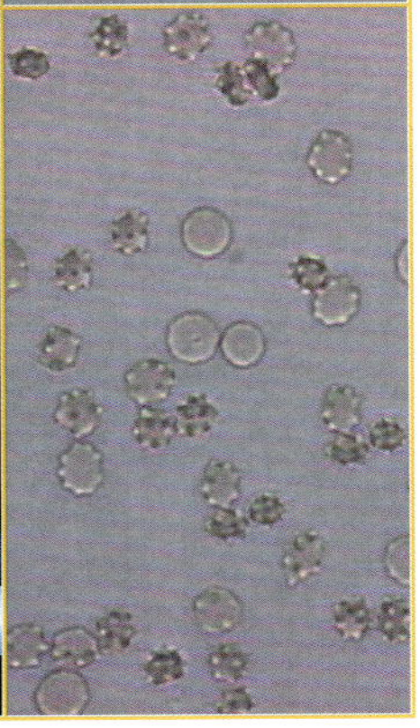

Beim Umgang mit Blut muss unbedingt darauf geachtet werden, dass es mit keiner hypotonischen oder hypertonischen Lösung in Kontakt kommt.

Diffusion: *Selbstständiger Konzentrationsausgleich vom Ort hoher zum Ort niedriger Konzentration innerhalb eines Raums.*

Osmose: *Diffusion von Wasser durch eine semipermeable Membran vom Ort niedriger zum Ort hoher Konzentration mit dem Ziel des Konzentrationsausgleichs der Lösungen in den beiden unterschiedlichen Räumen, z. B. in zwei Zellen (Verdünnungsbestreben).*

1.5 Säuren, Basen und Salze

Alle drei Begriffe sind sowohl im alltäglichen Gebrauch als auch in medizinischer Hinsicht von großer Bedeutung. Umgangssprachlich hat sich das Wort „Lauge" anstelle von „Base" eingebürgert. Kohlensäurehaltige Getränke, Seifenlauge, mit Salz bestreutes Laugengebäck machen deutlich, dass diese Bezeichnungen auch außerhalb des medizinischen Labors eine feste Größe sind. Viele Eigenschaften dieser drei Stoffgruppen sind deshalb allgemein bekannt.

Im Praxislabor wird der Harn beispielsweise auf seinen Säuregehalt hin überprüft. Bei bestimmten Blutuntersuchungen wird die Konzentration verschiedener Salzionen im Organismus ermittelt.

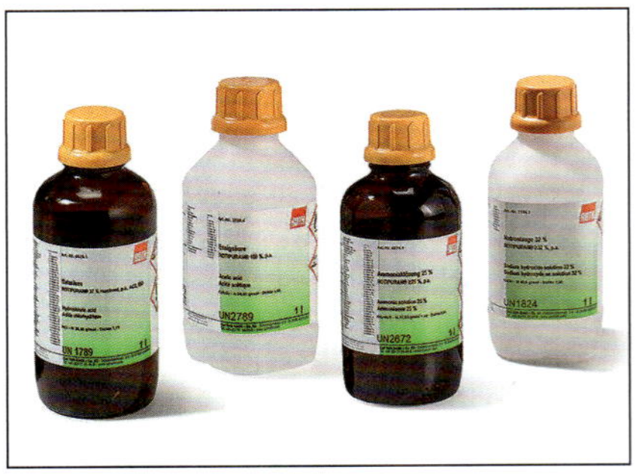

Abb. 1: Säuren und Basen

Säuren

Der Name für diese Stoffgruppe kommt daher, dass Säuren für gewöhnlich sauer schmecken. Abgesehen vom sauren Geschmack verfügen sie noch über weitere charakteristische Eigenschaften: Sie wirken ätzend, zerstören Eiweiß und leiten den elektrischen Strom. Bekannte Säuren sind zum Beispiel Salzsäure, Schwefelsäure, Salpetersäure oder Phosphorsäure. Auch im menschlichen Organismus gibt es Säuren, wie zum Beispiel die Magensäure oder das saure Hautsekret, das von den Schweißdrüsen produziert wird.

Säuren zerfallen in wässriger Lösung in Ionen. Diesen Vorgang nennt man **Dissoziation**. Dissoziieren Säuren, so entstehen immer H^+-Ionen. Diese sind für den sauren Charakter einer Lösung verantwortlich. Je mehr H^+-Ionen sich in einer Lösung befinden, desto saurer ist sie. Um festzustellen, wie sauer eine Lösung ist, misst man die Menge der in der Lösung enthaltenen H^+-Ionen. Abbildung 1 zeigt exemplarisch die Dissoziation von verschiedenen Säuren.

Säuren sind Wasserstoffverbindungen, die in wässriger Lösung H^+-Ionen abgeben.

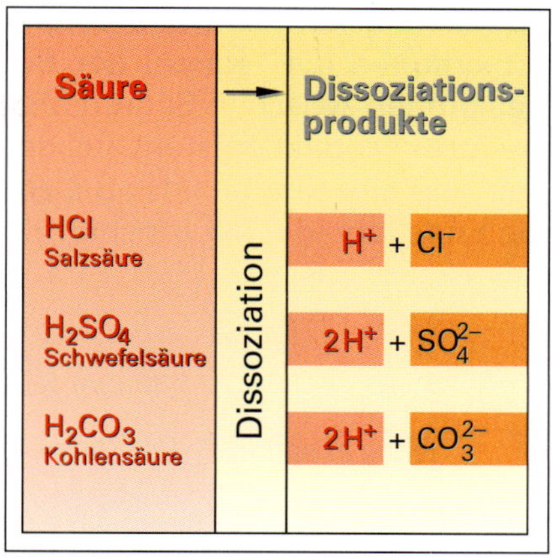

Abb. 1: Dissoziation von Säuren

Basen

Basen schmecken seifig. Weitere charakteristische Eigenschaften sind: Sie wirken ätzend, zerstören Eiweiß und leiten den elektrischen Strom. In wässriger Lösung zerfallen Basen, ebenso wie Säuren, in Ionen. Bei dieser Dissoziation entstehen OH^--Ionen, Hydroxidionen (s. Abb. 2). Diese sind für den basischen Charakter einer Lösung verantwortlich. Je mehr OH^--Ionen sich in einer Lösung befinden, desto basischer ist sie. Wie stark basisch eine Lösung ist, kann festgestellt werden, indem man die Anzahl der OH^--Ionen bestimmt.

Beim Auflösen von Basen in Wasser entstehen OH^--Ionen.

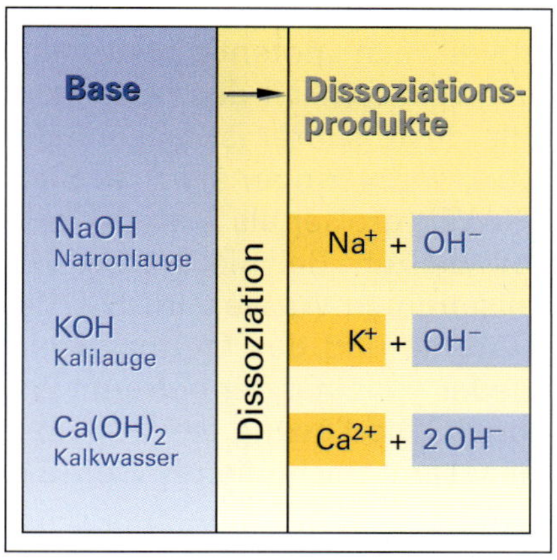

Abb. 2: Dissoziation von Basen

Salze

Bringt man gleichwertige Mengen von einer Säure (z. B. Salzsäure, HCl) und einer Base (z. B. Natronlauge, NaOH) zusammen, kann man feststellen, dass die entstandene Lösung weder über saure noch über alkalische Eigenschaften verfügt. Sie ist pH-neutral. Zerlegt man die Reaktion in Einzelschritte, wird deutlich, was passiert. Abbildung 3 veranschaulicht diese Reaktion.

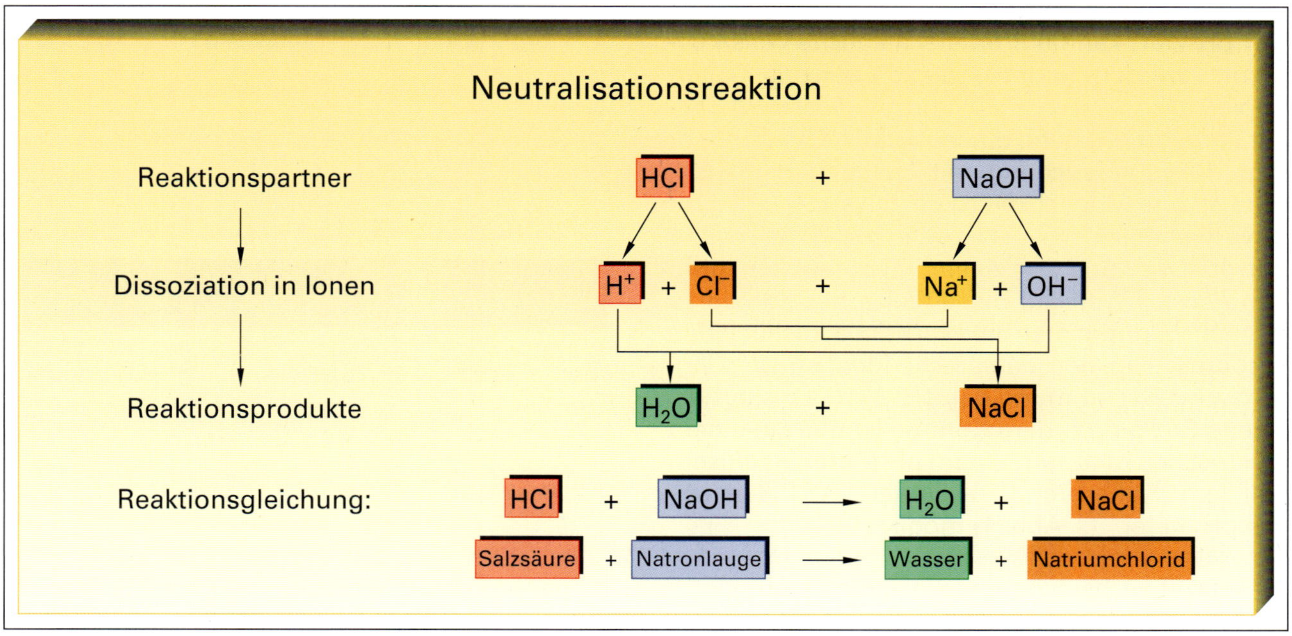

Abb. 3: Reaktion einer Säure mit einer Base

1

Wie das Reaktionsschema zeigt, verbinden sich die Wasserstoffionen (H^+-Ionen) der Säure mit den Hydroxidionen (OH^--Ionen) der Base zu H_2O (Wasser). Die entstandene Lösung ist neutral. Chemische Reaktionen zwischen Säuren und Basen bezeichnet man demzufolge als **Neutralisationsreaktionen**. Als weiteres Produkt entsteht aus dem Säure- und dem Baserest ein Salz. Der Name eines Salzes ergibt sich aus dem Einzelnamen des Baserestes (Natrium) und dem Namen des Säurerestes (Chlor) verlängert um die Endsilbe -id (Natriumchlorid).

Salz: *Eine Ionenverbindung, die aus einem Säurerest und einem Baserest besteht*

Neutralisation: *Reaktion einer Säure und einer Base zu Salz und Wasser*

1.6 pH-Wert

Möchte man exakt feststellen, wie sauer oder basisch eine Lösung ist, muss man den pH-Wert bestimmen. Der Begriff pH-Wert leitet sich vom lateinischen „**p**otentia **h**ydrogenii" ab und bedeutet übersetzt: „die Kraft bzw. Wirksamkeit des Wasserstoffs". Je mehr H^+-Ionen eine Lösung enthält, desto saurer ist diese. Saure Lösungen erkennt man an einem pH-Wert, der niedriger als 7 ist. Basische (alkalische) Lösungen haben einen pH-Wert größer als 7. Ist der pH-Wert exakt 7, liegt eine neutrale Lösung vor, wie zum Beispiel Wasser. H^+- und OH^--Ionen reagieren bei der Neutralisation zu Wasser. Im H_2O liegen starke Bindungen vor; die beiden H-Atome und das O-Atom können unter normalen Bedingungen nicht wieder voneinander getrennt werden. Es entstehen weder H^+- noch OH^--Ionen. Die Lösung ist deshalb neutral (vgl. Neutralisation, Kapitel 1.5). Insgesamt reicht die pH-Wert-Skala von 0 bis 14.

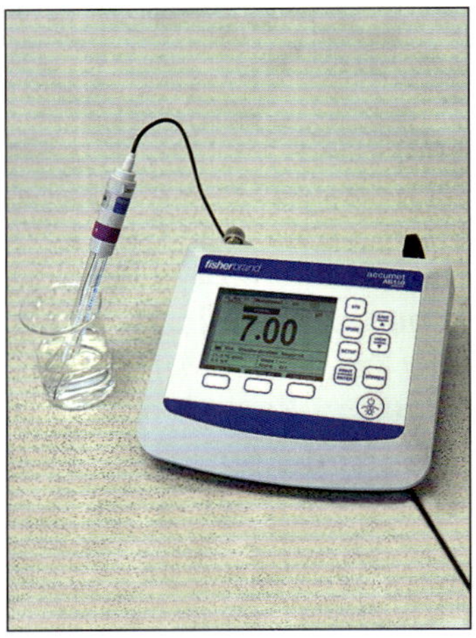

Abb. 1: pH-Meter

Der pH-Wert ist ein Maß für die H^+-Ionen-Konzentration.

- *pH > 7* *bedeutet: alkalische Lösung.*
- *pH = 7* *bedeutet: neutrale Lösung.*
- *pH < 7* *bedeutet: saure Lösung.*

Der pH-Wert kann auf unterschiedliche Weise bestimmt werden. Es gibt beispielsweise Indikatorpapier, das kurz in eine Lösung getaucht wird. Dieser Vorgang ruft dann einen Farbumschlag hervor (vgl. Urinuntersuchung mit Teststreifen, S. 23). Eine andere Möglichkeit ist es, flüssigen Indikator zu verwenden, der in die zu untersuchende Lösung getropft wird und dort zu einer Farbreaktion führt. Um den pH-Wert auf diese Weise bestimmen zu können, benötigt man eine Farbskala, die für jeden Farbumschlag den entsprechenden pH-Wert angibt. Eine Bestimmung des pH-Wertes bis auf die zweite Stelle nach dem Komma ist nur mit einem elektrischen Messgerät, dem **pH-Meter**, in diesem Fall dem „Fisherbrand™ accumet™ AB150 benchtop pH meter" (s. Abb. 1) möglich.

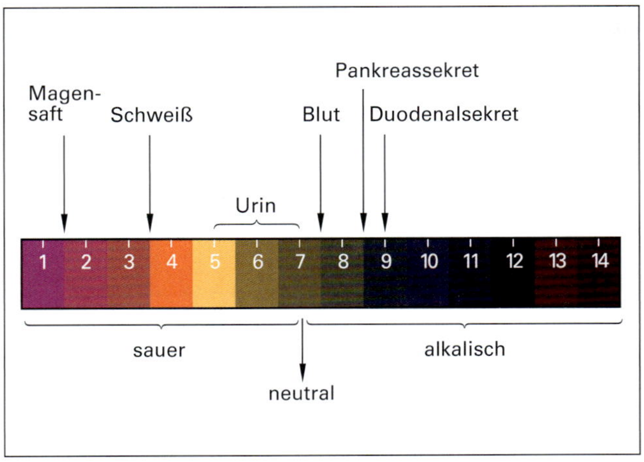

Abb. 2: Physiologische pH-Werte

Viele Stoffwechselvorgänge im Organismus sind an einen ganz bestimmten pH-Wert gebunden. Deshalb sind beispielsweise im Blut Puffersubstanzen enthalten, die den pH-Wert konstant halten. Abbildung 2 gibt einen Überblick über verschiedene physiologische pH-Werte im menschlichen Organismus.

1.7 Indikatoren

Auch mithilfe von Indikatoren lässt sich der pH-Wert einer Lösung bestimmen. Das Wort **Indikator** kann mit „Anzeiger" übersetzt werden. Gibt man einen flüssigen Indikator in eine Lösung, ändert sich die Farbe des Indikators in Abhängigkeit vom pH-Wert. Die Farbumschläge geben den pH-Wert einer Lösung allerdings nur ungenau an.

Bekannte Indikatoren sind beispielsweise Lackmus oder Methylorange.

Der **Universalindikator**, eine Mischung aus vielen einzelnen Indikatoren, kann den pH-Wert relativ genau anzeigen. Dadurch, dass er von pH-Wert zu pH-Wert seine Farbe ändert, kann mit einer Farbvergleichsskala der aktuelle pH-Wert einer Lösung bestimmt werden.

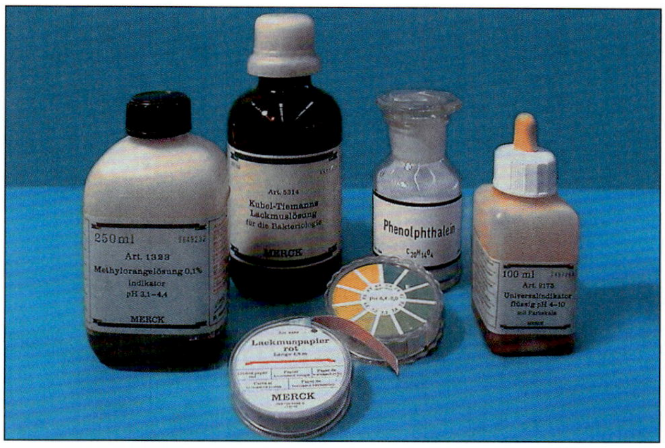

***Abb. 1:** Verschiedene Indikatoren*

Auch im ärztlichen Labor verwendet man bei verschiedenen Untersuchungsmethoden Indikatoren, die je nach Reaktionstyp die Farbe ändern. So wird zum Beispiel der Harn mittels Teststreifen neben seinem pH-Wert auch auf Eiweiß und Zucker untersucht. Diese Art von Harnuntersuchung wird häufig mit einem Mehrfachteststreifen durchgeführt und ist eine der gängigsten Untersuchungen in der Arztpraxis. Die Färbung des entsprechenden Testfeldes wird mit der Farbskala verglichen. Diese gibt das Untersuchungsergebnis an.

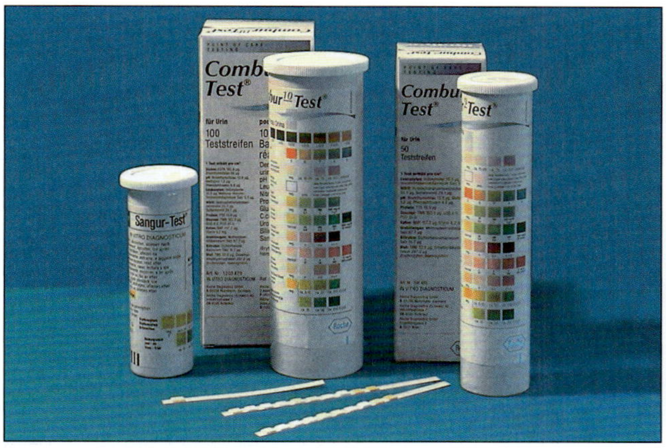

***Abb. 2:** Mehrfachteststreifen*

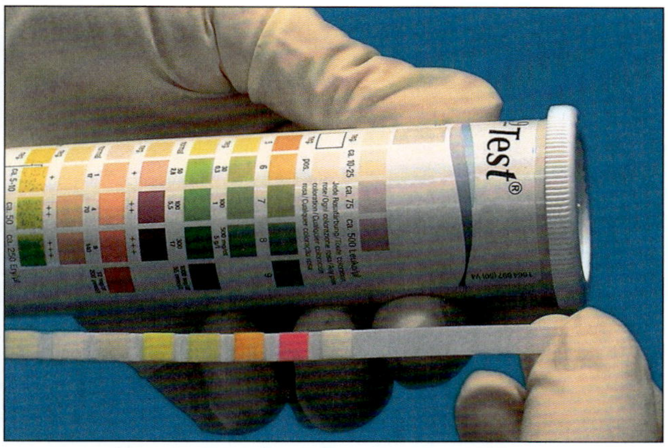

***Abb. 3:** Ablesevorgang bei einer Teststreifenuntersuchung*

Indikatoren sind Stoffe, die ihre Farbe durch chemische Reaktionen in Abhängigkeit vom pH-Wert verändern. Ihre Farbe zeigt u. a. an, ob es sich bei der untersuchten Substanz um eine saure, basische oder neutrale Lösung handelt.

1.8 Enzyme

Enzyme sind körpereigene Eiweißstoffe, die man auch als Biokatalysatoren bezeichnet. Sie beschleunigen bestimmte Reaktionen im Organismus ohne sich selbst dabei zu verändern. Sie bauen Nährstoffe in ihre Bausteine ab und sind am Aufbau körpereigener Substanzen beteiligt.

Jedes Enzym ist nur an einer bestimmten biochemischen Reaktion beteiligt. Das heißt, Enzyme sind **wirkungsspezifisch**. Außerdem setzen sie nur einen bestimmten Stoff, das **Substrat**, um. Diese Eigenschaft nennt man **substratspezifisch**.

Aufbau eines Enzyms

Ein Enzym besteht aus dem **Apoenzym** und dem **Coenzym**. Während das Apoenzym für die Auswahl des passenden Reaktionspartners (Substrat) zuständig ist, bestimmt das Coenzym die Art der Reaktion (z. B. Nährstoffabbau).

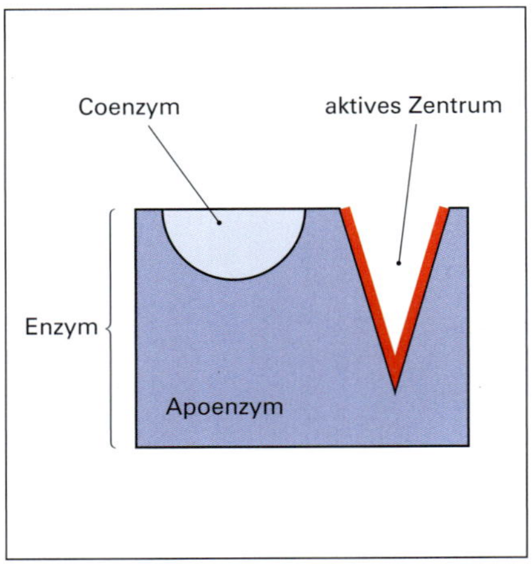

***Abb. 1:* Aufbau eines Enzyms**

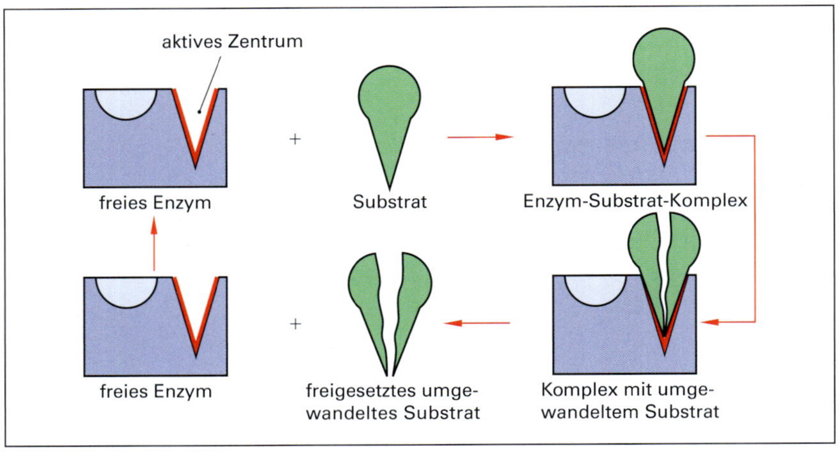

***Abb. 2:* Wirkungsweise von Enzymen**

Enzyme werden mit der Endsilbe -ase (Amylase, Lipase, Phosphatase usw.) gekennzeichnet. Der Name bezieht sich entweder auf das Substrat oder auf den Reaktionstyp. Die Lipase beispielsweise ist ein Enzym, das Lipide (Fette) aufspaltet.

Enzyme wirken als körpereigene Reaktionsbeschleuniger und sind substrat- und wirkungsspezifisch.

Enzyme reagieren sehr empfindlich auf ihre Umgebung. Verschiebt sich der pH-Wert oder ändert sich die Temperatur, kann das Enzym nicht mehr optimal arbeiten oder wird sogar zerstört. Man sagt, dass Enzyme **pH-Wert-abhängig** und **temperaturabhängig** sind.

Im ärztlichen Labor durchgeführte Enzymwertbestimmungen lassen Rückschlüsse auf Erkrankungen bestimmter Organe zu. Da es sehr aufwendig ist, die Konzentration eines Enzymes in einer Lösung zu ermitteln, misst man die Aktivität eines Enzyms. Das bedeutet, es wird die Substratmenge gemessen, die in einer festgelegten Zeiteinheit vom Enzym umgesetzt wird.

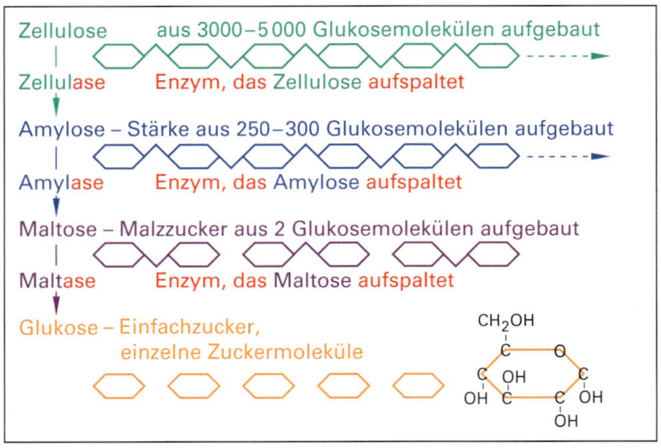

***Abb. 3:* Enzymatischer Abbau von Kohlenhydraten**

Enzymwerterhöhung		Betroffene Organe
Saure Phosphatase	→	Prostata
Kreatinin-Kinase	→	Herz
Alkalische Phosphatase	→	Gallenwege/Knochen
ASAT = Aspartat-Amino-Transferase	→	Leber
ALAT = Alanin-Amino-Transferase	→	Leber

***Abb. 4:* Enzymwertbestimmungen im Labor**

1.9 Fragen und Aufgaben: Alles klar?

1 Kreuzen Sie in der nachstehenden Tabelle für die aufgeführten Substanzen den jeweils richtigen Fachbegriff an. (Achtung: Es können auch zwei Fachbegriffe zutreffen!)

Substanz	Atom	Ion	Molekül
Wasserstoff			
NaCl			
Kohlendioxid			
H^+			
$H_2\,SO_4$			
OH^-			

2 Zeichnen Sie den Atomaufbau des Elementes Chlor mit der exakten Angabe der Teilchen im Atomkern und in der Atomhülle.

Informationen aus dem Periodensystem	Berechnung	Zeichnung
Hauptgruppe: Periode: Massenzahl: Ordnungszahl:	Im Atomkern befinden sich: ______________ und ______________ . Es gibt ____ Elektronenschalen. Auf den Elektronenschalen befinden sich insgesamt ______ Elektronen.	

3 Berechnen Sie die Molekülmasse von:

a) NaCl (Kochsalz) ______________________________

b) HCl (Salzsäure) ______________________________

c) H_2SO_4 (Schwefelsäure) ______________________________

4 Erklären Sie den Begriff Isotop.

____

____

____

____

____

1

5 Unterscheiden Sie die beiden Begriffe Ordnungszahl und Massenzahl voneinander.

6 Erklären Sie in Stichworten, wie das Periodensystem der Elemente aufgebaut ist und welche Informationen man der Position eines Elementes im PSE entnehmen kann.

7 Welche Arten von Lösungen verwenden Sie in der Praxis? Geben Sie jeweils zwei Beispiele an.

a) Suspensionen ______

b) Emulsionen ______

8 Was versteht man unter einer

a) gesättigten Lösung: ______

b) ungesättigten Lösung: ______

9 Ergänzen Sie die nachfolgenden Sätze.

a) Konzentrationsangaben von Lösungen können auf ______ verschiedene Arten erfolgen.

b) Die Massenkonzentration gibt die Masse des gelösten Stoffes in Bezug zu dem ______ der Lösung an.

c) Die Stoffmengenkonzentration wird in der Einheit ______ angegeben.

d) Wenn von einer 38%igen Alkohollösung gesprochen wird, dann meint man, dass in 2 dL Lösung ______ mL Alkohol enthalten sind.

1

10 Sie sollen 2000 mL einer 0,9%igen Kochsalzlösung herstellen. Wie würden Sie vorgehen? Stellen Sie den Rechenweg und das praktische Umsetzen dar.

____

____

____

____

____

11 Untersuchen Sie drei unterschiedliche Lösungen (z. B. Desinfektionslösung, Alkohol, Inhalationslösung) aus Ihrer Praxis auf folgende Kriterien:

Bezeichnung/ Name der Lösung	Art der Konzentrationsangabe	Konzentration	In 100 g, 1 dL oder 1 L Lösung sind ___ g/mL gelöster Stoff enthalten:

12 Bei der Reaktion von Säuren und Laugen entstehen immer Salz und Wasser (Neutralisationsreaktion). Geben Sie zunächst die Dissoziation der Reaktionspartner an und vervollständigen Sie dann die nachstehenden Reaktionsgleichungen.

a) HCl + KOH → ______________________________

b) HF + NaOH → ______________________________

c) HBr + KOH → ______________________________

13 Überprüfen Sie den pH-Wert (evtl. mit Universalindikator) der nachfolgend aufgeführten Lösungen und tragen Sie die Ergebnisse in die Tabelle ein. Ergänzen Sie Ihr Untersuchungsergebnis, indem Sie die Begriffe sauer, basisch oder neutral zuordnen.

Lösung	pH-Wert	Lösung	pH-Wert
Leitungswasser		Urin	
Essig		Blut	
Spülwasser		Desinfektionslösung	

1

14 Welche Laborwerte werden zur Leberfunktionsdiagnostik bestimmt (vgl. auch Kap. 7.1.1)?

15 Geben Sie an, welche der vier möglichen Lösungsarten jeweils vorliegt.

a) Zentrifugierter Urin

b) Blutserum

c) Türksche Lösung

d) Isotonische Kochsalzlösung

e) Ablesebereites BKS-Röhrchen

f) Alkohol zur Desinfektion

16 Kreuzworträtsel:

① Übergang von fest zu flüssig

② Darin sind alle Elemente aufgeführt

③ Weißes Blutkörperchen

④ Wichtiger Mineralstoff

⑤ Essig und Öl ergibt eine ...

⑥ Anderes Wort für Gemenge

⑦ Verbindung aus 2 oder mehr Atomen

⑧ Uneinheitlich

⑨ Lösung, die feste Bestandteile enthält

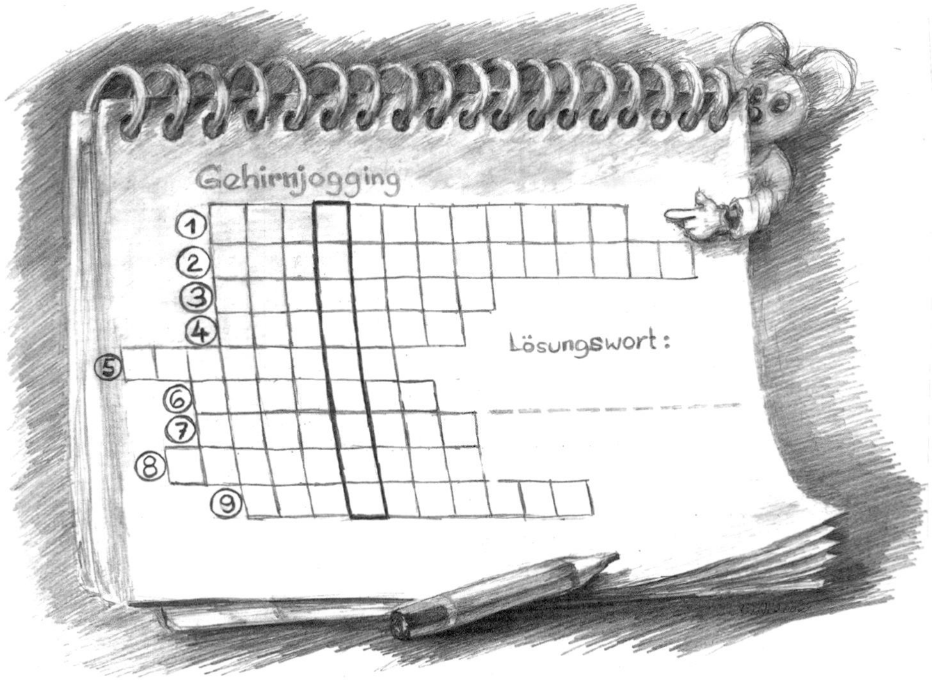

17 Warum ist es im eigentlichen Sinne falsch, von einem Harnsediment zu sprechen?

18 **Welche Spurenelemente und Mineralstoffe werden häufig in Ihrer Praxis bestimmt? Nennen Sie fünf und geben Sie an, zu welcher Erkrankung ihr Mangel oder ihr Überschuss führen kann. An welcher Stelle im Periodensystem sind die Elemente jeweils zu finden?**

Spurenelemente/ Mineralstoffe	Erkrankung bei Mangel oder Überschuss	Ordnungszahl im PSE	Nummer der Haupt- bzw. Nebengruppe

19 **Ein Patient kommt mit den Symptomen eines Herzinfarktes in die Praxis. Mit welchen Enzymwertbestimmungen kann der Arzt die Diagnose bestätigen? Zur Beantwortung der Frage befragen Sie bitte auch Ihre Praxiskollegen.**

20 **Erklären Sie die Begriffe substratspezifisch und wirkungsspezifisch im Zusammenhang mit der Enzymaktivität.**

21 **Nennen Sie drei Enzyme, die am Nährstoffabbau in unserem Organismus beteiligt sind.**

22 **Interpretieren Sie die nachstehenden Abbildungen.**

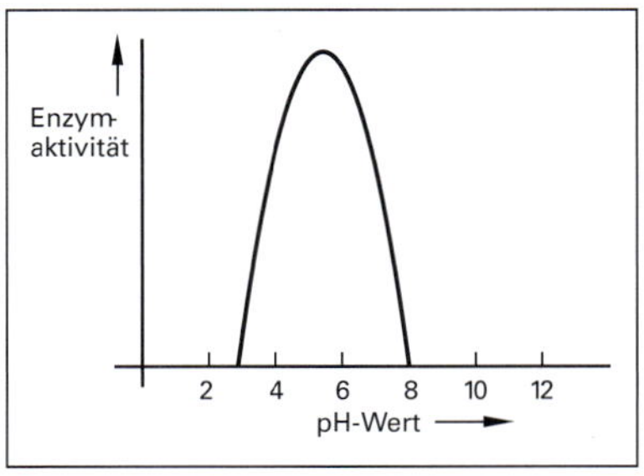

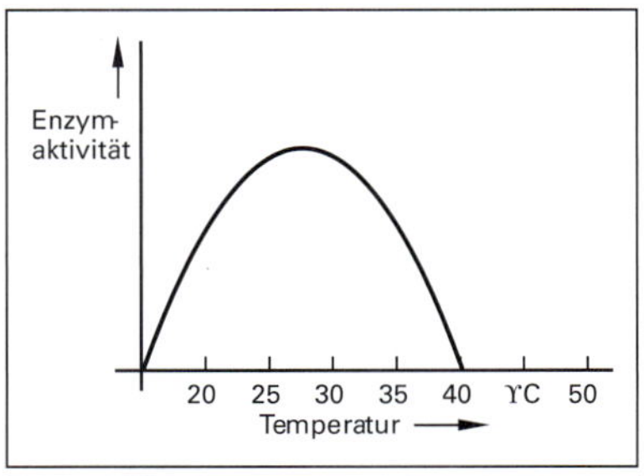

23 Der Mehrfachteststreifen ist eine sogenannte Indikatorbestimmung, da durch Farbumschläge auf dem Teststreifen verschiedene Untersuchungsgrößen bestimmt werden können. Welche Untersuchungsgrößen sind das?

____

____

____

24 Warum bekommen Patienten bei hohem Blut- bzw. Flüssigkeitsverlust isotonische Kochsalzlösung verabreicht?

____

____

____

25 Ein Erythrozyt (0,9%ige Lösung im Inneren) befindet sich in einer 1,9%igen Kochsalzlösung.

a) Zeichnen Sie in das unten abgebildete Schema, wie sich der Erythrozyt in der 1,9%igen Kochsalzlösung verändert und beschreiben Sie die Veränderung. Begründen Sie Ihre Antwort.

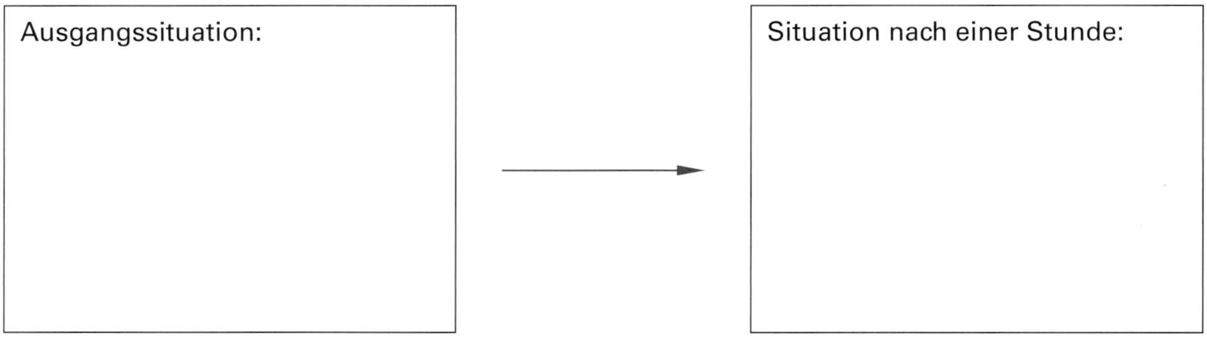

Der Erythrozyt ______________

Begründung: ____

____

____

b) In welche Richtung verläuft das Konzentrationsausgleichsbestreben und wie nennt man diesen Vorgang?

____

____

____

26 Unterscheiden Sie die beiden Begriffe Diffusion und Osmose voneinander.

____

____

____

2 Der medizinisch-technische Arbeitsraum Labor

Das ärztliche Labor ist ein äußerst sensibler Arbeitsbereich innerhalb der Arztpraxis. Die Arbeitssicherheit unterliegt strengen Auflagen, da im Labor mit infektiösem Material (z. B. Blut, Harn) gearbeitet wird. Über die Beschaffenheit und Ausstattung eines Labors existieren genaue Vorschriften und Richtlinien. Angaben darüber findet man beispielsweise bei der Deutschen Gesetzlichen Unfallversicherung (DGUV), den Richtlinien für Laboratorien und in verschiedenen DIN-Normen.

2.1 Räumliche Voraussetzungen und Ausstattung

Grundsätzlich sollte der Raum bezogen auf die darin arbeitende Anzahl von Personen eingerichtet sein. Er sollte:

- groß und hoch genug sein,
- eine nach außen zu öffnende Tür haben,
- gut zu lüften sein,
- ausreichend hell sein (Kunstlicht oder Tageslicht),
- leicht zu reinigen sein,
- zweckmäßig und den Sicherheitsvorschriften entsprechend sein.

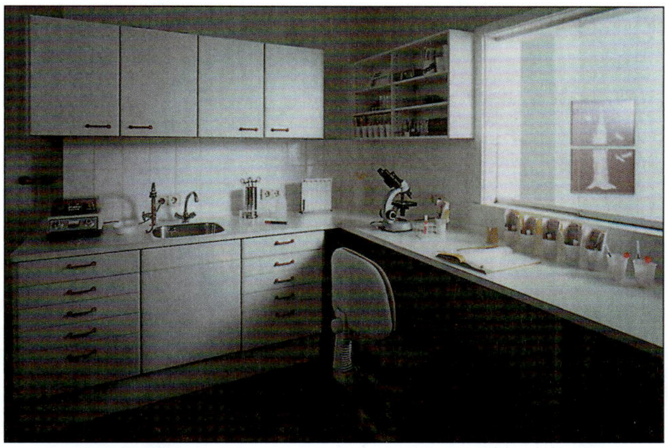

***Abb. 1:** Ärztliches Labor*

! *Wegen der vom menschlichen Probenmaterial ausgehenden Infektionsgefahr müssen im Labor Schränke, Arbeitsflächen, Fußboden und Wände desinfizierbar sein!*

Zur Verfügung stehen sollten:

- ausreichend große, glatte und evtl. säurefeste Arbeitsflächen für die verschiedenen Arbeitsbereiche und Laborgeräte,
- Stauraum für Glasgeräte und Hilfsmittel,
- ein Spülbecken mit darüber angebrachtem Abtropfbrett für die Glasgerätereinigung,
- eine Wasserstrahlpumpe zur Pipettenreinigung und -trocknung,
- genügend Steckdosen in erreichbarer Höhe,
- für die Händedesinfektion ein getrenntes Waschbecken mit Einmalhandtüchern, Desinfektions- und Pflegemitteln,
- ein Kühlschrank zur Aufbewahrung von Reagenzien und Probenmaterial,
- evtl. ein Gasanschluss oder eine Gaskartusche für Arbeiten mit dem Bunsenbrenner,
- ein Abzug, falls Arbeiten durchgeführt werden, bei denen gesundheitsgefährdende Dämpfe entstehen,
- eine Durchreiche für Harnproben, falls sich eine Patiententoilette direkt neben dem Labor befindet,
- geeignete Behältnisse zur sachgerechten Entsorgung von verschiedenen Müllsorten,
- besonders gesicherte Schränke für gefährliche Stoffe (Chemikalien, wie beispielsweise Säuren, Laugen, Reaktionslösung für die Hämoglobinbestimmung usw.),
- ein Reinigungsplatz für benutzte Geräte.

Laborgeräte sind so anzuordnen, dass ein rationelles und funktionsgerechtes Arbeiten möglich ist. Dabei ist besonders darauf zu achten, dass:

- Fotometer, Mikroskope und andere erschütterungsempfindliche Geräte nicht neben Zentrifugen stehen,
- Fotometer streulichtgeschützt und nicht zu nahe am Fenster aufgestellt sind.

Abbildung 1 zeigt einen möglichen Laborgrundriss.

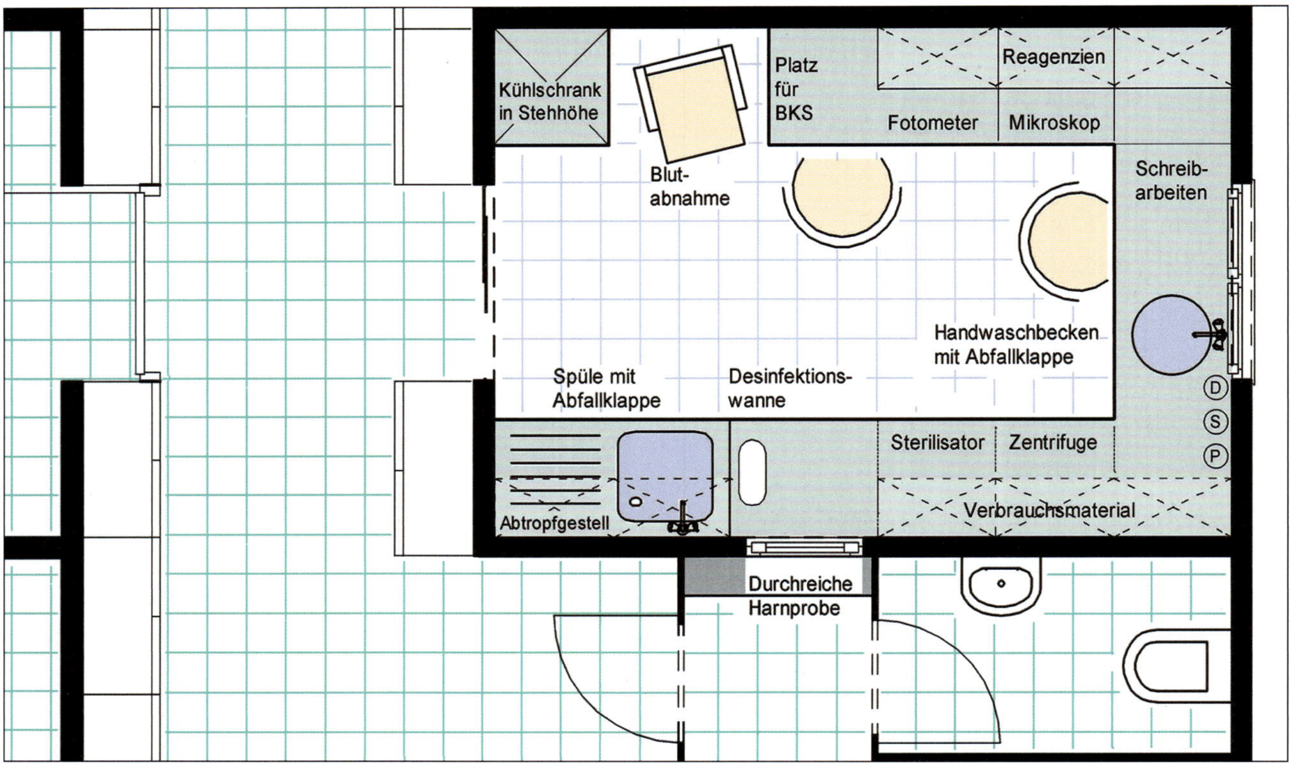

Abb. 1: Möglicher Laborgrundriss

Der oben dargestellte Grundriss zeigt ein ärztliches Labor, in dem effektiv gearbeitet werden kann. Das Labor verfügt über keine zu große Grundfläche, so dass die Wege zwischen den einzelnen Arbeitsplätzen kurz sind. Auch ist die Anordnung der verschiedenen Untersuchungs- und Arbeitsbereiche gut durchdacht. So befindet sich neben der Spüle, die der Reinigung der benutzten Gerätschaften dient, eine Wanne zur Desinfektion und in unmittelbarer Nähe dazu der Sterilisator.

Praktisch ist auch die hygienische Durchreiche für Harnproben vom WC direkt ins Labor. Damit kann das für die Patienten oftmals peinliche Umhertragen der Urinbecher durch die Praxis umgangen werden. Der Blutentnahmeplatz sollte für den Patienten bequem gestaltet werden. Gleich daneben befinden sich der Senkungsständer für die BKS (Blutkörperchensenkungsgeschwindigkeit) und das Mikroskop, um beispielsweise Blutausstriche zu beurteilen.

Wichtig ist, dass zwei separate Waschplätze vorhanden sind. Einer, um benutzte Gerätschaften zu reinigen, und ein Handwaschbecken zur hygienischen Händedesinfektion mit Desinfektionsmittel Ⓓ, Seifenspender Ⓢ und Pflegemittel Ⓟ. Weiter ist darauf zu achten, dass der gesamte Raum und alle Einrichtungsgegenstände leicht zu reinigen sind (Fliesenböden, pflegeleichte Kunststoffoberflächen). Nur ständig benötigte Geräte und Materialien sollten griffbereit außen platziert sein. Alles andere gehört ordentlich eingeräumt an seinen in den Schränken vorgesehenen Platz, damit sich alle Praxismitarbeiterinnen immer zurechtfinden können.

Übrigens ist es für eine engagierte Praxismitarbeiterin eine Selbstverständlichkeit, dafür Sorge zu tragen, dass das Verbrauchsmaterial (Tupfer, Pflaster, Kanülen, Pipetten u. v. m.) immer aufgefüllt ist.

2.2 Technische Laborgeräte

Ohne bestimmte technische Voraussetzungen ist keine Laborarbeit möglich. Deshalb werden im nachfolgenden Kapitel die wichtigsten Geräte für eine optimale Arbeit im ärztlichen Labor vorgestellt. Grundsätzlich ist zu bemerken, dass die Qualität der eingesetzten Gerätschaften sich in der Qualität der erzielten Untersuchungsergebnisse widerspiegelt.

Neben der Erklärung zur Funktionsweise der einzelnen Laborgeräte gibt es in den Folgekapiteln wichtige Hinweise zu deren Einsatzgebieten sowie anschauliche Arbeitsanleitungen.

2.2.1 Zentrifuge

Ohne die Zentrifuge sind viele Laboruntersuchungen nicht möglich. Die Zentrifuge dient der Trennung von festen und flüssigen Bestandteilen im Probenmaterial. Man benötigt sie, um beispielsweise ein Harnsediment anzufertigen oder die Blutzellen aus dem Plasma bzw. Serum zu trennen. Schwere Teilchen einer Lösung setzen sich am Boden ab (**Sedimentation**). Durch eine Zentrifuge wird dieser Vorgang beschleunigt. Bei der schnellen Drehung des Probenmaterials um eine Achse wirkt die Zentrifugalkraft (Fliehkraft), die die schweren Teilchen nach außen treibt. Die festen Bestandteile setzen sich ab, die überstehende Flüssigkeit kann anschließend abgegossen (dekantiert) werden.

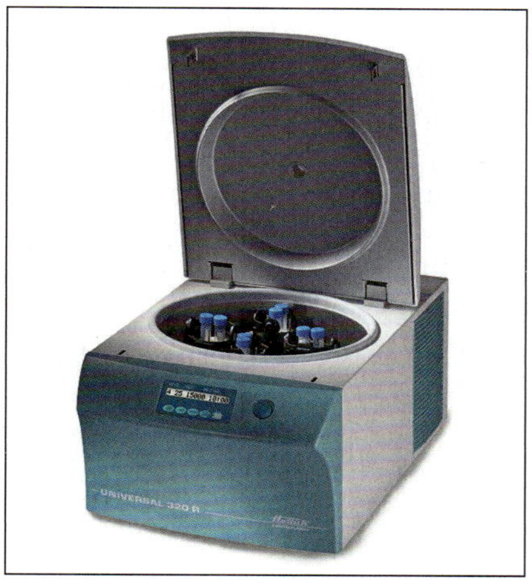

Abb. 1: Zentrifuge

Eine Zentrifuge besteht aus folgenden Teilen:

- **Gehäuse**: Es enthält die Bedienungselemente zum Einstellen von Umdrehungszahl und der Zentrifugationsdauer.
- **Zentrifugenkessel**: Er nimmt die Probenröhrchen/Kapillaren auf.
- **Antriebsrotor**: Er dreht die Aufnahmekörbchen für die Probenröhrchen um seine Achse.

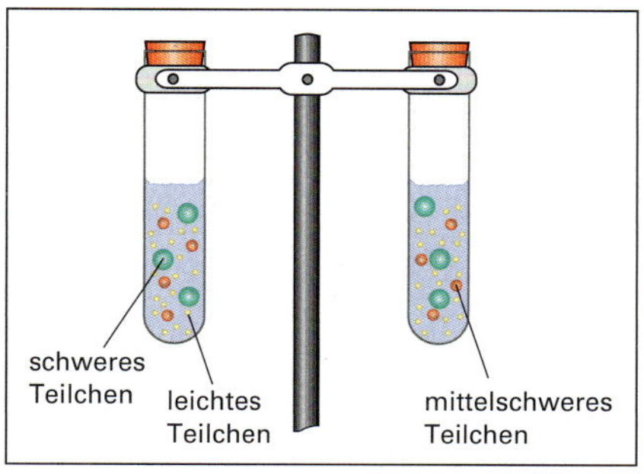

Abb. 2: Ausschwingzentrifuge in Ruhe

Man unterscheidet zwei Zentrifugentypen:

a) Ausschwingzentrifuge

Im Ruhezustand hängen die Zentrifugenröhrchen senkrecht nach unten (s. Abb. 2). Beginnt die Zentrifuge zu rotieren, werden die Zentrifugenröhrchen in eine waagerechte Stellung gebracht (s. Abb. 3). Der Zentrifugiervorgang beginnt.

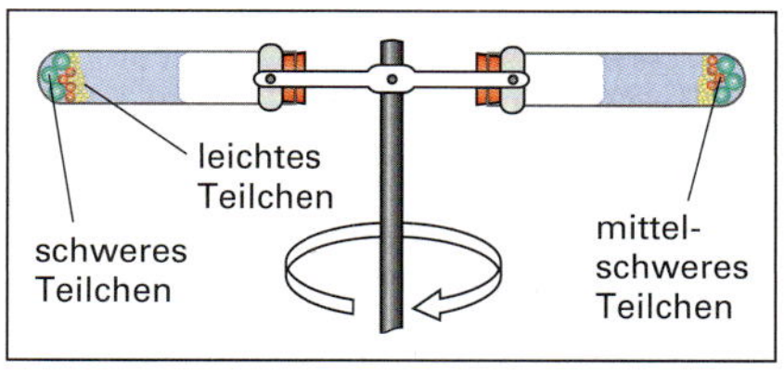

Abb. 3: Ausschwingzentrifuge in Aktion

b) Winkelkopfzentrifuge

Bei diesem Zentrifugentyp sitzen die Zentrifugenröhrchen nicht frei schwingend, sondern fest und leicht geneigt im Zentrifugenkessel (s. Abb. 4).

Die Leistung von Zentrifugen wird als **relative Zentrifugalbeschleunigung** (= **RZB- oder *g*-Zahl**) angegeben (Umrechnung in Umdrehungen pro Minute siehe Anhang, s. S. 290).

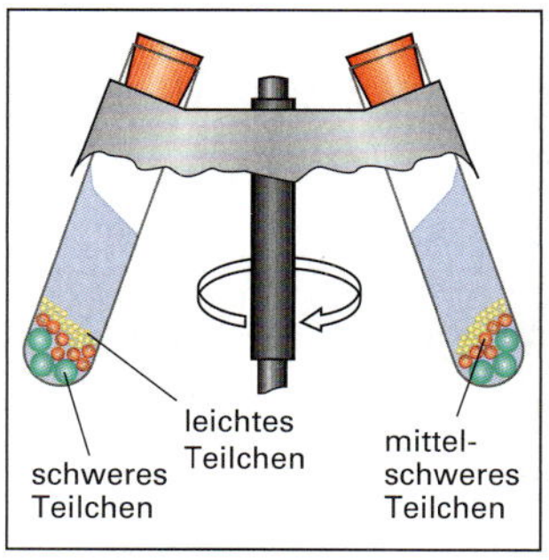

Abb. 4: Winkelkopfzentrifuge in Aktion

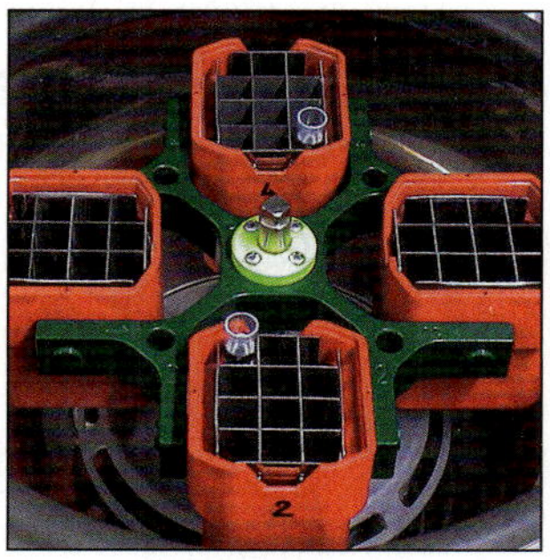

Abb. 5: Blick von oben in einen richtig beschickten Zentrifugenkessel

Regeln für das Zentrifugieren

- Herstellerhinweise beachten.
- Zentrifuge immer gleichmäßig auslasten (austarieren), das heißt, immer zwei Röhrchen mit der gleichen Füllmenge gegenüber voneinander einsetzen (s. Abb. 5).
- Auf richtige Drehzahl und Zentrifugierdauer achten, da bei falscher Einstellung das Probenmaterial zerstört werden kann.

- Wenn Röhrchen Trenngel enthalten, sollten sie in Ausschwingzentrifugen zentrifugiert werden, da nur dann der Röhrchenhersteller für die Undurchlässigkeit des Gels garantiert.
- Schleuderraum der Zentrifuge regelmäßig desinfizieren!

2.2.2 Mikroskop

Das Mikroskop dient der Vergrößerung kleinster Objekte. Es wird zum Beispiel bei der Beurteilung eines Harnsediments oder eines Blutausstriches eingesetzt. Durch verschiedene Linsen wird das Untersuchungsmaterial so stark vergrößert, dass einzelne Bestandteile sichtbar werden und eine Befundung möglich ist. Abbildung 1 zeigt den Aufbau eines Mikroskops.

Für die Vergrößerung im Mikroskop sind zwei Linsensysteme verantwortlich: das **Objektiv** ① und das **Okular** ②. Sie sind durch den **Tubus** ③ miteinander verbunden.

Das **Objektiv** besteht u. a. aus einer Sammellinse, die das Untersuchungsmaterial seitenverkehrt vergrößert. Die verschiedenen Objektive lassen sich, außer durch ihre Maßstabszahl (z. B. 10 : 1) oder Objektivvergrößerung, durch ihre Farbkodierung mit verschiedenfarbigen Ringen unterscheiden.

Objektivvergrößerung:

10 : 1 → gelber Ring

40 : 1 → blauer Ring

100 : 1 → weißer Ring

Die Objektive sind am **Objektivrevolver** ④ angebracht, der einen schnellen Wechsel von einem zum andern Objektiv erlaubt.

Das **Okular**, das dem Auge zugewandte Linsensystem, vergrößert zusätzlich acht-, zehn-, oder zwölffach und stellt das Bild wieder seitenrichtig dar. Ein Mikroskop mit zwei Okularen bezeichnet man als binokulares Mikroskop. Okulare mit diesem Zeichen 👓 können von Brillenträgern ohne Absetzen der Brille benutzt werden.

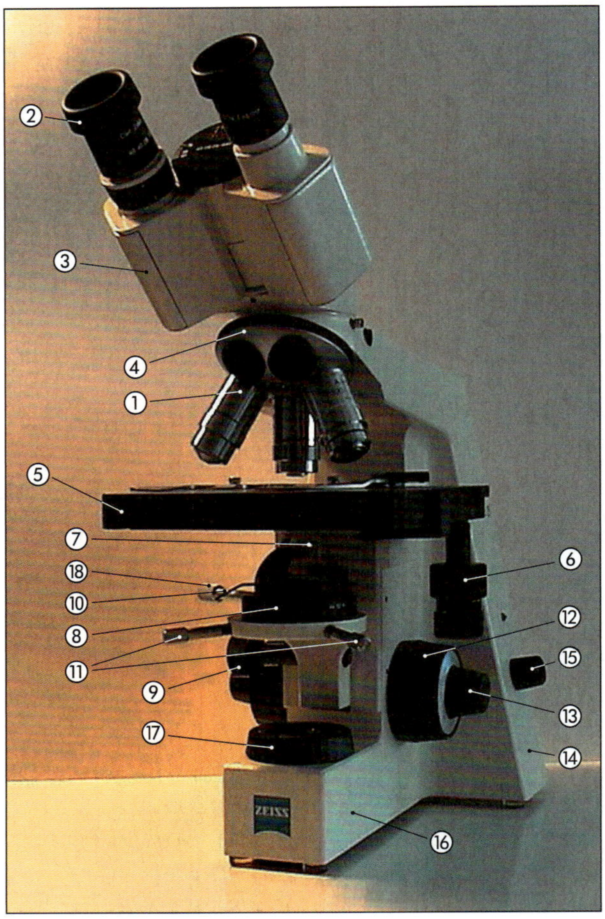

Abb. 1: Aufbau eines Mikroskops

Aus der Objektivvergrößerung multipliziert mit der Okularvergrößerung ergibt sich die Gesamtvergrößerung des Mikroskops.

	Okularvergrößerung	•	**Objektivvergrößerung**	=	**Gesamtvergrößerung**
Beispiel:	*10-fach*	•	*40-fach*	=	*400-fach*

Auf dem **Objekt- oder Kreuztisch** ⑤, wird das Präparat eingespannt und mit den **Kreuztischschrauben** ⑥ in die gewünschte Position bewegt. Unterhalb des Objekttisches befinden sich eine mit dem **Frontlinsenhebel** ⑱ ein- und ausklappbare **Frontlinse** ⑦ zur zusätzlichen Ausleuchtung des Bildes, der **Kondensor** ⑧ zur Bündelung der Lichtstrahlen und die **Kondensorschraube** ⑨ zur Höhenverstellung des Kondensors.

Mit Hilfe des **Kondensorblendenhebels** ⑩ der **Apertur-** oder **Kondensorblende** lassen sich Kontrast, Tiefenschärfe und Auflösung optimal einstellen.

Grundsätzlich gilt:

Eng gestellte Kondensorblende: hohe Tiefenschärfe, geringe Auflösung, maximaler Kontrast → Anwendung bei ungefärbten Präparaten (z. B. Harnsediment)

Geöffnete Kondensorblende: geringe Tiefenschärfe, maximale Auflösung, wenig Kontrast → Anwendung bei gefärbten Präparaten (z. B. Blutausstriche)

Mit den **Zentrierschrauben** ⑪ (s. Abb. 1, S. 34) wird der Kondensor in die Mitte des Strahlengangs gerückt. **Grobtrieb** (Makrometerschraube) ⑫ **und Feintrieb** (Mikrometerschraube) ⑬ (s. Abb. 1, S. 34) dienen zur Scharfeinstellung des Präparates in der richtigen Mikroskopierebene. Sie bewegen dazu den Kreuztisch in vertikaler Richtung. Am **Stativ** ⑭ (s. Abb. 1, S. 34) des Mikroskops ist zur Regulierung der Helligkeit ein **Helligkeitsregler** ⑮ (s. Abb. 1, S. 34) und am **Mikroskopfuß** ⑯ zur Einengung des von der Lichtquelle kommenden Lichtstrahlenbündels die **Leuchtfeldblende** ⑰ (s. Abb. 1, S. 34) angebracht.

Das Licht nimmt von der Lichtquelle ① ausgehend den in Abbildung 1 dargestellten Weg. Die Lichtstrahlen werden durch die Leuchtfeldblende ② eingeengt und durch den Kondensor ③ und das auf dem Kreuztisch liegende Präparat ④ in das Objektiv ⑤ gelenkt. Von dort gelangt das vergrößerte Bild über Umlenkprismen ⑥ durch das Okular ⑦ ins Auge des Betrachters ⑧.

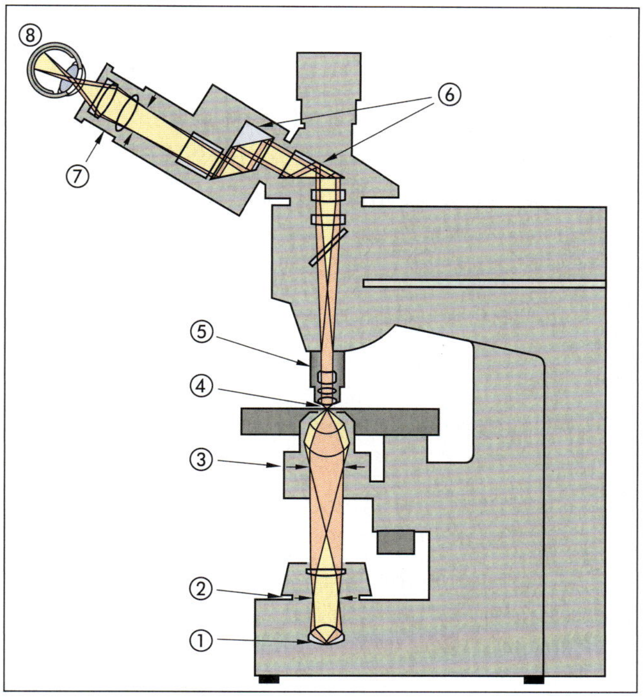

***Abb. 1:** Strahlengang durch ein Mikroskop*

Bevor allerdings mit dem eigentlichen Mikroskopieren begonnen wird, sollten die einzelnen Linsensysteme und der Lichtweg optimal aufeinander abgestimmt werden.

Dazu stellt man das Mikroskop nach dem **Köhlerschen Beleuchtungsprinzip** ein.

Köhlersches Beleuchtungsprinzip

- Frontlinse einklappen und Kondensor ganz nach oben stellen (s. Abb. 2).
- Präparat auf dem Objekttisch einspannen, das Objektiv 10:1 am Revolver in den Strahlengang drehen.
- Präparat durch Drehen am Grob- und Feintrieb scharf stellen (s. Abb. 3).
- Unter Sichtkontrolle durch das Okular die Leuchtfeldblende im Fuß des Mikroskops einengen (s. Abb. 4).
- Rand des Leuchtfeldblendenbildes durch geringfügiges Absenken des Kondensors scharf stellen (s. Abb. 5).

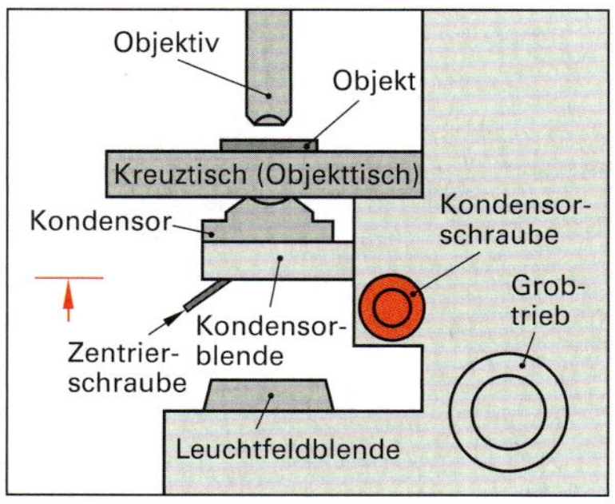

***Abb. 2:** Kondensorposition*

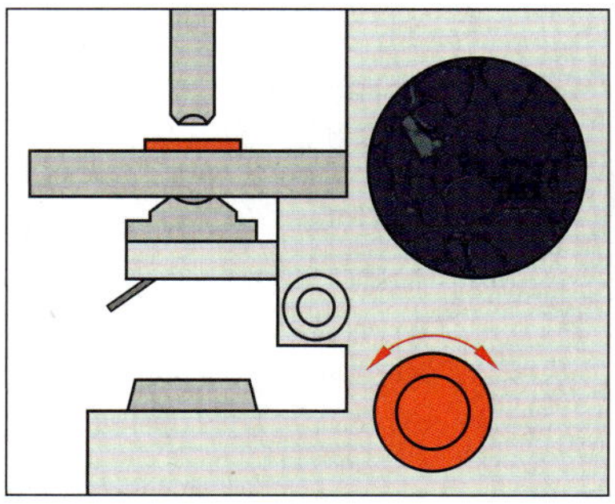

***Abb. 3:** Präparat scharf stellen*

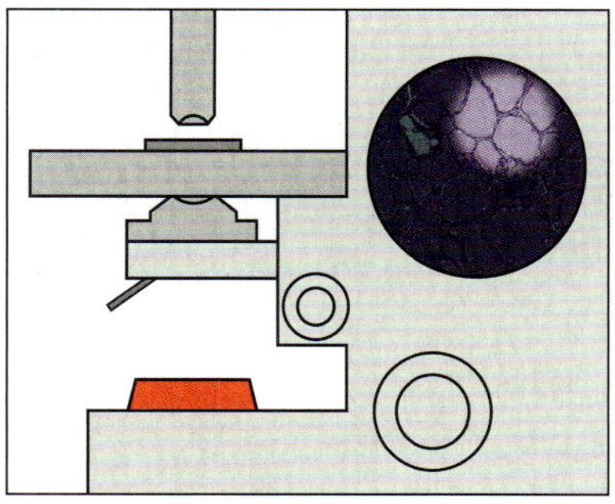

***Abb. 4:** Leuchtfeldblende einengen*

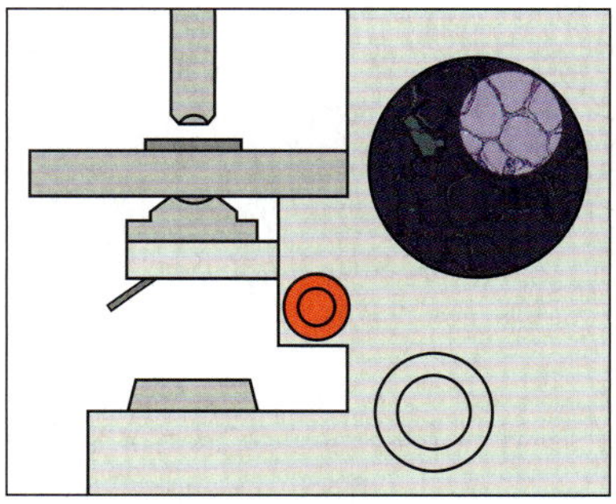

***Abb. 5:** Bild der Leuchtfeldblende scharf stellen*

- Leuchtfeldblendenbild durch Drehen an den Zentrierschrauben in die Mitte des Sehfeldes rücken (s. Abb. 1).
- Beim Öffnen der Leuchtfeldblende muss ihr Bild nun gleichmäßig nach außen verschwinden. Evtl. nachzentrieren und die Leuchtfeldblende weiter öffnen, bis ihr Bild gerade aus dem Sehfeld verschwunden ist (s. Abb. 2).

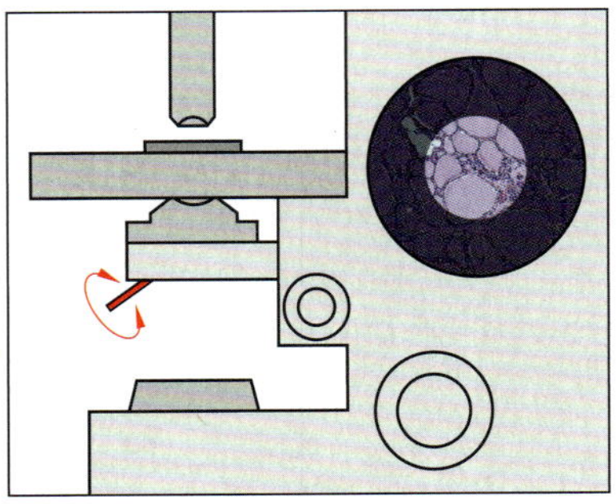

***Abb. 1:** Leuchtfeldblendenbild zentrieren*

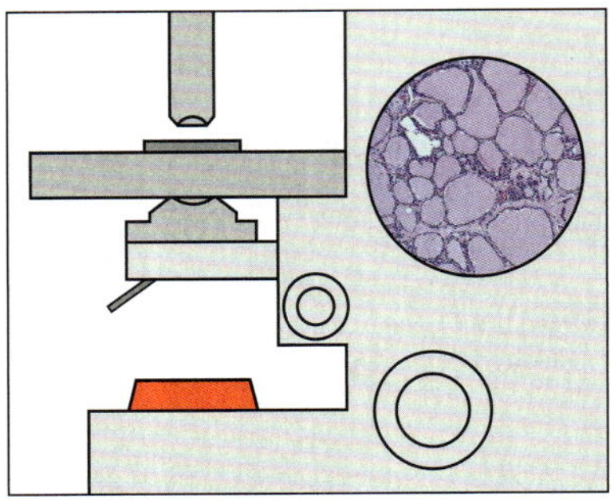

***Abb. 2:** Leuchtfeldblende öffnen*

An manchen Mikroskopen lässt sich der Kondensor nicht in der Höhe verstellen. Diese verfügen auch nicht über Zentrierschrauben, sondern sind schon vom Hersteller vorzentriert.

Arbeitsanleitung zum Mikroskopieren

- ☐ Netzstecker einstecken.
- ☐ Lichtquelle einschalten, Helligkeitsregler nicht voll aufdrehen.
- ☐ Objektiv mit kleiner Maßstabszahl in den Strahlengang drehen, z. B. Objektivvergrößerung 10:1 (s. Abb. 3).
- ☐ Objekttisch mithilfe der Makrometerschraube nach unten bewegen (s. Abb. 4).
- ☐ Objektträger mit dem zu untersuchenden Material auf den Objekttisch legen und, sofern eine Vorrichtung dafür vorhanden ist, im Objekthalter einspannen (s. Abb. 5).
- ☐ Objekttisch **unter Sichtkontrolle von außen** wieder nach oben drehen, bis sich das Präparat knapp unter dem Objektiv befindet (s. Abb. 6).
- ☐ Mikroskopierebene einstellen, indem der Objekttisch mit **Blick durch das Okular** langsam nach unten bewegt wird, bis ein Bild erscheint.

> *Die Ebene ist gefunden, wenn sich die Bestandteile des zu untersuchenden Materials beim Verändern des Kreuztisches mitbewegen.*

- ☐ Mit der Mikrometerschraube das Präparat scharf einstellen (s. Abb. 7).
- ☐ Das der Untersuchung entsprechende Objektiv wählen (beim Objektiv 100:1 darf, sofern das auf dem Objektiv angegeben ist, mit Immersionsöl zur Verbesserung der Bildqualität gearbeitet werden).
- ☐ An der Kondensorblende mit dem Kondensorblendenhebel (s. Abb. 8) den Kontrast einstellen (s. Köhlersches Beleuchtungsprinzip, S. 35).

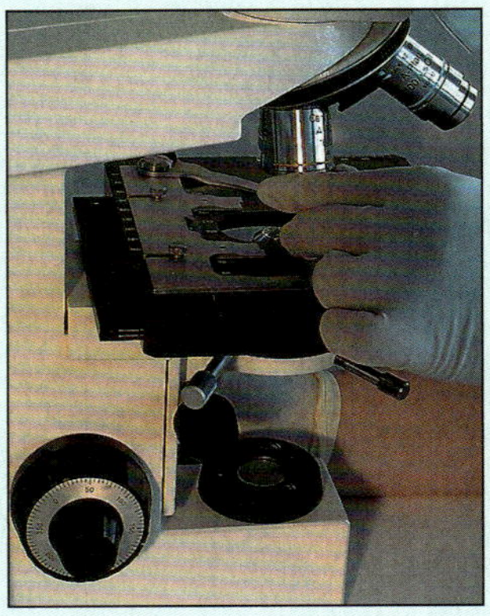

***Abb. 3:** Objektiv in den Strahlengang drehen*

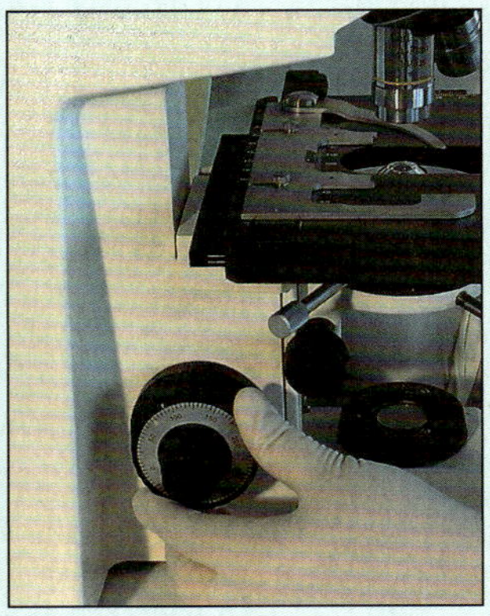

***Abb. 4:** Objekttisch nach unten stellen*

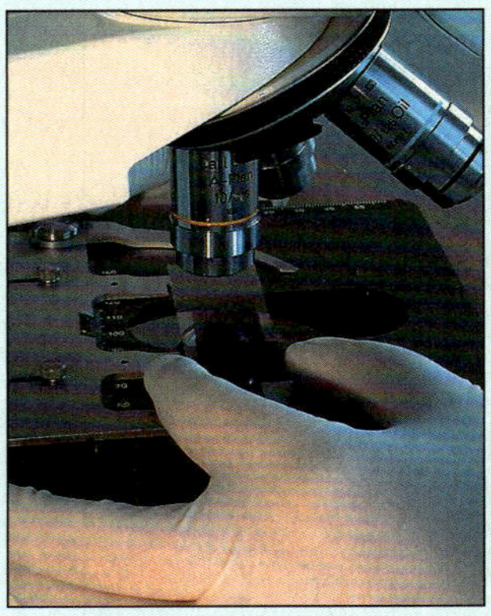

***Abb. 5:** Objektträger einspannen*

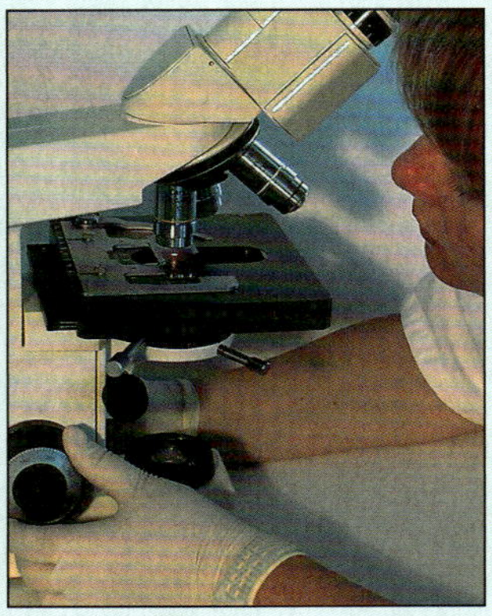

***Abb. 6:** Objekttisch hochdrehen*

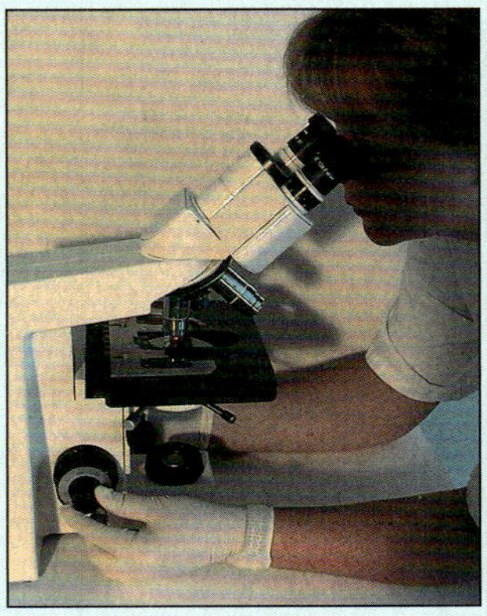

***Abb. 7:** Präparat scharf einstellen*

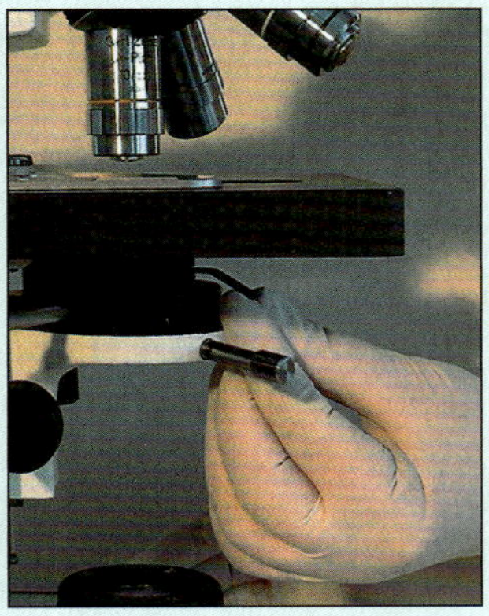

***Abb. 8:** Kontrast einstellen*

- ▢ Nach dem Mikroskopieren das Präparat vom Objekttisch nehmen.
- ▢ Mikroskop reinigen und mit Staubschutzhülle bedecken.

Nur bei Mikroskopen, die über keine Kondensorblende verfügen, darf der Kontrast durch die Höhenverstellung des Kondensors geregelt werden. Dann gilt:

Ungefärbte Präparate → Kondensor nach unten

Gefärbte Präparate → Kondensor nach oben

2

Reinigung und Pflege des Mikroskops

- Vor dem erstmaligen Gebrauch des Mikroskops die Herstellerhinweise lesen und beachten.
- Das Mikroskop vor Schmutz und Staub schützen (Abdeckhaube).
- Wenn Verunreinigungen vorliegen:
  - Staub mit einem flusenfreien Tuch oder weichen Pinsel entfernen,
  - hartnäckige Verschmutzungen mit einem mit destilliertem Wasser befeuchteten Tuch entfernen,
  - falls vom Hersteller zugelassen, Reste von Immersionsöl je nach Baujahr des Mikroskops mit einem Ether-Alkohol-Gemisch oder mit Xylol (Vorsicht: krebserregend!) entfernen.
- Das Mikroskop braucht einen festen, erschütterungsfreien Standort.

Fehlermöglichkeiten beim …

Mikroskopieren	
Auswirkung	**Ursache**
Schwarzes Bild	→ Netzstecker nicht eingesteckt → Mikroskoplampe oder -sicherung defekt → Objektiv nicht eingerastet
Verschwommenes Bild	→ Ebene nicht richtig eingestellt → Objektiv und/oder Okular verschmutzt → Objektiv nicht richtig in den Revolver eingeschraubt
Ungleichmäßig scharfes Bild	→ Kondensor nicht richtig zentriert
Kontrastarmes Bild	→ Lichtstärke und Kondensorblendeneinstellung nicht aufeinander abgestimmt
Zu helles, kontrastarmes Bild	→ Bei ungefärbten Präparaten Kondensorblende zu weit geöffnet und Lichtstärke zu gering
Zu dunkles, kontrastarmes Bild	→ Bei gefärbten Präparaten Kondensorblende zu weit geschlossen

2.2.3 Analysengeräte

Laboranalysen werden an Geräten mit unterschiedlichen Testprinzipien durchgeführt. Eines der Verfahren ist die Fotometrie (Lichtmessung). Je nach Art der fotometrischen Untersuchung werden die Eigenschaften Absorption oder Reflexion der zu untersuchenden Substanzen ausgenutzt.

a) Absorptionsfotometer

Beim Durchtritt des Lichts durch eine Lösung wird ein Teil der Lichtstrahlen von den Bestandteilen der Flüssigkeit aufgenommen; dies bezeichnet man als **Absorption**. Der Anteil an Lichtstrahlen, die die Lösung durchdringen, heißt **Transmission**.

Bei einem Absorptionsfotometer sendet eine Lampe (Wolfram- oder Quecksilberdampflampe) Licht aus (s. Abb. 1). Mithilfe eines **Filters** fällt nur Licht einer bestimmten Wellenlänge auf die zu untersuchende Lösung, die in einer **Küvette** enthalten ist. Hinter der Küvette mit dem Analysenmaterial befindet sich eine **Fotozelle**, die die ankommende Lichtmenge exakt misst. Anschließend werden die ausgesendete und die ankommende Lichtmenge miteinander verrechnet. Als Ergebnis erhält man das Maß für die Menge des absorbierten Lichts. Dieses wird als **Extinktion** bezeichnet. Aus der Extinktion wird die Konzentration der Lösung ermittelt.

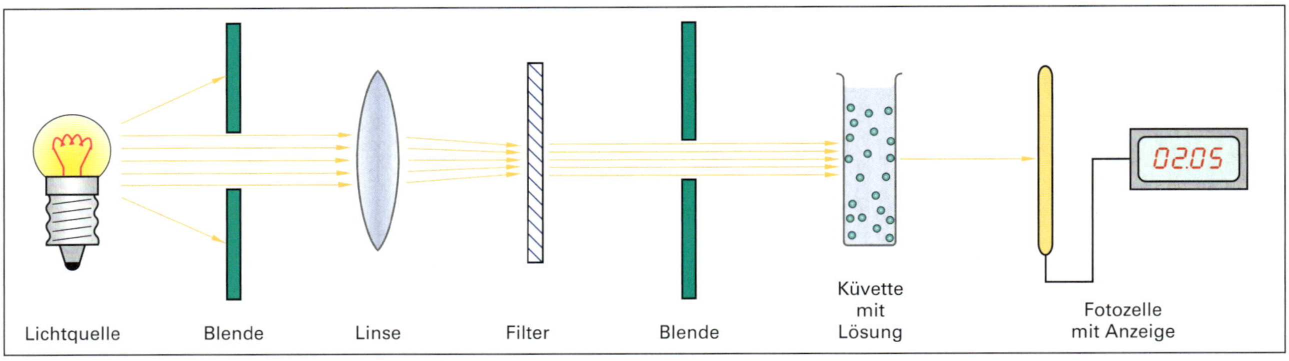

***Abb. 1:* Schema des Strahlenganges bei einem Absorptionsfotometer**

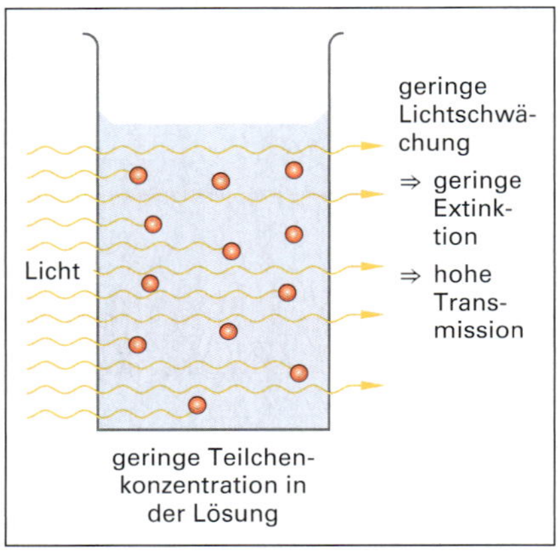

***Abb. 2:* Transmission und Extinktion einer gering konzentrierten Lösung**

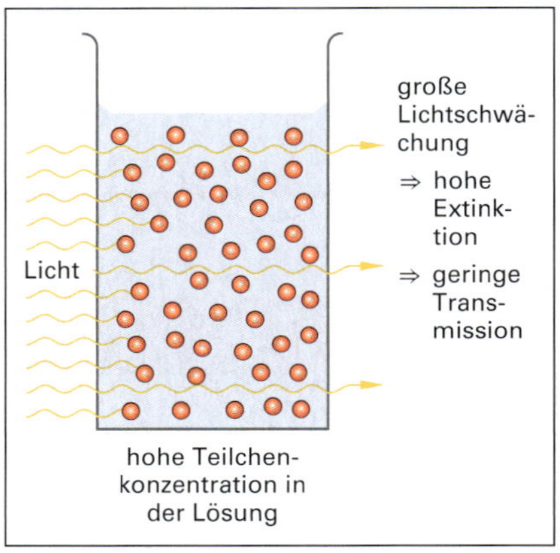

***Abb. 3:* Transmission und Extinktion einer hoch konzentrierten Lösung**

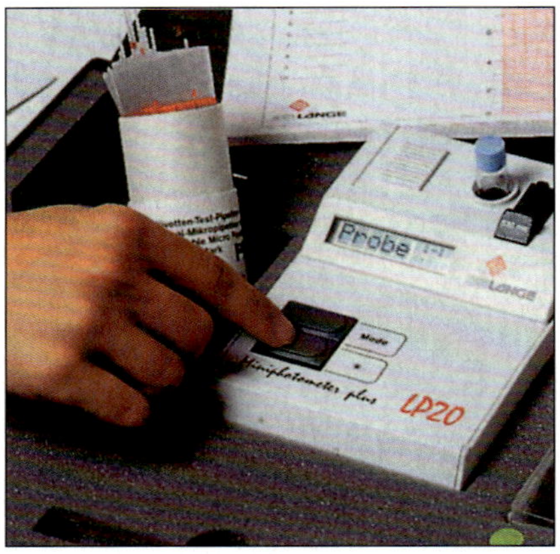

***Abb. 4:* Untersuchung am Absorptionsfotometer**

Abb. 2 und 3 zeigen die besondere Abhängigkeit der Größen „Transmission und Extinktion".

Je höher die Teilchenkonzentration in der Lösung ist, desto weniger Lichtstrahlen können diese Lösung durchdringen (Transmission), und umso stärker ist die Lichtschwächung (Extinktion).

Da beim Absorptionsfotometer das zu untersuchende Material in Lösung vorliegt, spricht man hier von einem **nasschemischen** Verfahren. Mit diesem Verfahren werden z. B. die Hämoglobinkonzentration und die Erythrozytenzahl bestimmt.

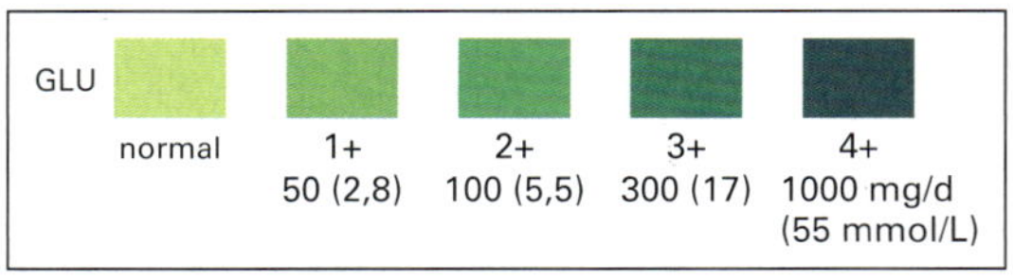

***Abb. 5:* Glukose Teststreifenfeld**

b) Reflexionsfotometer

Die Reflexionsfotometrie ist ein trockenchemisches Verfahren. Das Untersuchungsmaterial liegt nicht in einer Lösung vor, sondern wird auf einen speziellen Teststreifen aufgebracht, der über verschiedene Reaktionsschichten verfügt. Durch eine chemische Reaktion des zu untersuchenden Stoffes wird eine Farbe gebildet, die visuell im Vergleich mit einer Farbskala (s. Abb. 5) oder mit einem Reflexionsfotometer (s. Abb. 1, S. 39) abgelesen werden.

In einem Reflexionsfotometer wird von einer Lichtquelle ausgehend Licht in einem bestimmten Einfallswinkel auf das Testfeld projiziert. Dieses Licht wird von der Testschicht des Teststreifens reflektiert und trifft auf eine Fotozelle. Die Intensitäten des ausgesandten und des reflektierten Lichts werden miteinander verglichen und daraus die Konzentration des untersuchten Stoffes ermittelt.

Je dunkler die Farbe auf dem Teststreifen ist, umso weniger wird reflektiert und umso höher ist die Konzentration des untersuchten Stoffes.

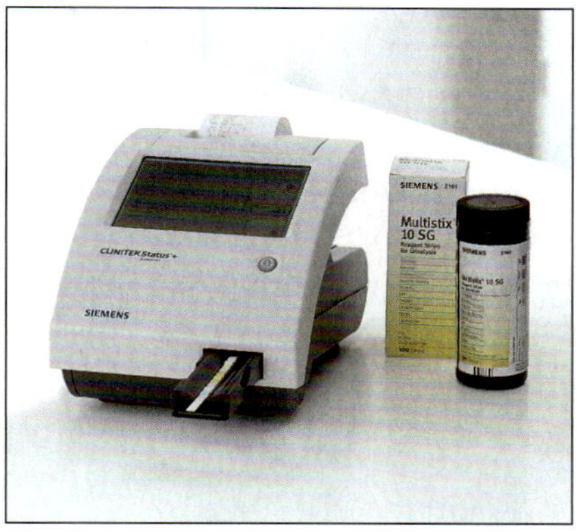

***Abb. 1:* Reflexionsfotometer für Harnteststreifen**

c) Geräte mit elektrochemischen Verfahren

Das Verfahren wird beispielsweise angewandt bei der Gerinnungsuntersuchung mit dem CoaguChek-Gerät (s. S. 257). Auch zur Bestimmung der Blutzuckerkonzentration in den meisten Blutzuckerkleingeräten wird es eingesetzt.

Der angesaugte Blutstropfen fließt zu einer Reaktionskammer im Teststreifen, die Enzyme enthält. Die Enzyme wandeln die Glukose in einer chemischen Reaktion um, wobei ein schwacher elektrischer Strom entsteht. Je höher die Blutzuckerkonzentration ist, umso mehr Strom fließt. Das Messgerät errechnet aus dem Stromfluss den Blutzuckerwert.

Abbildung 2 zeigt ein Blutzuckerkleingerät und den dazu benötigten Teststreifen.

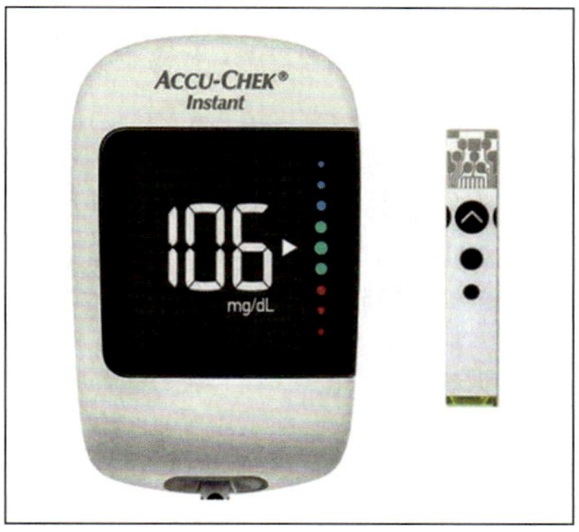

***Abb. 2:* Messgerät und Teststreifen**

2.2.4 Ionenaustauscher

Der Ionenaustauscher dient der Gewinnung von entmineralisiertem Wasser (Aqua demineralisata, abgekürzt: Aqua dem.). Das Leitungswasser enthält eine Vielzahl von Salzionen (Na^+, Ca^{2+}, Cl^-), die Ablagerungen auf Gegenständen verursachen können. Um Aqua demineralisata zu erhalten, wird das Leitungswasser an Kunstharzen vorbeigeführt, die die Salzionen zum größten Teil binden. Das Wasser wird auf diese Weise entsalzt.

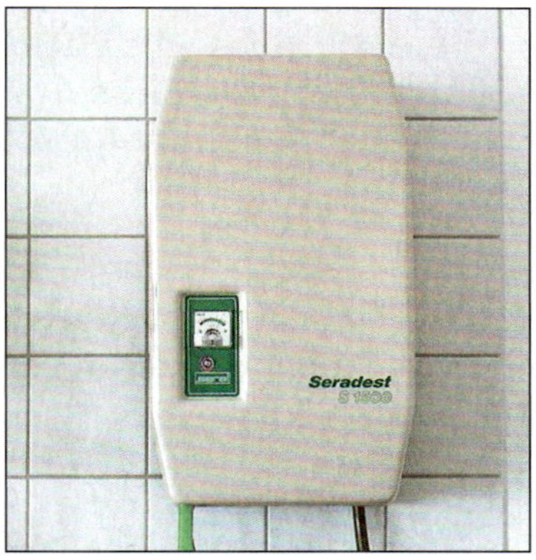

***Abb. 3:* Ionenaustauscher**

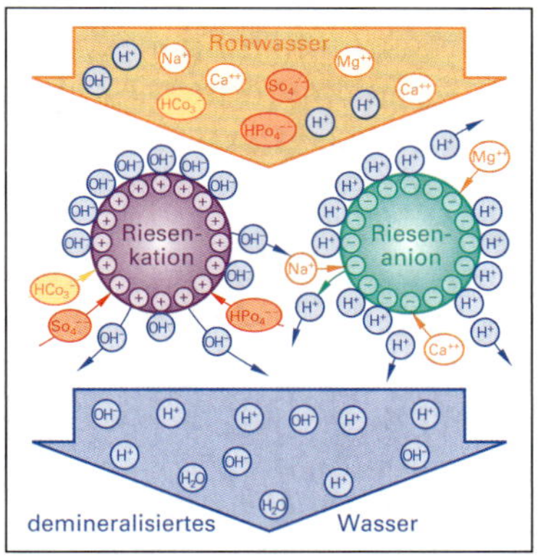

***Abb. 4:* Funktionsschema Ionenaustauscher**

Entmineralisiertes Wasser wird hauptsächlich zu Spülzwecken benötigt.
Es darf aber keinesfalls mit destilliertem Wasser (Aqua destillata, abgekürzt: Aqua dest.) verwechselt werden, denn Aqua dem. ist weder vollständig frei von Ionen noch frei von Keimen!

2.2.5 Wasserstrahlpumpe

Die Wasserstrahlpumpe wird an einen Wasserhahn angeschlossen. Eine Verengung in der Pumpe führt zu einer Erhöhung der Fließgeschwindigkeit des Wassers. Im seitlich angebrachten Stutzen entsteht ein Sog, mit dem Flüssigkeiten oder Luft angesaugt werden können. Wasserstrahlpumpen finden unter anderem zum Reinigen von Pipetten Verwendung.

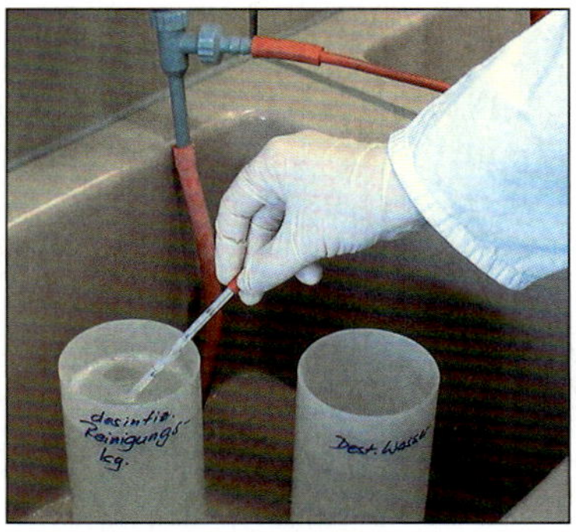

***Abb. 5:* Arbeiten mit einer Wasserstrahlpumpe**

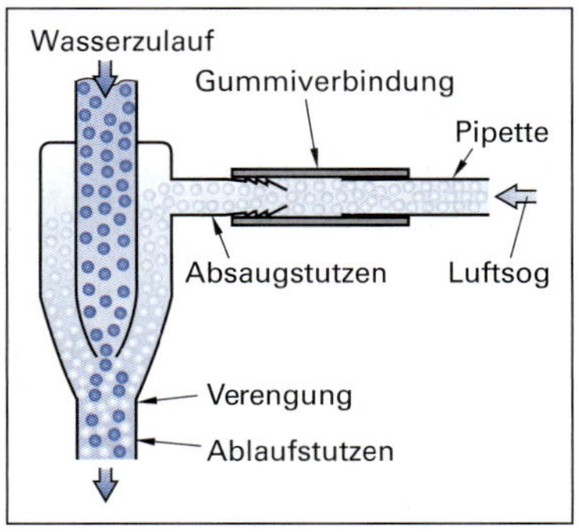

***Abb. 6:* Funktionsschema einer Wasserstrahlpumpe**

2.3 Sonstige Laborhilfsmittel

In einem Labor fallen verschiedene Tätigkeiten an: Dem Patienten wird Probenmaterial entnommen und dieses weiterverarbeitet, Reagenzien müssen abgemessen, Analysen durchgeführt werden und vieles andere mehr. Neben den bereits in Kapitel 2.2 aufgeführten technischen Laborgeräten benötigt man dazu verschiedene Glasgeräte, in zunehmendem Maße auch Einmalartikel und sonstige Hilfs- und Kleingeräte wie z. B. Trichter.

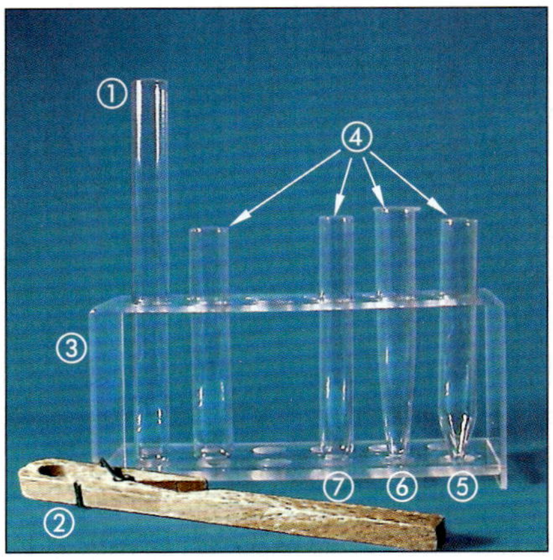

Abb. 1: Verschiedene Laborhilfsmittel

2.3.1 Glasgeräte

Abbildung 1 zeigt verschiedene Laborhilfsmittel. **Reagenzgläser** ① sind hitzebeständig, fassen ca. 20 mL Flüssigkeit und werden für Analysen mit großen Reagenzmengen verwendet. Außerdem können Flüssigkeiten darin erhitzt werden. Zum Festhalten eines Reagenzglases benötigt man eine **Reagenzglasklammer** ② aus Holz. Abgestellt werden Reagenzgläser und andere Röhrchen auf **Reagenzglasgestellen** ③.

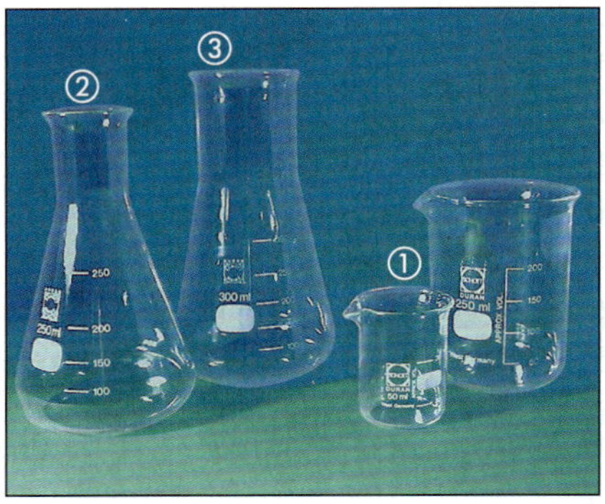

Abb. 2: Bechergläser und Erlenmeyerkolben

Zentrifugengläser ④ haben nur ca. 10 mL Fassungsvermögen und sind nicht hitzebeständig. Es gibt sie mit unterschiedlichen Bodenformen (spitz ⑤, konisch ⑥ und rund ⑦). Sie dienen zum Zentrifugieren oder, ebenso wie Reagenzgläser, für chemische Analysen.

Die **Bechergläser** ① und **Erlenmeyerkolben** (in Enghals- ② und Weithals-Ausführung ③) in Abbildung 2 sind mit wenig unterteilten Messeinteilungen versehen, die ein grobes Abschätzen von Flüssigkeitsmengen erlauben. Außerdem werden diese Glasgeräte zum Mischen von verschiedenen Reagenzien und zum Auflösen von Feststoffen verwendet. Sie sind in unterschiedlichen Größen erhältlich.

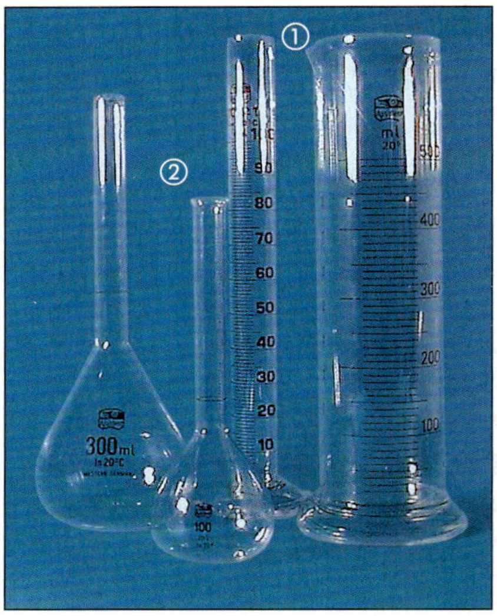

Abb. 3: Messzylinder und Messkolben

In Abbildung 3 sind verschiedene **Messzylinder** ① und **Messkolben** ② zu sehen. Man verwendet sie zum genauen Abmessen von Flüssigkeiten. Sie tragen die Aufschrift „In 20 °C".

„In" bedeutet, sie sind auf Einguss geeicht, also auf die Flüssigkeitsmenge, die eingefüllt wird. Die Eichung auf 20 °C berücksichtigt die Eigenschaft von Flüssigkeiten, sich bei unterschiedlichen Temperaturen verschieden stark auszudehnen. Das heißt, die in Messzylindern und Messkolben abgemessenen Flüssigkeiten müssen eine Temperatur von 20 °C haben.

Wässrige Lösungen haben außerdem die Eigenschaft, keinen ebenen Flüssigkeitsspiegel im Messgefäß zu bilden, sondern einen nach unten gewölbten Meniskus. Um Flüssigkeiten in diesen Glasgeräten korrekt ablesen zu können, muss der tiefste Punkt des **Flüssigkeitsmeniskus** in Augenhöhe fixiert und das abzumessende Volumen auf die gewünschte Markierung gebracht werden (s. Abb. 4).

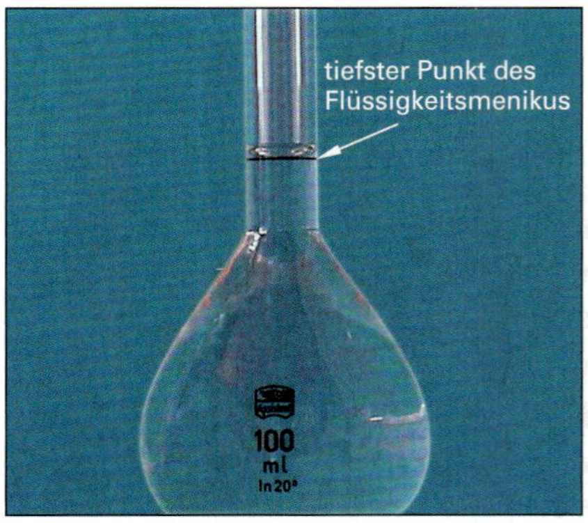

Abb. 4: Einstellung des Flüssigkeitsmeniskus

Sowohl Messzylinder als auch Messkolben sind in unterschiedlichen Größen erhältlich. Messzylinder besitzen eine durchgehende fein unterteilte Messeinteilung (Graduierung). Dadurch können unterschiedliche Flüssigkeitsmengen genau abgemessen werden.

Bei Messkolben kann im Gegensatz zu Messzylindern jedoch immer nur ein bestimmtes Volumen abgemessen werden (s. Abb. 4).

Abbildung 1 zeigt eine **Zählkammer** ①, **Objektträger** ② sowie ungeschliffene ③ und geschliffene ④ **Deckgläser**. Objektträger sind rechteckige Glasplatten von unterschiedlicher Größe. Zum Teil sind sie mit einem Mattrand für die Beschriftung versehen. Sie werden zum Aufbringen von Untersuchungsmaterialien benötigt, die anschließend unter dem Mikroskop betrachtet und ausgewertet werden.

Ungeschliffene Deckgläser dienen zum Bedecken des Untersuchungsmaterials. Es sind hauchdünne, meist quadratische (18 mm x 18 mm) Glasplättchen, die zum Einmalgebrauch bestimmt sind.

Geschliffene Deckgläser haben im Gegensatz zu herkömmlichen Deckgläsern geschliffene Kanten. Sie sind etwas dicker und nicht zum Einmalgebrauch gedacht. Man verwendet sie zum Anfertigen von Blutausstrichen (s. S. 191) und zum Aufbringen auf die Zählkammer (s. S. 48).

In Abbildung 2 sind weitere Laborgeräte zu sehen. **Blockschälchen** ① werden zum Vorlegen kleiner Reagenzmengen verwendet.

Färbetröge ② sind meist mit Deckeln und einem Einsatzgestell zur Aufnahme von mehreren Objektträgern versehen. Man benutzt sie zum Einfüllen von Farblösungen.

Küvetten dienen zur Aufnahme des Analysenmaterials, das an einem Fotometer ausgewertet wird. Sie haben meist eine quadratische Grundfläche. Außerdem besitzen sie zwei optische Seitenflächen für den Lichtdurchgang und zwei matte Seitenflächen zum Anfassen. Sie sind als **Makroküvetten** ③ zur Aufnahme von ca. 2 mL Analysenmaterial und mit seitlich eingeengtem Strahlengang als **Halbmikroküvetten** ④ für Analysenmaterialmengen unter 1 mL in Glas- oder Kunststoffausführung erhältlich.

Zur Aufbewahrung von Flüssigkeiten und anderen Substanzen benötigt man **Glasflaschen**, für lichtempfindliche Reagenzien **Braunglasflaschen** ⑤.

Petrischalen ⑥ sind flache Glas- oder Kunststoffschalen, die mit Nährböden zur Bakterienanzucht versehen werden können oder als feuchte Kammer Anwendung finden (s. S. 180).

Für medizinische Laboruntersuchungen verwendete Geräte fallen unter das **Medizinproduktegesetz (MPG)** und/oder, als **In-vitro-Diagnostika (IVD)**, unter die **IVD-Richtlinie**. Alle Medizinprodukte müssen das CE-Zeichen tragen, wodurch der Hersteller bestätigt, dass das Produkt den geltenden europäischen Richtlinien entspricht. In-vitro-Diagnostika (z. B. Reagenzien, Teststreifen usw.) sind zusätzlich mit dem IVD -Symbol versehen.

Pipetten, Messkolben, Messzylinder tragen als **Konformitätszeichen** das Symbol DE-M mit Jahreskennzeichen (s. Abb. 4). Sie entsprechen somit dem deutschen Mess- und Eichgesetz.

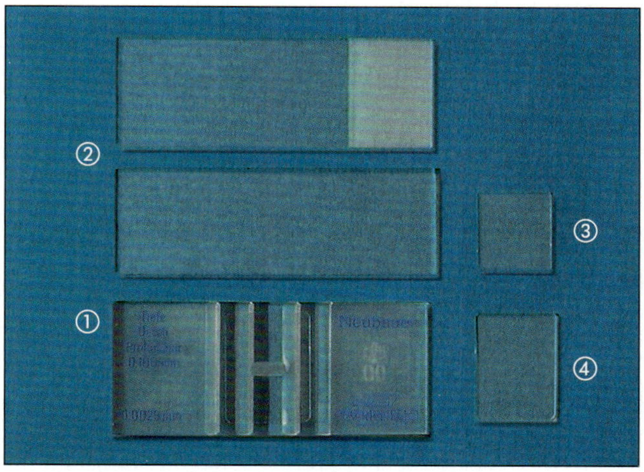

***Abb. 1:** Zählkammer, Deckgläser, Objektträger*

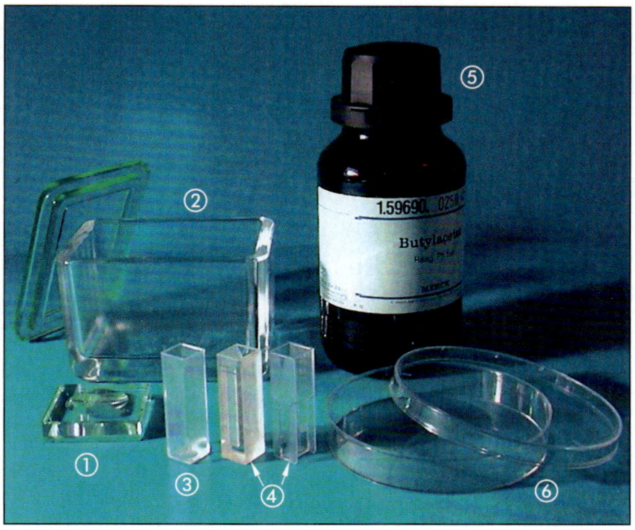

***Abb. 2:** Weitere Laborgeräte*

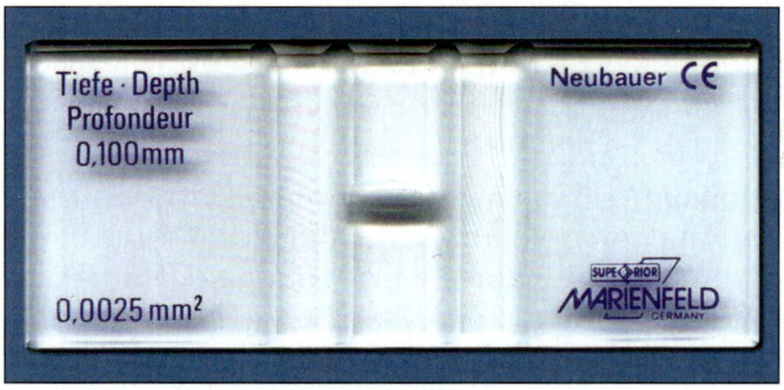

***Abb. 3:** Zählkammer mit CE-Kennzeichnung*

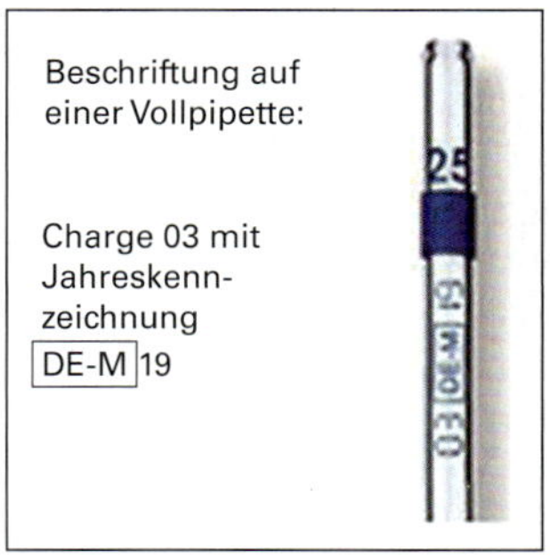

***Abb. 4:** Kennzeichnung entsprechend der Konformitätsbescheinigung*

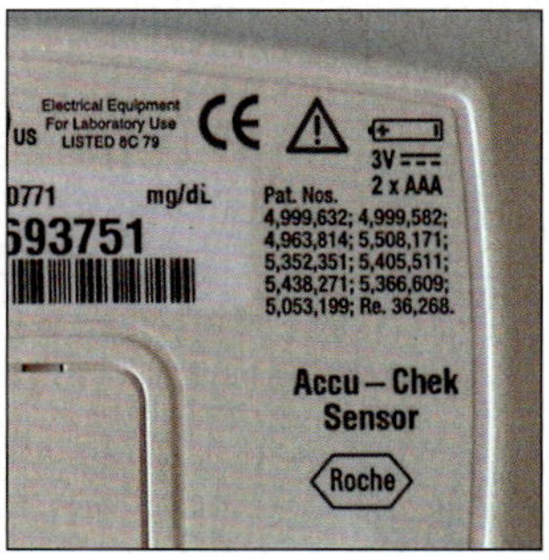

***Abb. 5:** Kennzeichnung entsprechend der EU-Norm*

2

Geräte, die **amtlich geeicht** sein müssen, sind u. a.:

- Zählkammern
- Messgeräte zur Dichtebestimmung

Eine **Konformitätsbescheinigung** ist erforderlich für:

- Messkolben
- Messzylinder
- Voll- und Messpipetten
- Kolbenhubpipetten
- Dispenser
- Messgeräte für quantitative Untersuchungen, z. B. Fotometer

Kennzeichnungen, die auf jedem Volumengerät aufgedruckt sein müssen:

① Nennvolumen
② Einheitssymbol; ml oder cm^3
③ Bezugstemperatur: 20 °C
④ Justierung: Ex oder In
⑤ Klasse: A, AS, AW oder B
⑥ ggf. Wartezeit: z. B. „Ex + 5 s"
⑦ Name oder Zeichen des Herstellers
⑧ Bei Messkolben und Messzylindern: Glaswerkstoff

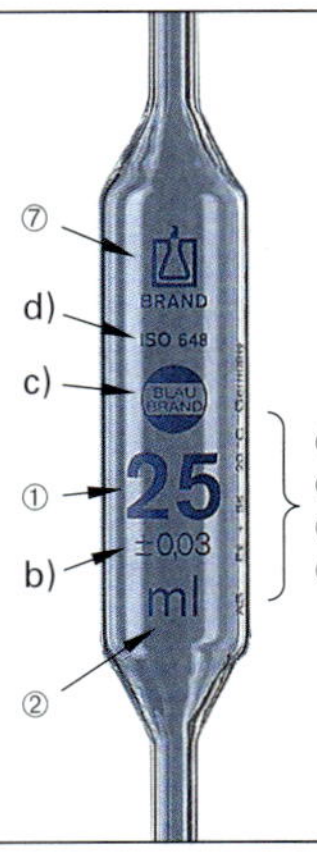

Zusätzlich mögliche Kennzeichnungen:

a) Herstellerland
b) Fehlergrenze
c) Markenzeichen: z. B. BLAUBRAND®
d) Norm, z. B. ISO 648
e) Chargennummer

Abb. 1: Pipettenbeschriftung

2.3.2 Pipetten

Pipetten werden zum exakten Abmessen von kleinen Flüssigkeitsmengen verwendet. Die Beschriftung auf den Pipetten (s. Abb. 1) gibt darüber Auskunft, wie mit dem Inhalt der Pipette weiter verfahren werden muss.

Bei den verschiedenen **Glaspipetten** unterscheidet man: **Auslauf- und Ausblaspipetten**.

Auslaufpipetten sind auf Auslauf justiert. Sie haben die Aufschrift „Ex 20 °C". Ex bedeutet, man muss die Flüssigkeit aus der Pipette auslaufen lassen; der in der Pipette verbleibende Rest wird verworfen. 20 °C bedeutet, die abgemessene Flüssigkeit muss auf 20 °C temperiert sein. Zu den Auslaufpipetten zählen Messpipetten und Vollpipetten:

- **Messpipetten** sind Pipetten mit durchgehender Graduierung zum Abmessen unterschiedlicher Flüssigkeitsmengen (s. Abb. 2).
- **Vollpipetten** dienen zur Abmessung nur eines bestimmten Flüssigkeitsvolumens (s. Abb. 3).

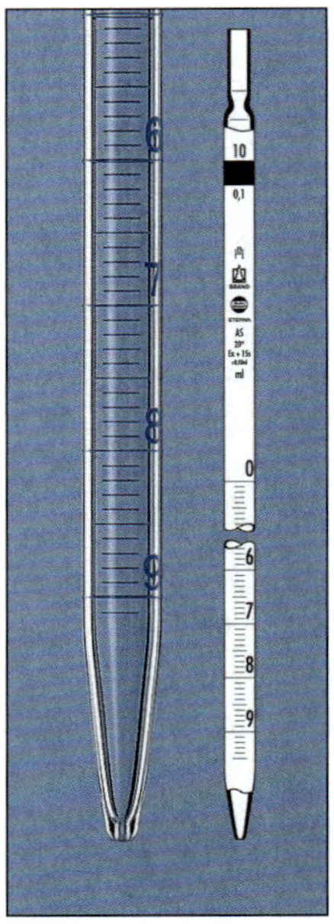

Abb. 2: Messpipette

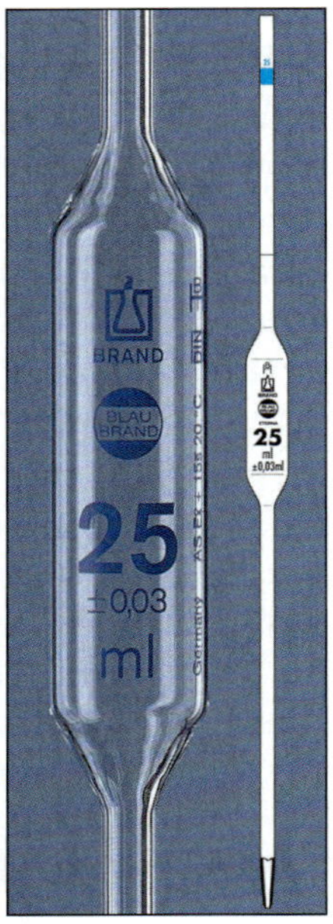

Abb. 3: Vollpipette

Ausblaspipetten sind auf Aufnahmevolumen kalibriert und haben die Aufschrift „In 20 °C" (s. Abb. 4). Nach Auslaufen des Inhalts wird der verbleibende Rest ausgeblasen. Er gehört zum pipettierten Volumen.

Kapillarpipetten sind eine Sonderform von Ausblaspipetten, in verschiedenen Volumina erhältlich und zum Einmalgebrauch bestimmt. Aufgrund des meist geringen Volumens wird der Inhalt (z. B. Kapillarblut, EDTA-Blut, Serum oder Plasma) in das Verdünnungsmedium (z. B. Reagenz) hineingespült (s. S. 44). Kapillarpipetten können für besondere Verwendungszwecke beschichtet sein, z. B. mit einem gerinnungshemmenden Mittel. Man unterscheidet:

- **Ringmarken-Kapillarpipetten** ① sind mit unterschiedlichen farbigen Ringmarken gekennzeichnet. Das Volumen wird durch luftblasenfreie Füllung vom Ende bis zur Ringmarke bestimmt. Das Ausspülen des Volumeninhaltes geschieht durch mehrmaliges Aufsaugen und Ausblasen der Verdünnungslösung.
- **End-to-end-Kapillaren** ② dienen zur Abmessung meist sehr kleiner Volumen, haben keine Markierung und werden, wie der Name sagt, von einem bis zum anderen Ende luftblasenfrei gefüllt. Die Kapillare wird einschließlich ihrer Füllung in eine vorgelegte Lösung gegeben und durch Schütteln ausgespült.

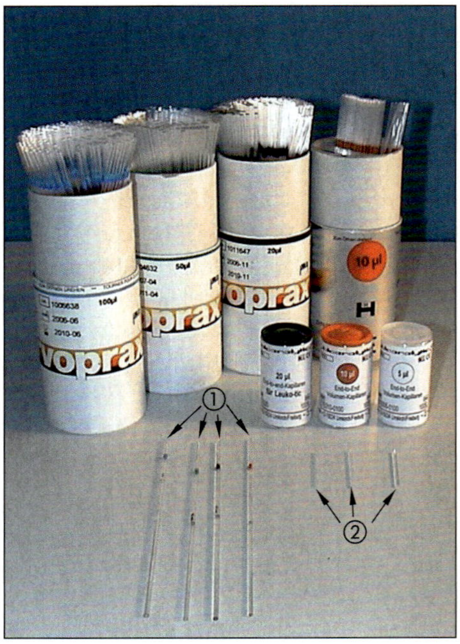

Abb. 4: Verschiedene Ausblaspipetten

> *Flüssigkeiten dürfen nicht mit dem Mund pipettiert werden.*
> *Es sind für den jeweiligen Volumenbereich geeignete Pipettierhilfen zu verwenden.*

2.3.3 Pipettierhilfen

Für **Auslaufpipetten** eignet sich der **macro-Pipettierhelfer** zum Pipettieren mit Voll- und Messpipetten mit einem Volumen von 0,1 mL bis 200 mL. Die ausführliche Beschreibung dieses und der nachfolgenden Pipettierhelfer ist den jeweiligen Gebrauchsanleitungen des Herstellers BRAND zu entnehmen.

Nachfolgend werden die Handhabungsschritte mit einer Messpipette beschrieben.

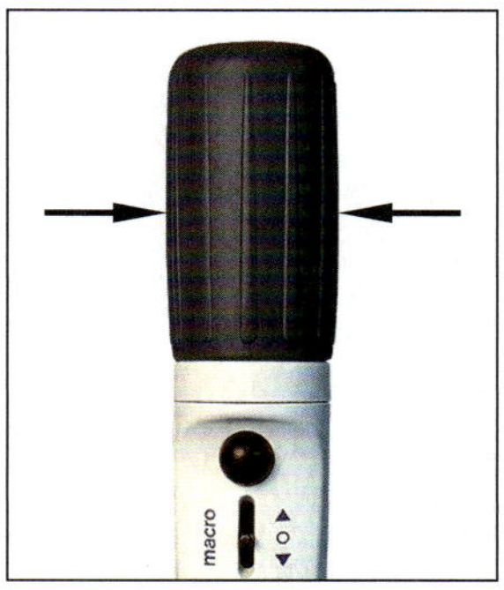

***Abb. 1:** Saugbalg zusammendrücken*

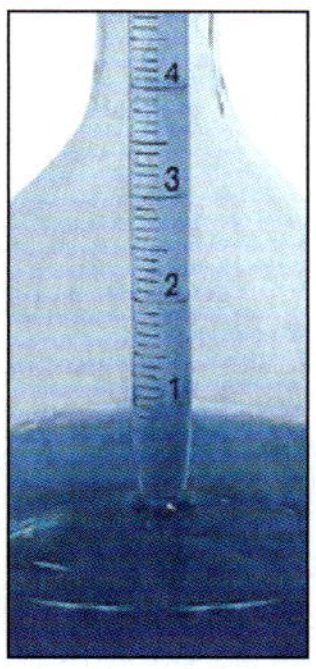

***Abb. 2:** Pipette eintauchen*

Handhabung

- ▢ Durch Zusammendrücken des Saugbalgs wird ein Unterdruck erzeugt (s. Abb. 1)
- ▢ Pipettierhelfer auf die Pipette stecken.
- ▢ Pipettenspitze in die Flüssigkeit tauchen (s. Abb. 2).
- ▢ Pipettierhebel nach oben bewegen (s. Abb. 3). Je weiter der Hebel nach oben gedrückt wird, desto schneller füllt sich die Pipette.
- ▢ Pipettenspitze abwischen (s. Abb. 4)
- ▢ Pipettierhebel leicht nach unten bewegen (s. Abb. 5). Der Meniskus sinkt ab.
- ▢ Meniskus in Augenhöhe auf das gewünschte Volumen einstellen (s. Abb. 6). Hebel loslassen, der Meniskus bleibt stehen.
- ▢ Pipettenspitze an das schräg gehaltene Auffanggefäß anlegen (s. Abb. 7).
- ▢ Zum Entleeren den Hebel ganz nach unten bewegen. Flüssigkeit unter Einbeziehung der vom Hersteller vorgeschriebenen Auslaufzeit auslaufen lassen. Wartezeit einhalten. Der Flüssigkeitsrest ist vom Hersteller bei der Bemessung des Volumens berücksichtigt worden. Er darf nicht ausgeblasen oder in die Vorratsflasche zurückgegeben werden!

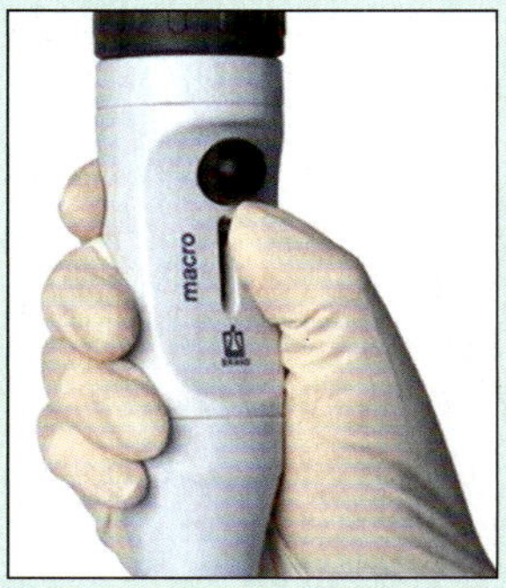

***Abb. 3:** Pipettierhebel nach oben bewegen*

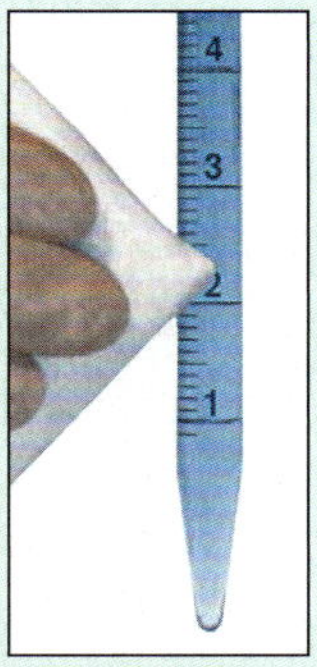

***Abb. 4:** Pipettenspitze abwischen*

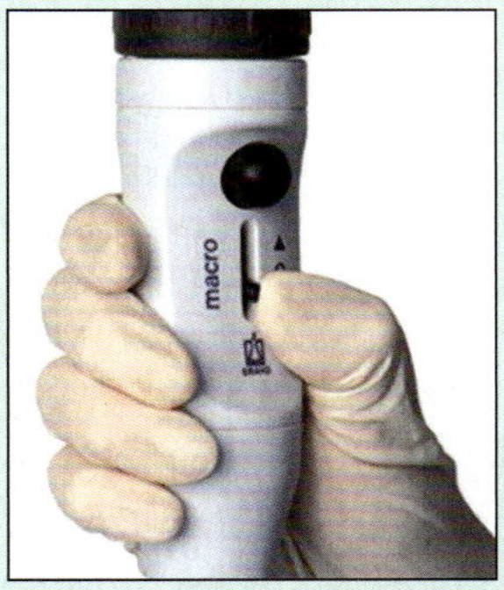

***Abb. 5:** Pipettierhebel nach unten bewegen*

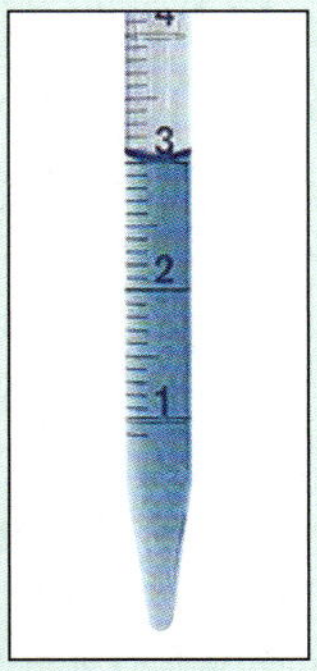

***Abb. 6:** Meniskus einstellen*

Hinweis
Der Ausblasknopf wird für **Ausblasmesspipetten** benötigt, damit man mit diesen genau arbeiten kann. (s. Abb. 8).

Sterilisation

Sollten der **macro-** oder die **micro-** und **micro-classic Pipettierhelfer** mit infektiösem Material in Kontakt gekommen sein, müssen sie sorgfältig gereinigt und die Gehäuseteile mit einem feuchten Tuch abgewischt werden. Dann sind der macro- und der micro-Pipettierhelfer komplett oder die relevanten Teile (Adapter und Saugschlauch des micro-classic) autoklavierbar bei 121 °C, 2 bar und einer Haltezeit von mindestens 15 Minuten nach DIN EN 285.

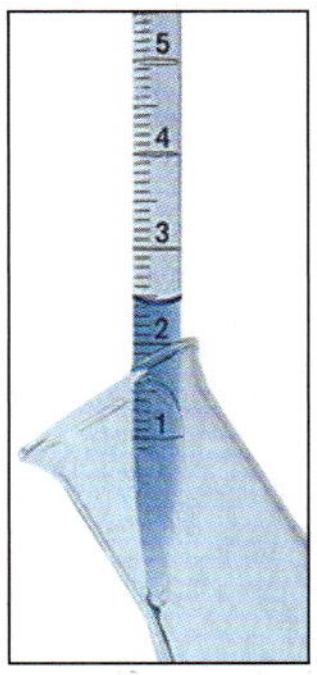

***Abb. 7:** Pipette auslaufen lassen*

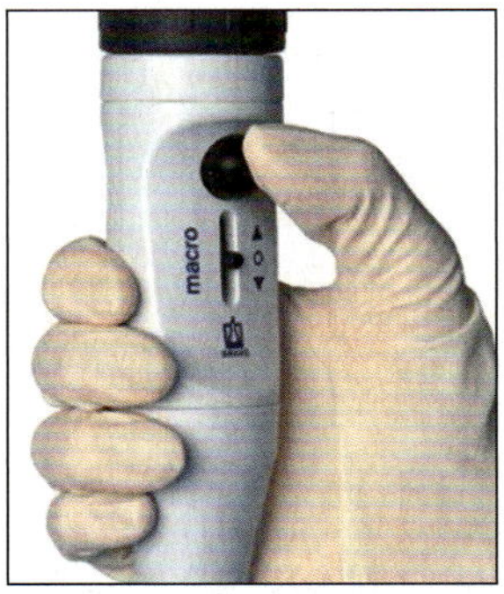

***Abb. 8:** Aufblasen durch Druck auf Gummiblase*

Für Pipetten mit Volumen bis 1 mL, wie Kapillarpipetten, wurden spezielle Pipettierhilfen entwickelt: Der **micro-Pipettierhelfer** (s. Abb. 1) und der **micro-classic Pipettierhelfer** (s. Abb. 6). Es folgt eine Beschreibung der Handlungsschritte für die Verwendung von Kapillarpipetten mit Volumen von 5 µL bis 50 µL.

Funktions- und Bedienelemente:

1 Abwurftaste
2 Stellrad
3 Belüftungsknopf
4 Sichtfenster
5 Klemmbacke
6 Adapter
7 Saugbalg
8 Noppe
9 Clip

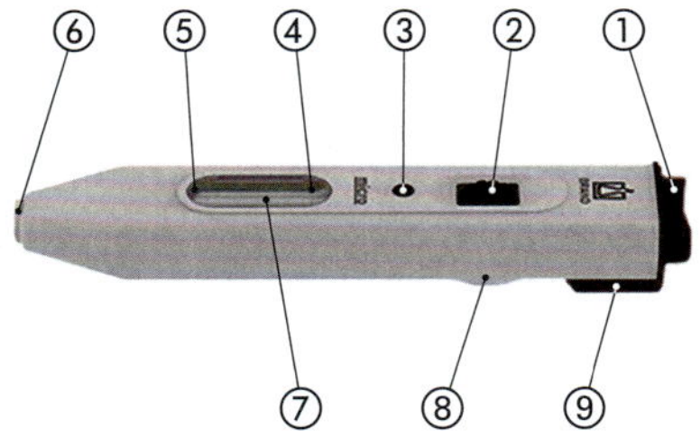

Abb. 1: micro-Pipettierhelfer

Handhabung

- Kapillarpipette mit dem Farbcode-Ende vorsichtig in den Adapter schieben, bis ein leichter Widerstand spürbar wird.
- Stellrad in Richtung Sichtfenster drehen, damit die Klemmbacken den Saugbalg etwa auf die Hälfte seines Volumens zusammendrücken (s. Abb. 2).
- Kapillare in die zu pipettierende Flüssigkeit eintauchen.
- Stellrad langsam in Richtung Abwurftaste drehen, bis die Flüssigkeit exakt die Ringmarkierung der Kapillare erreicht hat.
- Kapillare außen abwischen (s. Abb. 3).
- Kapillare in die vorgelegte Lösung eintauchen.
- Stellrad in Richtung Sichtfenster drehen, bis die Flüssigkeit, in diesem Fall Blut, ausgestoßen ist (s. Abb. 4).
- Pipette ausspülen durch dreimaliges Aufziehen und Ausstoßen der vorgelegten Lösung.
- Zum Entsorgen der Kapillare den Pipettierhelfer über eine Hartbox halten und die Abwurftaste drücken oder vorsichtig von Hand entfernen und entsorgen (s. Abb. 5).

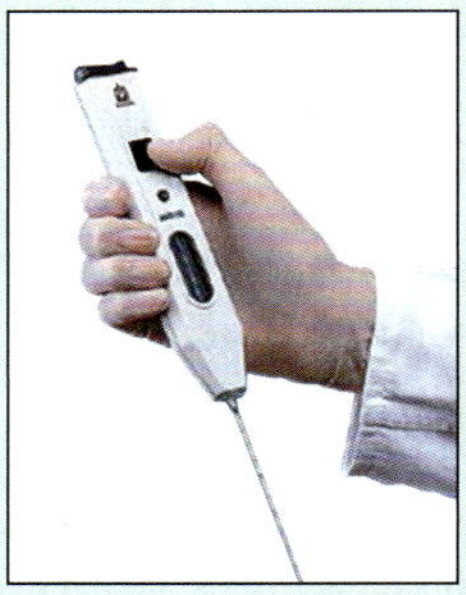

Abb. 2: Saugbalg zusammendrücken

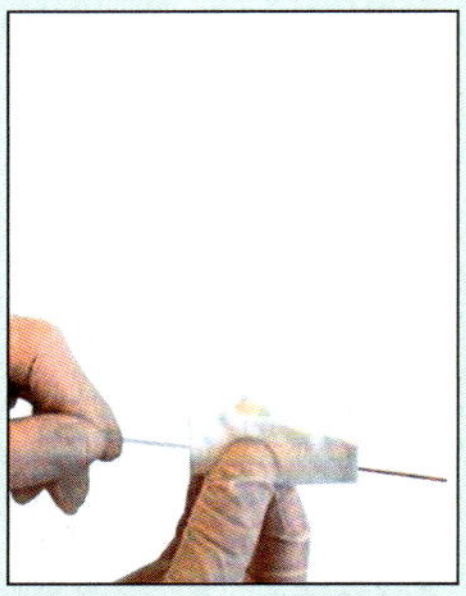

Abb. 3: Kapillare abwischen

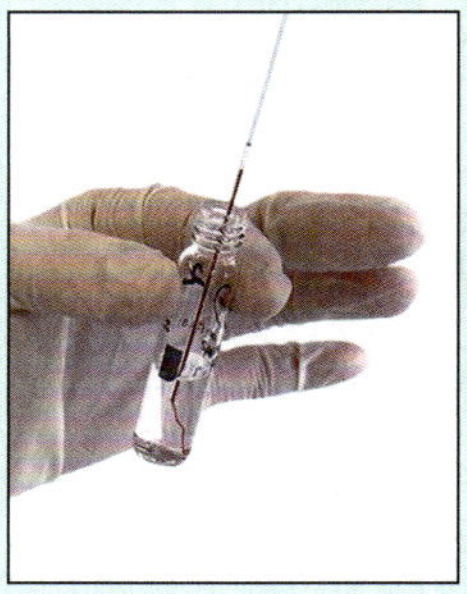

Abb. 4: Blut ausstoßen

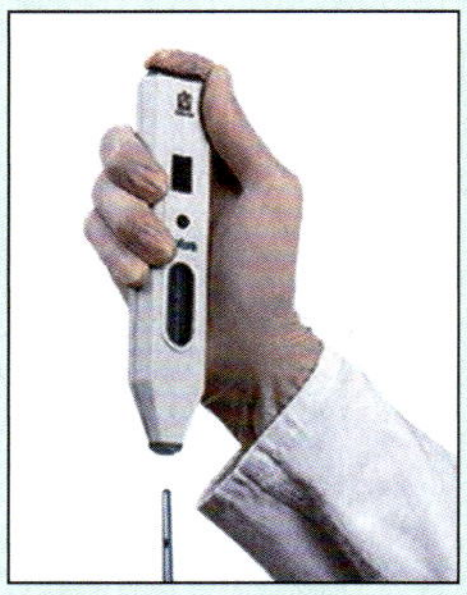

Abb. 5: Abwerfen

Hinweise

- Kapillarpipetten kommen häufig zum Einsatz, um Blut zu pipettieren, z. B. bei der Hämoglobinbestimmung. Da sie aus Glas sind, müssen sie vorsichtig behandelt werden, dass sie nicht in den Adaptern der beiden Pipettierhelfer abbrechen oder sie mit Blut kontaminieren.
- Beim **micro-classic Pipettierhelfer** liegt der Saugschlauch außerhalb des Gerätes, das Aufsaugen und Ausstoßen wird aber ebenfalls durch Vor- und Zurückdrehen des Stellrads bewirkt.
- Ist der Mikropipttierhelfer nicht in Gebrauch, muss der O-Ring über den Belüftungsknopf geschoben werden, um den Saugschlauch zu entlasten.

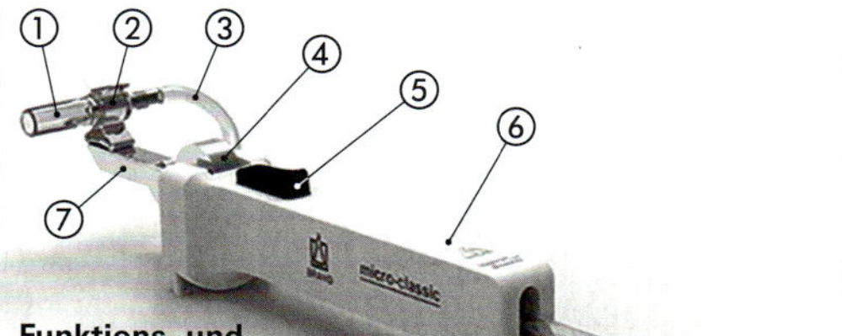

Funktions- und Bedienelemente:

1 Adapter
2 Federclip
3 Saugschlauch
4 Stellrad
5 Belüftungsknopf
6 Handgriff
7 Adapterhalter

Abb. 6: micro-classic Pipettierhelfer

Die folgenden drei Abbildungen zeigen ebenfalls das Pipettieren mit einer Ausblaspipette.

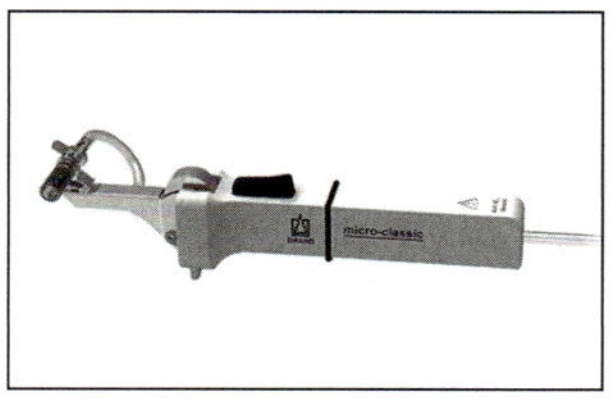

Abb. 7: O-Ring vom Belüftungsknopf nach hinten schieben

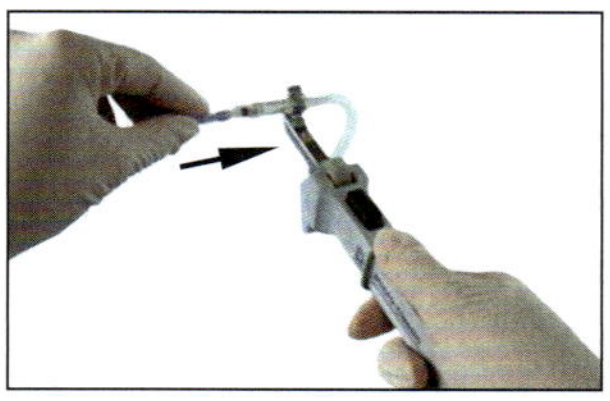

Abb. 8: Pipette vorsichtig in den Adapter stecken

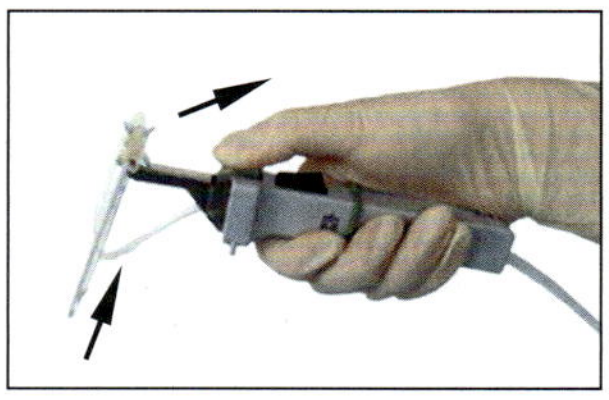

Abb. 9: Zum Ansaugen Stellrad nach hinten drehen

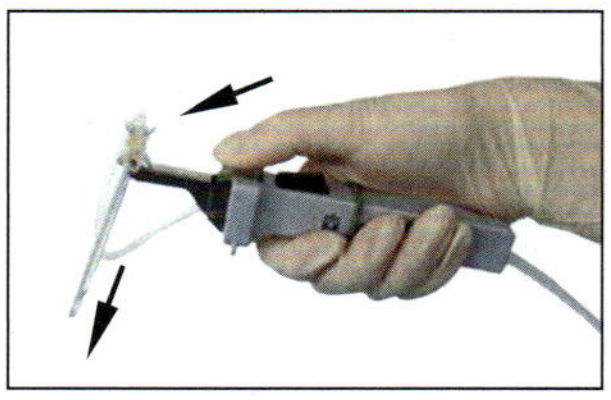

Abb. 10: Stellrad nach vorne drehen, um die Flüssigkeit abzugeben, mindestens 3-mal mit der Verdünnungslösung ausspülen

2.3.4 Kolbenhubpipetten und Dosierhilfen

Bei beiden wird das fest eingestellte oder variabel wählbare werkseitig vorgegebene Volumen (s. Abb. 1 ⑤) durch Bewegung eines Kolbens nach oben angesaugt und durch Herabdrücken des Kolbens über eine aufgesteckte Pipettenspitze oder, im Fall einer Dosierhilfe, einen Ausstoßschlauch abgegeben.

Kolbenhubpipetten

Da man beim Arbeiten mit Kolbenhubpipetten (s. Abb. 1) keine Pipettierhilfen benötigt, werden sie auch als Sicherheitspipetten bezeichnet. Kolbenhubpipetten gibt es in verschiedenen Größen. Zum Pipettieren mit Kolbenhubpipetten benutzt man spezielle, unterschiedliche, zum Teil farbige Einmalspitzen. Je nach Fabrikat verfügt der Bedienungsknopf der Pipetten über zwei oder drei Druck- oder Anschlagspunkte. Drückt man den Knopf bis zum ersten Anschlag und lässt ihn in Ausgangsposition zurückgleiten, wird die auf der Pipette angegebene Flüssigkeitsmenge aufgezogen. Der zweite Anschlag dient zum Entleeren von Flüssigkeitsresten aus der Pipettenspitze. Beim dritten Anschlag (falls vorhanden) wird die Pipettenspitze abgeworfen. Die meisten Pipetten haben eine separate Abwurftaste.

> **!** *Das maximale Volumen der Pipette sollte möglichst nah am zu pipettierenden Volumen sein (z. B. 100 µL Pipette für 90 µL Flüssigkeit).*

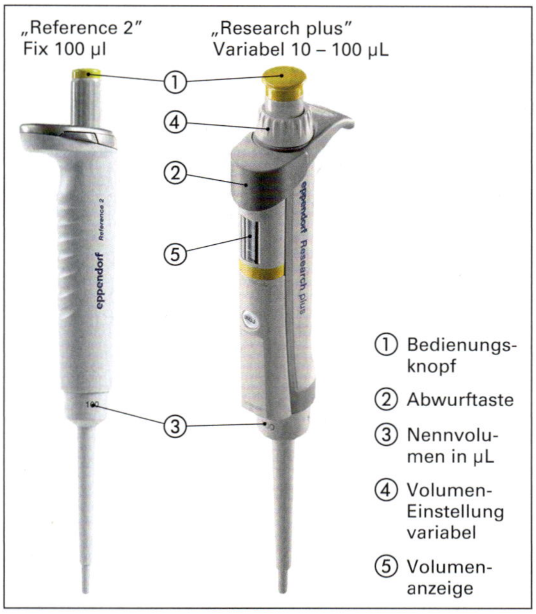

Abb. 1: ***Kolbenhubpipetten***

Arbeitsanleitung zum Umgang mit Kolbenhubpipetten

- ▢ Passende Einmalspitze (sicher sitzend) aufstecken.
- ▢ Knopf bis zum ersten Anschlag (Messhub) niederdrücken. **Pipette senkrecht halten!**
- ▢ Pipettenspitze je nach Pipettenvolumen und Spitzengröße so gering wie möglich eintauchen (1 mm bis 6 mm), um die außen anhaftende Flüssigkeitsmenge gering zu halten, jedoch tief genug, um ein Ansaugen von Luft zu vermeiden (s. Abb. 2).
- ▢ Knopf langsam in Ausgangsstellung zurückführen, 1 bis 3 Sekunden warten, bis Flüssigkeit aufgesogen ist.
- ▢ Pipettenspitze während des Herausziehens an der Gefäßwand vorsichtig abstreifen, ohne Flüssigkeit aus der Pipettenspitze herauszuziehen (s. Abb. 3).
- ▢ Pipettenspitze möglichst tief an der Wand des schräg gehaltenen Gefäßes anlegen (s. Abb. 4, oben).
- ▢ Knopf langsam bis zum ersten Anschlag durchdrücken (s. Abb. 4, unten).
- ▢ Je nach Viskosität der Flüssigkeit 1 bis 3 Sekunden warten, bis sich die Flüssigkeit vollständig in der Spitze angesammelt hat.
- ▢ Zum vollständigen Entleeren der Pipette Knopf bis zum zweiten Anschlag (Überhub) drücken (s. Abb. 5).

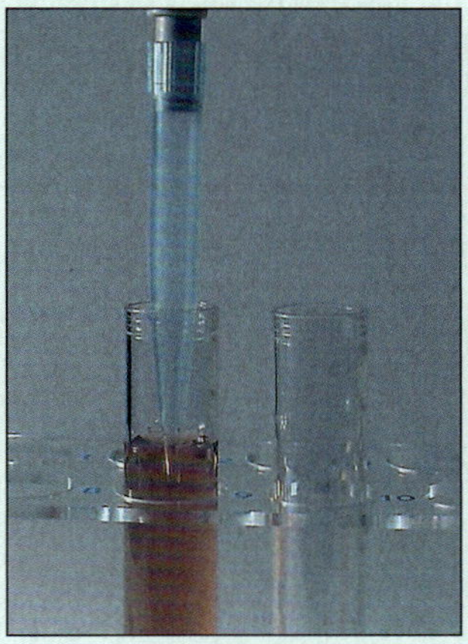

Abb. 2: ***Pipettenspitze eintauchen***

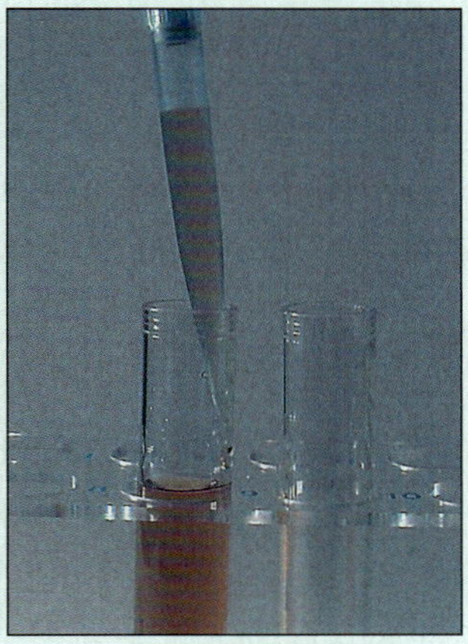

Abb. 3: ***Pipettenspitze abstreifen***

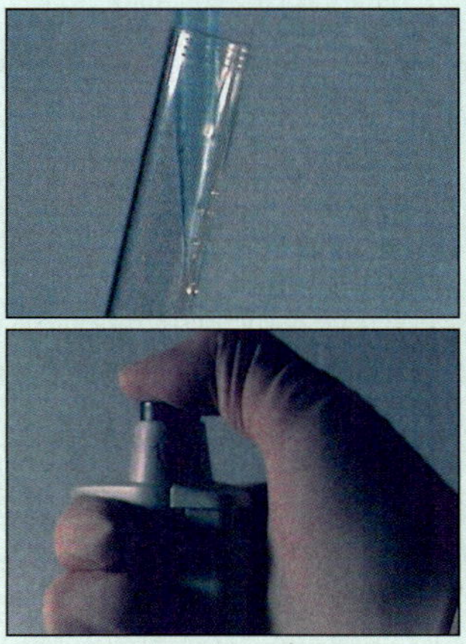

Abb. 4: ***Knopf bis zum ersten Anschlag drücken***

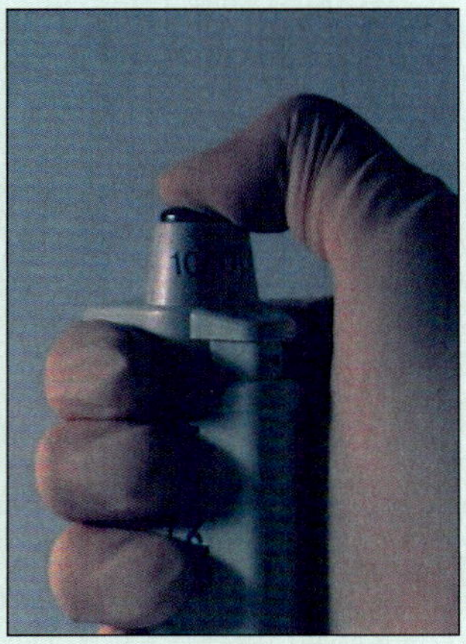

Abb. 5: ***Knopf bis zum zweiten Anschlag drücken***

- ▢ Knopf gedrückt halten und aus der Flüssigkeit, an der Gefäßwand entlang, herausziehen.
- ▢ Pipettenspitze manuell entfernen oder durch weiteren Druck auf den Knopf bis zum dritten Druckpunkt abwerfen und Knopf in Ausgangsstellung zurückgleiten lassen.
- ▢ Bei separater Abwurftaste Knopf in Ausgangsstellung zurückgleiten lassen und dann die Abwurftaste betätigen, um die Pipettenspitze zu entfernen.

– Pipette bei jeglicher Handhabung senkrecht halten.
– Wenn sie nicht gebraucht wird, die Pipette in den Pipettenständer stellen.
– Pipette nie im gefüllten Zustand hinlegen!

2

Hinweise

- Beim Pipettieren von zähflüssigen Lösungen und ab einem Volumen von 10 µL jede neue Pipettenspitze mit der Probenlösung **vorspülen**, d.h. die Punkte 2 bis 4 müssen dreimal hintereinander wiederholt werden.
- Bei einem Volumen kleiner als 10 µL wird die Pipettenspitze nicht vorgespült; stattdessen wird die aufgezogene Flüssigkeit in die vorgelegte Lösung hineinpipettiert und die Pipettenspitze mit der vorgelegten Lösung **ausgespült**.

Reinigung

Die Kolbenhubpipetten können entsprechend der Bedienungsanleitung zerlegt und mit Lösungen zum Reinigen von Glasgeräten gesäubert, anschließend mit destilliertem Wasser nachgespült und an der Luft getrocknet werden. Auch eine Desinfektion mit Isopropylalkohol und bei neueren Pipetten ein Autoklavieren ist möglich. Beim Zusammensetzen muss der Kolben mit dem vom Hersteller mitgelieferten Silikonfett leicht gefettet werden.

Fehlermöglichkeiten beim Umgang mit ...

Auslaufpipetten	
Auswirkung	**Ursache**
Volumen nicht korrekt	→ Meniskus beim Ablesen nicht in Augenhöhe gehalten → Luftblasen aufgezogen → Pipette beim Ablesen schräg gehalten → Temperatur der Flüssigkeit stimmt nicht mit Eichtemperatur überein → Pipette wurde ausgeblasen

Ausblaspipetten	
Auswirkung	**Ursache**
Pipettiertes Volumen zu groß	→ Zu viel Flüssigkeit aufgezogen → Außen anhaftende Flüssigkeitsreste nicht entfernt
Pipettiertes Volumen zu klein	→ Zu wenig Flüssigkeit aufgezogen → Luftblasen aufgezogen → Flüssigkeit nicht in vorgelegte Lösung hineingespült
Praxismitarbeiterin erkrankt	→ Keine Pipettierhilfe beim Pipettieren von Untersuchungsmaterial verwendet

Kolbenhubpipetten	
Auswirkung	**Ursache**
Zu wenig Flüssigkeit pipettiert	➔ Pipettenspitze sitzt nicht fest, daher Luftblasen mit aufgezogen ➔ Pipettenspitze nicht vorgespült ➔ Nach Flüssigkeitsaufnahme und -abgabe zu kurz gewartet ➔ Beim Entleeren der Flüssigkeit nicht bis zum zweiten Druckpunkt durchgedrückt ➔ Flüssigkeitsmenge von weniger als 10 µL nicht mit der vorgelegten Lösung ausgespült ➔ Falsche Pipette gewählt ➔ Pipette innen verunreinigt
Zu viel Flüssigkeit pipettiert	➔ Bis zum zweiten Druckpunkt durchgedrückt, um Flüssigkeit aufzuziehen ➔ Zu tief in Flüssigkeit eingetaucht und dadurch zu viel außen an der Pipettenspitze anhaftende Flüssigkeit in das zu pipettierende Gefäß hineingetropft ➔ Bei Aufnahme einer Flüssigkeitsmenge von weniger als 10 µL vorpipettiert und dann noch mit der vorgelegten Lösung ausgespült
Schwergängige Pipette	➔ Pipette nicht senkrecht gehalten, dadurch innen verunreinigt
Luftblasen an der Innenwand der Pipettenspitze	➔ Einmalspitze ungleichmäßig benetzt. Neue Spitze nehmen! ➔ Flüssigkeit zu schnell aufgezogen
Tropfende Pipette	➔ Pipettenspitze sitzt nicht fest genug ➔ Falsche, nicht auf die Pipette abgestimmte (kalibrierte) Pipettenspitze aufgesetzt ➔ Pipette ist undicht durch Verunreinigung ➔ Pipette nach der Reinigung nicht fest genug zusammengeschraubt

Dosierhilfen

Sie funktionieren meist nach dem gleichen Prinzip wie die Kolbenhubpipetten und werden verwendet, wenn häufig dasselbe Volumen pipettiert werden muss.

Abbildung 1 zeigt eine Dosierhilfe, die direkt auf Reagenzienflaschen aufgesetzt werden kann, Abbildung 2 die Handhabung der Dosierhilfe.

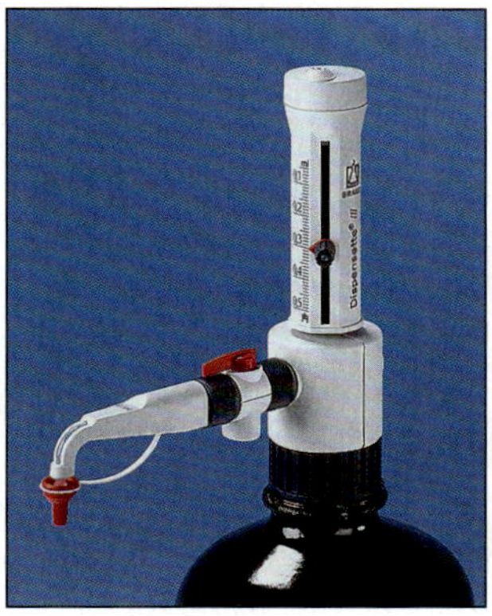

Abb. 1: Dosierhilfe

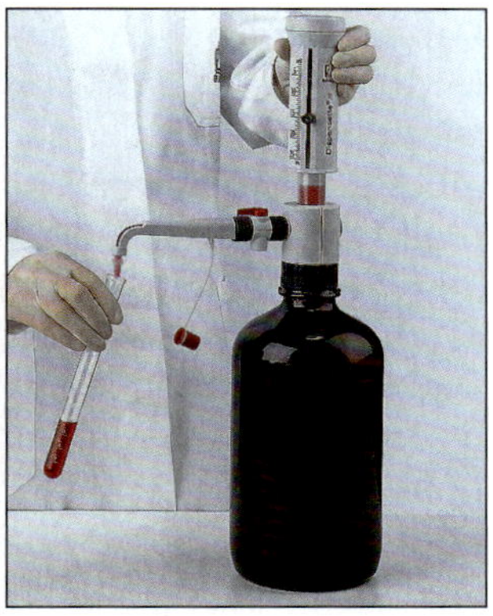

Abb. 2: Flüssigkeit abgeben

2.3.5 Artikel aus Kunststoff und Einmalartikel

Viele der bereits beschriebenen Glasgeräte sind auch in Kunststoffausführung erhältlich, z.B. Messzylinder, Messkolben (s. Abb. 3) und Bechergläser.

Zum Teil werden sie als Einmalartikel benutzt, z.B. Einmalröhrchen zum Zentrifugieren und für Analysen, Küvetten und Petrischalen, um sicher sein zu können, dass es sich um absolut saubere Geräte ohne Spülmittelrückstände handelt und um eine Infektion durch den Kontakt mit Keimen beim Spülen zu vermeiden.

Andere Artikel, wie zum Beispiel **Spritzflaschen** für destilliertes Wasser, funktionieren nur, wenn sie aus einem flexiblen Material sind (s. Abb. 4).

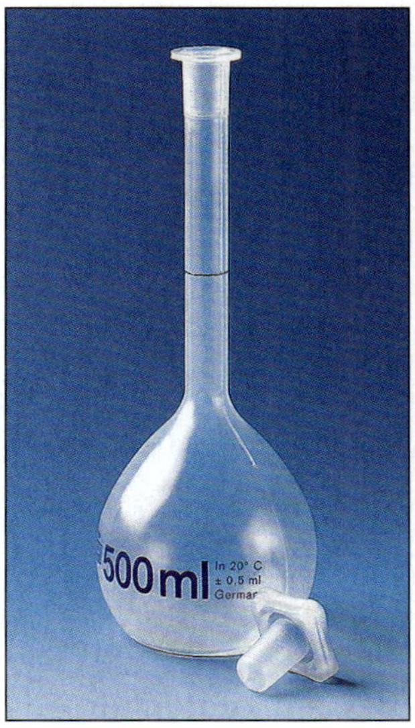

Abb. 3: Kunststoffmesskolben

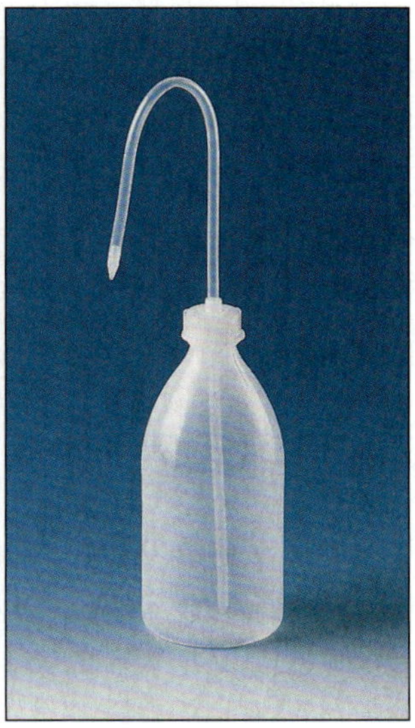

Abb. 4: Spritzflasche

Abbildung 1 zeigt weitere Laborartikel. Zum Einmalgebrauch vorgesehen sind: **Einmalurinbecher** ① mit Deckel; **Pipettenspitzen** ② für **Kolbenhubpipetten**, **Reaktionsgefäße** ③ und unterschiedlich große **Zentrifugen- oder Reagenzröhrchen** ④ für kleine Mengen an Analysenmaterial, Tupfer (o. Abb.) aus Zellstoff, **Blutlanzetten** ⑤ zur kapillaren Blutentnahme sowie die ganze Palette an Materialien zur Gewinnung von Untersuchungsmaterial (s. S. 91); außerdem flexible, wasserdichte und nur bedingt gasdurchlässige **Kunststoffverschlussfolie** ⑥ (Parafilm) und **Einmalhandschuhe** ⑦ in verschiedenen Ausführungen. Mehrfach verwendet werden u. a.: **Trichter** ⑧ zum Einfüllen von Flüssigkeiten oder zum Filtrieren mit Filterpapier versehen und **Reaktionsgefäßständer** ⑨ für die Reaktionsgefäße und Zentrifugen- oder Reagenzröhrchen.

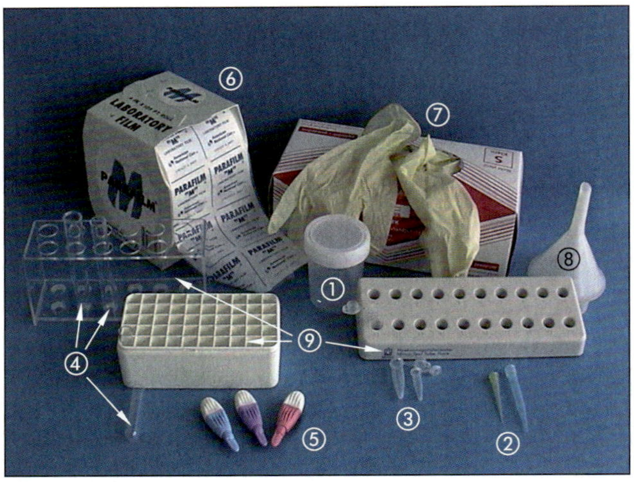

***Abb. 1:* Sonstige Laborartikel**

2.3.6 Zählkammern

Abbildung 2 zeigt verschiedene Zählkammern. Sie dienen zur Bestimmung zählbarer Körperbestandteile (Blutzellen, Harnbestandteile, Spermien usw.) in einem genau berechenbaren Volumen.

Sie bestehen aus einer dicken **Glasplatte** mit zwei **Seitenstegen** ① und einem etwas tiefer liegenden **Mittelsteg** ②, dem **Kammerboden** (s. Abb. 3). Dieser ist noch einmal quer unterteilt und jeweils mit einem eingravierten **Zählnetz** versehen. Die Glasplatte ergibt in Verbindung mit einem **geschliffenen Deckglas** die eigentliche Zählkammer.

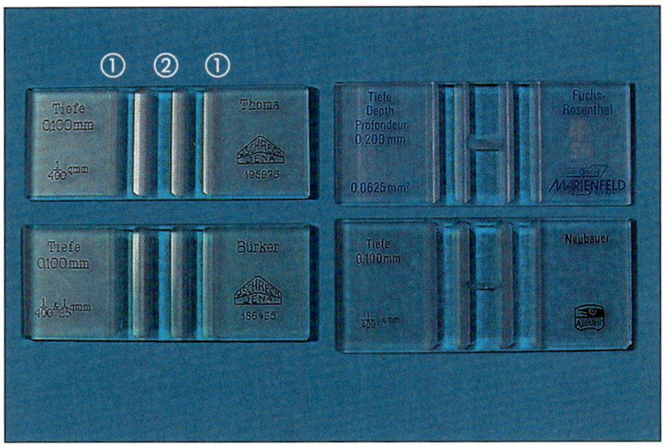

***Abb. 2:* Verschiedene Zählkammern**

Die verschiedenen Zählkammerarten sind nach ihren speziellen Zählnetzen oder ihren Erfindern benannt, z. B. nach Neubauer, Bürker, Thoma oder Fuchs-Rosenthal. Sie unterscheiden sich im Flächeninhalt ihrer Zählnetze sowie im Abstand zwischen Deckglas und Kammerboden (s. Abb. 3) und damit im auszählbaren Volumen. Die Angaben „Tiefe" und „Fläche eines Kleinstquadrates" (s. Abb. 4, ①) sind der Beschriftung der Zählkammer zu entnehmen. Sie sind notwendig, um das Volumen berechnen zu können.

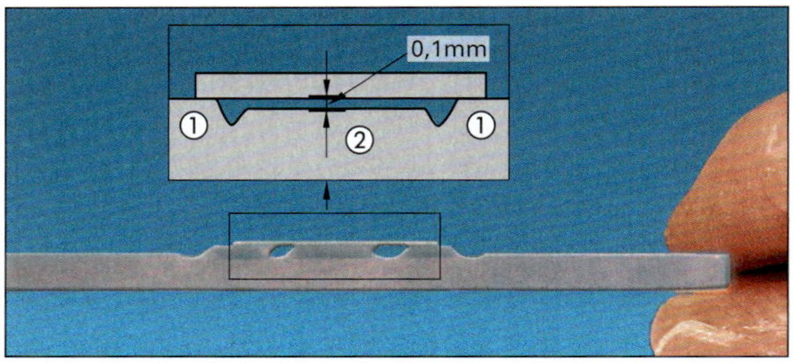

***Abb. 3:* Abstand zwischen Deckglas und Kammerboden**

Umgang mit Zählkammern

Die Arbeit mit Zählkammern wird für gewöhnlich in folgende Schritte unterteilt:

1. Gewinnung und Aufbereitung des Probenmaterials
2. Vorbereitung und Füllung der Zählkammer
3. Mikroskopische Zählung
4. Berechnung

Die Arbeitsschritte werden bei den Zellzählungen abgehandelt (s. S. 173).

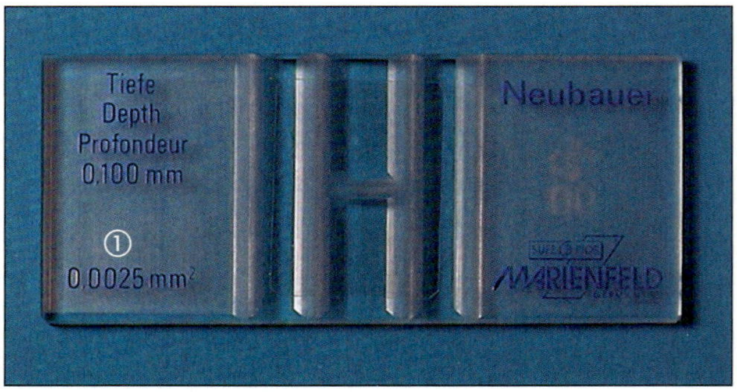

***Abb. 4:* Angaben auf der Zählkammer**

2.4 Fragen und Aufgaben: Alles klar?

1 Beurteilen Sie die folgenden Gegebenheiten.

a) Im Laborraum ist der Fußboden mit Teppich ausgelegt.

b) Das Fotometer steht direkt neben der Zentrifuge.

c) Für die Reinigung von Händen und benutzten Geräten steht ein Waschbecken zur Verfügung.

d) Das Fotometer ist am Fenster positioniert.

e) Im Labor steht ein Kühlschrank zur Verfügung, der gleichzeitig zur Aufbewahrung von Reagenzien bzw. Untersuchungsmaterial und von Lebensmitteln dient.

2 Ordnen Sie dem jeweiligen Analysengerät die richtigen Aussagen zu.

A) Absorptionsfotometer B) Reflexionsfotometer C) Blutzuckerkleingerät

a) Aus der Extinktion wird die Konzentration des untersuchten Stoffes berechnet.
b) Je höher der Stromfluss ist, desto höher ist die Konzentration des untersuchten Stoffes.
c) Es handelt sich um ein trockenchemisches Verfahren.
d) Mit dem Verfahren wird die Hämoglobinkonzentration bestimmt.
e) Es handelt sich um ein elektrochemisches Verfahren.
f) Die Konzentration des untersuchten Stoffes wird durch den Vergleich des auftreffenden und reflektierten Lichts errechnet.

3 Kreuzen Sie die richtigen Aussagen an.

- ☐ Je geringer die Teilchenkonzentration einer Lösung ist, desto höher ist die Transmission und umso geringer ist die Extinktion.
- ☐ Extinktion und Transmission sind dasselbe
- ☐ Je höher die Konzentration eines Stoffes ist, umso weniger Licht wird vom Teststreifen reflektiert.
- ☐ In der Nasschemie wird mit elektrischem Stromfluss gearbeitet.

2

4 Sie freuen sich, dass Ihr Chef beabsichtigt, einige Untersuchungen in der Praxis wieder durchführen zu lassen, die Sie schon von der Schule her kennen. Notieren Sie sich, welche Geräte für die nachfolgend aufgeführten Laborarbeiten zur Verfügung stehen müssen.

Mikroskopische Harnuntersuchung

- ______________________ • ______________________
- ______________________ • ______________________
- ______________________ • ______________________
- ______________________ • ______________________

Blutzuckerbestimmung

- ______________________ • ______________________

Blutausstriche anfertigen

- ______________________ • ______________________
- ______________________

Blutausstriche färben

- ____

5 Erklären Sie:

a) den Unterschied zwischen einer Ausschwingzentrifuge und einer Winkelkopfzentrifuge.

____

____

____

b) warum Röhrchen, die Trenngel enthalten, nur in Ausschwingzentrifugen zentrifugiert werden sollten.

____

____

____

6 Sie müssen 8 unterschiedlich volle Röhrchen zentrifugieren (s. Abb. 1). Schreiben Sie in die Öffnungen der unten abgebildeten Körbchen der Ausschwingzentrifuge (s. Abb. 2), welches Röhrchen Sie in welche Öffnung stellen würden.

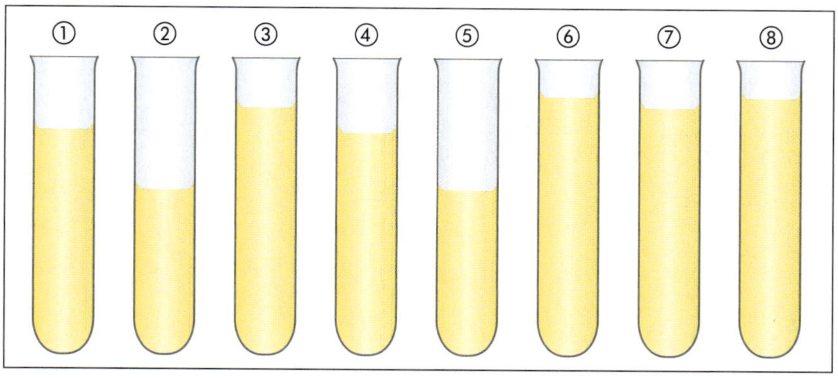

Abb. 1: ***Zentrifugenröhrchen mit unterschiedlichem Füllstand***

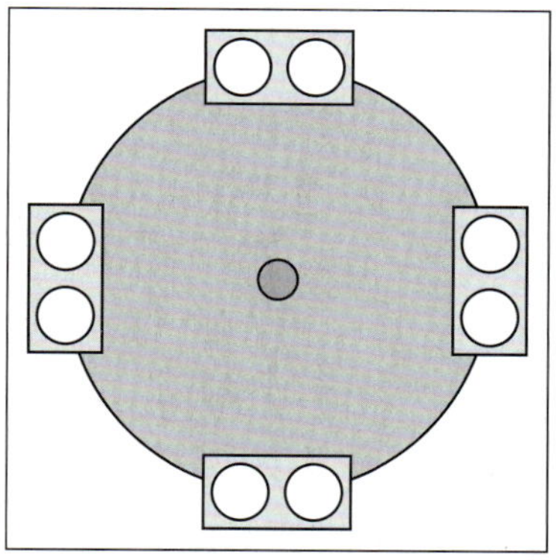

Abb. 2: ***Ausschwingzentrifuge (Draufsicht)***

2

7 a) Benennen Sie folgende Mikroskopteile aus nebenstehender Abbildung.

① ______________________

② ______________________

③ ______________________

④ ______________________

⑤ ______________________

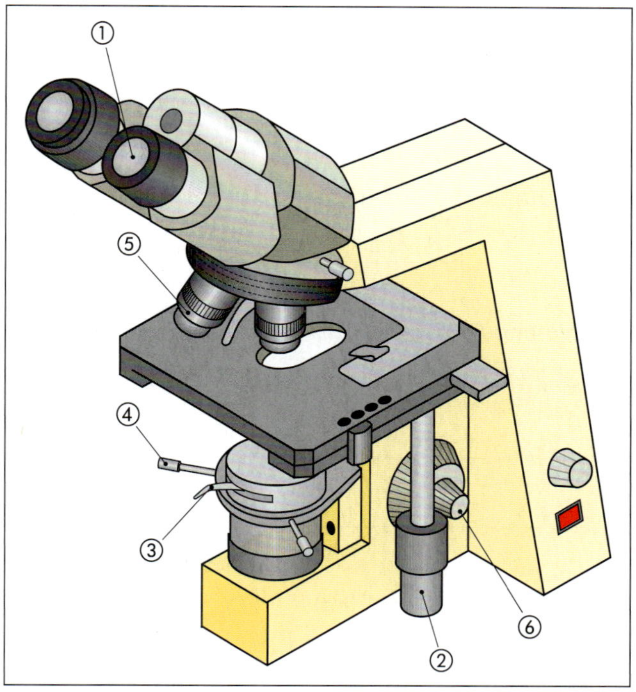

Abb. 3: ***Mikroskop (schematische Darstellung)***

b) Ordnen Sie den oben benannten Mikroskopteilen jeweils eine der Beschreibungen aus der nachfolgenden Liste (A bis I) zu.

A) Regelt die Lichtstärke.

B) Dient der Vergrößerung des Objektes.

C) Dem Auge zugewandtes Linsensystem.

D) Bewegen den Kreuztisch in vertikaler Richtung.

E) Bewegen das Objekt auf dem Kreuztisch in horizontaler Richtung.

F) Verbindet die beiden Linsensysteme Objektiv und Okular.

G) Zur Regelung des Kontrasts (bei gefärbten Objekten wird damit auf-, bei ungefärbten abgeblendet).

H) Bewegen den Kondensor in horizontaler Richtung und rücken so das Bild der Leuchtfeldblende in die Mitte.

I) Wird benötigt, um das gewünschte Objektiv in den Lichtweg zu drehen.

Beispiel: 6. → **D**

① → ☐ ② → ☐ ③ → ☐ ④ → ☐ ⑤ → ☐

8 Beschreiben Sie den Weg des Lichts im Mikroskop, ausgehend von der Lichtquelle bis zum Austritt aus dem Okular.

9 Wozu dienen die folgenden Mikroskopteile?

a) Objektiv

b) Kondensor

c) Revolver

d) Kreuztisch

10 Welche Gesamtvergrößerung ergibt sich?

Objektiv: 100-fach Okular: 12,5-fach

11 Welche Fehler können vorliegen, wenn Sie beim Mikroskopieren ein verschwommenes Bild erhalten?

12 Wie reinigen und pflegen Sie ein Mikroskop?

13 Eine neue Auszubildende ist eingestellt worden und wird Ihnen bei der Laborarbeit zugeteilt. Sie machen einen Rundgang durch das Labor und erklären ihr, wofür die nachstehenden Geräte verwendet werden und worauf bei ihrem Gebrauch zu achten ist.

Laborgerät	Verwendungszweck	Besonderheiten
a) Ionenaustauscher		
b) Reflexionsfotometer		
c) Küvetten		

14 a) Um welche Pipettenart handelt es sich bei den abgebildeten Pipetten?

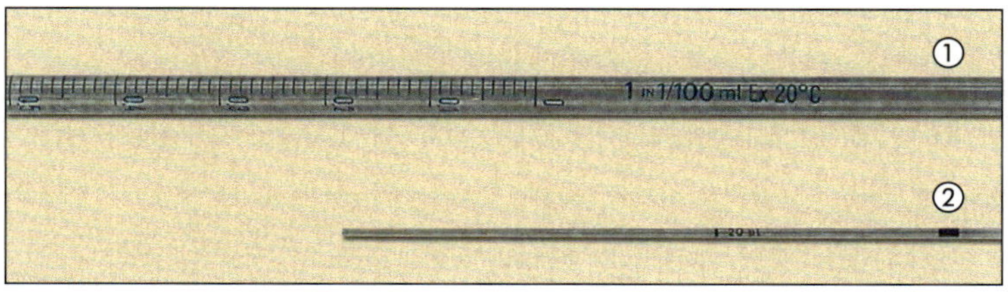

① ______________________ ② ______________________

b) Nennen Sie den Namen dieser Pipetten.

① ______________________ ② ______________________

c) Wodurch unterscheiden sich die Pipetten, und worauf müssen Sie beim Umgang mit ihnen achten?

① ____

②

15 Bringen Sie die Beschreibung des Pipettierens mit einer Kolbenhubpipette in die richtige Reihenfolge.

a) Pipettenspitze möglichst tief im Gefäß an die Gefäßwand anlegen und den Knopf langsam bis zum ersten Anschlag durchdrücken.

b) Knopf langsam in Ausgangsstellung zurückführen.

c) Knopf bis zum ersten Anschlag niederdrücken. Pipettenspitze in die zu pipettierende Flüssigkeit eintauchen.

d) Kurz warten, bis sich die Flüssigkeit vollständig in der Spitze angesammelt hat.

e) Knopf bis zum zweiten Anschlag durchdrücken.

f) Passende Pipettenspitze aufsetzen.

g) Pipettenspitze abwerfen (dritter Anschlag) oder manuell entfernen.

h) Flüssigkeitsreste von Pipettenspitze entfernen.

1.	2.	3.	4.	5.	6.	7.	8.

16 Ihre Auszubildende möchte von Ihnen wissen:

a) aus welchen Teilen eine Zählkammer besteht,

b) wozu man eine Zählkammer braucht,

c) was man der Beschriftung entnehmen kann.

3 Verhaltensanforderungen bei der Laborarbeit

3.1 Sicherheit am Arbeitsplatz

Mitarbeiter medizinischer Labors sind einem erhöhten Infektionsrisiko ausgesetzt. So besteht z. B. bei einer Blutentnahme das Risiko einer Stich- oder Schnittverletzung an einer kontaminierten Kanüle oder Lanzette (indirekte Infektion). Eigene wunde Hautstellen können bei unzureichenden Schutzmaßnahmen mit infektiösem Blut oder anderen pathogenen Körperflüssigkeiten des Patienten verunreinigt werden (direkte Infektion). Eine mögliche schwerwiegende Infektion mit Hepatitis B, C, D oder gar HIV kann die Folge sein.

Diesen Gefährdungssituationen kann man nur mit besonderen Sicherheitsvorkehrungen begegnen. Dazu hat die **Berufsgenossenschaft für Gesundheitsdienst und Wohlfahrtspflege (BGW)**, ein Fachbereich der Deutschen Gesetzlichen Unfallversicherung (DGUV), eine Vielzahl von Regeln und Vorschriften verbindlich vorgelegt, an der sich das berufliche Handeln orientieren muss.

Der Praxisbetreiber ist nach den Vorgaben der BGW verpflichtet, alle Arbeitsbereiche auf bestimmte **Gefährdungssituationen** zu überprüfen. Er stellt fest, welche biologischen Arbeitsstoffe (u. a. Mikroorganismen oder Parasiten) in seiner Praxis vorkommen könnten. Deshalb werden biologische Arbeitsstoffe nach ihrem Infektionsrisiko in **vier Risikogruppen** eingeteilt (s. Tabelle).

Einteilung biologischer Arbeitsstoffe in der Arztpraxis in vier Risikogruppen

Risikogruppen	Wirkung	Beispiel
1	→ Erkrankung und Verbreitung in der Bevölkerung unwahrscheinlich → Vorbeugung und Behandlung nicht erforderlich	Impfstoffe mit abgeschwächten Erregern
2	→ Erkrankungsgefahr für Beschäftigte → Verbreitung in der Bevölkerung unwahrscheinlich → Vorbeugung und Behandlung möglich	→ Hepatitis-A-Viren → Herpesviren → einige Grippeviren
3	→ Schwere Krankheit und ernste Gefahr für Beschäftigte → Gefahr und Verbreitung in der Bevölkerung kann bestehen → Vorbeugung oder Behandlung normalerweise möglich	→ Milzbranderreger → Tuberkulosebakterien → Gelbfieber-Viren → SARS-CoV-2 Viren
3**	→ Schwere Krankheit und ernste Gefahr für Beschäftigte → Gefahr einer Verbreitung in der Bevölkerung kann bestehen → Vorbeugung oder Behandlung normalerweise möglich → Infizierung über den Luftweg normalerweise nicht möglich	→ Hepatitis-B-Viren → Hepatitis-C-Viren → HIV
4	→ Schwere Krankheit und ernste Gefahr für Beschäftigte → Gefahr einer Verbreitung in der Bevölkerung groß → Vorbeugung oder Behandlung nicht möglich	→ Ebola- und Lassa-Viren (tödlich verlaufende Tropenkrankheiten) → Pocken-Viren

Entsprechend des Gefährdungspotentials ordnet der Praxisbetreiber jedem Arbeitsbereich eine **Schutzstufe** zu. Man unterscheidet insgesamt vier Schutzstufen, für die geeignete Schutzmaßnahmen ergriffen werden müssen.

In Arbeitsbereichen der **Schutzstufe 1** ist eine Gefährdung für Beschäftigte unwahrscheinlich, da nur mit biologischen Arbeitsstoffen der Risikogruppe 1 umgegangen wird. Die Einstufung in **Schutzstufe 2** erfordert Schutzmaßnahmen zur Vermeidung einer Infektion der Mitarbeiter, zum Beispiel das Tragen geeigneter Schutzkleidung und das Befolgen des Hygieneplans. Wenn die **Schutzstufe 3** zutrifft, müssen geeignete Maßnahmen zur Verhinderung einer Infektion bei den Beschäftigten, anderen Personen und der Umwelt ergriffen werden. In Arbeitsbereichen der **Schutzstufe 4** geht man von der Gefahr lebensbedrohender und nicht behandelbarer Infektionen der Risikogruppe 4 aus. Mit solchen gefährlichen Erregern kann nur in Spezialeinrichtungen gearbeitet werden.

Je höher das Gefährdungspotential eingestuft wird, desto höher ist die Schutzstufe und damit auch die Anforderungen an den Arbeitsschutz. In den meisten Arbeitsbereichen einer Praxis werden Tätigkeiten, die den Schutzstufen 1 und 2 unterliegen, durchgeführt. Im Labor geht man von biologischen Arbeitsstoffen der Risikogruppe 2, je nach Fachrichtung der Praxis, aber auch 3 und 3** aus, die eine schwere Krankheit beim Menschen hervorrufen können und eine ernsthafte Gefahr für Beschäftigte darstellen (Schutzstufe 3).

Generell sollten in der Praxis mindestens folgende **technische, organisatorische und persönliche Arbeitsschutzmaßnahmen** eingehalten werden:

- Separate Toiletten für das Personal, die nicht den Patienten zugänglich sind, und die Einrichtung separater Pausenräume
- Leicht erreichbare Händewaschplätze (s. Abb. 1) mit fließendem kalten und warmen Wasser, die ohne Handberührungen zu bedienen sind
- Direktspender für Händedesinfektionsmittel, hautschonende Waschmittel, geeignete Hautpflegemittel, Einmalhandtücher
- Erstellen eines Hygieneplanes (s. Abb. 1, S. 63), Durchführen der notwendigen Desinfektionsmaßnahmen
- Verpackungsanweisung für den Transport von ansteckungsgefährlichen Stoffen, Aushängen der Gefahrenstoffliste
- Verwendung von Sicherheitskanülen gemäß TRBA 250, stich- und bruchsichere Abfallbehältnisse zum Sammeln von spitzen oder scharfen Gegenständen
- Schutzkleidung (Medizinische Handschuhe zum einmaligen Gebrauch, gegebenfalls flüssigkeitsdichte Schürzen, Augen- und Gesichtsschutz u. a. (s. Abb. 2)
- Allergenarme und stichfeste Handschuhe zum Desinfizieren und Reinigen benutzter Instrumente, Geräte und Flächen

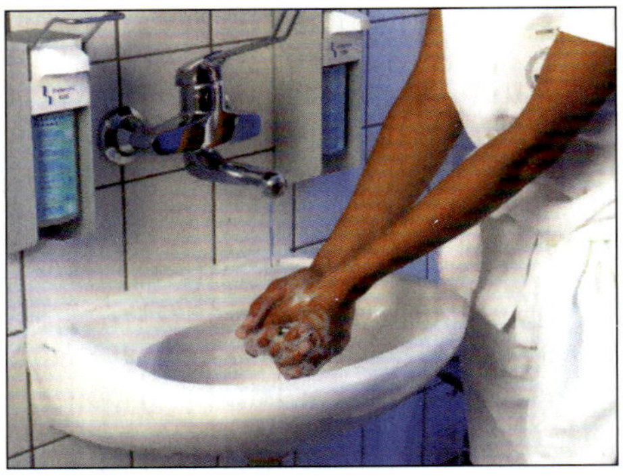

***Abb. 1:** Händewaschplatz mit Desinfektions- und Pflegemittelspender*

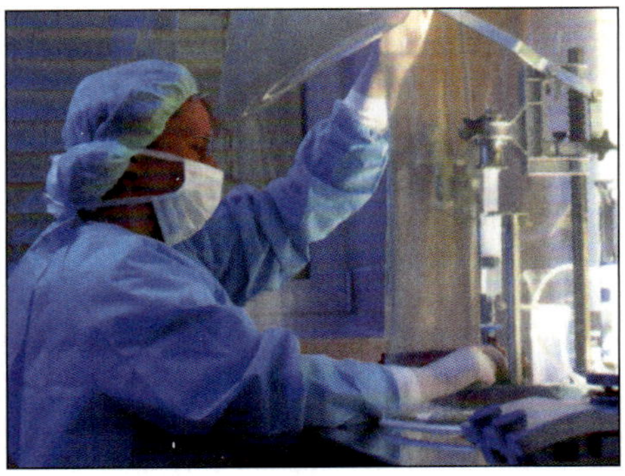

***Abb. 2:** Persönliche Schutzausrüstung*

Die für das medizinische Labor relevanten Richtlinien und Vorschriften sind in den entsprechenden Texten der Berufsgenossenschaft nachzulesen:

- BGR 250 / TRBA 250 (Biologische Arbeitsstoffe im Gesundheitswesen)
- BGR 206 (Desinfektionsarbeiten im Gesundheitsdienst)
- BGR 189 (Einsatz von Schutzkleidung)
- BGV A1 (Unfallverhütungsvorschrift)

Diese und weitere Schriften und Informationsmaterial für Sicherheit und Gesundheit bei der Arbeit erhält man von der BGW,

Berufsgenossenschaft für Gesundheitsdienst und Wohlfahrtspflege,
Pappelallee 35-37,
22089 Hamburg.
www.bgw-online.de

Zu beachten sind ebenfalls das Infektionsschutzgesetz (IfSG) und die Empfehlungen des Robert Koch-Instituts (www.rki.de), wie beispielsweise die Empfehlung der Kommission für Krankenhaushygiene und Infektionsprävention (KRINKO) beim RKI und des Bundesinstituts für Arzneimittel und Medizinprodukte (BfArM) über die „Anforderungen an die Hygiene bei der Aufbereitung von Medizinprodukten".

Zusammengefasst ergeben sich daraus:

10 Regeln für ein sicheres Arbeiten im ärztlichen Labor:

1. Jedes **Probenmaterial** ist als potenziell **infektiös** anzusehen.
2. Geeignete **Schutzkleidung** tragen! (Die Schutzkleidung muss mindestens den Rumpf bedecken, kochfest, desinfizierbar und schwer brennbar sein; die Schutzkleidung muss auf jeden Fall geschlossen getragen werden.)
3. Immer **Einmalhandschuhe** beim Kontakt mit Probenmaterial und bei Untersuchungen tragen sowie **Schutzhandschuhe** bei der Reinigung benutzter Gegenstände, Instrumente und Flächen.
4. Schmuck ablegen, Haare zusammenbinden; wenn nötig **Schutzbrille** tragen!
5. Schutzkleidung von sonstiger Kleidung getrennt aufbewahren und beim Verlassen der Praxis ablegen!
6. Zum Pipettieren immer eine **Pipettierhilfe** (z. B. Pipettierball) verwenden!
7. Richtige Reihenfolge der Aufbereitung von wiederverwendbaren Medizinprodukten beachten!
8. Laborgeräte regelmäßig warten und überprüfen; **Herstellerhinweise** unbedingt beachten!
9. **Keine Nahrungsmittel** im Labor aufbewahren; im Labor ist Essen, Trinken und Rauchen strengstens verboten!
10. Nicht mehr benötigte Materialien **hygienisch** einwandfrei und umweltgerecht **entsorgen**!

3.2 Hygienevorschriften

Die **Hygiene** beschäftigt sich laut Definition der Deutschen Gesellschaft für Hygiene und Mikrobiologie mit der „Lehre von der Verhütung von Krankheiten und der Erhaltung, Förderung und Festigung der Gesundheit".

Um Mitarbeiter und Patienten wirkungsvoll vor einer Infektion zu schützen, müssen zusätzlich zu den Arbeitsschutzmaßnahmen geeignete **hygienische Maßnahmen** ergriffen werden.

Grundsätzlich unterscheidet man drei hygienische Maßnahmen, mit unterschiedlichen Zielsetzungen: **Reinigung, Desinfektion** und **Sterilisation** (siehe Tabelle).

Abbildung 1 zeigt Abklatschpräparate von Flächen und Händen vor und nach der Reinigung bzw. Desinfektion. Das Keimwachstum kann durch Reinigung etwas verringert werden, wohingegen nach der Desinfektion fast kein Keimwachstum mehr zu sehen ist.

Hygienemaßnahmen

Maßnahme	Ziel
Reinigung	→ Entfernung sichtbarer Verunreinigungen, optisch sauber → Keimverminderung
Desinfektion	→ Abtöten krankmachender Keime → Von desinfizierten Objekten geht keine Infektionsgefahr aus
Sterilisation	→ Abtöten aller Keime (krankmachende und nicht krankmachende) → Absolute Keimfreiheit

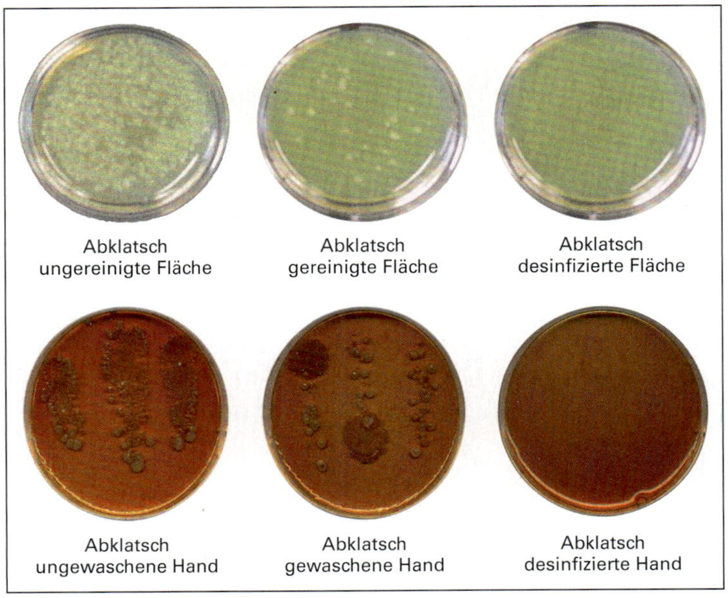

Abb. 1: Abklatschpräparate

Risikobewertung von Medizinprodukten

Als **Medizinprodukte** werden Produkte bezeichnet, die vom Hersteller für die Anwendung am Menschen bestimmt sind.

Für alle Medizinprodukte, die für die mehrmalige Verwendung am Patienten vorgesehen sind, muss das mögliche Risiko für die Übertragung einer Infektion bewertet werden. Dies ist wichtig, um anschließend das geeignete Aufbereitungsverfahren festlegen zu können. Ziel ist es, dass von aufbereiteten Medizinprodukten keine Gefahr für die Gesundheit ausgeht.

Zur Risikobewertung muss der Praxisbetreiber alle Gerätschaften, die benutzt werden, einer Risikogruppe zuordnen (Tabelle).

Einstufung der Risikogruppen nach Empfehlungen des Robert Koch Instituts

Risikogruppe		**Beschreibung**	**Beispiele**
Anwendung	**Aufbereitung**		
unkritische Medizinprodukte		Medizinprodukte, die lediglich mit intakter Haut in Berührung kommen	EKG-Elektroden, Stethoskop
semikritische Medizinprodukte	**A:** ohne besondere Anforderungen an die Aufbereitung	Medizinprodukte, die mit Schleimhaut oder krankhaft veränderter Haut in Berührung kommen	Ohrtrichter, Zungenspatel (Metall)
	B: mit erhöhten Anforderungen an die Aufbereitung (z. B. raue Oberfläche, Hohlraum, Gelenk)		Guedeltubus, flexibles Endoskop
kritische Medizinprodukte	**A:** ohne besondere Anforderungen an die Aufbereitung	Medizinprodukte zur Anwendung von Blut, Blutprodukten und anderen sterilen Arzneimitteln Medizinprodukte, die die Haut oder Schleimhaut durchdringen und dabei in Kontakt mit Blut, inneren Geweben oder Organen kommen, einschließlich Wunden	chirurgische Pinzette
	B: mit erhöhten Anforderungen an die Aufbereitung		MIC Trokar
	C: mit besonders hohen Anforderungen an die Aufbereitung		Angioskop

Falls Zweifel an der Eingruppierung in eine entsprechende Risikogruppe bestehen, ist die Einstufung immer in die nächst höhere Risikogruppe vorzunehmen.

Wenn die Eingruppierung in eine der drei Risikogruppen erfolgt ist, muss nun die **Art der Aufbereitung** festgelegt werden. Grundsätzlich gilt: Unkritische Medizinprodukte müssen nicht sterilisiert werden. Bei semikritischen Medizinprodukten kann eine Sterilisation notwendig werden. Kritische Medizinprodukte müssen verpflichtend sterilisiert werden.

Auch hier ist der Praxisbetreiber in besonderem Maße gefordert: Er muss alle Schritte zur Aufbereitung, die Zuständigkeiten (Personal) regeln und die Qualitätssicherung dokumentieren.

In der nachstehenden Tabelle ist ein Beispiel für einen Dokumentationsbogen zur Einstufung von Medizinprodukten mit Vorgaben für die Aufbereitung nach der Empfehlung der KRINKO dargestellt.

Art der Aufbereitung von Medizinprodukten

Medizinprodukt	**Einstufung**	**Vorbehandlung**	**Reinigung/ Desinfektion**	**Sterilisation**	**Besondere Anforderungen**
Stethoskop	unkritisch	–	X	–	–
Ohrtrichter	semikritisch A	–	X	–	–
flexibles Endoskop	semikritisch B	X (Vorreinigen unmittelbar nach der Anwendung)	X (bevorzugt maschinell mit Reinigungs- und Desinfektionsgerät = RDG)	(X) (ggf. bei Endoskopen, die in sterilen Körperhöhlen ein gesetzt werden)	Aufbereitung gemäß Anlage Nr. 8 der „Anforderungen an die Hygiene bei der Aufbereitung flexibler Endoskope und endoskopischen Zusatzinstrumentariums“ des RKI
chirurgische Pinzette	kritisch A	(X)	X (bevorzugt maschinell, RDG)	(X)	Sterilisation mit feuchter Hitze

3.3 Desinfektion

Die Desinfektion dient dazu, alle krankmachenden (pathogenen) Keime (z. B. Bakterien, Viren) abzutöten. Die nicht krankmachenden (apathogenen) Mikroorganismen sind nach einer Desinfektion noch vorhanden.

Als geeignete Desinfektionsmethoden kommen vorwiegend **chemische** Verfahren oder **thermische** Verfahren infrage.

Die Wahl des Desinfektionsmittels hängt von der Art der Desinfektion (Haut, Hände, Instrumente) und von der Art der zu bekämpfenden Keime ab. Das Wirkungsspektrum der Mittel wird häufig in Fachbegriffen ausgedrückt, die in nebenstehender Tabelle erklärt werden.

Fachbegriff	Erklärung
bakteriostatisch	Bakterienwachstum hemmend
bakterizid	Bakterien abtötend
virostatisch	Virenvermehrung hemmend
viruzid	Viren abtötend
fungistatisch	Pilzwachstum hemmend
fungizid	Pilze abtötend
tuberkulozid	Tuberkulosebakterien abtötend

Desinfektion:
- *Abtöten von pathogenen Keimen*
- *Führt zur Keimarmut*

Allgemeine Hinweise zur Desinfektion

- Desinfektionsmittel nach zu desinfizierendem Material und erforderlichem Wirkungsspektrum auswählen.
- Desinfektionsmittel nur nach genauen Herstelleranweisungen benutzen!
- Desinfektionsmittelflaschen auf alkoholischer Basis nie offen stehenlassen.
- Desinfektionsmittel niemals zu stark mit Wasser verdünnen oder mit anderen Reinigungslösungen kombinieren, da dadurch die Wirksamkeit herabgesetzt werden kann.
- Muss das Desinfektionsmittel noch verdünnt werden, ist darauf zu achten, dass dieses keinesfalls in warmes Wasser gegeben wird. Durch die höhere Wassertemperatur würden Teile der Lösung schnell verdunsten, und die Wirksamkeit wäre dann herabgesetzt. Außerdem ist das Einatmen des Chemikaliengemisches gesundheitsschädlich.

3.3.1 Hautdesinfektion

Vor Blutentnahmen oder chirurgischen Eingriffen muss die (gereinigte) Haut des Patienten mit Desinfektionsmittel (s. Abb. 1) abgerieben oder eingesprüht werden. Dabei muss auf eine **vollständige Benetzung** der Hautpartie geachtet werden. Damit die notwendige **Einwirkzeit** eingehalten wird, darf das Desinfektionsmittel anschließend nicht mit einem trockenen Tupfer entfernt werden. Nach der Einwirkzeit darf das desinfizierte Gebiet keinesfalls mit den Fingern berührt werden, z. B. um bei der Blutentnahme eine Vene zu ertasten.

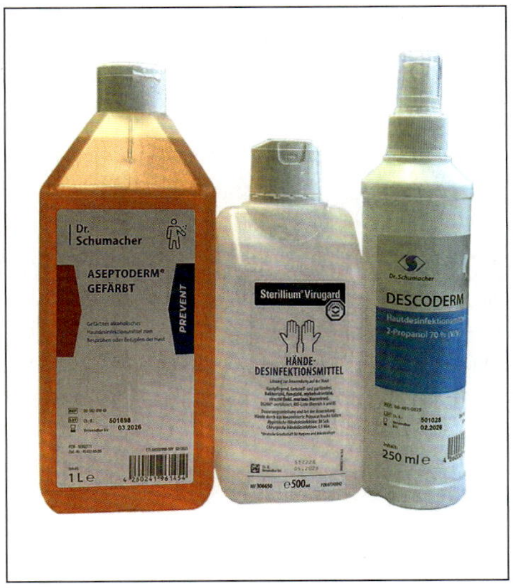

***Abb. 1:** Verschiedene Hautdesinfektionsmittel (HWG-Pflichttext siehe Bildquellenverzeichnis)*

3.3.2 Hygienische Händedesinfektion

Die Hände sind beim Arbeiten im medizinischen Labor besonderen Belastungen ausgesetzt. Keime siedeln sich sehr häufig an den Händen an. Die Gefahr einer Keimverschleppung auf Mitarbeiter, Patienten, andere Personen und Gegenstände ist groß. Deshalb kommt der Durchführung einer korrekten Händedesinfektion eine große Bedeutung zu.

Die **standardisierte Einreibemethode** legt sechs Schritte fest, die die häufigsten Benetzungslücken bei der Händedesinfektion berücksichtigen.

Standard-Einreibemethode für die **hygienische Händedesinfektion gem. EN 1500**:

1. Schritt	**2. Schritt**	**3. Schritt**
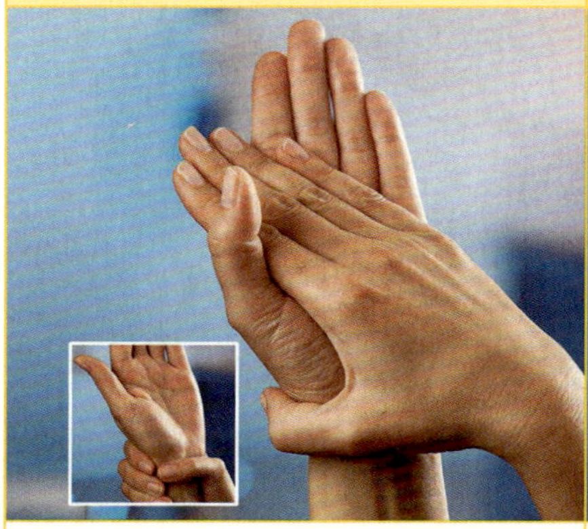	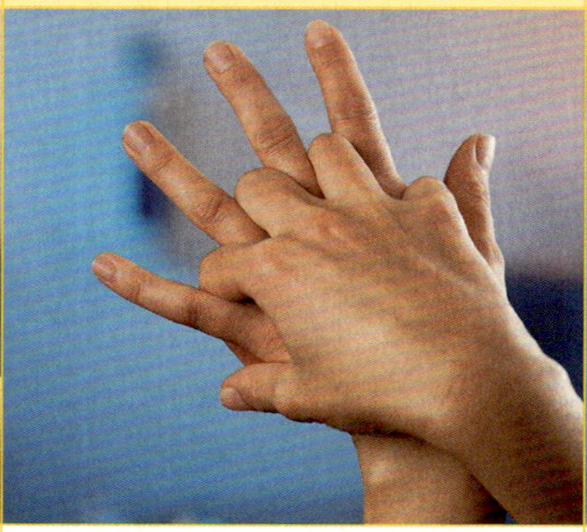	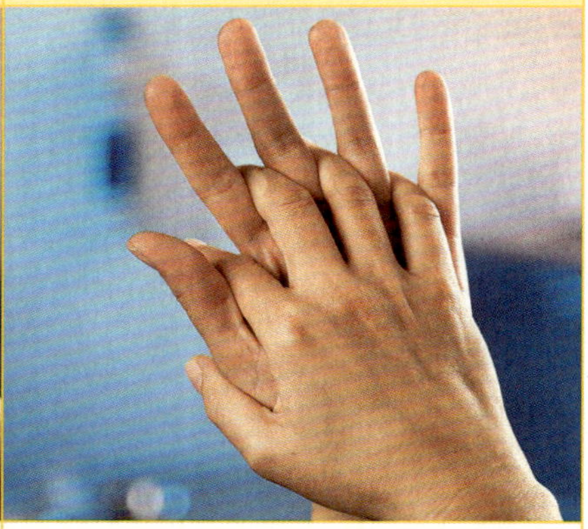
Handfläche auf Handfläche; Handgelenk einbeziehen	Rechte Handfläche über linkem Handrücken und linke Handfläche über rechtem Handrücken	Handfläche auf Handfläche mit verschränkten gespreizten Fingern
4. Schritt	**5. Schritt**	**6. Schritt**
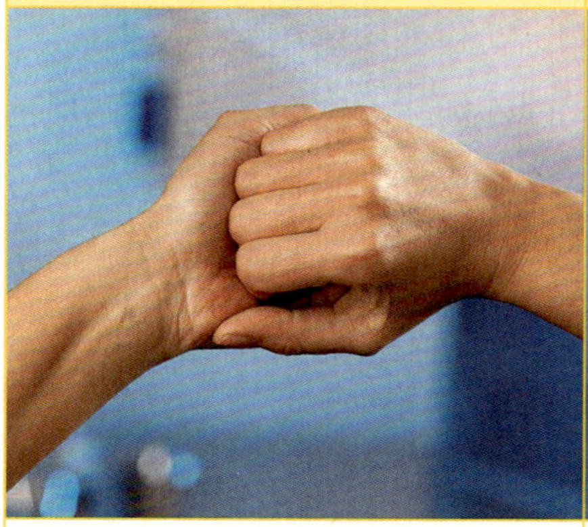	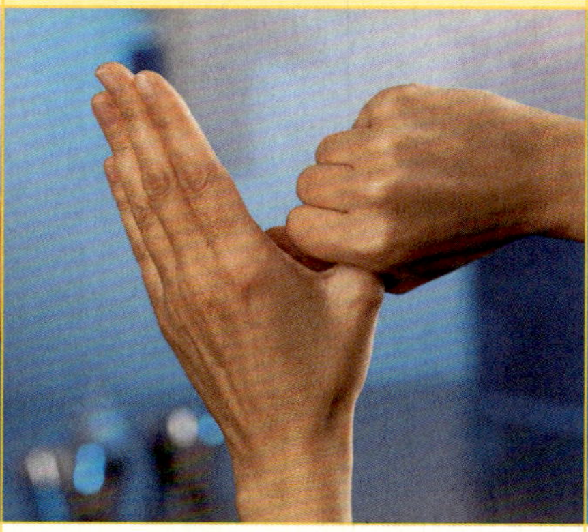	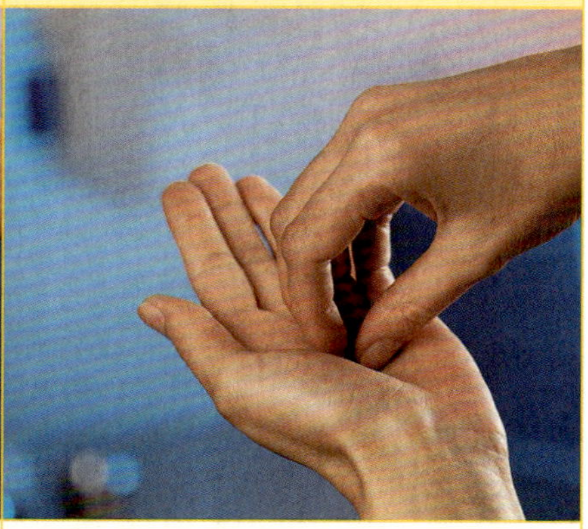
Außenseite der Finger auf gegenüberliegende Handfläche mit verschränkten Fingern	Kreisendes Reiben des rechten Daumens in der geschlossenen linken Handfläche und umgekehrt	Kreisendes Reiben hin und her mit geschlossenen Fingerkuppen der rechten Hand in der linken Handfläche und umgekehrt

Das Desinfektionsmittel wird in die trockenen Hände gegeben und circa 30 Sek. lang nach den oben beschriebenen Schritten eingerieben. Jeder Einreibeschritt sollte fünfmal durchgeführt werden und nach Beendigung des 6. Schrittes bis zur angegebenen Einreibedauer wiederholt werden. Man muss darauf achten, dass die Hände die gesamte Einreibezeit über feucht bleiben (eventuell nochmals Händedesinfektionsmittel entnehmen).

3.3.3 Reinigung und Desinfektion von Laborgeräten

Wenn Glasgeräte, Pipetten, Instrumente und andere Medizinprodukte mit Probenmaterial in Berührung gekommen sind, müssen sie entsprechend der gesetzlichen Vorgaben aufbereitet werden.

Grundsätzlich sollten die benutzten Laborgeräte sofort nach Gebrauch in eine Instrumentenwanne mit Siebeinsatz und Deckel gelegt werden, die **Reinigungslösung mit desinfizierender Wirkung** enthält. Pipetten stellt man dazu in einen Standzylinder.

Zählkammern legt man, um ein Zerkratzen des Zählnetzes zu verhindern, in ein Extragefäß mit desinfizierender Reinigungslösung (s. Abb. 1).

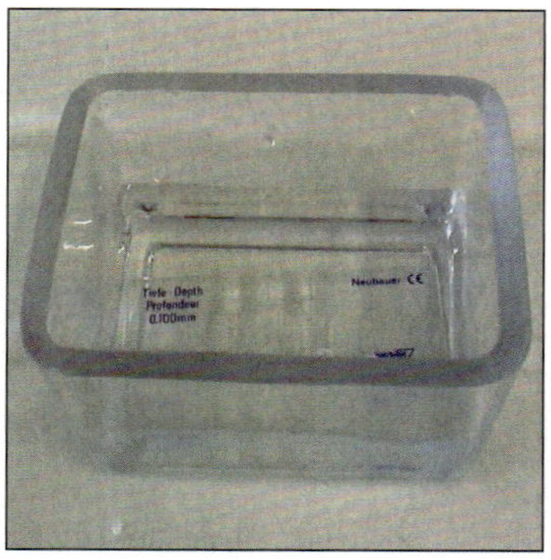

Abb. 1: Desinfektion von Zählkammern

Zur Reinigung und Desinfektion von Medizinprodukten ist eine Vielzahl von Produkten auf dem Markt. Sie sollten nach dem Verbund für angewandte Hygiene (VAH e.V.) gelistet sein. Manche sind schon gebrauchsfertig, andere liegen als Konzentrat vor und müssen vor Gebrauch den Angaben entsprechend verdünnt werden. Falls keine Dosiertabellen auf den Produkten angebracht sind, muss die Berechnung zur Herstellung der Verdünnungen selbst vorgenommen werden (Beispiele dazu befinden sich im Anhang, S. 282). Bei der Herstellung der gebrauchsfertigen Lösungen ist darauf zu achten, das kalte Wasser vorzulegen und anschließend das Konzentrat zuzugeben.

Allgemein gilt für die Reinigung und Desinfektion:
Konzentration der gebrauchsfertigen Lösung und Einwirkdauer genau beachten!

Arbeitsanleitung für die Reinigung und Desinfektion benutzter Medizinprodukte

Benötigte Materialien

① Desinfektionsmittel (Konzentrat)
② Instrumentenwanne mit Siebeinsatz und Deckel
③ Dosierhilfe, Dosiertabelle
④ Schutzhandschuhe, Schutzkleidung
⑤ Zeitmesser

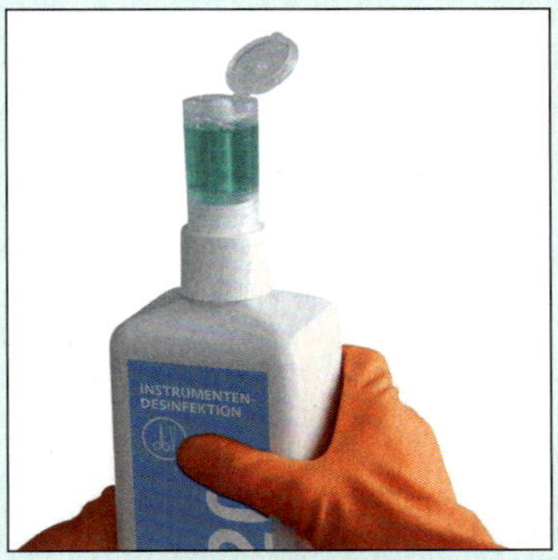

Abb. 1: ***Desinfektionsmittelkonzentrat dosieren***

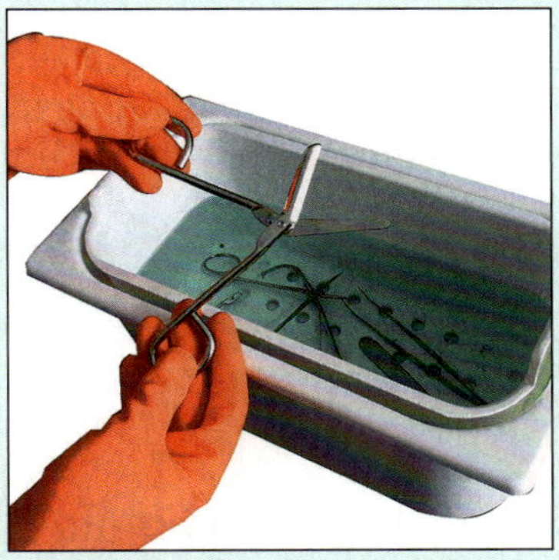

Abb. 2: ***Gelenke vor dem Einlegen öffnen***

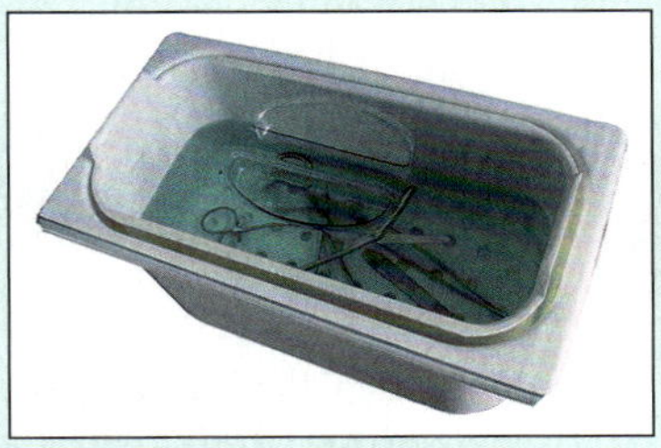

Abb. 3: ***Instrumente einlegen***

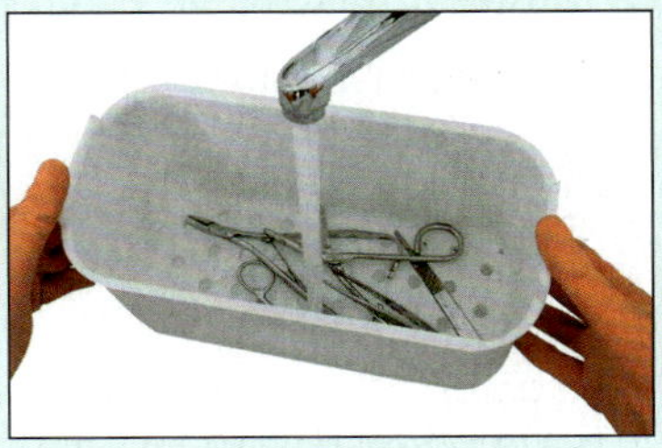

Abb. 4: ***Instrumente abspülen***

Durchführung

- ▢ Desinfektionsmittelkonzentrat entsprechend den Herstellerangaben dosieren (s. Abb. 1), Arbeitsschutzbestimmungen berücksichtigen (Handschuhe, Schutzkleidung)
- ▢ Grobe Verschmutzungen entfernen und die Laborgeräte bzw. Gelenkinstrumente öffnen (s. Abb. 2), ggf. in Einzelteile zerlegt, in die Lösung einlegen. Nicht werfen!
- ▢ Die Instrumente müssen vollständig und luftblasenfrei von der Desinfektionslösung bedeckt sein (s. Abb. 4).
- ▢ Instrumentenwanne mit Deckel verschließen (s. Abb. 3). Einwirkzeit beachten. Sie beginnt, wenn das letzte Instrument eingelegt wurde.
- ▢ Laborgeräte gründlich mit Leitungswasser (s. Abb. 4) und anschließend mit demineralisiertem Wasser abspülen, um Kalkflecken zu vermeiden.
- ▢ Instrumente auf Sauberkeit überprüfen.

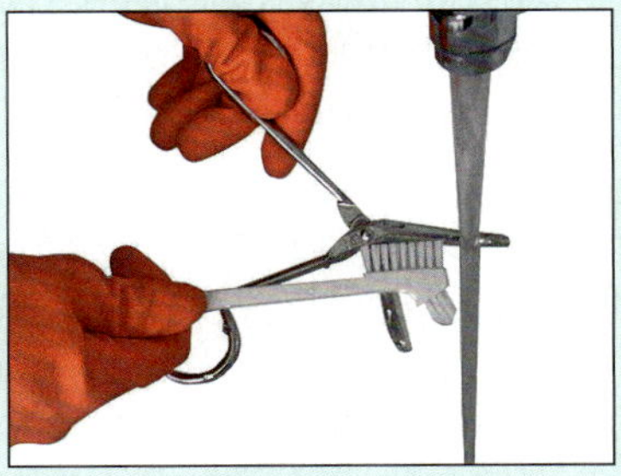

Abb. 5: ***Nicht saubere Instrumente nachbearbeiten***

Sind nach der Desinfektion noch Restverschmutzungen vorhanden, müssen die Laborgeräte nochmals gereinigt und desinfiziert werden (s. Abb. 5).

- Anschließend werden die Laborgeräte getrocknet. Größere Glasgeräte hängt man dazu auf das Abtropfgestell über der Spüle (s. Abb. 1). Pipetten und Kleingeräte aus Glas kommen für 45 bis 60 Minuten in den Trockenschrank bei ca. 80 °C.
- Zuletzt werden die Laborgeräte auf Unversehrtheit und ihre Funktion überprüft, gepflegt und, falls keine Sterilisation erforderlich ist, bis zur Verwendung gelagert.

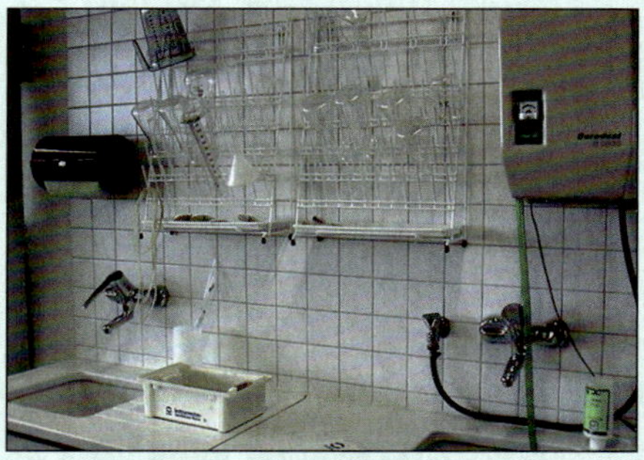

Abb. 1: Reinigungsplatz für Laborgeräte

Semikritische und kritische Medizinprodukte der Kategorie B unterliegen den erhöhten Anforderungen an die Aufbereitung (s. S. 58) und sollten maschinell gereinigt und desinfiziert werden.

Dazu werden in Praxen, in denen viele Medizinprodukte zur Aufbereitung anfallen, kombinierte Reinigungs- und Desinfektionsgeräte (RDG) eingesetzt (s. Abb. 2). Die Wirksamkeit dieser Geräte muss vom Hersteller gewährleistet sein und der Reinigungs- und Desinfektionserfolg in regelmäßigen Abständen kontrolliert und dokumentiert werden.

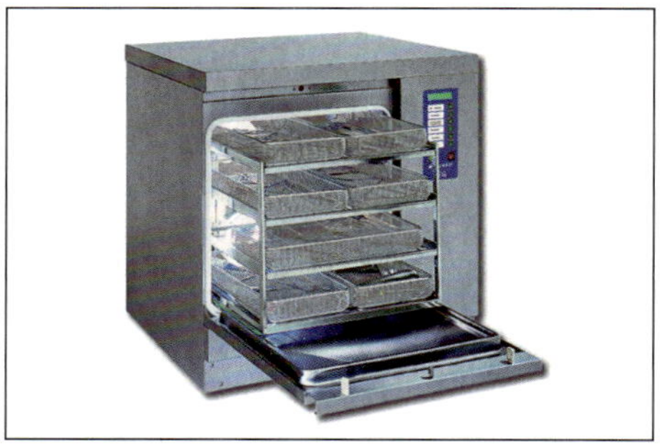

Abb. 2: Kombiniertes Reinigungs-/Desinfektionsgerät

3.3.4 Flächendesinfektion

Bei Kontamination oder am Arbeitsende müssen die Arbeitsflächen desinfiziert werden. Dabei ist die **Wischdesinfektion** der **Sprühdesinfektion** vorzuziehen. Zum Schutz der Hände sollten Schutzhandschuhe getragen werden.

Arbeitsanleitung für die Flächendesinfektion

Benötigte Materialien (s. Abb. 3)

① Eimer
② Desinfektionsmittelkonzentrat
③ Messbecher
④ Schutzhandschuhe
⑤ Einmalwischtücher

Durchführung

- Desinfektionslösung entsprechend der Herstellerangaben ansetzen (s. Abb. 4):
  1. Kaltes Wasser vorlegen.
  2. Desinfektionsmittelkonzentrat zugeben (s. Abb. 5).
- Einmalwischtuch mit gebrauchsfertiger Desinfektionsmittellösung anfeuchten.
- Fläche vollständig benetzen. Keine unbehandelten Stellen zurücklassen (s. Abb. 6).
- Nicht trockenwischen! Zu desinfizierende Fläche trocknet während der Einwirkzeit ab.

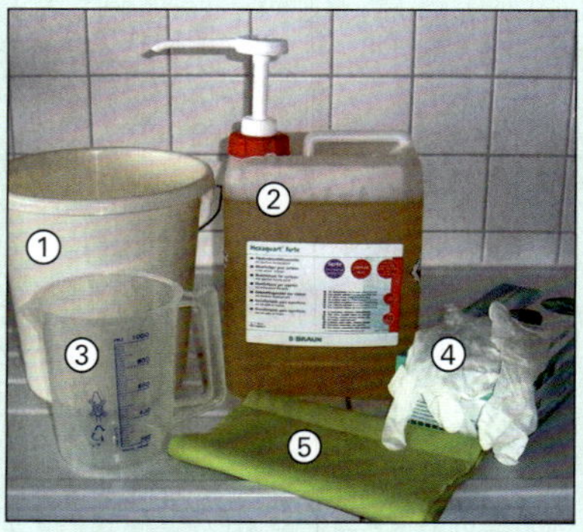

Abb. 3: Benötigte Materialien

Hexaquart© forte

verdünnt anwenden / utiliser dilué use diluted / usare diluito / usar diluido usar diluido / verdund gebruiken	5 min	30 min	1 h	2 h
Flächendesinfektion / *désinfec. surfaces* / surfaces disinfec. *desinfezione superfici* / ontsmetting van vlakken *desinfec. superficies* / desinfec. superficies (VAH), incl. enveloped viruses, rotavirus*	2.0 % / 20 ml/l	1.0 % / 10 ml/l	0.5 % / 5 ml/l	
Polyomavirus			2.0 % / 20 ml/l	
Adenovirus				2.0 % / 20 ml/l

Information: Oberfläche feucht wischen.
Auf vollständige Benetzung achten.

Abb. 4: Herstellerangaben

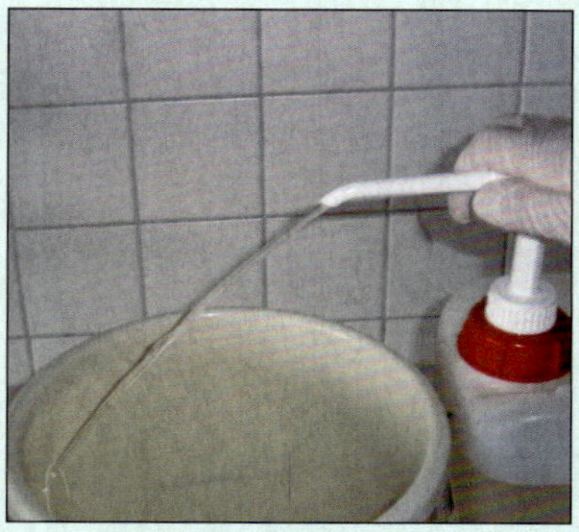

Abb. 5: Desinfektionsmittelkonzentrat zugeben

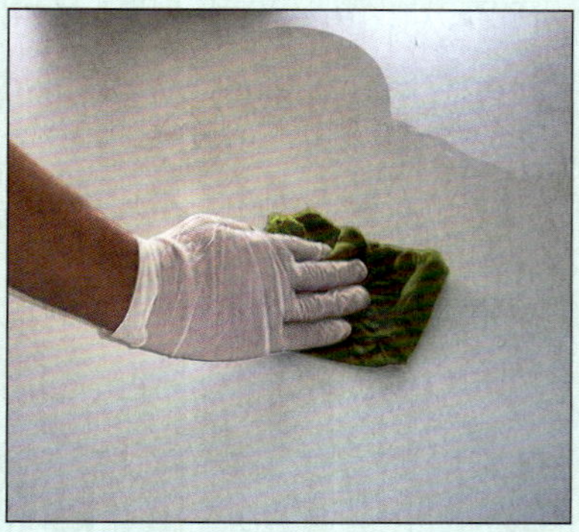

Abb. 6: Fehlerhafte Desinfektion

3.3.5 Hygieneplan

Nach § 36 des Infektionsschutzgesetzes muss für jede Praxis ein individuell auf den Praxisbetrieb abgestimmter, ausführlicher Hygieneplan erarbeitet werden. Darin müssen alle Maßnahmen zur Infektionsvermeidung für Patienten und Praxismitarbeiter detailliert beschrieben sein. Dazu zählen u. a. auch Standardarbeitsanweisungen über den genauen Ablauf eines Verfahrens, ähnlich der beschriebenen Standard-Einreibemethode für die hygienische Händedesinfektion, oder über die Vorgehensweise bei einer korrekten Blutentnahme, sowie Merkblätter, wie z. B. bei Nadelstichverletzungen zu verfahren ist. Der Praxisbetreiber ist verantwortlich für die Überwachung und Einhaltung der Hygienemaßnahmen, die Hygienebelehrungen des Personals und für die regelmäßige Aktualisierung des Hygieneplans (s. Abb. 1).

Was Objekt, das gewartet werden soll	Wie Art der Wartung	Womit Arbeitsmittel (z. B. Desinfektionsmittel)	Wann Zeitpunkt, Rhythmus, Folge der hygienischen Maßnahmen	Wer Verantwortliche oder betroffene Personen eintragen
Hände	desinfizieren (einreiben oder Waschdesinfektion)	Händedesinfektionsmittel	vor bzw. nach der Behandlung und bei weiteren Tätigkeiten mit Kontaminationsgefahr	alle im Untersuchungs-, Behandlungs- und Wartungsbereich Beschäftigten
	waschen	hautschonendes Waschmittel	mehrfach täglich	alle in der Praxis Beschäftigten
	pflegen	Hautpflegemittel	bei Bedarf	
Haut	desinfizieren (sprühen oder tupfen) Hautpartie vollständig benetzen	Hautdesinfektionsmittel	vor Injektionen, Blutentnahmen usw.	Arzt/Praxismitarbeiter
Schleimhaut	desinfizieren (tupfen), Hautpartie vollständig benetzen	Hautdesinfektionsmittel	vor Eingriffen (z. B. Katheterisierung, Cystoskopien, Rektoskopien)	
Instrumente und Laborgeräte	einlegen in Lösung, die desinfiziert und reinigt (Nicht mit ungeschützter Hand in die Lösung greifen.) oder Thermodesinfektion		unmittelbar nach Behandlung/Gebrauch	Beauftragte
Chirurgische Instrumente	Sterilisation (nach vorangegangener Desinfektion und Reinigung)	Autoklav oder Heißluftsterilisator mit autom. Luftumwälzung	unmittelbar nach der Aufbereitung	
Einrichtungsgegenstände z. B. Patientenstuhl, Geräte, Schränke	desinfizieren (besprühen u. wischen), Flächen vollständig benetzen	Gerätedesinfektionsmittel	am Ende bzw. Anfang des Behandlungstages, nach jeder Behandlung	
Flächen und Gegenstände Flächen und Gegenstände, die kontaminiert wurden	desinfizieren (wischen), Flächen vollständig benetzen	Flächendesinfektionsmittel	arbeitstäglich	
Räume, Fußböden	Räume, Hartfußböden und Inventar (wischen)	Raumdesinfektionsmittel	bei Bedarf, arbeitstäglich	
Wäsche	erfassen (sammeln), desinfizieren, säubern (z. B. Kochen der Wäsche)	z. B. Waschmaschine	nach Gebrauch	
Abfall	sammeln, desinfizieren, verschließen, entsorgen. Spitze, scharfe und zerbrechliche Gegenstände dürfen nur sicher umschlossen in den Abfall gegeben werden	z. B. Plastiksack	nach Bedarf	

***Abb. 1:** Einige Maßnahmen des Hygieneplans in Tabellenform*

3.4 Sterilisation

Bei der Sterilisation werden im Gegensatz zur Desinfektion alle Keime (pathogene und apathogene) und ihre Dauerformen vernichtet. Man erreicht dadurch absolute Keimfreiheit.

3.4.1 Sterilisationsverfahren

Der gesamte Sterilisationsprozess unterliegt einer strengen Überwachung (MPBetreibV – Medizinprodukte-Betreiberverordnung, Empfehlungen des RKI). Bevor ein Sterilisiergerät in einer Praxis zum Einsatz kommen darf und zur Sterilisation zugelassen wird, muss eine **Erstvalidierung** (Erstüberprüfung der Funktionsfähigkeit) erfolgen.

Zunächst werden **organisatorische Maßnahmen** innerhalb der Praxis gefordert. Der Praxisbetreiber muss u. a. Verantwortlichkeiten regeln, Arbeitsanweisungen erteilen, Schulungspläne dokumentieren und Medizinprodukte nach Risikogruppen einstufen. Dann wird die **räumliche Situation** überprüft. Nachgefragt wird beispielsweise, ob die Arbeitsabläufe von der unreinen zur reinen Seite verlaufen (s. Abb. 1, S. 65) und wie das Sterilgut gelagert wird. Anschließend erfolgt die **Überprüfung** des eigentlichen **Sterilisationsprozesses**. Geprüft wird, ob der Sterilisator entsprechend der Herstellervorgaben in der Praxis aufgestellt ist. Das Gerät wird mithilfe bestimmter Testverfahren (z. B. Bowie-Dick-Test) in seiner Funktionsfähigkeit getestet. Abschließend erfolgt eine Leistungsbeurteilung am konkreten Beispiel, das heißt, der Sterilisator wird beladen und der Sterilisationsvorgang mittels vorgegebener Parameter (Temperatur, Druck) überprüft. Der abschließend zu erstellende Bericht beendet und dokumentiert das Erstüberprüfungsverfahren. Nun ist der Sterilisator einsatzfähig. Darüber hinaus sieht der Gesetzgeber vor, dass nach bestimmten Intervallen (zur Zeit jährlich), eine Re-Validierung des Sterilisators, nach den eingangs genannten Kriterien, vorzunehmen ist.

In den Arztpraxen kommen meist zwei Sterilisationsverfahren zum Einsatz: die Heißluftsterilisation und die Dampfdrucksterilisation. Aufgrund der Richtlinien zur Qualitätssicherung des Sterilisationsvorgangs wird die Dampfdrucksterilisation wegen ihrer zuverlässigeren Wirksamkeit bevorzugt.

- **Heißluftsterilisation**

Bei dieser Sterilisationsmethode wird ca. 180 °C heiße, meist mechanisch bewegte Luft verwendet. Durch diese hohe Temperatur werden während des Sterilisiervorgangs alle Mikroorganismen abgetötet. Auf diese Weise können nur hitzebeständige Instrumente oder Geräte sterilisiert werden. Bevor das Sterilisiergut in den Heißluftsterilisator eingelegt wird, muss es sorgfältig desinfiziert, gereinigt und abgetrocknet werden, da es ansonsten zu Schäden (z. B. Einbrennungen) kommen kann. Wegen des bei älteren Heißluftsterilisatoren meist fehlenden Druckeranschlusses kann der Sterilisationsprozess nicht dokumentiert werden. Kritische Medizinprodukte dürfen in einem Heißluftsterilisator nicht aufbereitet werden.

- **Dampfdrucksterilisation**

In diesem Fall wird mit heißem Wasserdampf, der unter Druck gesetzt wird, gearbeitet. Im Gerät wird zunächst ein Vakuum erzeugt (Luft wird entzogen). Anschließend lässt man heißen Wasserdampf einströmen, bis ein hinreichender Überdruck besteht, der in Kombination mit einer Temperatur von ca. 134 °C zur Sterilisation führt.

Da bei der Dampfdrucksterilisation mit niedrigerer Temperatur als bei der Heißluftsterilisation gearbeitet wird, ist diese Methode für das Sterilisiergut schonender. Der Dampfdrucksterilisator wird auch **Autoklav** genannt (s. Abb. 1).

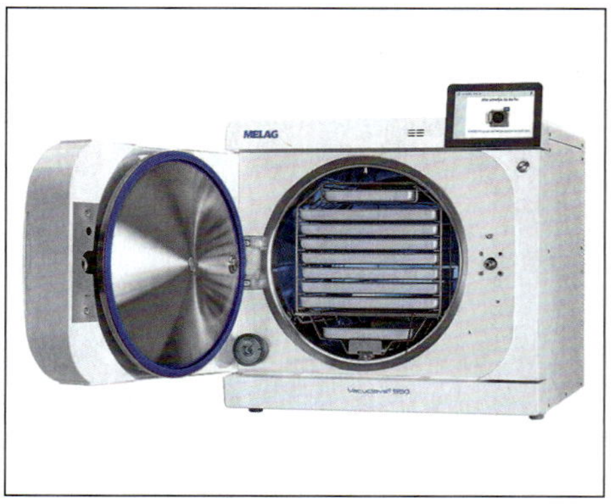

Abb. 1: Autoklav

Für die Dampfdrucksterilisatoren gilt eine EU-Norm, die die Geräte klassifiziert. Sie teilt die Geräte in die Klassen „B", „S" und „N" ein. Die Klasse „B" ist die höchste Klasse, an die die strengsten Anforderungen gestellt werden. Sie eignet sich damit für die Beladung mit den meisten in der Praxis vorkommenden Geräten. Mit Geräten der Klasse „S" können keine langen Hohlkörper sterilisiert werden. Geräte der Klasse „N" eignen sich nicht für das Sterilisieren von verpacktem Sterilisiergut.

Die Betriebsdauer beider Gerätetypen umfasst die Anheiz-, Abtötungs- und Abkühlungszeit.

Sterilisation:
- *Abtöten von pathogenen und apathogenen Keimen einschließlich der Dauerformen*
- *Führt zur Keimfreiheit (Sterilität)*

Die folgende Tabelle stellt die beiden Sterilisationsmethoden im Vergleich dar.

Bedingung	Heißluftsterilisation		Dampfdrucksterilisation	
Temperatur	180 °C	200 °C	121 °C	134 °C
Druck	–	–	2,0 bar	3,0 bar
Abtötungszeit	30 Min.	10 Min.	20 Min.	5 Min.
Sterilisiergut	Instrumente, Gegenstände aus Metall oder Glas		Wie bei der Heißluftsterilisation, aber noch zusätzlich: Textilien, Watte, Mull, Kunststoffe	

3

3.4.2 Qualitätssicherung bei der Aufbereitung von Medizinprodukten

Der Erfolg einer hygienisch einwandfreien Aufbereitung unterliegt strengsten Vorgaben. Das **Infektionsschutzgesetz (IfSG)**, das **Medizinproduktegesetz (MPG)** und die **Medizinprodukte-Betreiberverordnung (MPBetreibV)** enthalten die relevanten Bestimmungen. Um zu überprüfen, ob die gesetzlich festgelegten Bestimmungen tatsächlich eingehalten werden, führen die zuständigen Behörden vermehrt Praxisüberprüfungen durch. Dies erfordert eine genaue innerbetriebliche Organisation, das **Qualitätsmanagement**.

Der für die Aufbereitung Verantwortliche hat unter Berücksichtigung der Angaben des Herstellers schriftlich festzulegen ob, mit welchem Verfahren und unter welchen Bedingungen (z. B. Räume, Arbeitsmittel, Qualifikation des Personals) Medizinprodukte, die unter seiner Verantwortung stehen, aufbereitet und gelagert werden. Dies bedeutet, dass gerade für die Sterilisation im Rahmen der internen Qualitätssicherung ein exaktes überprüfbares (valides) Verfahren durchgeführt werden muss, bei dem der Sterilisationserfolg nachvollziehbar gewährleistet ist.

Instrumentenaufbereitungskreislauf

In Abbildung 1 wird in einem validierten Sterilisationsverfahren ein Instrumentenaufbereitungsprozess von kritischem Sterilisiergut dargestellt. Schritt 1 und 2 finden im Operationssaal statt. Schritt 3 beschreibt den Transport der in einem geschlossenen Behältnis transportierten Instrumente. Dies wird als Entsorgung bezeichnet. Es folgt die Vorreinigung, der Schritt 4, auf der unreinen Seite. Beim Schritt 5 muss ein maschinelles Verfahren bevorzugt werden. Die Schritte 6 bis 9 werden auf der reinen Seite durchgeführt. Die Schritte 10 bis 12 umfassen die Freigabe des sterilisierten Instrumentes, die Lagerung und Bereitstellung für die erneute Anwendung.

Nachfolgend werden die Schritte einer Instrumentenaufbereitung an einem Beispiel nachvollzogen.

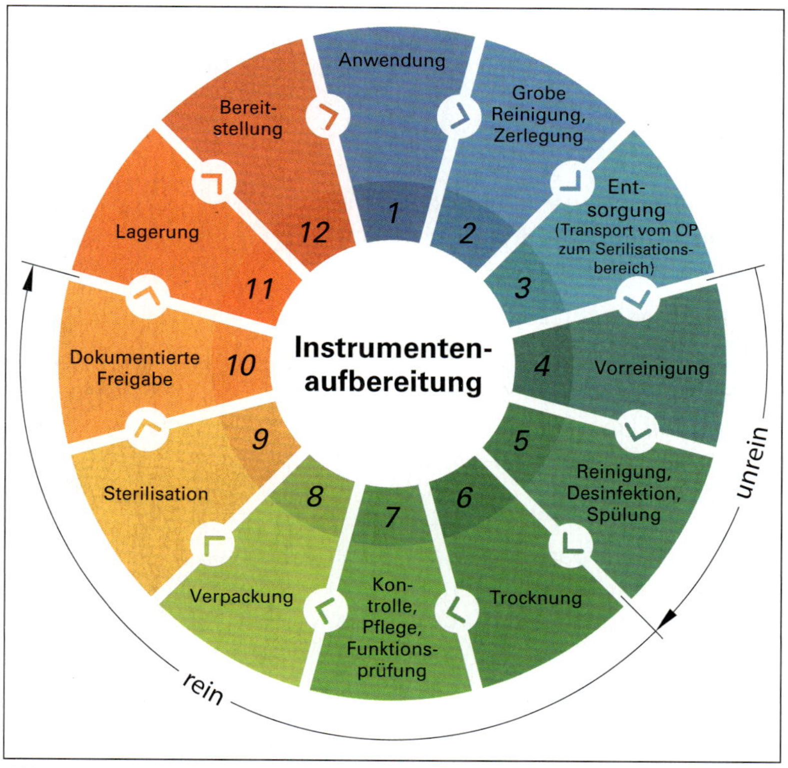

Abb. 1: Instrumentenaufbereitung

Schritte 1 bis 2

Nach der Anwendung im Operationssaal erfolgt die **grobe Reinigung** der Instrumente (s. Abb. 1).

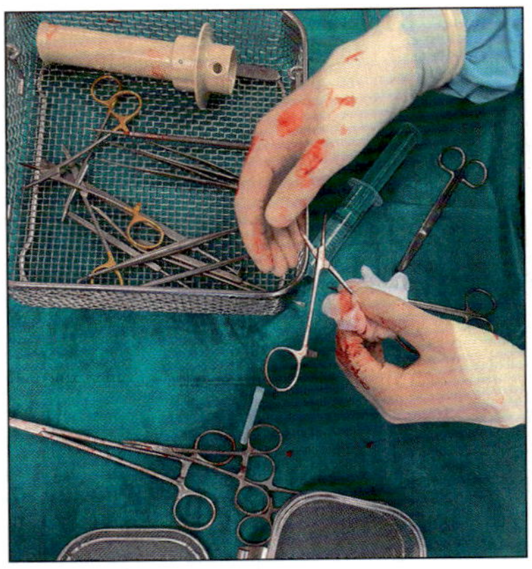

Abb. 1: Grobe Reinigung

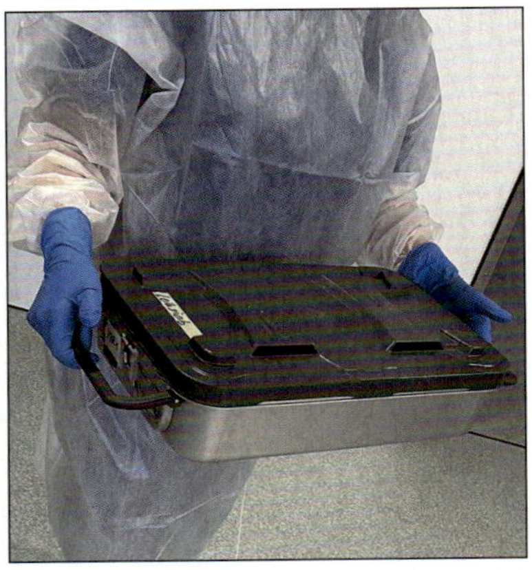

Abb. 2: Transport zum Sterilisationsbereich

Schritte 3 bis 6

In Abbildung 2 liegen die grob gereinigten Instrumente in einer Box zum **Transport** (Entsorgung) in den Sterilisationsbereich. Dort erfolgt die **Vorreinigung und Reinigung** sowie anschließend die **Desinfektion**, **Spülung und Trocknung** in einem **Reinigungs- und Desinfektionsgerät** (s. Abb. 3)

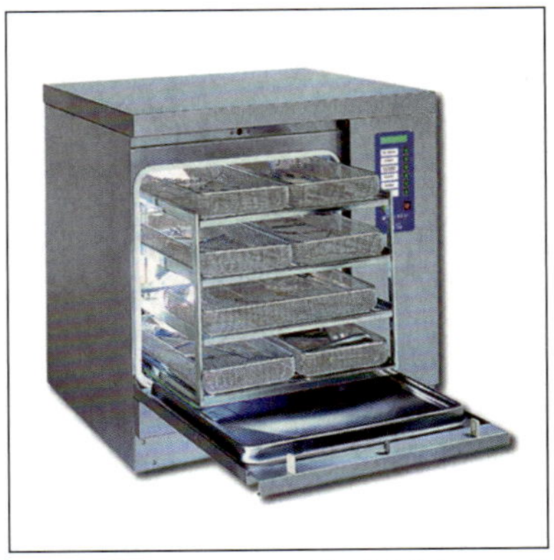

Abb. 3: Reinigungs- und Desinfektionsgerät

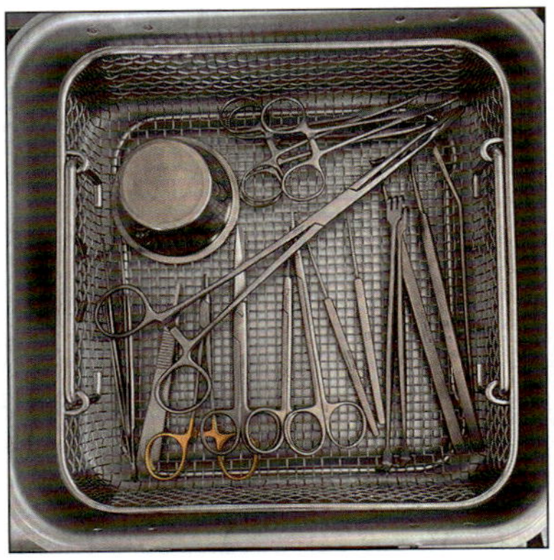

Abb. 4: Gereinigte und desinfizierte Instrumente

Schritt 7

Abbildung 4 zeigt die gereinigten und desinfizierten Instrumente. Danach werden die Instrumente der Funktionskontrolle und Pflege unterzogen.

Schritt 8

Die **Verpackung** bildet ein Sterilbarrieresystem, welches das Eindringen von Keimen verhindert.

Dafür werden beispielsweise **feste Sterilisierbehälter**, wie in Abb. 5, (Aluminium) oder **Klarsichtsterilisierverpackungen** (Papier/Folie) verwendet, die versiegelt werden müssen (s. Abb. 6).

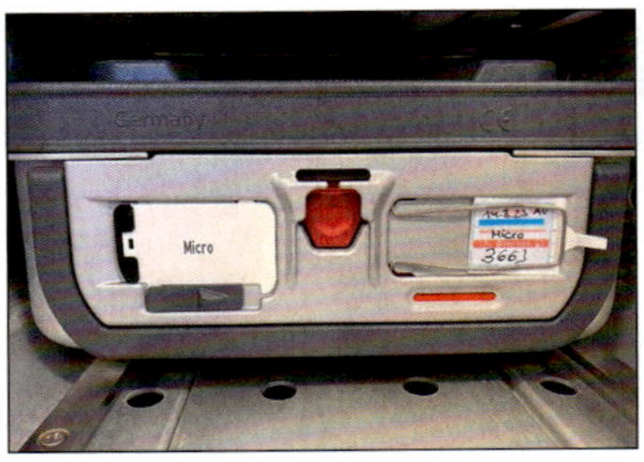

Abb. 5: Sterilisierbehälter

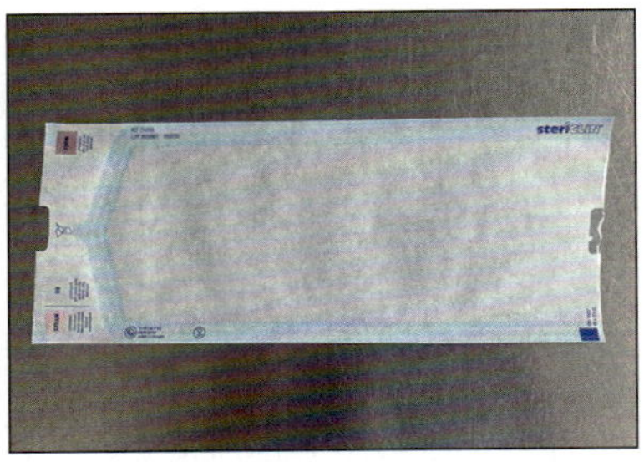

Abb. 6: Klarsichtsterilverpackung

Abb. 7 zeigt solch ein **Siegelgerät**. Bei der Versiegelung ist Folgendes zu beachten (s. Abb. 8):

- Die Folienverpackung darf höchstens zu 75 % gefüllt sein.
- zwischen Siegelnaht und Instrument sollte ein Mindestabstand von 3 cm bestehen.
- Die Siegelnaht sollte mindestens 6 mm breit sein.
- Der für das Öffnen der Verpackung wichtige Überstand hinter der Siegelnaht sollte mindestens 1 cm betragen.

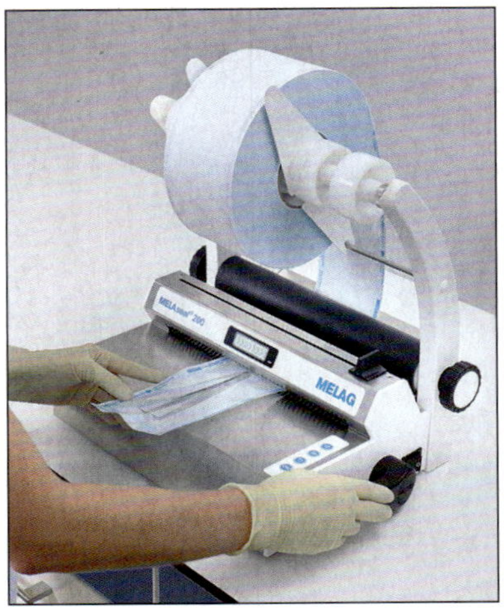

Abb. 7: Siegelgerät

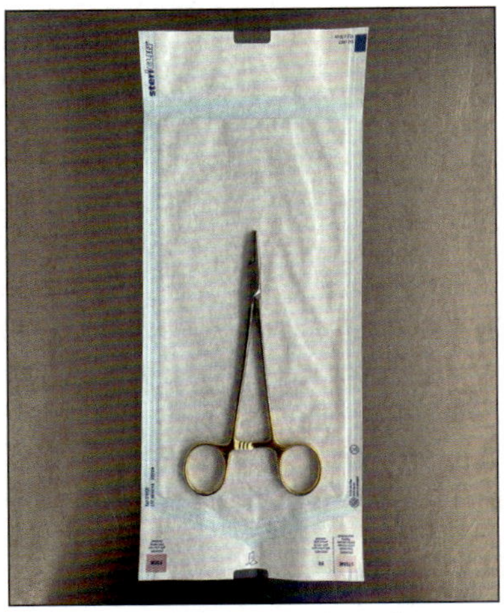

Abb. 8: Vorschriftsmäßige Verpackung

Eine **Schutzverpackung** dient dazu, Schäden am Sterilbarrieresystem und seines Inhaltes zu verhindern. Abhängig von den Transport- und Lagerbedingungen ist gegebenenfalls eine **Umverpackung** (Lager- und Transportverpackung) erforderlich. Die Verpackung sollte in jedem Fall für das Sterilisationsverfahren geeignet sein und die Sterilität und Funktion des Medizinproduktes bis zur Anwendung gewährleisten.

Die Instrumente werden nach einem festgelegten Beladungsmuster in den Autoklav geräumt. Jeder Sterilisiervorgang erhält eine **Chargennummer**.

Zur Qualitätssicherung müssen die **Funktion** eines B-Autoklaven und der **Sterilisationslauf** überprüft werden und zwar:

- die **Dichtigkeit** der Sterilisierkammer arbeitstäglich mittels **Vakuumtest**.
- die **Dampfdurchdringung** ebenfalls arbeitstäglich mittels **Prozessindikatoren der Klasse 2**. Zu dieser Klasse zählen der Bowie-Dick-Test (s. Abb. 1) und der Helix-Test.
  - → Der **Bowie-Dick-Test** simuliert die Dampfdurchdringung eines 7 kg schweren Textilpaketes und ist demzufolge ein Prüfkörper z. B. für Verbandsstoffe.
  - → Für den **Helix-Test** wird in einen Helix-Prüfkörper ebenso wie beim Bowie-Dick-Test ein Indikatorstreifen eingelegt, der durch einen Farbumschlag nach der Sterilisation die erfolgreiche Dampfdurchdringung nachweist.

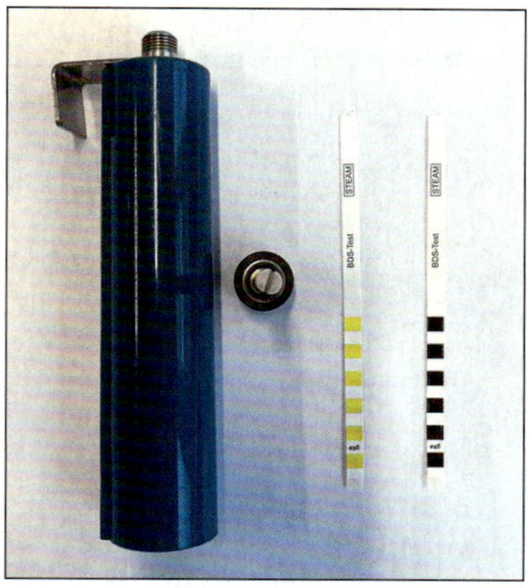

Abb. 1: Bowie-Dick-Test

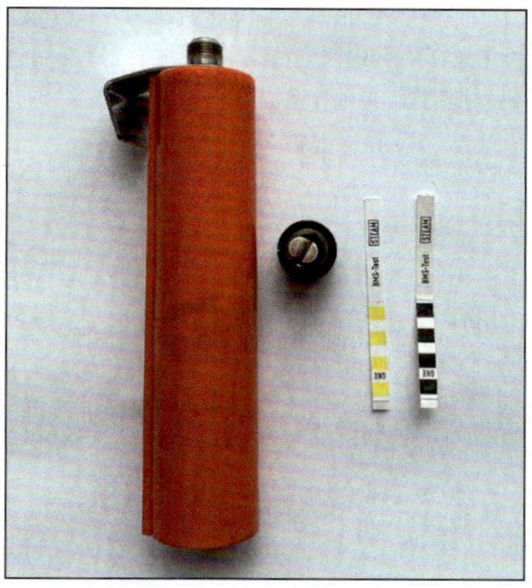

Abb. 2: Chargenindikator

> ***!*** *Grundsätzlich muss jede Sterilisationscharge mit Instrumenten der Risikogruppe B mit einem Dampfdurchdringungsindikator überprüft werden.*

- Zusätzlich muss jede Charge mit einem **Chargenindikator** (s. Abb. 2) überprüft werden.
- Die erfolgte Sterilisation muss durch einen **Behandlungsindikator** (Prozessindikator Klasse 1) angezeigt werden. Er ist entweder **an jedem Medizinprodukt** auf der Verpackung angebracht oder dem Medizinprodukt in der Verpackung beigelegt.

  Im Fall der Pinzette sieht man in Abbildung 3 den Behandlungsindikator vor der Sterilisation ① und in Abbildung 4, wie er sich nach der Sterilisation ② verfärbt hat.

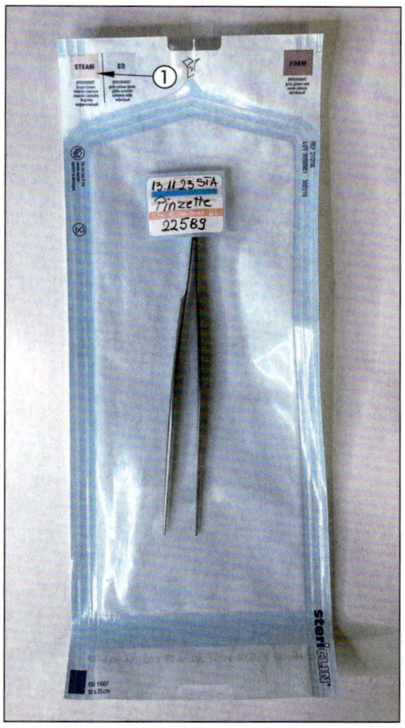

Abb. 3: Pinzette vor und

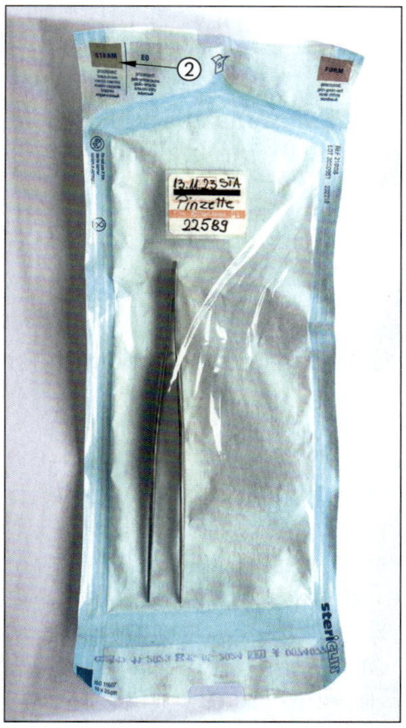

Abb. 4: nach der Sterilisation

Die **Kennzeichnung** der verpackten Medizinprodukte kann vor und nach der Sterilisation erfolgen. Abbildung 5 zeigt das Etikett, das auf der Verpackung der Pinzette angebracht ist.

Es enthält folgende Angaben:

- Sterilisationsdatum, hier: „13.11.23" (Der schwarze Balken unterhalb des Datums zeigt die erfolgreiche Sterilisation an).
- Kürzel der verantwortlichen Praxismitarbeiterin, hier: „STA"
- Medizinprodukt: „Pinzette"
- Chargennummer: Es handelt sich um die „22589." Sterilisation.

Abb. 5: Etikett

Das Haltbarkeitsdatum, 6 Monate nach der Sterilisation, ist nicht angegeben, da in der Praxis quartalsmäßig alle sterilisierten Medizinprodukte überprüft und gegebenenfalls neu sterilisiert werden.

Das Etikett kann später bei erneuter Verwendung der Pinzette an einem Patienten von der Verpackung wieder abgelöst und zur Dokumentation verwendet werden.

Der **Sterilisationsablauf** muss durch die **automatische Aufzeichnung** der **Sterilisationsbedingungen** belegt werden.

Abbildung 1 zeigt einen Ausschnitt aus einem Programmprotokoll.

Es wurden im „Universalprogramm“ verpackte **Medizinprodukte** sterilisiert.

Es handelt sich um die **„Tagescharge 02“** von insgesamt **„366“** bereits durchgeführten Sterilisationen.

Alle **Sterilisationsparameter** (Temperatur, Druck, Abtötungszeit, hier Plateauzeit genannt) waren in Ordnung.

Die Charge und somit die chirurgische Pinzette kann für den erneuten Gebrauch freigegeben werden.

Schritt 10

Die Aufbereitung der Medizinprodukte endet mit der **Freigabe**. Darunter versteht man die Abschlussüberprüfung der erfolgten Sterilisation. Eine autorisierte Person untersucht die Verpackung auf Unversehrtheit, kontrolliert die Kennzeichnung und überprüft den erfolgreichen Sterilisationsprozess.

Die **Dokumentation aller Aufbereitungsschritte** ist gesetzlich vorgeschrieben.

Laut RKI-Empfehlungen muss ein **Freigabeprotokoll** (s. Abb. 1, S. 69) außerdem Folgendes umfassen:

- Die Messwerte und Prozessparameter und
- die Freigabeentscheidungen im Bezug auf die freigebende Person
- und die Charge.

Allgemein sind die Aufzeichnungen 10 und für kritische Medizinprodukte 30 Jahre aufzubewahren. Ursprüngliche Eintragungen dürfen weder unkenntlich gemacht noch nachträglich verändert werden. Die Aufzeichnungen und Nachweise können von den zuständigen Behörden jederzeit zur Einsicht verlangt werden.

Schritte 11 und 12

Die **Lagerung** und **Bereitstellung** des Medizinproduktes kann erfolgen, wenn alle Parameter den Anforderungen entsprechen. Die Dauer richtet sich nach der Qualität des Verpackungsmaterials, der Dichtigkeit der Siegelnähte, den Herstellerangaben für die Verpackungen und danach, ob es offen zugänglich oder in einem Schrank bzw. einer Schublade staubgeschützt aufbewahrt wird. Im Fall der chirurgischen Pinzette, die in einem Schrank gelagert wird, wären dies sechs Monate.

```
----------------------------------------
!0 01100ED0E0
!1 C00WF0A6.PRO
----------------------------------------
10 MELAG Vacuklav 40-B
----------------------------------------
15 Programm:    Universal-Programm
20 Programmtyp: 134 °C verpackt
25 Datum:       26.02.2021
30 Tagescharge: 02 Gesamt: 00366
35 Benutzer:           1001
36 Indikatoren umgeschlagen: JA
37 Charge freigegeben:       JA
======
40 Universal-Programm erfolgreich beendet
42 = =
======
45 Temperatur:  135.4  +0.03/-0.03 °C
50 Druck:       2.17  +0.00/-0.00 bar
55 Plateauzeit: 05 min 30 s
60 Leitwert:    0 µS/cm (691:22996.0)
65 Startzeit:   17:06:53
70 Endezeit:    17:42:15 (35:22 min)
======
80 SN:201240-B1167
======
81 RC   V3.032 15.07.2011
82 Para V3.035 01.12.2010
83 BO   V3.150 04.05.2011
----------------------------------------
```

Abb. 1: Ausschnitt aus einem Programmprotokoll

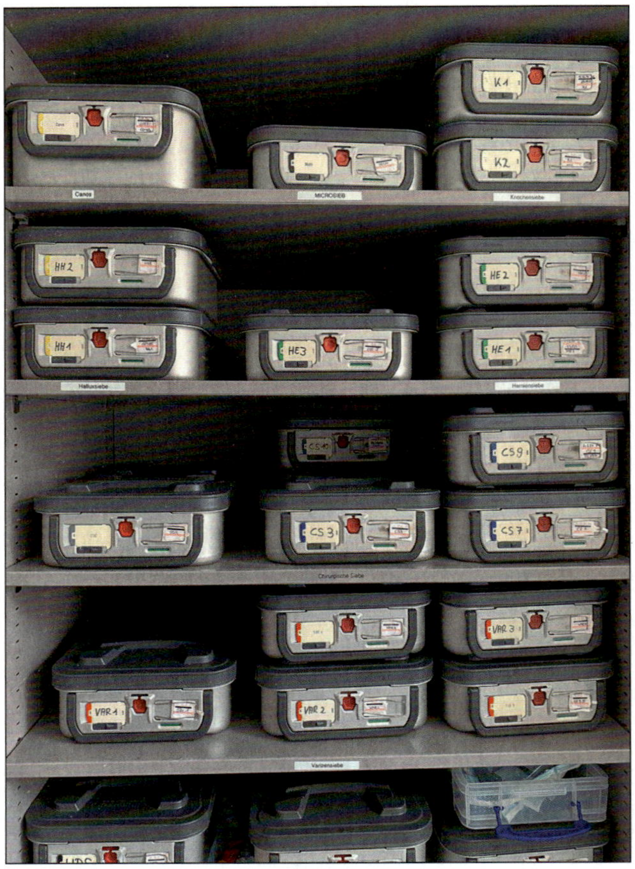

Abb. 2: Im Schrank gelagerte Sterilisierbehälter

Kommt es erneut zur **Anwendung** der sterilisierten chirurgischen Pinzette, wieder für einen chirurgischen Eingriff am Patienten, dann überträgt die Praxismitarbeiterin die dokumentierten Daten vom Freigabeprotokoll in die Akte des Patienten, der mit dieser Pinzette in Kontakt kommt, oder sie klebt das ablösbare Etikett von der Verpackung der Pinzette in das Operationsprotokoll.

MVZ QM-Handbuch MVZ Kirchheim GmbH	Steri Tagesprotokoll S 100 Typ Nr. S 100 Webeco Gerät Nr. 93310

Tag: Montag Datum: 13.05.24 Manometer Dampfversorgung 2 – 2.5 bar erreicht: Ja / Nein

	Ja	Nein	Kürzel		Ja	Nein	Kürzel
Leitwertmessgerät Anzeige grün	✓		Sta	Innenraum sauber (Sauberkeit,Rost)	✓		Sta
Entsaltzerpatrone gewechselt		x	Sta	Türdichtung intakt	✓		Sta
Sichtkontrolle Innen/Aussen	✓		Sta	Sieb gereinigt	✓		Sta
Entschlammen (roter Hahn) 1x wöchentlich montags	✓	.	Sta				

Charge:	Programm	Bestückung Siebe	Kriterien für die Freigabe	Freigabe erteilt Kürzel	Mängel
Vakuumtest 4278	Testpr.	Leer		Sta	⊖
B & D Test 4279	Testpr.	Hohlkörper-entlüftungstest	GKE	Sta	⊖
4280	S 134°	Pinzetten Scheren MIC Trokar	Zeit + Druck + Temp ok ☒ Indikator ok ☒ Verpackung intakt ☒ Siegelnaht intakt ☒ Keine Restfeuchtigkeit ☒ Keine Verfärbungen ☒ GKE	Sta	⊖

Seite 1 von 1

Abb. 1: Freigabeprotokoll

3.5 Entsorgung von Materialien

Besondere Sorgfalt ist bei der Entsorgung von Praxisabfällen (Probenmaterial, gebrauchte Einmalartikel, Chemikalien und Reagenzien u. a. m.) geboten. Von Abfällen aus Einrichtungen des Gesundheitsdienstes dürfen keine größeren Gefahren ausgehen als von ordnungsgemäß entsorgtem Siedlungsabfall (Restmüll). Eine ordnungsgemäße Entsorgung umfasst u. a. das Sammeln, Verpacken, Lagern, Transportieren und Beseitigen von Abfällen. Zielsetzung ist, dass die Gesundheit und das Wohl des Menschen, die Umwelt und die öffentliche Sicherheit und Ordnung nicht gefährdet werden.

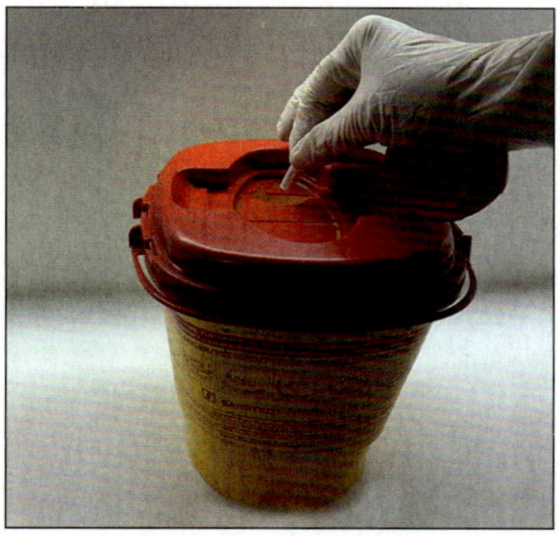

Abb. 2: Entsorgungs- oder Hartbox für die Abfallart 180101

In der **Abfallverzeichnis-Verordnung (AVV)** unterscheidet der Gesetzgeber insgesamt zwanzig verschiedene Hauptabfallkapitel (herkunftsbezogene Zuordnung). Diese können in weitere Unterkapitel unterteilt sein und führen dann zu den einzelnen Abfallarten. Für jede Abfallart existiert eine sechsstellige Nummer (Abfallschlüssel). Das für das medizinische Labor relevante Abfallverzeichnis ist das Kapitel 18 „Abfälle aus der humanmedizinischen und tierärztlichen Versorgung und Forschung".

Aufbau des sechsstelligen Abfallschlüssels:

Abfallschlüssel	Bedeutung				
18 01 01	genau festgelegte Abfallart hier:				
→	AVV Kapitel	18	..	..	„Abfälle aus der humanmedizinischen oder tierärztlichen Versorgung und Forschung"
→	Unterkapitel	..	01	..	„Abfälle aus der Geburtshilfe, Diagnose, Behandlung oder Vorbeugung von Krankheiten beim Menschen"
→	Abfallart	..	..	01	„spitze oder scharfe Gegenstände"

Die Zuordnung zu einer bestimmten **Abfallart** bedingt den vorgeschriebenen **Entsorgungsweg**. In dem Abfallverzeichnis finden sich auch besonders überwachungsbedürftige Abfälle, für die eine spezielle Entsorgungsmethode vorgeschrieben ist. Die Einhaltung der Entsorgungsvorschriften unterliegt einer ständigen Überwachung der Aufsicht führenden Behörde.

Geregelt wird die Entsorgung von Praxisabfällen in der „Richtlinie über die ordnungsgemäße Entsorgung von Abfällen aus Einrichtungen des Gesundheitswesens". Die vollständige Entsorgungsrichtlinie kann auf www.laga-online.de eingesehen werden.

Nachfolgend eine kurze Übersicht über die im medizinischen Labor am häufigsten vorkommenden Abfallarten und deren Entsorgungsvorschriften.

Abfallschlüssel	Abfallart	Auszüge aus den Richtlinien zur Entsorgung
18 01 01	Spitze und scharfe Gegenstände	• z. B. Kanülen, Skalpelle, Stechhilfen • Sie müssen in stich- und bruchfesten Einwegbehältnissen (Entsorgungs- oder Hartbox) gesammelt, fest verschlossen und sicher vor unbefugtem Zugriff gelagert, transportiert und entsorgt werden (vgl. Abb. 2, S. 69). • Einwegbehältnis kann im **Restmüll** entsorgt werden.
18 01 03	Abfälle, an deren Sammlung und Entsorgung aus infektionspräventiver Sicht besondere Anforderungen gestellt werden	• z. B. Abfälle, die mit erregerhaltigem Blut / Serum, Exkret oder Sekret kontaminiert sind • Abfall muss in reißfesten, feuchtigkeitsbeständigen und dichten Behältnissen gesammelt werden. • Abfall kann im entsprechenden Entsorgungsbetrieb **verbrannt** werden oder kann **desinfiziert** im **Restmüll** entsorgt werden.
18 01 04	Abfälle, an deren Sammlung und Entsorgung aus infektionspräventiver Sicht keine besonderen Anforderungen gestellt werden	• z. B. Wäsche, Einmalkleidung, Einwegartikel • Abfall muss in reißfesten, feuchtigkeitsbeständigen und dichten Behältnissen gesammelt werden. • Abfall muss nicht besonders gekennzeichnet sein und kann im **Restmüll** entsorgt werden.
18 01 06	Chemikalien, die aus gefährlichen Stoffen bestehen oder solche enthalten	• z. B. Laborchemikalien, Diagnostikarestmengen, Fixierbäder, Desinfektions- und Reinigungskonzentrate • Abfall muss entsprechendem Entsorgungsbetrieb **(Sondermüllverbrennung)** zugeführt werden.

3.6 Gefährdungen im Labor

3.6.1 Kennzeichnung von Gefahrstoffen

Überall in der Arztpraxis begegnet man Stoffen, die die Gesundheit und die Umwelt gefährden. Es ist daher notwendig, sie so zu kennzeichnen, dass jeder, der damit umgehen muss, über die von ihnen ausgehenden Gefahren unterrichtet ist. Aus diesem Grund müssen die **Gefahrstoffe** mittels **Gefahrenpiktogrammen** und **Gefahrenbezeichnungen** (Wirkung, z. B. giftig, ätzend, umweltgefährdend) eindeutig beschrieben werden.

Um internationale Unterschiede bei der Einstufung und Kennzeichnung von Gefahrstoffen auszugleichen, ist ein weltweit gültiges, einheitliches System entwickelt worden. Zielsetzung ist, damit eine globale Verbesserung der Arbeitssicherheit, des Gesundheits- und des Umweltschutzes zu erreichen. Die Europäische Union hat das **Global Harmonisierte System zur Einstufung und Kennzeichnung von Chemikalien**, kurz **GHS** genannt, von den UN (Vereinte Nationen) verbindlich übernommen.

Die nachfolgende Tabelle zeigt die Einteilung der Gefahrstoffe in neun **Gefahrenklassen**. Jeder Gefahrenklasse wird ein **Gefahrenpiktogramm** ① zugeordnet, das aus einer rot-umrandeten Raute mit schwarzen Symbolen auf weißem Grund besteht. Aus der **Beschreibung** ② des Piktogramms, z. B. „Flamme", lässt sich zum Teil die **Wirkung** ③ des Gefahrstoffes, dass es sich hier um entzündbare Stoffe handelt, erkennen. Für den Schweregrad, der von einem Stoff ausgeht, werden zwei **Signalwörter** ④ verwendet. Das Signalwort **„Gefahr"** steht für schwerwiegende, **„Achtung"** für weniger schwerwiegende Gefahrenkategorien.

Stehen beide Signalwörter unterhalb des Piktogramms, so sind dieser Gefahrenklasse Stoffe unterschiedlicher Gefahrenkategorien zugeordnet.

Einteilung der Gefahrstoffe nach GHS				
① **Gefahren-Piktogramm**	① 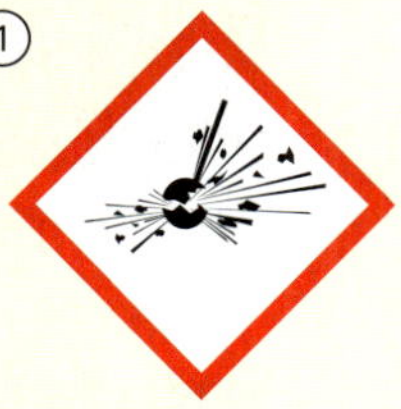	① 	① 	① 
② **Beschreibung**	② explodierende Bombe	② Flamme	② Flamme über Kreis	② Gasflasche
③ **Wirkung/ Gefahren-bezeichnung**	③ Explosions-gefahr	③ entzündbare Stoffe	③ brand-fördernde bzw. oxidierend wirkende Stoffe	③ Gase unter Druck
④ **Signalwort**	④ **Gefahr**	④ **Gefahr oder Achtung**	④ **Gefahr oder Achtung**	④ **Achtung**
① 	① 	① 	① 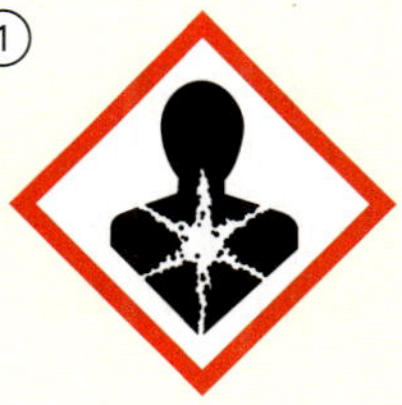	① 
② Ätzwirkung	② Totenkopf mit gekreuzten Knochen	② Ausrufezeichen	② Gesundheits-gefahr	② Umwelt
③ ätzend	③ akute Toxizität	③ akute Toxizität	③ gesundheits-schädliche Stoffe	③ Umwelt und Gewässer gefährdend
④ **Gefahr oder Achtung**	④ **Gefahr**	④ **Gefahr oder Achtung**	④ **Gefahr oder Achtung**	④ **Achtung**

Die Kennzeichnungspflicht der Gefahrstoffe umfasst außerdem **Gefahrenhinweise** (abgekürzt: **H-Hinweise**, abgeleitet von „hazard statements") und **Sicherheitshinweise** (abgekürzt: **P-Hinweise,** abgeleitet von „precautionary statements").

Während die **H-Hinweise** die Art und den Schweregrad einer ausgehenden Gefahr beschreiben, enthalten die **P-Hinweise** empfohlene Maßnahmen, um schädliche Wirkungen zu begrenzen oder zu vermeiden (s. Abb. 1, S. 79).

3.6.2 Maßnahmen bei Laborunfällen

Kommt es trotz aller Vorsichtsmaßnahmen zu einer Schädigung, ist es entscheidend, Ruhe zu bewahren und mit aller gebotenen Vorsicht und Umsicht zu handeln. Nachfolgend finden Sie hilfreiche Hinweise zum Umgang mit möglichen Unfällen im Labor.

Bei Schädigungen ist Folgendes zu beachten:

Bei Verätzungen

- Haut: Eventuell Kleidung entfernen. Verätzte Stelle mit viel Wasser abspülen. Dann gegebenenfalls Verband anlegen.
- Mund: Nicht schlucken, sondern sofort ausspucken. Anschließend gründlich ausspülen. Mindestens 2 Liter Wasser trinken, damit der ätzende Stoff im Magen verdünnt wird. Unfallopfer auf keinen Fall zum Erbrechen bringen, weil sonst die Speiseröhre ein zweites Mal verätzt wird.
- Auge: Mit viel Wasser ausspülen. Nicht reiben. Umgehend Augenarzt aufsuchen.
- Atemwege: An frischer Luft tief durchatmen. Gegebenenfalls ins Krankenhaus einweisen lassen.

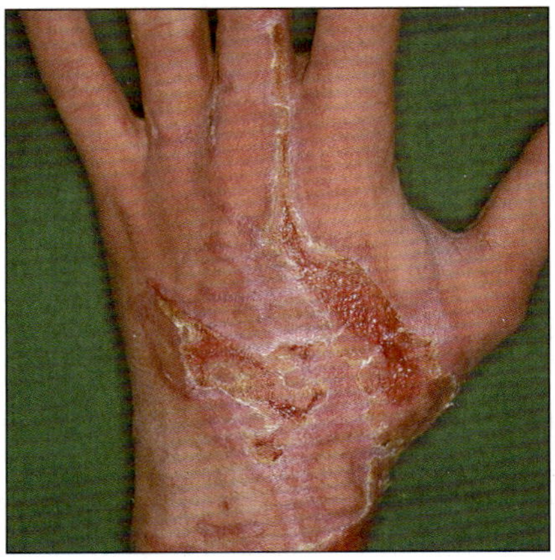

Abb. 1: Verätzung

Bei Verbrennungen

- Brennende Kleidung löschen (mit Wasser oder Brandschutzdecke). Wenn Kleidung auf der Brandwunde festklebt, diese nur im Krankenhaus entfernen lassen.
- Brandblasen niemals öffnen.
- Kleine Brandwunden (1. Grades): Mit Wasser kühlen. Brandsalbe auftragen.
- Größere Brandwunden: Sterilen Verband auflegen. Arzt aufsuchen.

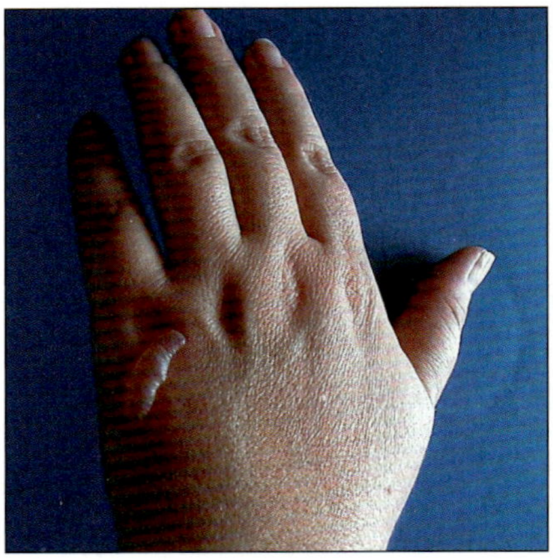

Abb. 2: Verbrennung

Bei Unfällen mit elektrischem Strom

- Sofort Stromkreis unterbrechen (Sicherung herausnehmen).
- Unfallopfer sichern, dabei Isolierschicht (evtl. trockene Textilien) benutzen. Sie soll verhindern, dass der Rettungshelfer mit dem elektrischen Stromkreis in Kontakt kommt.
- Das Unfallopfer soll umgehend das Krankenhaus aufsuchen.

Bei sonstigen Verletzungen

- Wunde und Wundumgebung desinfizieren.
- Wunde ausbluten lassen.
- Schutzverband anlegen. Eventuell schienen. Arzt aufsuchen.

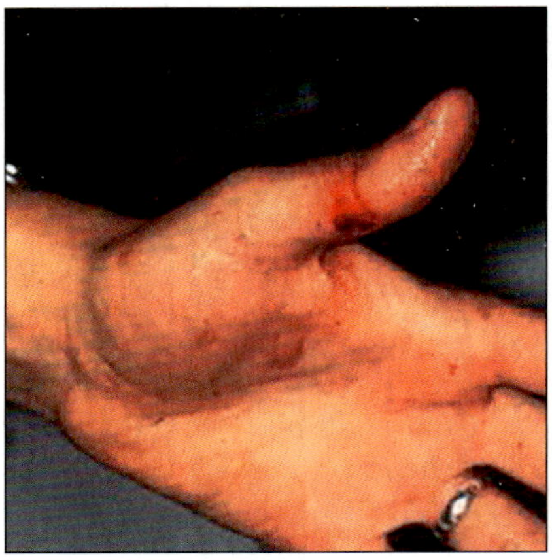

Abb. 3: Schnittverletzung

Bei Vergiftungen

- Orale Aufnahme des Giftes: Mit Kochsalzlösung zum Erbrechen bringen. Arzt aufsuchen.
- Dermale Aufnahme des Giftes (über die Haut bzw. Schleimhaut): Arzt muss entsprechende Maßnahmen einleiten.
- Aufnahme über die Atemwege: Sofort Krankenhaus aufsuchen.

> **!** *Bei der Aufbewahrung gefährlicher Substanzen ist an Folgendes zu denken:*
> *– UVV einhalten!*
> *– Erste-Hilfe-Station und Feuerlöscher müssen vorhanden und im Notfall schnell erreichbar sein!*
> *– Giftige Chemikalien, Säuren und Laugen gehören in einen abschließbaren Spezialschrank mit Abzug!*
> *– Gefährliche Substanzen nicht oberhalb der Augenhöhe lagern!*
> *– Nichtbezeichnetes sofort fachgerecht entsorgen (Sonderabfallsammelstelle)!*

3.7 Fragen und Aufgaben: Alles klar?

1 Heute Morgen haben Sie von Patienten Untersuchungsmaterial gewonnen. Sie entnahmen Venen- und Kapillarblut, erhielten Stuhl- und Urinproben.

Welches sind die richtigen Entsorgungs- bzw. Reinigungswege für nachstehende Gegenstände?

Gegenstand	Entsorgungs- bzw. Reinigungsweg
Lanzetten	
Einmal-urinbecher	
Einmal-handschuhe	
Neubauer-zählkammer	
Arbeitsfläche	
Eintauch-nährböden	

2 Entscheiden Sie: Desinfektion oder Sterilisation?

a) Haut des Patienten vor Venenpunktion ____________

b) Zählkammer ____________

c) Fußböden ____________

d) Hände der Praxismitarbeiterin nach Patientenkontakt ____________

e) Blutsenkungsständer ____________

f) Ärztliche Instrumente aus Metall (z. B. Skalpell) ____________

3 Die Arztpraxis wird neu gestaltet. Ihre Kollegin ist für das Einrichten des Praxislabors zuständig. Beurteilen Sie ihre Vorgehensweise.

a) Es gibt eine gemeinsame Garderobe für Schutzkleidung und sonstige Kleidung.

____

____

____

b) Die Erste-Hilfe-Station ist ein verschlossener Schrank hinter der Tür.

____

____

____

3

c) Eine kleine Essecke ist aus Platzgründen im Labor eingerichtet worden. Der Kühlschrank darf für die Aufbewahrung von Lebensmitteln mitbenutzt werden.

d) Giftige Chemikalien stehen unverschlossen oberhalb der Augenhöhe in einem Glasschrank.

4 Welche Vorteile (3 Angaben) bietet der Autoklav gegenüber dem Heißluftsterilisator?

-
-
-

5 Wer ist für den Inhalt der DGUV verantwortlich?

6 Welche Informationen muss der Hygieneplan enthalten?

7 Ihre Kollegin bringt andauernd die Desinfektion und Sterilisation durcheinander. Erklären Sie ihr, wodurch sie sich unterscheiden.

8 Was versteht man unter einem Arbeitsverlauf von der unreinen zur reinen Seite?

9 Welche Möglichkeiten haben Sie als Praxismitarbeiterin, um sich vor Infektionen zu schützen?

10 Tragen Sie in der Tabelle ein, um welche Risikogruppe es sich bei den beschriebenen Medizinprodukten handelt, und nennen Sie jeweils Beispiele aus Ihrer Praxis.

Risikogruppe	Beschreibung	Beispiele
	Medizinprodukte, die lediglich mit intakter Haut in Berührung kommen	
	Medizinprodukte, die mit Schleimhaut oder krankhaft veränderter Haut in Berührung kommen	
	Medizinprodukte zur Anwendung von Blut, Blutprodukten und sterilen Arzneimitteln	
	Medizinprodukte, die die Haut oder Schleimhaut durchdringen und dabei in Kontakt mit Blut, inneren Geweben oder Organen kommen, einschließlich Wunden	

11 Ihre Kollegin bereitet die bei einem kleinen chirurgischen Eingriff verwendeten Instrumente auf. Die mit Blut kontaminierte chirurgische Pinzette spült sie unter Leitungswasser ab, wobei sie sich ärgert, weil sie ihren weißen Kittel bespritzt hat. Anschließend setzt sie das Instrumentenbad aus einem reinigenden Desinfektionsmittelkonzentrat an. Sie schüttet ca. zwei Liter warmes Wasser in eine Schüssel und gibt die erforderliche Menge an Konzentrat und zusätzlich etwas Allzweckreiniger zu, damit es

„besser wirkt". Sie legt die Pinzette und die restlichen aufzubereitenden Instrumente, die sie im Laufe des Vormittags angesammelt hat, die in einer Nierenschale auf der Spüle standen und schon ganz fleckig sind, in die Schüssel. Sie sind entsetzt, das haben Sie in der Schule anders gelernt.

Notieren Sie stichwortartig, welche Fehler der Kollegin unterlaufen sind, welche Auswirkungen diese Fehler haben und wie korrekt vorgegangen werden sollte.

Fehler	Auswirkung	Korrektes Verhalten

12 Welche Informationen müssen Etiketten enthalten, die zur Kennzeichnung sterilisierter Instrumente verwendet werden?

13 Wann darf ein Sterilisiergut zur Anwendung freigegeben werden?

14 Über welchen Vorteil verfügt eine Arztpraxis, wenn sie einen Autoklaven der EU-Norm „B" zur Sterilisation verwenden kann?

15 Nennen und verdeutlichen Sie die vier wichtigsten Handlungsschritte bei der Sterilisation eines Medizinproduktes in Ihrer Praxis.

Handlungsschritt	Wichtige Hinweise

16 Welche Sterilgut-Verpackungsarten kennen Sie?

17 Welche Bedingungen muss eine Sterilgutverpackung erfüllen?

____

____

____

18 Beschreiben Sie, welche Routineprüfungen bei B-Autoklaven durchgeführt werden müssen und wie häufig?

____

____

____

19 In welchen Gesetzen, Verordnungen, Empfehlungen und Texten finden Sie Informationen zu den Hygieneanforderungen in einer Arztpraxis?

____

____

____

____

____

____

20 Kreuzworträtsel:

① Krankmachend

② Verletzung mit einer Säure

③ Abtöten aller Mikroorganismen

④ Eindringen von Krankheitserregern in den Körper

⑤ Abtöten von pathogenen Keimen

⑥ Teil der UVV

⑦ Berufskrankheit

⑧ Wird im Dampfdrucksterilisator hergestellt

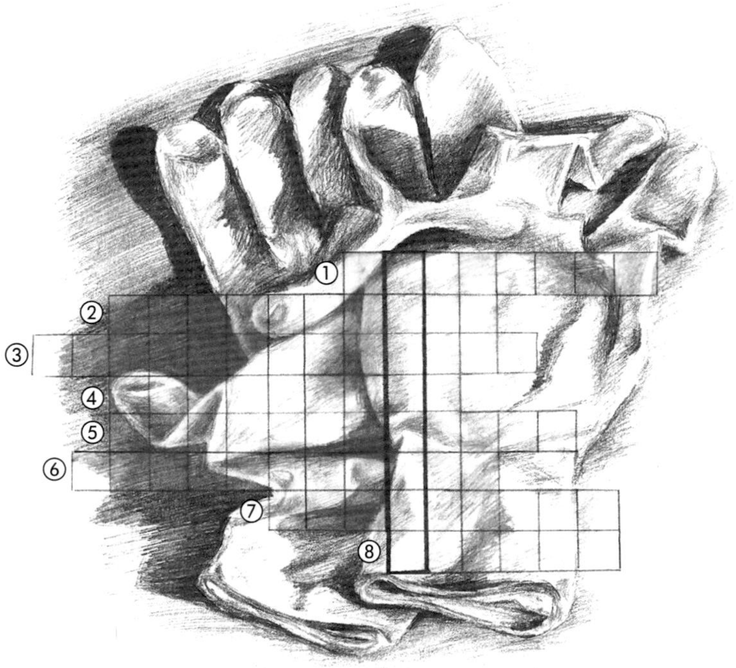

Lösungswort:

____

21 Besorgen Sie sich die Unfallverhütungsvorschrift und beantworten Sie die folgenden Fragen.

a) Wann spricht man von einer Berufskrankheit?

b) Welche Berufskrankheiten sind für den Beruf der Medizinischen Fachangestellten anerkannt?

c) Welche Ärzte dürfen Arbeitsunfallpatienten behandeln?

d) Wer trägt die Kosten bei einem Arbeitsunfall im ärztlichen Labor?

22 Auf einem Chemikaliengefäß in Ihrer Praxis finden Sie folgendes Gefahrenetikett. Welche Informationen können Sie diesem entnehmen?

Methanol (Lösemittel)
(Index-Nr.: 603-001-00-X)

Flüssigkeit und Dampf leicht entzündbar.	H 225
Giftig bei Verschlucken.	H 301
Giftig bei Hautkontakt.	H 311
Giftig bei Einatmen.	H 331
Schädigt die Augen – Erblindungsgefahr.	H 370
Von Hitze/Funken/offener Flamme/heißen Oberflächen fernhalten. Nicht Rauchen.	H 210
An einem gut belüfteten Ort lagern. Behälter dicht verschlossen halten.	P 400/233
Schutzhandschuhe/Schutzkleidung tragen.	P 280
Bei Berührung mit der Haut: Mit reichlich Wasser und Seife waschen.	P 302/352
Bei Verschlucken: Sofort Giftinformationszentrum oder Arzt anrufen.	P 301/310
Unter Verschluss lagern.	P 405

200 L **Gefahr**

Muster-Chemie AG • 11111 Musterstadt • Tel. 49(0)8888-99-3333

Abb. 1: Gefahrenetikett

4 Von der Probennahme zum Laborbefund

Laboruntersuchungen sind ein wichtiger Bestandteil bei der Abklärung von Krankheiten und bei der Überwachung der Behandlung.

Die bei diesen Untersuchungen ermittelten Werte geben Auskunft über die Stoffwechsellage des Patienten zum **Zeitpunkt der Probengewinnung**. Schwanken die Werte innerhalb bestimmter Grenzen, die bei 95 % einer gesunden Bevölkerungsgruppe zu finden sind, so liegen sie im **Referenzbereich** und werden als **physiologischer Befund** bezeichnet. Ein Wert ober- oder unterhalb dieses Bereichs deutet auf eine Krankheit hin und wird als **pathologischer Befund** bezeichnet. Referenzbereiche hängen u. a. ab vom Alter, Geschlecht, der ethnischen und geografischen Zugehörigkeit des Menschen sowie von der angewendeten Labormethode.

4.1 Verschiedene Arten von Laboruntersuchungen oder Laborbestimmungen

Um Laboruntersuchungen durchführen zu können, wird vom Patienten **Probenmaterial** (z. B. Blut oder Urin) entnommen. Diesem werden (im Allgemeinen) **Reagenzien** zugegeben, die es verändern. Die eingetretene Veränderung nennt man **Reaktion**. Sie kann abgestuft beurteilt werden. Man spricht von **qualitativen**, **semiquantitativen** und **quantitativen Bestimmungen**. Als Beispiele dafür sollen hier trockenchemische Untersuchungen mittels Teststreifen dienen.

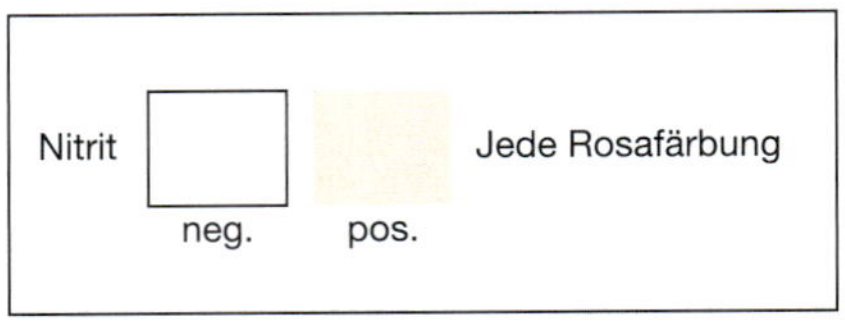

Abb. 1: Qualitative Bestimmung von Nitrit im Harn

4.1.1 Qualitative Bestimmungen

Bei dieser Art von Laboruntersuchung wird nachgewiesen, **ob** der gesuchte Stoff im Probenmaterial **vorhanden** ist oder nicht. Fehlt er, wird das Ergebnis der Bestimmung als **„negativ"** bezeichnet. Ist er vorhanden, so ist das Ergebnis **„positiv"** (z. B. der Nachweis von Nitrit im Harn mit einer Teststreifenuntersuchung, s. Abb. 1).

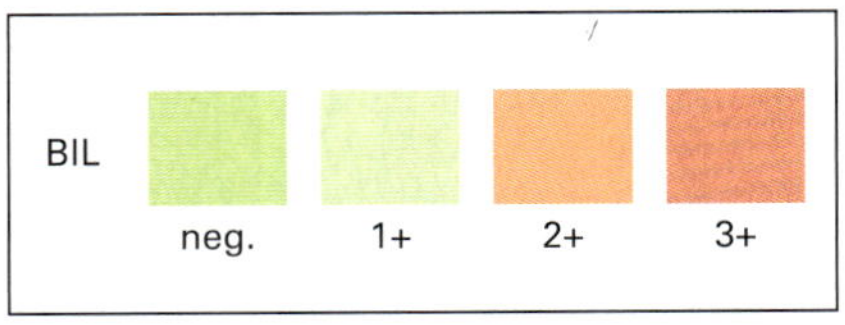

Abb. 2: Qualitative Bestimmung von Bilirubin im Harn

Bei manchen Bestimmungen, z. B. bei Bilirubin im Harn mit der Teststreifenuntersuchung (s. Abb. 2), wird das positive Ergebnis noch weiter unterschieden. Dabei haben die verwendeten Zeichen folgende Bedeutung in Worten:

neg. negativ
1+ schwach positiv
2+ positiv
3+ stark positiv

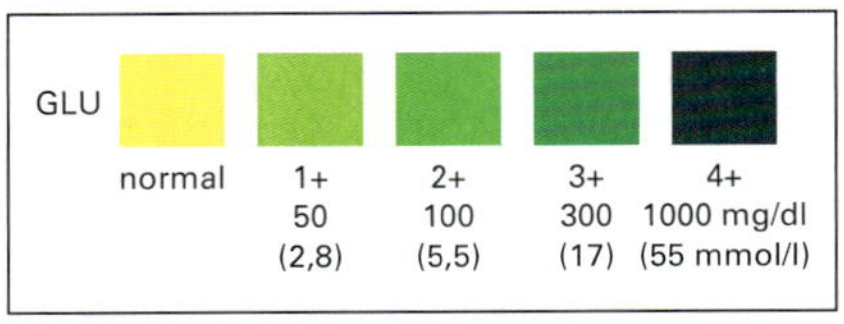

Abb. 3: Semiquantitative Bestimmung von Glukose im Harn

4.1.2 Semiquantitative Bestimmungen

Von einer semiquantitativen Bestimmung spricht man, wenn die **ungefähre Menge** des Stoffes im Probenmaterial ermittelt werden soll (z. B. Glukose im Harn pro Volumeneinheit mit dem Teststreifen: Je nachdem, welches Testfeld sich verfärbt hat, lautet das Ergebnis z. B. „normal", „ca. 50 mg/dL" oder „ca. 100 mg/dL" usw., z. T. sind den Mengenangaben noch Kreuze zugeordnet; s. Abb. 3).

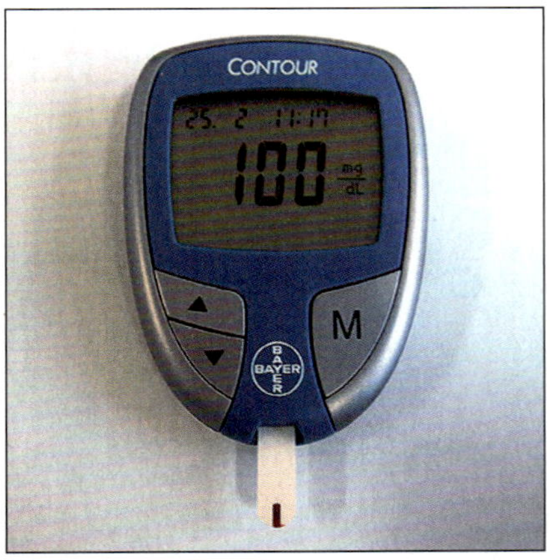

Abb. 4: Quantitative Bestimmung von Glukose im Blut

4.1.3 Quantitative Bestimmungen

Bei quantitativen Bestimmungen kann die **exakte Menge** eines Stoffes mit verschiedenen Methoden ermittelt werden (z. B. Glukose im Blut an einem Kleingerät zur Glukosebestimmung. In Abb. 4 lautet das Ergebnis 100 mg/dL).

4.2 Diagnostischer Prozess

Der Weg bis zu einem physiologischen oder pathologischen Laborbefund wird als **diagnostischer Prozess** bezeichnet. Dieser soll einschließlich der ihn begleitenden Faktoren und Einflussgrößen anhand einer Grafik (s. Abb. 1) und eines Fallbeispiels nachvollzogen werden. Gleichzeitig wird auf die rechtlichen Grundlagen, die die Qualität der Laborarbeit regeln, hingewiesen.

4.2.1 Fallbeispiel

Ein übergewichtiger, 60-jähriger Patient kommt zu seinem Hausarzt und schildert ihm die **Krankheitszeichen** (Symptome), die er verspürt. Seiner Kleidung nach zu urteilen muss er in kurzer Zeit stark abgenommen haben. Er klagt über ständigen Durst, allgemeine Erschöpfung und Appetitlosigkeit.

Der Arzt erhebt die **Krankheitsvorgeschichte** (Anamnese). Dabei geht es um frühere Krankheiten, aber auch um die Lebensumstände und Gewohnheiten des Patienten. Er untersucht ihn und erhält den **klinischen Befund**.

Dann ordnet er **diagnostische Maßnahmen** an, die ihm bei der Diagnosefindung oder -absicherung helfen sollen. In diesem Fall ist das neben anderen Laboruntersuchungen die Bestimmung der Blutzuckerkonzentration.

Er klärt den Patienten über die Notwendigkeit und Aussagekraft der Untersuchung auf und weist ihn darauf hin, welche Medikamente vor der Untersuchung abzusetzen sind.

Sonstige Informationen über den Ablauf der Untersuchung erhält der Patient von den Praxismitarbeitern, z. B. welches Probenmaterial benötigt und wie es gewonnen wird, dass er nüchtern kommen muss, um welche Tageszeit er kommen soll und was er sonst noch zu beachten hat.

Vor der **Probengewinnung** wird das **Probenröhrchen**, in dem das **Probenmaterial** aufgefangen werden soll, mit dem Namen des Patienten beschriftet oder mit einer dem Patienten zugeordneten Nummer gekennzeichnet. Zusätzlich wird als Begleitschreiben ein Anforderungsschein (s. S. 103) zur Bestimmung der Blutzuckerkonzentration in der Laborgemeinschaft ausgefüllt. Als Probenmaterial zur Bestimmung der Blutzuckerkonzentration kann u. a. Venenblut und Kapillarblut verwendet werden. Das Probenröhrchen enthält einen Zusatz, der verhindert, dass der zu bestimmende Blutzucker abgebaut ist, bevor das Blut im Labor, also außerhalb der Praxis, ankommt. Bei der Verwendung von Kapillarblut wird dieses in einer End-to-End-Kapillare aufgezogen und in eine Verdünnungslösung gegeben (s. Abb. 1, S. 83), aus der die Blutzuckerkonzentration dann bestimmt wird.

Im Laufe des Vormittags wird das Blut mit weiterem Probenmaterial anderer Patienten zusammen mit den Begleitpapieren von einem Fahrer abgeholt und zum Labor transportiert.

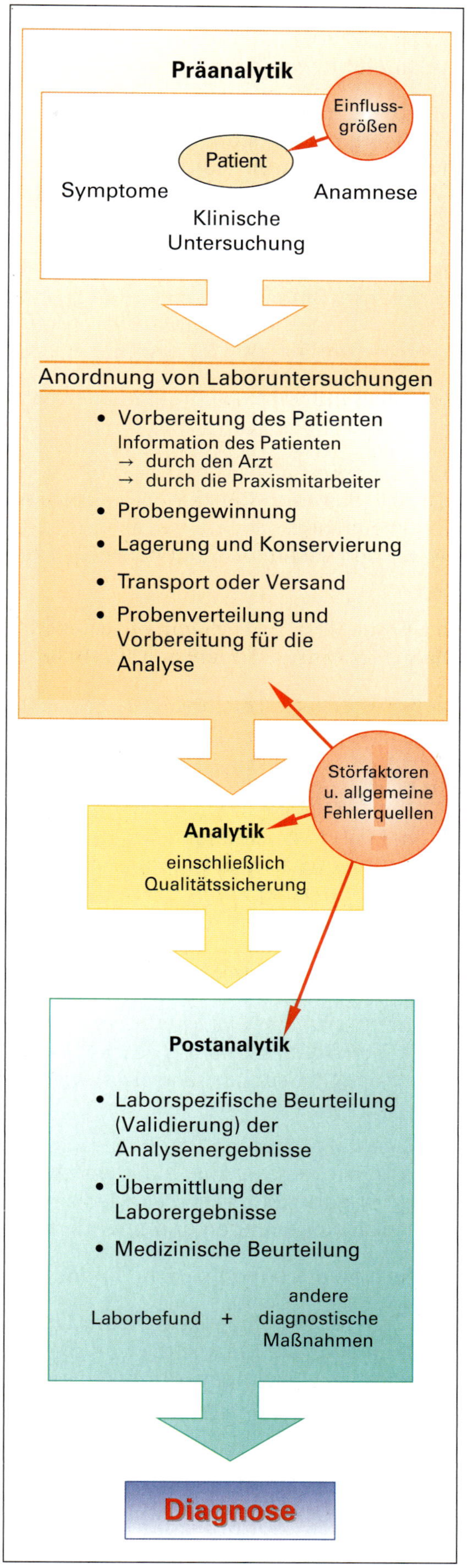

Abb. 1: Der diagnostische Prozess

4

Dort werden die Daten der Patienten zur eindeutigen Identifizierung überprüft, erfasst und das Probenmaterial den jeweiligen Arbeitsbereichen zugeteilt, in denen es weiterverarbeitet wird.

Nun erfolgt die eigentliche Laboruntersuchung, die **Analyse**. Sie kann mit verschiedenen Methoden durchgeführt werden, z. B. reflexionsfotometrisch.

Wie genau und richtig die Ergebnisse der Laboruntersuchungen sein müssen, ist durch gesetzliche Vorschriften geregelt (s.u.). Sie schreiben vor, wie die **Qualität der einzelnen Bereiche des diagnostischen Prozesses** überprüft werden muss. Die Qualität der **Laboruntersuchungen** selbst unterliegt ebenfalls einer Überprüfung, sowohl innerhalb des Labors (interne Qualitätssicherung), als auch durch ein unabhängiges Institut außerhalb des Labors (externe Qualitätssicherung).

Damit soll sichergestellt werden, dass der ermittelte Wert der Laboruntersuchung, in diesem Fall die gemessene Blutzuckerkonzentration, möglichst genau mit der tatsächlichen Blutzuckerkonzentration, in diesem Fall die Blutzuckerkonzentration, die zum Zeitpunkt der Probengewinnung im Körper des Patienten vorlag, übereinstimmt.

Anschließend wird das Ergebnis der **Laboranalyse** vom Laborarzt beurteilt und an den Hausarzt übermittelt.

Der **Laborbefund** setzt sich dann zusammen aus dem **Ergebnis der Laboranalyse** (in diesem Fall ist das die Blutzuckerkonzentration), aus den Ergebnissen der vom Hausarzt erhobenen Krankheitsvorgeschichte sowie aus den **zu berücksichtigenden Einflussgrößen** und **Störfaktoren**, die auf den gesamten diagnostischen Prozess einwirken und die noch näher beleuchtet werden müssen (s. S. 115).

Die Ergebnisse aller diagnostischen Maßnahmen ermöglichen es dem Hausarzt in diesem Fall die **Diagnose** Blutzuckerkrankheit (Diabetes mellitus) zu stellen und eine Therapie einzuleiten.

Dieser Ablauf des diagnostischen Prozesses ist für die meisten Laboruntersuchungen und die Handhabung der dazu erforderlichen Probenmaterialien identisch.

4.2.2 Qualitätssicherung – Ziel und rechtliche Grundlagen

Die bei den Laboruntersuchungen erhaltenen Ergebnisse sollen es dem Arzt ermöglichen, den Laborbefund unter Berücksichtigung der Anamnese und der sonstigen den analytischen Prozess begleitenden Faktoren zu erheben. Der Arzt muss sich dabei auf die **Genauigkeit** (Präzision) und die **Richtigkeit** der Laborergebnisse verlassen können. Falsche Laborergebnisse führen zu einer Fehlbeurteilung des Patientenzustandes. Da ein Laborbefund in einem komplexen Untersuchungsgang entsteht, ist die Sicherung und Kontrolle der Qualität des gesamten diagnostischen Prozesses erforderlich.

Die Qualitätssicherung im medizinischen Labor umfasst alle Maßnahmen, die dazu beitragen, die Zuverlässigkeit der Laborergebnisse für die Diagnostik und Therapie zu gewährleisten.

Die Qualitätssicherung von Laboranalysen wird durch die verbindlich vorgeschriebene „Richtlinie der Bundesärztekammer zur Qualitätssicherung laboratoriumsmedizinischer Untersuchungen" (abgekürzt: Rili-BÄK) geregelt, ist in das Medizinproduktegesetz und die Medizinprodukte-Betreiber-Verordnung gesetzlich eingebunden und orientiert sich an der Norm EN ISO 15189 (Akkreditierung von Labors).

Die Richtlinie erstreckt sich auf quantitative und qualitative Laboruntersuchungen.

Das Ziel der Richtlinie ist es, durch die darin formulierten grundlegenden Anforderungen neben der **Analytik** auch die **Präanalytik** und die **Postanalytik** zu optimieren. Es müssen für alle Bereiche genaue Verfahrensanweisungen erarbeitet und den Mitarbeitern schriftlich zur Verfügung gestellt werden. Diese Anweisungen sind Teil des Qualitätsmanagements und des zu führenden Qualitätsmanagementhandbuches.

→ Qualitätssicherung der Präanalytik

Labors, die im Auftrag eines Arztes Laboruntersuchungen durchführen, werden beispielsweise dazu verpflichtet, die Einsender umfassend schriftlich über die im Labor durchgeführten Untersuchungen zu informieren.

Für die **Präanalytik** bedeutet dies, dass die durchführenden Labors verpflichtet sind, die Einsender von Probenmaterial fachlich kompetent zu beraten und schriftlich zu informieren über:

- die Art des Probenmaterials für die jeweilige Untersuchung, die erforderlichen Probengefäße und eine unverwechselbare Kennzeichnung
- die Gewinnung des Probenmaterials einschließlich der Vorbereitung des Patienten
- die Angaben auf den Untersuchungsanforderungen

Abbildung 1 zeigt einen Ausschnitt aus solch einer **Verfahrensanweisung** eines Labors für seine Einsender. Die Information über die Blutentnahme und Behandlung der Blutproben enthält detaillierte Empfehlungen, wie das Blut zur Blutzuckerbestimmung als Kapillarblut gewonnen und für das Labor vorbereitet werden muss. Nur wenn diese Anweisungen zur Präanalytik eingehalten werden, hat das Labor die Chance, ein korrektes Ergebnis zu ermitteln.

MVZ - Laborärzte Leinfelden

Handbuch - Blutentnahme

Blutabnahme und Behandlung der Proben

DokNo	AA-GL-Hb-Blutentnahme	Version	B	Seite: 1/1

6.2 Hämolysat – Glukosebestimmung aus Kapillarblut

Für die Gewinnung von Kapillarblut für die Glukosebestimmung stellen wir Ihnen Probenröhrchen im Monovettenformat (Röhrchen mit grauem Schraubdeckel) zur Verfügung.
Unverändert ist Ihre Mitverantwortung für die Präzision der Bestimmung.
Sie müssen unverändert:

- Eine 20 µl-Kapillare vollständig (end-to-end) und ohne Luftblase füllen.
- Eventuell außen anhaftendes Blut entfernen.
- Die Kapillare unverzüglich in das Röhrchen mit der Hämolysierlösung werfen.
- Röhrchen sicher verschließen und intensiv mischen.

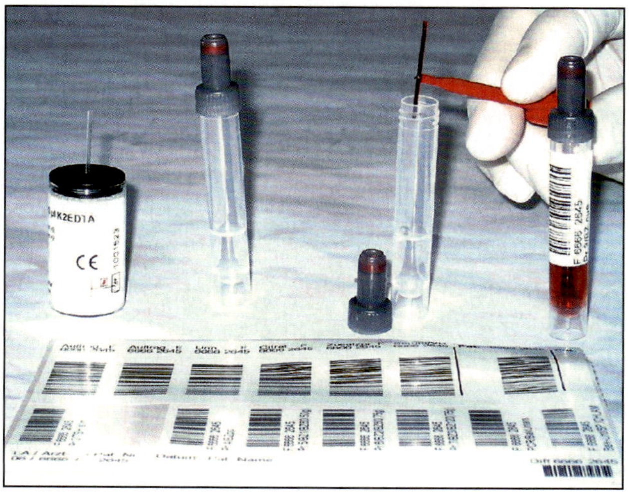

1. Kapillare entnehmen.
2. Kapillarprobe gewinnen.
3. Röhrchen aufschrauben.
4. Kapillare einwerfen.
5. Röhrchen zuschrauben und sorgfältig mischen.
6. Etikettieren mit Etikett für den entsprechenden Entnahmezeitpunkt.

Die Richtigkeit der Hämolysat Glukosebestimmung hängt wesentlich von der Genauigkeit der Kapillarfüllung ab. Bei Patienten mit schlechten Venen oder häufig notwendigen Kontrollen ist diese Materialentnahme zur Schonung der Venen sinnvoll. Wegen der höheren Fehleranfälligkeit empfiehlt die Fachgesellschaft für die Glukosebestimmung die Verwendung von Fluorid-stabilisierten Venenblutproben (z. B. Fluoridmonovetten, gelbe Verschlusskappe).

***Abb. 1:** Verfahrensanweisung (Ausschnitt) eines Labors zur Probengewinnung für die Hämolysat Glukosebestimmmung*

Diese Informationen der Labors für die Einsender liegen entweder in gedruckter Form von Untersuchungsprogrammen sowie Leistungsverzeichnissen vor oder können online auf der Homepage des Labors nachgesehen werden. Aktueller sind die Informationen online.

Nachstehend folgt ein Beispiel für eine **Online-Suche**.

Leistungsverzeichnis online

Die Bestimmung des **Kaliums** wurde angeordnet. Die Untersuchung soll in dem praxisnahen SYNLAB Labor (https://www.synlab.de) durchgeführt werden.

Nacheinander wird auf der Homepage angeklickt: „Humanmedizin“, und unter „Leistungsverzeichnis“ „Humanˮ. Dann sucht man aus dem angebotenen Überblick der Leistungsverzeichnisse das Labor „Leinfelden“ aus.

SYNLAB

Labore & Standorte | Leistungsverzeichnis | Akademie | Über uns | Presse | Karriere

Humanmedizin | Veterinärmedizin

Home > Leistungsverzeichnis > Human > Leinfelden

Ein anderer Weg direkt zum Leistungsverzeichnis führt über den Link: https:synlab.de/leistungsverzeichnis/leinfelden

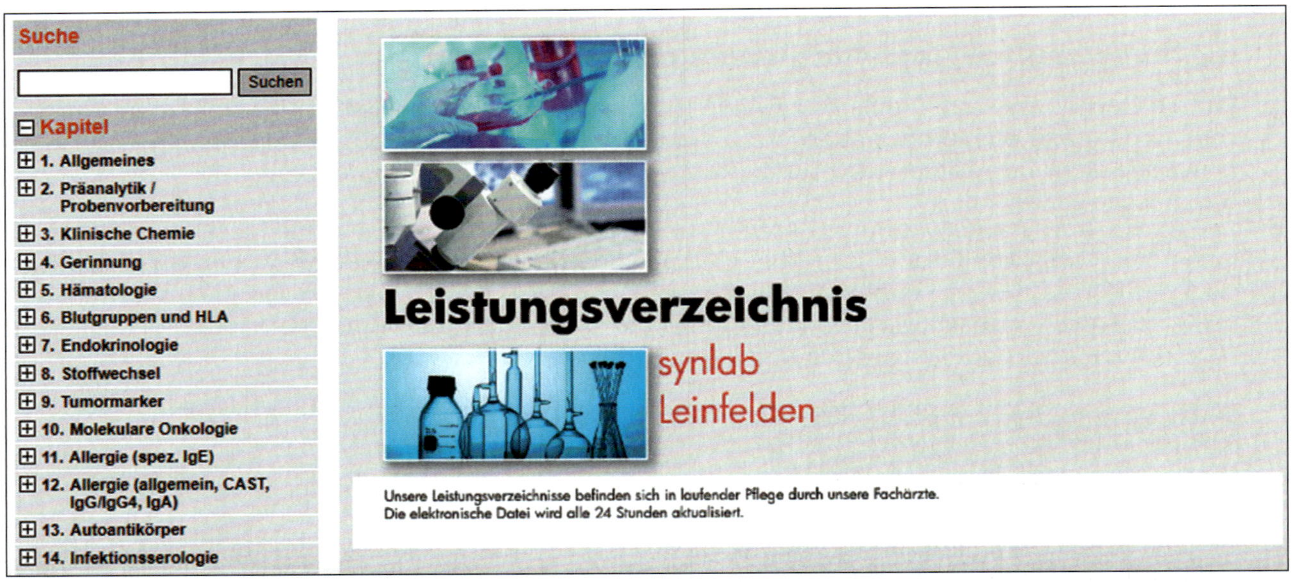

Hier sollte man sich beim ersten Besuch auf der Seite zuerst unter dem Punkt **„Allgemeines“** über den Inhalt des Leistungsverzeichnisses informieren.

Sehr wichtig, um fehlerhafte Laborergebnisse zu vermeiden, sind die Informationen unter dem Punkt **„Präanalytik/Probenvorbereitung“** über Labormedizinische Proben.

Präanalytik / Probenvorbereitung | L | M | A-Z

Labormedizinische Proben

	Material	Referenzbereich :
Standard-Blutentnahme >> Details		
Blutentnahme bei Kindern >> Details		
Urinproben >> Details		
Spezifische Probenentnahmen >> Details		
Einflußgrößen auf die Blutentnahme >> Details		
Lifestyle beeinflußt Laborwerte >> Details		

Man erfährt unter anderem, wie die **Blutentnahme** durchzuführen ist und welche **Einflussgrößen** das Laborergebnis beeinträchtigen können.

Dies ist besonders wichtig für die Probengewinnung und Weiterbehandlung des Probenmaterials zur Kaliumbestimmung als auch für die Glukosebestimmung. Dabei wird zwischen Einflussgrößen und Störfaktoren unterschieden, wobei bei der Kaliumbestimmung vor allem die Störfaktoren wichtig sind, die durch die Praxismitarbeiter beeinflusst werden können (siehe Hervorhebung im Text).

„Stör- und Einflussgrößen

Per definitionem sind Einflussgrößen alles, was sich im Patienten in vivo abspielt, d. h. Geschlecht, Rasse, Alter, Jahreszeit, Menstruationszyklus oder Schwangerschaft, Körperbau und Ernährungszustand, circadiane Rhythmik, Lebensraum, iatrogene Einflüsse inclusive Medikamente. Die Kenntnis der Einflussgrößen ist zur richtigen individuellen Beurteilung wichtig, sie sind aber letztlich nicht beeinflussbar.

Störgrößen wirken in vitro, d. h. außerhalb des Körpers z. B. im Abnahmeröhrchen. Sie zu kennen ist unabdingbar und – Störgrößen sind beeinflussbar: ein über Nacht vergessenes unzentrifugiertes Blutröhrchen muss am nächsten Tag hohe Kalium-Werte und einen niedrigen Blutzucker aufweisen, d.h. viele Parameter sind nicht stabil und bedürfen deshalb einer Probenvorbehandlung, z. B. Trennung vom Blutkuchen durch Zentrifugation des Gelröhrchens (kein Austritt des Kaliums aus den Erythrozyten, Kalium bleibt ‚normal') und Blutentnahme für Blutzucker im Natrium-Fluorid-Röhrchen (NaF hemmt Verstoffwechselung der Glucose durch Erythrozyten). Durch diese Maßnahmen wird die Stabilität der Probe gewährleistet."

Um weitere Informationen über das Kalium zu erhalten, wird „Kalium" in die Suchmaske eingegeben. Dem Suchergebnis ist zu entnehmen, dass Kalium in sehr vielen Probenmaterialien bestimmt werden kann.

Die Rückfrage bei dem Arzt, der die Laboruntersuchung angeordnet hat, ergibt, dass Kalium im Serum untersucht werden soll.

Beim Anklicken von „Kalium im Serum" erfährt man Allgemeines über das Kalium, dass es ein Elektrolyt ist und in der „Klinischen Chemie" analysiert wird, außerdem, dass es mit der Nahrung aufgenommen und über die Nieren ausgeschieden wird. Demzufolge ist die Kaliumkonzentration im Blut unter anderem ein wichtiger diagnostischer Wert, um Nierenerkrankungen festzustellen.

Unter dem Punkt **Präanalytik / Probenvorbereitung** wird speziell darauf eingegangen, was bei der Probengewinnung, Weiterverarbeitung sowie Lagerung und Transport der Probe beachtet werden muss.

„Präanalytik / Probenvorbereitung

0,5 ml hämolysefreies Serum: in Serum-Monovetten mit Trenngel abnehmen (Gel schützt vor Übertritt des erythrozytären Kalium in das Serum) oder alternativ Blut im Serumröhrchen gerinnen lassen, zentrifugieren und Serumüberstand abkippen.

Lange Venenstauung bedingt falsch hohe Kalium-Werte, umgehender Transport in das Labor (Fahrdienst), alternativ nach Blutentnahme Material abseren und Serum einsenden. Bei zu langer Lagerung auf dem Blutkuchen sind falsch hohe Werte aufgrund der Hämolyse zu erwarten."

Über den Link: materialindex.pdf (synlab.de) erhält man außerdem unter der Überschrift „Was nehme ich wofür ab" Informationen über die beiden Röhrchensysteme von Sarstedt (Monovetten) und BD (Vacutainer), die vom Labor zur Verfügung gestellt werden.

Zusammenfassung des Ergebnisses der Online-Suche:

Zur Bestimmung von Kalium im Serum benötigt man **0,5 mL hämolysefreies Serum**, es darf also keine geplatzten Erythrozyten enthalten.

Das Blut muss durch Venenblutentnahme in einer **Serummonovette mit Trenngel** gewonnen und **umgehend ins Labor transportiert** werden, oder das Blut muss nach der Gerinnung **zentrifugiert**, das Serum **abgekippt** in einem neutralen Röhrchen bis zur Abholung im Kühlschrank gelagert werden. Um falsch erhöhte Werte zu vermeiden, darf bei der Blutentnahme außerdem **nicht zu lange gestaut** werden.

4

Welche weiteren Anforderungen zur Qualitätssicherung von Laboruntersuchungen an die Präanalytik, die Analytik und die Postanalytik gestellt werden, wird bei der anschließenden Abhandlung dieser Bereiche des diagnostischen Prozesses beschrieben.

4.3 Präanalytik

Darunter fallen alle Teilschritte des diagnostischen Prozesses, die **vor** der eigentlichen Laboranalyse liegen (s. Abb. 1, S. 81).

4.3.1 Vorbereitung des Patienten

Sie beginnt mit der ausreichenden Information des Patienten über die auf ihn zukommenden Untersuchungen und die damit verbundenen Vorbereitungen, damit Missverständnisse wie in Abb. 1 vermieden werden. Die Aufklärung über die medizinische Notwendigkeit und Aussagekraft der Untersuchung liegt im Aufgabenbereich des Arztes, ebenso wie die Entscheidung, ob der Patient bestimmte Medikamente vor der Untersuchung absetzen muss.

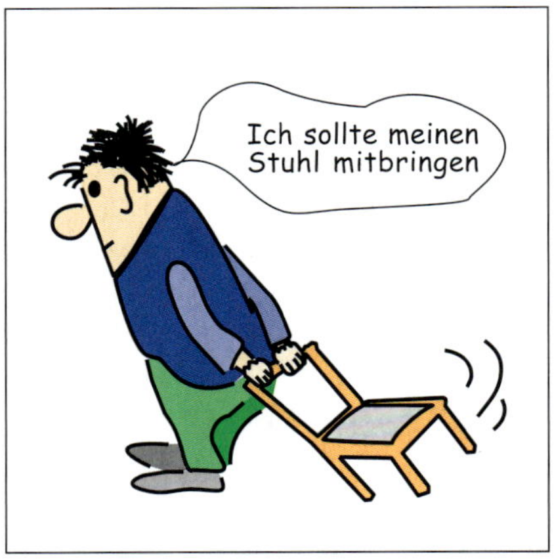

Abb. 1: Nicht eindeutig informierter Patient

Die Praxismitarbeiter sollten dem Patienten erklären, worauf er zusätzlich zu achten hat.

Der Patient muss wissen,

- ob er nüchtern zur Untersuchung kommen muss, (nüchtern bedeutet im Allgemeinen: 12 Stunden vor der Untersuchung nichts essen oder trinken, nicht rauchen und keinen Alkohol zu sich nehmen; ist abhängig von der Art der Untersuchung),
- ob er vor der Untersuchung eine bestimmte Diät einhalten muss,
- zu welcher Tageszeit die Untersuchung durchgeführt werden soll (die Konzentration der meisten untersuchten Stoffe unterliegt tagesrhythmischen Schwankungen),
- ob er sich vor der Untersuchung körperlicher Belastung aussetzen darf,
- wie er die Probengewinnung durchführen muss, wenn er das Probenmaterial selbst gewinnen muss.

4.3.2 Verschiedene Probenmaterialien

Probenmaterialien sind Körperbestandteile des Patienten.

Als **Probenmaterialien** kommen in Betracht:

- Blut und das daraus gewonnene Serum oder Plasma
- Harn
- Stuhl
- Abstriche (z. B. von der Rachenschleimhaut)
- Sputum
- Sperma
- Magensaft
- Punktate (z. B. Flüssigkeit aus Zysten, Gelenkergüssen und Rückenmarksflüssigkeit)
- Gewebeproben (z. B. von der Haut)

Jedes Probenmaterial ist als potenziell infektiös anzusehen.
Hygienemaßnahmen beachten (s. S. 57)!

Blut

Blut, auch **Vollblut** genannt, besteht zu ca. 55 % aus **flüssigen** und zu 45 % aus **korpuskulären Bestandteilen**.

Zu den korpuskulären Bestandteilen gehören die **Erythrozyten**, die verschiedenen Arten der **Leukozyten** und die **Thrombozyten**.

Die unreifen Vorstufen der Blutzellen befinden sich im Knochenmark und z.T. in den Lymphknoten. Die ausgereiften Zellen gelangen über das Blutgefäßsystem in alle Körpergewebe.

Der flüssige Anteil, das **Plasma**, besteht hauptsächlich aus Wasser und den darin transportierten Eiweißen, wie z.B. Gerinnungsfaktoren, Nährstoffen, Stoffwechselprodukten, Mineralstoffen, Vitaminen und Hormonen.

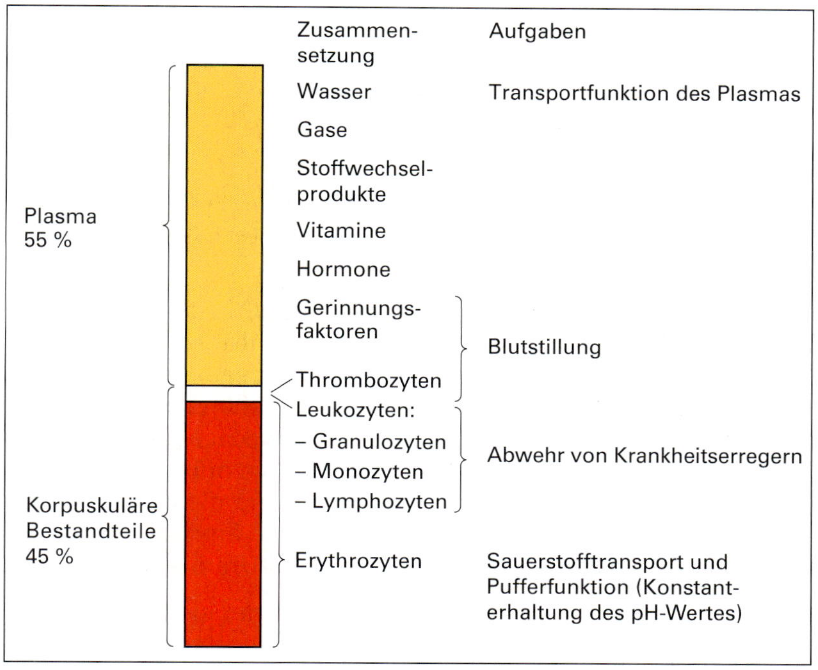

***Abb. 1:** Zusammensetzung und Aufgaben des Blutes*

Entsprechend seiner Zusammensetzung erfüllen die verschiedenen Bestandteile des Blutes unterschiedliche Aufgaben im Körper (s. Abb.1). Dementsprechend lassen Veränderungen der Zusammensetzung des Blutes Rückschlüsse auf viele verschiedene Erkrankungen zu.

Außerhalb des Körpers beginnt das Blut sofort zu gerinnen. Sollen alle Blutbestandteile zur Untersuchung eingesetzt werden, muss die **Gerinnung** durch gerinnungshemmende Zusätze **(Antikoagulanzien)** verhindert werden.

Für einige Untersuchungen wird nur der flüssige Anteil des mit **Antikoagulanzien** versetzten Blutes, das Plasma, benötigt. Für andere ist der flüssige Blutanteil nach Abschluss der Gerinnung, das Serum, besser geeignet.

Vollblut: *Kapillar gewonnene Blutproben oder venös gewonnene, mit Antikoagulanzien versetzte Blutproben*

Serum: *Flüssiger Anteil des Blutes nach Abschluss der Gerinnung*

Plasma: *Flüssiger Anteil des mit Antikoagulanzien versetzten Blutes nach der Zentrifugation*

Harn

Die Begriffe Harn und **Urin** werden synonym gebraucht. Harn ist abgeleitet vom althochdeutschen „har(a)n" und bedeutet „das Ausgeschiedene". Urin kommt vom lateinischen „urina", das ursprünglich „Wasser" bedeutete.

Der Harn wird in den **Nieren** (s. Abb. 1) gebildet. Dies geschieht durch Filtration des Blutes in den Nierenkörperchen **(Glomeruli)** der Nierenrinde. Der dabei entstandene **Primärharn**, 150 Liter pro Tag, ist nahezu gleich zusammengesetzt wie das Blutplasma. Er enthält jedoch nur geringe Mengen an Eiweißstoffen, da viele die Kapillarwände wegen ihrer Größe nicht durchdringen können.

Die Nierenkörperchen bilden zusammen mit den Nierenkanälchen **(Tubuli)** die kleinste Funktionseinheit der Niere, das **Nephron** (s. Abb. 2).

Dem Primärharn werden im weiteren Verlauf in den Nierenkanälchen 99 % der filtrierten Stoffe wieder entzogen (rückresorbiert). Das sind z. B. Wasser, Glukose, Aminosäuren und Salze. Andere Stoffe, wie **Harnstoff**, **Kreatinin** und **Harnsäure**, werden ausgeschieden (sezerniert). Diese Stoffwechselendprodukte zählen zu den **harnpflichtigen Stoffen**, d. h. sie **müssen** mit dem Harn ausgeschieden werden. Eine Anhäufung dieser Stoffe im Körper durch eine Nierenfunktionsstörung führt zur lebensbedrohlichen Selbstvergiftung des Körpers **(Urämie)**.

Der entstandene **Sekundärharn** oder **Endharn** gelangt über die Sammelrohre zum Nierenbecken **(Pyelon)** und weiter über die beiden Harnleiter zur Harnblase und wird über die Harnröhre ausgeschieden.

Neben dieser Entgiftungsfunktion regulieren die Nieren den Wasser- und Elektrolythaushalt und produzieren Hormone, die den Blutdruck und die Blutbildung beeinflussen.

Harn besteht aus:

- Wasser, mit 95 % der größte Anteil,
- organischen Stoffen: Harnstoff, Harnsäure, Kreatinin,
- Harnfarbstoffen (Urochrome),
- anorganischen Stoffen: Natrium-, Kalium-, Kalzium-, Magnesium- und Ammoniumionen in Verbindung mit Chlorid-, Sulfat-, Phosphat- und Karbonationen,
- festen Bestandteilen.

Ein Überblick über die verschiedenen ausgeschiedenen Stoffe verschafft eine **Teststreifenuntersuchung** (s. S. 131) und gegebenfalls die mikroskopische Beurteilung des **Harnsediments** (s. S. 141). Die Anzahl von Bakterien, die die Harnwege krankheitsbedingt besiedeln können, werden mit der **Keimzahlbestimmung** (s. S. 152) erfasst.

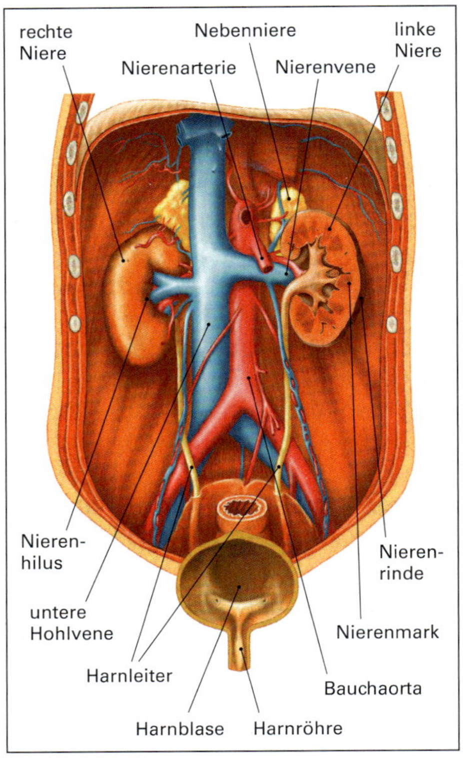

Abb. 1: Nieren und ableitende Harnwege

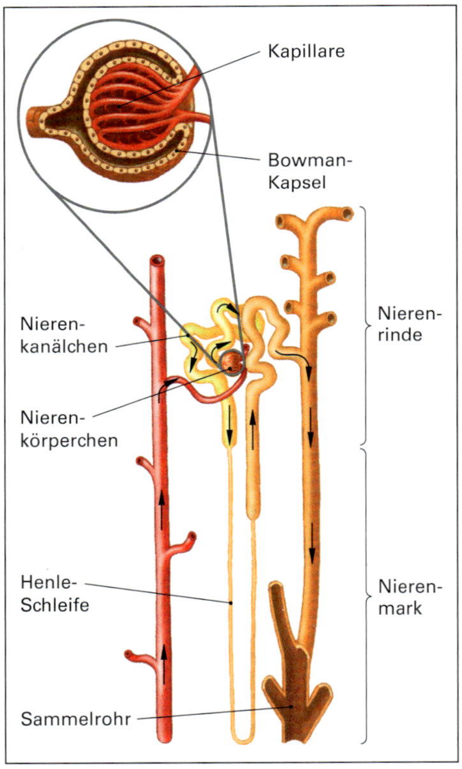

Abb. 2: Nephron

Stuhl

Er besteht aus den unverdaulichen Resten der aufgenommenen Nahrung, abgestorbenen Darmschleimhautzellen, Bakterien, Schleim, Gallenfarbstoffen und Wasser. Seine Zusammensetzung schwankt je nach Nahrungsaufnahme. Er ist von bräunlicher Farbe und je nach Wassergehalt von unterschiedlicher Konsistenz. Im Stuhl lassen sich verschiedene Krankheitserreger oder Parasiten sowie Beimengungen von Stoffen nachweisen, die nicht hineingehören, wie z. B. Blut. Bei Stoffwechselstörungen sind unverdaute Stärkekörner, Fetttröpfchen oder Muskelfasern im Stuhl zu finden.

Abstriche

Dabei handelt es sich um Probenmaterialien, die von haut- oder schleimhautbedeckten Körperoberflächen entnommen werden, z. B. von den Schleimhäuten der Atemwege, von der Augenbindehaut oder aus den Gehörgängen. In Frage kommen auch Entnahmen von den Schleimhäuten der Geschlechtsorgane, beispielsweise bei der Vorsorgeuntersuchung, von Harn- und Stuhlausscheidungsorganen oder von Wunden. Abstriche können auf veränderte Zellen, Bakterien, Pilze oder Parasiten untersucht werden.

Sputum

Sputum oder Auswurf ist das Sekret der unteren und oberen Luftwege. Es ist von glasig schleimiger Konsistenz. Seine Zusammensetzung gibt Aufschluss über mögliche Erkrankungen der Atemwege.

Sonstige Probenmaterialien

Seltener untersuchte Probenmaterialien sind das Sekret der Speicheldrüsen im Mund (Speichel), die Samenflüssigkeit (Sperma) oder der Magensaft. Darüber hinaus gibt es Materialien, die nur von einem Arzt gewonnen werden dürfen, wie z. B. Gewebeproben von verschiedenen Organen oder Punktate. Das sind Flüssigkeiten aus Körperhöhlen, Gelenken oder Geschwülsten (Zysten) und die Rückenmarksflüssigkeit (Liquor cerebrospinalis).

4.3.3 Wahl des richtigen Probenmaterials

Vor der Gewinnung des Probenmaterials sollte in Erfahrung gebracht werden, welches Probenmaterial für die jeweils angeordnete Untersuchung verwendet werden kann. Beispielsweise ist eine Zählung der Blutkörperchen im Serum, dem blutzellfreien Überstand nach der Zentrifugation von Vollblut, nicht durchführbar. Tabelle 1 zeigt Beispiele für Laboruntersuchungen, die aus bestimmtem Probenmaterial gemacht werden können. Sie werden bei den Blut-, Harn- und sonstigen Untersuchungen noch näher beschrieben.

Probenmaterial	Beispiele für Laboruntersuchungen
Vollblut	→ Vollständiger Blutstatus oder Teiluntersuchung (s. S. 165, ff.)
Serum	→ Blutzucker und andere Substrate, Eiweiße, Enzyme
Plasma	→ Gerinnungsfaktoren, Substrate, Eiweiße, Enzyme
Harn	→ Harnstatus (Teststreifenuntersuchung und das Harnsediment) → Schwangerschaftstest → Pathogene Keime (Bestimmung der Anzahl und evtl. der Art der Bakterien)
Stuhl	→ Wurmeier oder anderen Parasiten → Blutzellen → Pathogene Keime (Typhus, Paratyphus, Enteritis) → Ausnutzung (Nachweis von Muskelfasern, Stärkekörnern oder Fett)
Abstriche	→ Bakterien oder Parasiten oder veränderte Zellen
Sputum	→ Blut- oder Schleimhautzellen und pathogene Keime
Punktate	→ Eiweiß, Glukose, Zellen, Krankheitserreger

Hinweis

Das Labor, in dem die Untersuchung durchgeführt wird, hat den Einsender darüber zu informieren, welches Probenmaterial für welche Untersuchung gewonnen werden muss.

4.3.4 Probengefäße und Zusätze

Das Probenmaterial muss je nach Laboruntersuchung in speziell dafür vorgesehenen Gefäßen aufgefangen und gesammelt werden. Wichtig ist die korrekte Kennzeichnung des Probengefäßes vor der Probennahme, um einer Probenverwechslung vorzubeugen.

> **!** *Eingesandte Probenmaterialien dürfen vom Labor nur bearbeitet werden, wenn sie eindeutig einem bestimmten Patienten zuzuordnen sind.*

Zu einer eindeutigen Beschriftung gehören folgende Angaben:

- Name (evtl. Geschlecht) und Geburtsdatum des Patienten oder ein dem Patienten zugeordneter Barcode
- Art des Probenmaterials
- Datum und Uhrzeit der Probengewinnung
- Angabe von evtl. Zusätzen

> **!** *Bei Blutgruppenbestimmungen muss das Probengefäß zusätzlich zum Barcode mit dem Namen, Vornamen und Geburtsdatum des Patienten versehen werden.*

Welches Probenmaterial in welches Gefäß gehört, ob Zusätze darin bereits vorgelegt sind, oder ob diese erst hinzugefügt werden müssen, ist den Richtlinien oder Hinweistafeln der Laboratorien zu entnehmen, in denen die Laboranalysen durchgeführt werden (s. Abb. 1).

Manche Zusätze, sogenannte **Gerinnungsaktivatoren**, haben die Aufgabe, die Gerinnung des Blutes zu fördern.

Andere Stoffe, **Antikoagulanzien**, verhindern die Gerinnung, damit Untersuchungen im Vollblut und Plasma durchgeführt werden können.

Wieder andere Zusätze haben die Aufgabe, den **Abbau** bestimmter Stoffe zu **verhindern** und sie im Probenmaterial zu **konservieren**.

Granulat oder **Trenngel** in bestimmten Röhrchen dienen zur **Trennung** von festen und flüssigen Blutanteilen. Dadurch wird ein Übertritt von Stoffen aus den Erythrozyten ins Serum verhindert.

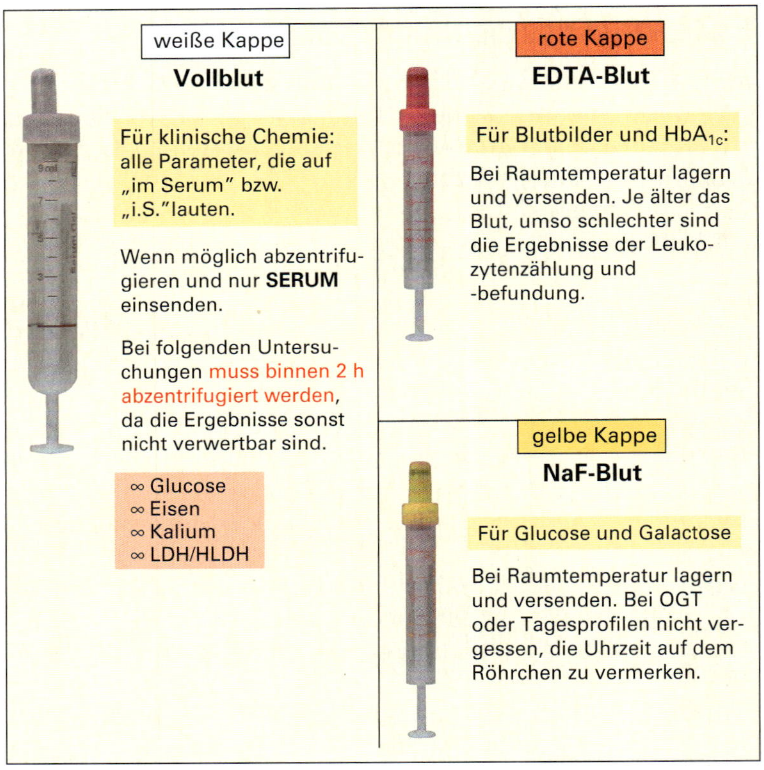

***Abb. 1:** Beispiele für Hinweise eines Labors zu Probengefäßen; die Deckelfarben entsprechen der EN14820*

Die Probengefäße sind meist kostenfrei von dem Labor zu erhalten, in dem die Untersuchungen durchgeführt werden. Vor der Verwendung muss das Verfallsdatum der Probengefäße überprüft werden.

Um die Probengefäße auf die verschiedenen Arbeitsbereiche in einem Labor schneller verteilen zu können, sind sie mit unterschiedlich farbigen Deckeln versehen. Die Normvorschrift zur Kennzeichnung der Zusätze wird jedoch nicht streng eingehalten und so weichen die Deckelfarben der Probenröhrchen verschiedener Firmen voneinander ab.

> **!** *Herstellerangaben zu den Probengefäßen unbedingt beachten!*

4.3.5 Gewinnung des Probenmaterials

Die Art der Gewinnung richtet sich ebenfalls nach der angeordneten Untersuchung. Harn kann beispielsweise ohne besondere Vorkehrungen als Spontanharn für orientierende Untersuchungen gewonnen werden. Für die Bestimmung evtl. im Harn vorhandener Bakterien muss er jedoch unbedingt steril gewonnen werden (s. Harngewinnung, S. 99).

Blutgewinnung

Blut ist das am häufigsten untersuchte Probenmaterial. In Abhängigkeit davon, welche Blutmenge für die Untersuchung benötigt wird, kann das Blut als **Venenblut** oder als **Kapillarblut** gewonnen werden. Vor der Probennahme muss außerdem die Art des für die Untersuchung benötigten Probenmaterials (Vollblut, Plasma, Serum) in Erfahrung gebracht werden, damit die erforderlichen Probengefäße (s. Tabelle 1) vorbereitet werden können.

Probengefäß			Proben-material	Untersuchungen
Nach CLSI ①	Nach EN-Norm ②	Zusatz		
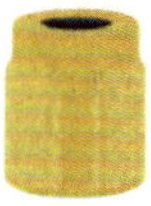	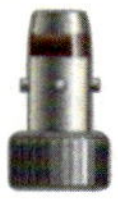	Trenngel, oder Granulat, evtl. Gerinnungsaktivator	Serum	Klinisch chemische Parameter, z. B. Harnstoff, Kreatinin, Harnsäure, Enzyme, Elektrolyte, Fette, sowie Antikörpernachweis
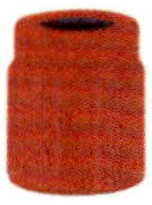	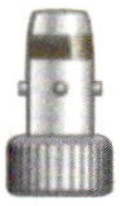	Gerinnungsaktivator	Serum	Serologische Untersuchungen (Bestimmung der Immuneigenschaften des Serums durch Antigen-Antikörper-Reaktionen)
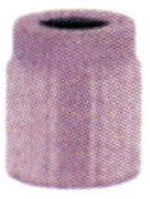	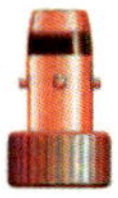	EDTA	Vollblut	Hämatologische Parameter (großes, kleines, rotes oder weißes Blutbild*), HbA1c sowie Antigennachweis mit der PCR (Polymerasekettenreaktion)
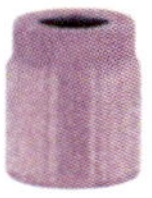	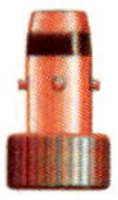	EDTA	Plasma (gefroren)	Bestimmte Hormone
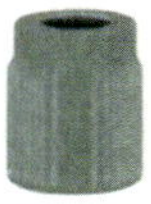	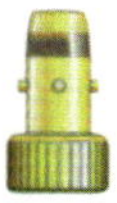	Natriumfluorid (NaF) und K-Oxalat, Na- der Li-Heparin oder EDTA	Vollblut	Glukose und Laktat
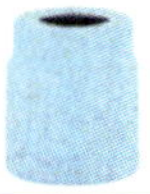	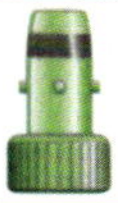	Na-Citrat (9 Teile Blut + 1 Teil Na-Citrat)	Vollblut Plasma	Gerinnungsuntersuchungen, Anzucht von Mykobakterien und Tuberkulosenachweis mit der PCR
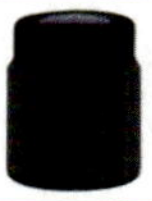	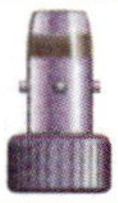	Na-Citrat (4 Teile Blut + 1 Teil Na-Citrat)	Vollblut	Blutkörperchensenkungsgeschwindigkeit
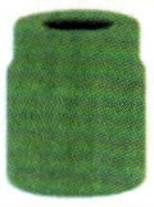	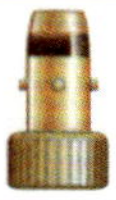	Heparin	Plasma	Spurenelemente, immunologische Untersuchungen, klinisch chemische Parameter
Unterschiedlich		Nährmedium und Gasgemisch	Vollblut	Allgemeiner Nachweis von mit Sauerstoff (aerob) und ohne Sauerstoff (anaerob) wachsenden Bakterien

* Für das große und das weiße Blutbild müssen aus dem EDTA-Blut innerhalb von 3 Stunden Blutausstriche zur näheren Beurteilung der Leukozyten angefertigt werden (Anfertigung von Blutausstrichen, siehe S. 189). Wird dieser Zeitraum durch die Aufbewahrung des EDTA-Blutes in der Praxis, den Transport und die Aufbereitung im Labor überschritten, können die Blutzellen nur noch schlecht beurteilt werden. Es ist deshalb zweckmäßig, aus dem EDTA-Blut oder aus zusätzlich gewonnenem Kapillarblut zwei Blutausstriche anzufertigen und diese zusammen mit dem EDTA-Blut einzusenden.

Alle Röhrchen sind mit verschiedenen Volumina und für die kapilläre Blutentnahme als extra kleine Gefäße erhältlich.

Tabelle 1 auf Seite 91 zeigt:

- eine Zusammenstellung von Beispielen für Probengefäße (dargestellt sind die Deckelfarben nach dem internationalen Farbcode, entsprechend der CLSI (Clinical and Laboratory Standards Institute) in Spalte ① und nach EN 14820 in Spalte ②),
- evtl. Zusätze in den Probengefäßen,
- die Probenmaterialien, die aus den Probengefäßen gewonnen werden können,
- die sich an die Probennahme anschließenden Laboruntersuchungen.

Reihenfolge der Probengefäße bei der Blutentnahme

Zur Reihenfolge der Probengefäße bei Mehrfachblutentnahmen geben die Hersteller **unterschiedliche Empfehlungen**.

Beispiele mit Probengefäßen von zwei Herstellern, die die auf Seite 90 dargestellten Deckelfarben verwenden, sollen dies verdeutlichen.

Grundsätzlich sollten die beiden Gefäße für die **Blutkultur** zuerst gefüllt werden, wegen der besonderen Sterilitätsanforderungen und um die Kontamination durch Zusätze aus den anderen Blutentnahmeröhrchen zu vermeiden.

Das Citratröhrchen sollte bei der Blutentnahme nicht an erster Stelle zum Einsatz kommen, da in der ersten Probe bereits teilweise aktivierte Gerinnungsfaktoren enthalten sind.

In Abbildung 1 sind Monovetten® zur Blutentnahme mit dem Saugkolbenprinzip (s. S. 93) und die dazugehörige Sicherheitskanüle zu sehen.

Abbildung 2 zeigt Vacutainer®-Röhrchen zur Blutentnahme nach dem Vakuumprinzip (s. S. 93) sowie eine Sicherheitskanüle und den dafür erforderlichen Halter.

Neben den dargestellten Probengefäßen stellt jeder der beiden Hersteller noch eine Reihe von Spezialröhrchen zur Verfügung.

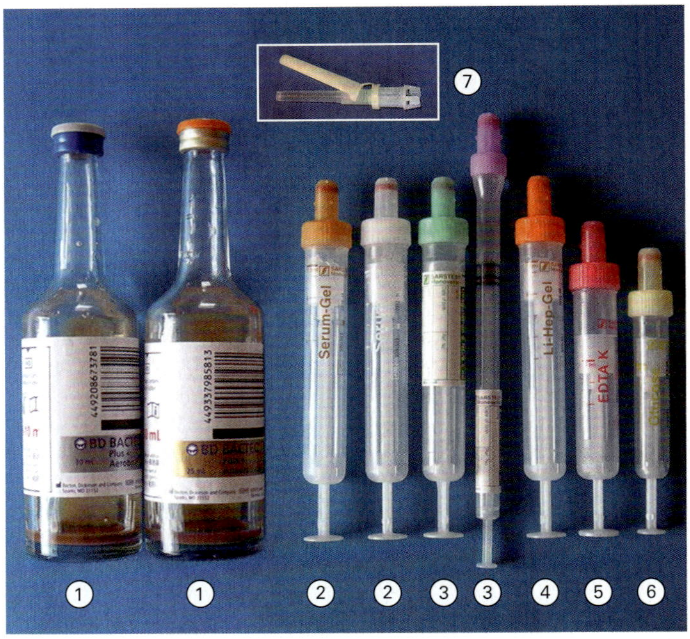

Abb. 1: Reihenfolge bei Monovetten®

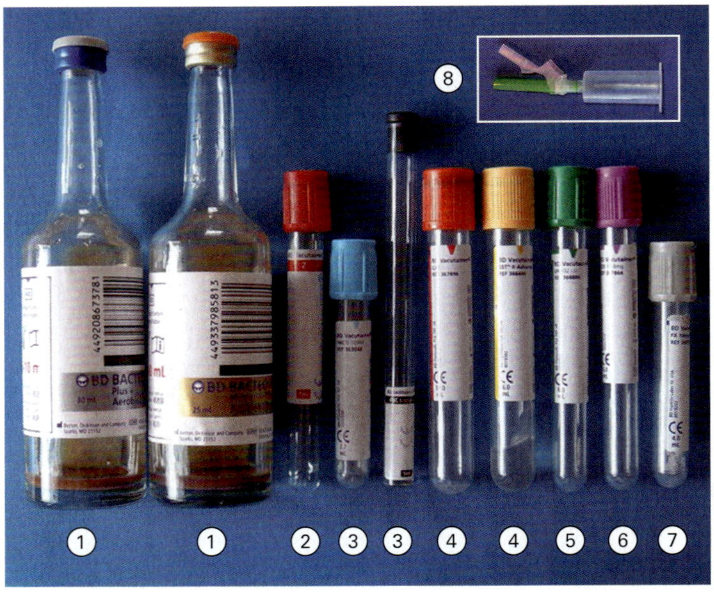

Abb. 2: Reihenfolge bei Vacutainern®

Für das große Blutbild und das weiße Blutbild müssen noch Objektträger und die Utensilien zur Blutausstrichanfertigung (s. S. 189) bereitgestellt werden.

Die Konzentration vieler Blutbestandteile unterliegt tagesrhythmischen Schwankungen. Deshalb spielt der **Zeitpunkt der Probengewinnung** eine wichtige Rolle. Die Referenzbereiche der Laborbefunde basieren auf der Gewinnung des Probenmaterials am nüchternen Patienten in der Zeit zwischen 7 und 9 Uhr. Auch die Körperlage bei der Probengewinnung hat Auswirkungen auf die Konzentration mancher Stoffe. Zum besseren Vergleich der Laborergebnisse beim selben Patienten sollte deshalb für wiederholte Untersuchungen die Probengewinnung immer unter den gleichen, standardisierten Bedingungen erfolgen.

Standardisierte Blutentnahmebedingungen:
- *Abnahmezeitpunkt zwischen 7 und 9 Uhr*
- *Nüchtern (je nach angeordneter Untersuchung)*
- *Immer an der gleichen Abnahmestelle (z. B. Fingerbeere, Vene usw.)*
- *Nach 10 bis 15 minütigem Ausruhen immer in derselben Körperlage (sitzend oder liegend)*

Venenblutentnahme

Zur Venenblutentnahme stehen verschiedene Blutabnahmesysteme zur Verfügung. Sie arbeiten nach zwei unterschiedlichen Prinzipien, dem Saugkolben- und dem Vakuumprinzip.

Beim **Saugkolbenprinzip** wird eine Kanüle auf dem Blutabnahmeröhrchen befestigt, mit dieser die Vene punktiert (s. Abb. 1) und durch gleichmäßiges, dosierbares Zurückziehen des Kolbens im Blutabnahmeröhrchen das Blut aus der Vene gezogen (s. Abb. 2). Anschließend wird die Kolbenstange abgebrochen (s. Abb. 3).

Die Röhrchen, die nach dem **Vakuumprinzip** arbeiten, werden von Seiten des Herstellers bereits mit einem genau definierten Unterdruck geliefert. Abbildung 4 zeigt, wie die Kanüle ② in den Halter ① gedreht und das Schutzschild ③, das beim Entsorgen der gebrauchten Kanüle vor Stichverletzungen schützt, nach hinten gelegt wird. Nach Punktierung der Vene (s. Abb. 5) wird mit der einen Hand der Halter fixiert und das Röhrchen mit der anderen Hand vollständig in den Halter gedrückt. Dadurch wird das Vakuum freigegeben und das Röhrchen füllt sich selbstständig mit Blut (s. Abb. 6).

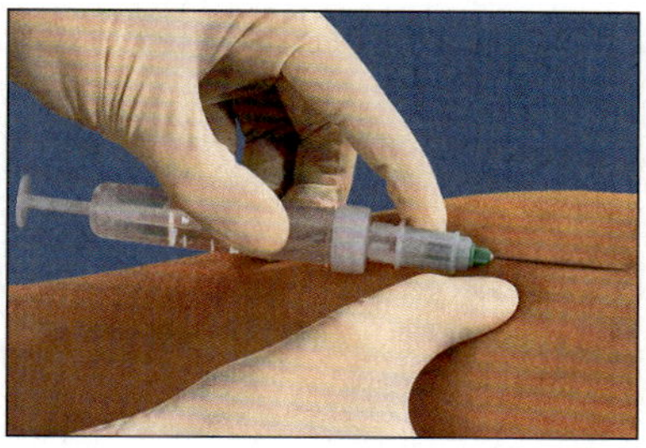

***Abb. 1:* Vene punktieren**

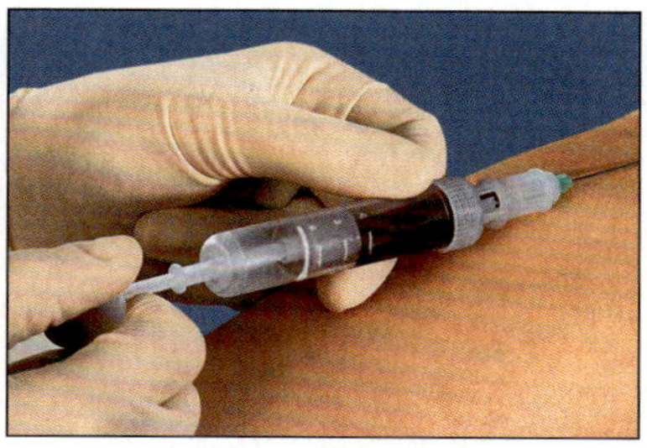

***Abb. 2:* Blut aufziehen (Saugkolbenprinzip)**

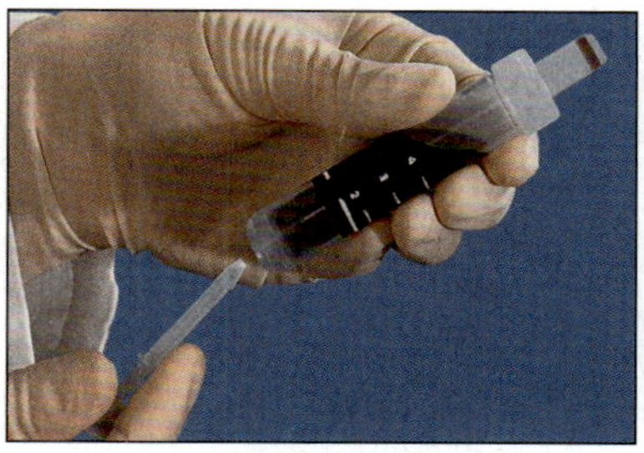

***Abb. 3:* Kolbenstange abbrechen nach der Blutentnahme**

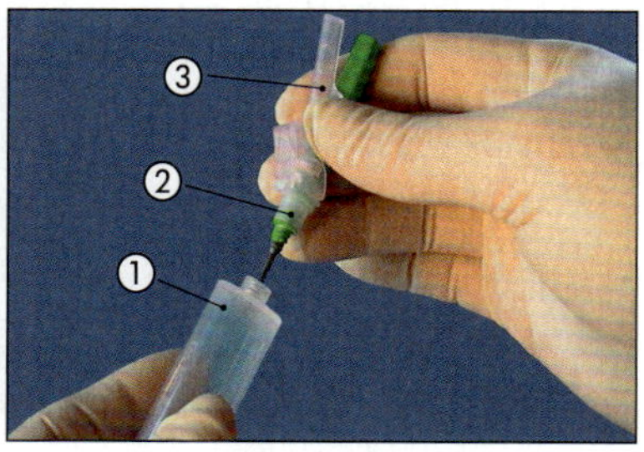

***Abb. 4:* ① Halter ② Kanüle ③ Schutzschild**

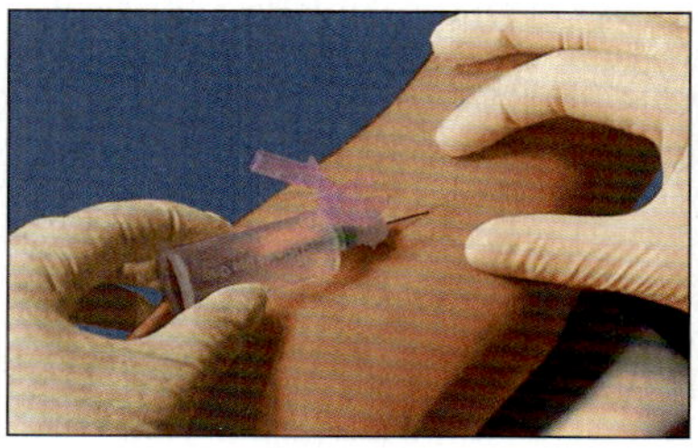

***Abb. 5:* Vene punktieren**

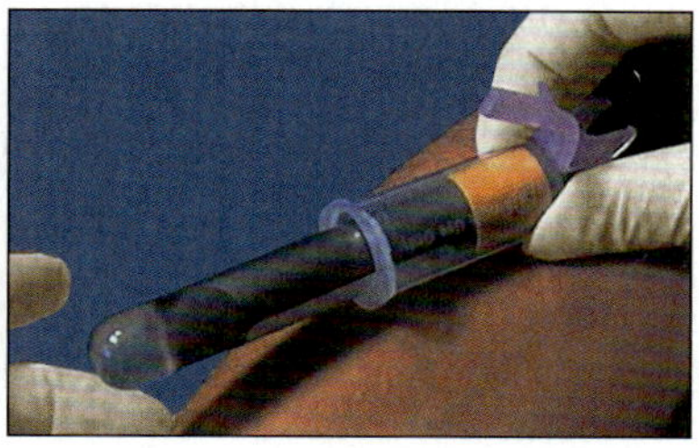

***Abb. 6:* Blutentnahme (Vakuumprinzip)**

Arbeitsanleitung zur Venenblutentnahme

Benötigte Materialien (s. Abb. 1)

① Tupfer
② Desinfektionsmittel
③ Stauschlauch
④ Kissen
⑤ Kanüle und geeignete Röhrchen entsprechend der angeordneten Untersuchung
⑥ Pflaster

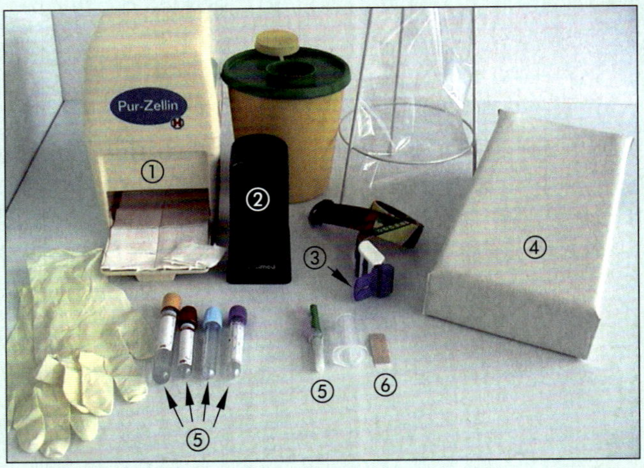

Abb. 1: Benötigte Materialien

Hinweis

Einen großen Einfluss auf einige Laborwerte hat der Staudruck bei der Venenblutentnahme. Er sollte bei 80 bis 100 mm Hg liegen. Der Puls muss fühlbar sein, der venöse Rückfluss sollte jedoch unterbunden sein. Dauert die Stauung zum Auffinden der Punktionsstelle zu lange (> 60 sec.) muss sie vor der Punktion der Vene nochmals für ein bis zwei Minuten gelöst werden, weil es sonst zur Erhöhung der meisten Bestandteile kommt, die nicht durch die Venenwand ins umgebende Gewebe gepresst werden können.

Durchführung

- ▢ Patient nach Name, Vorname und Geburtsdatum fragen.
- ▢ Angaben mit Auftragsformular und / oder Patientenetikett vergleichen.
- ▢ Probenröhrchen im Beisein des Patienten mit Etikett bekleben oder beschriften.
- ▢ Zum Auffinden einer geeigneten Punktionsstelle eine Staubinde oder Blutdruckmanschette eine Handbreit oberhalb der infrage kommenden Punktionsstelle, in der Ellenbeuge, am Unterarm oder am Handrücken, anlegen (s. Abb. 2).
- ▢ Desinfizieren der Punktionsstelle und warten, bis das Desinfektionsmittel getrocknet ist.
- ▢ Bei der Saugkolbenmethode die Kanüle auf dem Probenröhrchen befestigen.
- ▢ Schutzhülle über der Kanüle entfernen.
- ▢ Haut in Stichrichtung spannen und Patient auf den Einstich vorbereiten, z. B. „Sie spüren jetzt einen kurzen Stich ...“
- ▢ Kanüle (für gewöhnlich Nr. 1 oder 2) mit der Schliffseite nach oben einstechen (s. Abb. 3).
- ▢ Stauung lösen, wenn das Blut fließt. Dann das Blut bei der Saugkolbenmethode langsam aufziehen oder bei der Verwendung eines evakuierten Röhrchens selbstständig durch den Unterdruck in das Röhrchen fließen lassen.
- ▢ Alle Röhrchen sofort nach der Blutentnahme und vor dem Füllen des nächsten Röhrchens einige Male durch Überkopfschwenken mischen (s. Abb. 4).
- ▢ Sind alle erforderlichen Röhrchen gefüllt, Tupfer auf die Einstichstelle legen (nicht drücken, sonst bohrt sich die Kanüle durch die Vene!), die Kanüle rasch entfernen und in Kanülenbox entsorgen.
- ▢ Einstichstelle fest mit Tupfer zudrücken (s. Abb. 5) oder durch den Patienten zudrücken lassen (der Patient soll den Arm dabei nach oben und gestreckt halten).

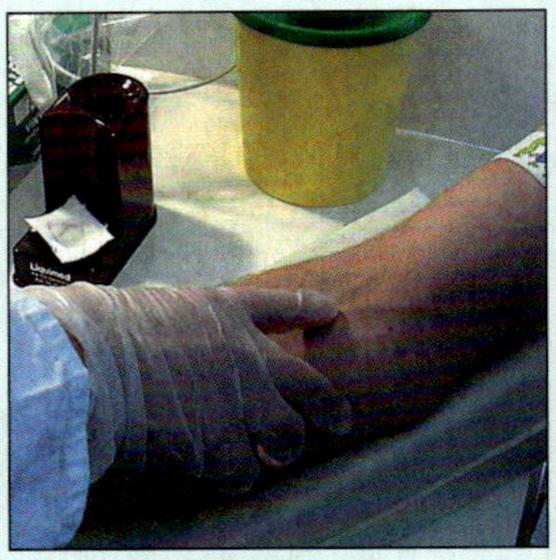

Abb. 2: Suchen der Vene

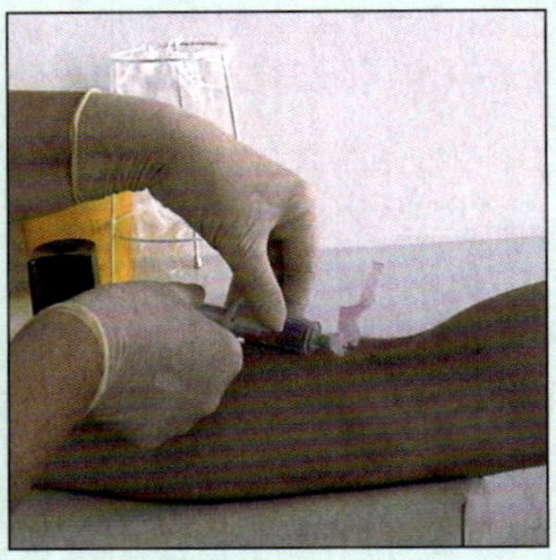

Abb. 3: Vene punktieren

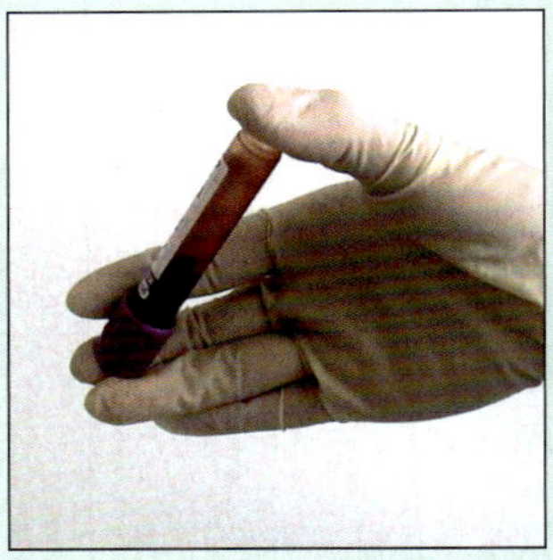

Abb. 4: Mischen des Röhrchens

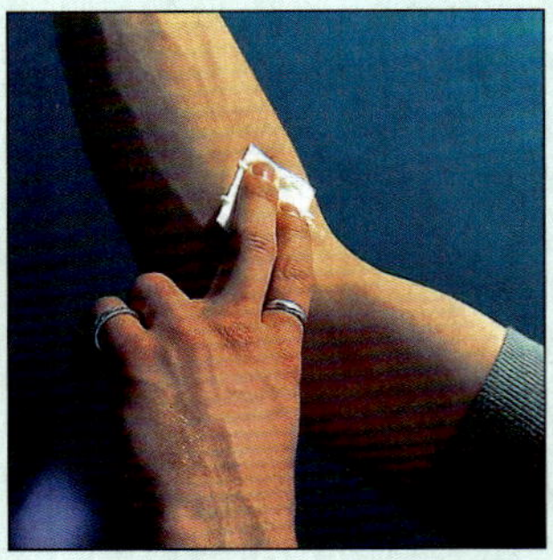

Abb. 5: Einstichstelle zudrücken

Für viele klinisch-chemische Laboranalysen wird Serum oder Plasma benötigt.

Als Faustregel gilt: Die benötigte Menge an Serum oder Plasma wird aus der dreifachen Menge an Vollblut gewonnen.

Arbeitsanleitung für die Serumgewinnung

- ▢ Vollblut in Kunststoffröhrchen abnehmen, die mit einem Trenngel ① oder einem gerinnungsfördernden Granulat ② versehen sind (s. Abb. 1).
- ▢ 30 Minuten stehend aufbewahren, bis es vollständig geronnen ist. Die Zeit hängt vom Zusatz ab. Herstellerhinweise beachten.
- ▢ Zur Trennung von Serum und Blutkuchen je nach Röhrchenhersteller und angeordneter Untersuchung z. B. 10 Minuten bei ca. 2000 *g* zentrifugieren.
- ▢ Serumröhrchen, die Gel enthalten, können nach der Zentrifugation ohne Trennung von Serum und Blutkuchen versandt werden. Ist kein Gel enthalten, ist das Serum mittels Serumfilter vom Blutkuchen zu trennen oder in ein neutrales Röhrchen abzupipettieren (s. Abb. 3).

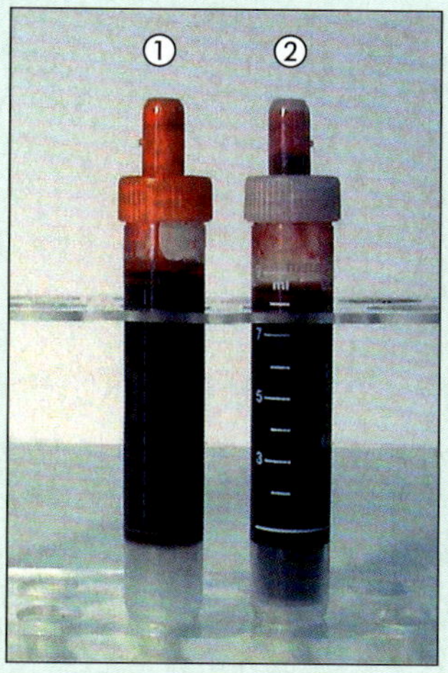

***Abb. 1:** Serumröhrchen vor der Zentrifugation*

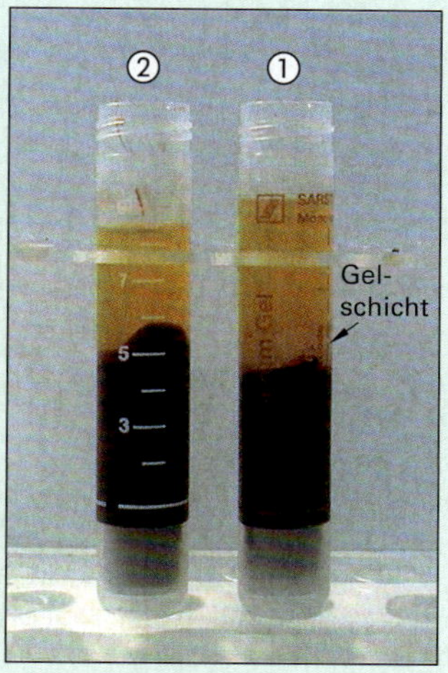

***Abb. 2:** Serumröhrchen nach der Zentrifugation*

Abbildung 2 zeigt zwei Serumröhrchen nach der Zentrifugation (① mit Trenngel, ② mit Granulat).

Wird **Plasma** oder **Vollblut** zur Untersuchung benötigt, muss die Spontangerinnung unterbunden werden. Die Art der anschließend durchzuführenden Untersuchung entscheidet über die Wahl der eingesetzten **gerinnungshemmenden Stoffe** (Antikoagulanzien).

Antikoagulans	Verwendungsbeispiele
EDTA	→ Für hämatologische Untersuchungen, z. B. die Zählung der Blutkörperchen im Blut → Zur HbA1C-Bestimmung bei Diabetikern
Natrium-Citrat	→ Für Gerinnungsuntersuchungen → Zur Bestimmung der Blutkörperchensenkungsgeschwindigkeit (BSG)
Heparin	→ Für Untersuchungen, bei denen schon geringe Mengen an Stoffen, die aus den Erythrozyten ausgetreten sind, stören → Zur Blutgasbestimmung

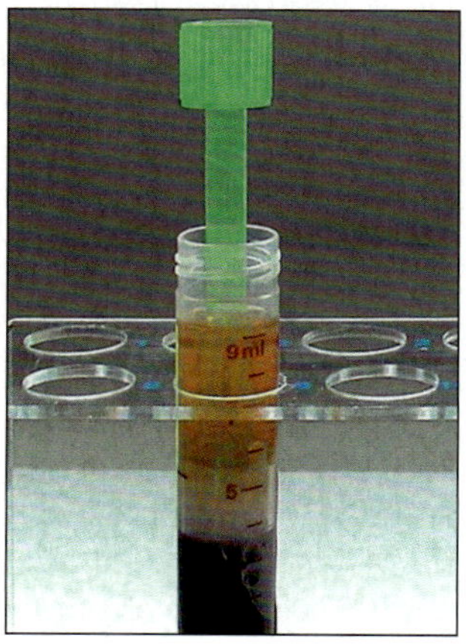

***Abb. 3:** Serumgewinnung mittels Serumfilter*

- *Mischungsverhältnis von Antikoagulans und Blut beachten.*
- *Röhrchen unmittelbar nach der Blutentnahme sorgfältig durch Überkopfschwenken mischen.*
- *Nicht schütteln, sonst Gefahr der Hämolyse (Zerplatzen der Erythrozyten).*

Hinweis

Beim Stehenlassen des mit Antikoagulans versehenen Vollblutes setzen sich die festen Bestandteile langsam ab. Vor der Weiterverarbeitung als Vollblut muss dieser Vorgang durch vorsichtiges Mischen wieder rückgängig gemacht werden.

Arbeitsanleitung für die Plasmagewinnung

- ▢ Vollblut in antikoagulanzienhaltiges Kunststoffröhrchen abnehmen.
- ▢ Im Allgemeinen 10 Minuten bei ca. 2000 *g* zur Trennung von festen Bestandteilen und Plasma zentrifugieren
- ▢ Wenn kein Gelröhrchen verwendet wird, Plasma abpipettieren.

Abbildung 1 zeigt ein Kunststoffröhrchen nach der Zentrifugation.

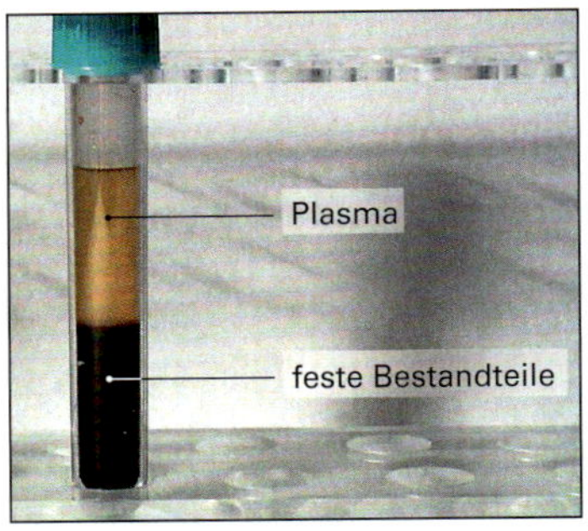

Abb. 1: ***Plasma und feste Bestandteile***

Für Gerinnungsuntersuchungen wird entweder Citratblut oder Citratplasma benötigt. Je nachdem, ob das Citratplasma noch Thrombozyten enthalten darf, thrombozytenarm sein soll oder keine Thrombozyten mehr aufweisen darf, wird das Citratblut mit unterschiedlichen *g*-Zahlen zentrifugiert. Der Tabelle ist zu entnehmen, wie diese Plasmaarten hergestellt und wofür sie verwendet werden.

Plasmaart	Zentrifugationsempfehlungen	Verwendung
Thrombozytenreiches Citratplasma (platelet rich plasma, PRP)	5 Minuten bei 100 *g*	Untersuchung der Thrombozytenfunktion
Thrombozytenarmes Citratplasma (platelet poor plasma, PPP)	10 Minuten bei 1500 bis 2000 *g*	Für die meisten plasmatischen Gerinnungsuntersuchungen
Thrombozytenfreies Citratplasma (platelet free plasma, PFP)	20 bis 30 Minuten bei mindestens 2500 *g*	Für Spezialanalysen, z. B. D-Dimere, oder wenn das Citratplasma für spätere Untersuchungen eingefroren werden muss

Soll Blut in mehreren verschiedenen Röhrchen entnommen werden, gibt es für die Reihenfolge unterschiedliche Empfehlungen. Einigkeit herrscht darüber, dass als Erstes das Blut für die Blutkultur (Nachweis von Bakterien) zu entnehmen ist.

> **!** *Prinzipiell sollte die Reihenfolge der Blutentnahmeröhrchen beim Hersteller oder dem Labor, in dem die Analysen durchgeführt werden, erfragt werden.*

Beurteilung der Serum- bzw. Plasmafarbe

Abweichungen von der normalen Serum- oder Plasmafarbe (s. Abb. 2) lassen auf bestimmte Krankheiten oder technische Schwierigkeiten bei der Blutentnahme schließen. Sie müssen vermerkt werden, da manche Laboranalysen dadurch verfälscht werden. So ist z. B. in einem hämolytischen Serum die Kaliumkonzentration durch das Kalium der geplatzten Erythrozyten viel höher als in einem normalen Serum und eine Lipämie kann sowohl durch eine Stoffwechselstörung des Patienten verursacht sein, aber auch dadurch, dass der Patient bei der Probenentnahme nicht nüchtern war. Es ist also wichtig, der Ursache der abweichenden Serum- bzw. Plasmabeschaffenheit auf den Grund zu gehen.

In der Tabelle sind Serum- und Plasmafarben, die dafür verwendeten Fachbegriffe und die Ursachen der Verfärbungen zusammengestellt.

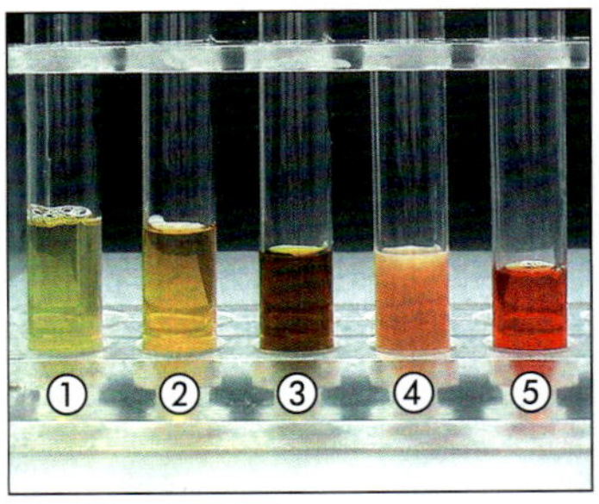

Abb. 2: ***Verschiedene Serumfarben***
① hellgelb ② normal
③ ikterisch ④ lipämisch
⑤ hämolytisch und leicht hämolytisch

Serum / Plasmafarbe	Fachbegriff	Ursache der Verfärbung
Goldgelb	normal	
Rötlich	hämolytisch	Hämoglobin aus geplatzten Erythrozyten
Milchig	lipämisch	Blutfette erhöht
Dunkelgelb bis bräunlich	ikterisch	Gallenfarbstoff Bilirubin erhöht („Gelbsucht“ = Ikterus)
Hellgelb	–	Eisenmangel oder Verdünnungseffekt durch Infusionen

Fehlermöglichkeiten bei der ...

Venenblutentnahme, Serum- oder Plasmagewinnung	
Auswirkung	**Ursache**
Pulsierend austretendes Blut	→ Arterie punktiert
Hämolytisches Serum oder Plasma	→ Vor der Venenpunktion zu stark oder zu lange gestaut → Zu starkes Aspirieren (Ansaugen) des Blutes → Blut vor der vollständigen Gerinnung zentrifugiert → Blut zu hochtourig oder unvollständig zentrifugiert → Blut vor dem Zentrifugieren zu lange aufbewahrt oder versehentlich eingefroren
Lipämisches Serum oder Plasma	→ Patient nicht nüchtern → Ungenügende Information des Patienten
Keine oder unplausible Befunde	→ Falsche Zusätze zum Probenmaterial verwendet → Falsches Mischungsverhältnis von Blut und Zusatz hergestellt → Falsch gekennzeichnetes Probenmaterial → Vom Patienten nicht eingehaltene Diätvorschriften
Zu hohe Laborwerte	→ Wiederholtes Öffnen und Schließen der Faust („Pumpen") während der Blutabnahme (z. B. Kalium) → Zu lange Stauung

Kapillarblutentnahme

Wird nur wenig Blut für hämatologische Untersuchungen, wie z. B. die Blutzellzählungen und die Bestimmung des roten Blutfarbstoffes, oder für bestimmte Gerinnungsuntersuchungen benötigt, kann es als Kapillarblut gewonnen werden. Das Blut aus der Fingerbeere ist dem Venenblut in seiner Zusammensetzung am ähnlichsten. Zweckmäßige Punktionsstellen sind seitlich am Mittelfinger oder Ringfinger. In Frage kommen auch in Ausnahmefällen die Ohrläppchen, wenn z. B. bei langjährigen Diabetikern durch häufige Blutentnahmen die Fingerspitzen schon überempfindlich geworden sind oder bei bestimmten Berufsgruppen nicht verletzt werden sollen. Bei Säuglingen gewinnt man das Kapillarblut aus der Ferse.

Häufig bei einem Patienten wiederholte Untersuchungen sollten immer an der gleichen Punktionsstelle (Ohr oder Finger) vorgenommen werden, denn Werte aus verschiedenen Punktionsstellen zeigen zum Teil große Abweichungen (z. B. bei der Hämoglobin- und bei der Glukosekonzentration).

Arbeitsanleitung zur Kapillarblutentnahme

Benötigte Materialien (s. Abb. 1)

① Tupfer

② Desinfektionsmittel

③ Stechhilfe

④ Mikropipettierhelfer

⑤ Einmalkapillaren

⑥ Pflaster

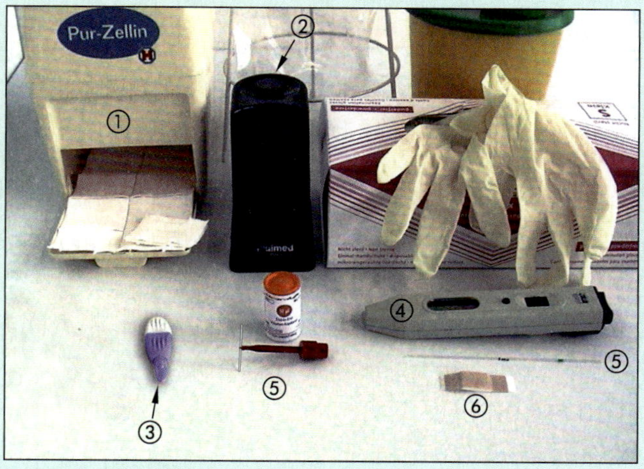

Abb. 1: Benötigte Materialien

4

Durchführung

- Punktionsstelle desinfizieren und trocknen lassen. Einwirkzeit des Desinfektionsmittels beachten und nicht mit trockenem Tupfer nachwischen.
- Mit einer Stechhilfe ca. 2 mm tief seitlich am Ring- oder Mittelfinger einstechen (s. Abb. 1).
- Erste frei austretende Blutstropfen (s. Abb. 2) mit trockenem Tupfer abwischen (Gewebsflüssigkeit) (s. Abb. 3).
- Nachfolgendes Blut sofort weiterverarbeiten (s. entsprechende Untersuchung, z.B. Leukozytenzählung, Hämoglobinbestimmung usw.). In Abbildung 4 wird das Blut mittels Kapillarpipette aufgezogen.
- Punktionsstelle mit Tupfer zudrücken, evtl. mit Pflaster versorgen.

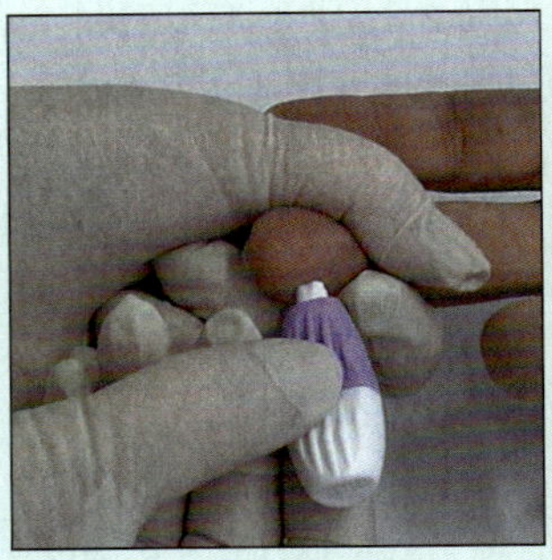

Abb. 1: Seitlich einstechen

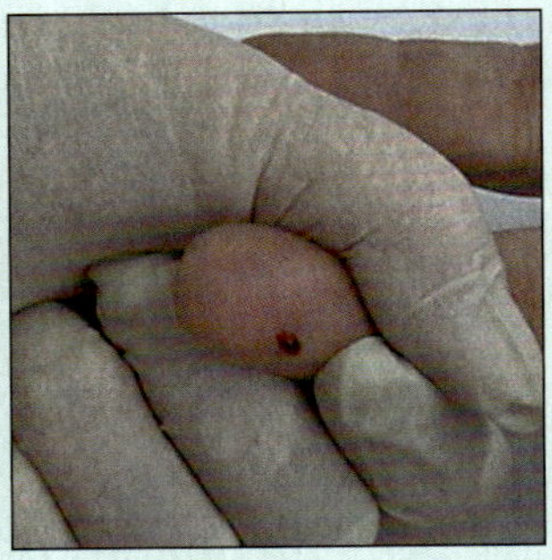

Abb. 2: Ersten Tropfen ...

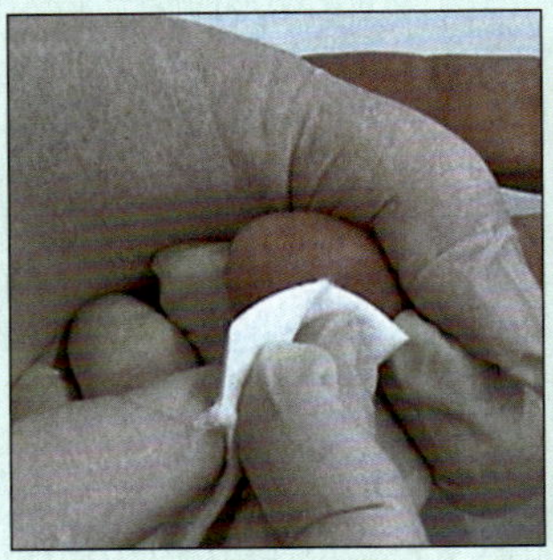

Abb. 3: ... abwischen

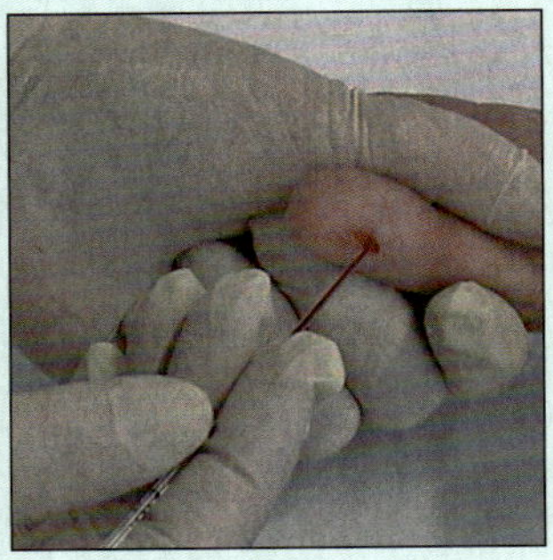

Abb. 4: Blut aufziehen

Fehlermöglichkeiten bei der ...

Kapillarblutentnahme	
Auswirkung	**Ursache**
Ungenügender Blutfluss	→ Nicht tief genug gestochen → Patient bleibt vor Schreck das Blut weg → Kalte, schlecht durchblutete Hände des Patienten
Keine Tropfenbildung beim Blutaustritt	→ Fingerbeere noch feucht vom Desinfektionsmittel → Angstschweiß des Patienten
Blutung nicht zu stillen	→ Patient bekommt gerinnungshemmende Mittel
Ergebnis der anschließenden Untersuchung zu niedrig	→ Ersten Tropfen nach dem Einstich nicht abgewischt (Gewebsflüssigkeit)

Harngewinnung

Harn ist eine von den Nieren produzierte gelbliche Flüssigkeit, die über die harnableitenden Organe ausgeschieden wird.

Um den Harn nicht zu verunreinigen oder durch lange Lagerzeiten das Ergebnis zu verfälschen, muss bei der Gewinnung, Sammlung und Lagerung des Harns sehr sorgfältig gearbeitet werden.

Je nach durchzuführender Untersuchung ist der Harn auf verschiedene Arten und zu unterschiedlichen Zeitpunkten zu gewinnen.

Nach der **Art der Harngewinnung** werden unterschieden:

- Mittelstrahlurin
- Katheterurin
- Blasenpunktionsurin
- Sammelurin

Nach dem **Gewinnungszeitpunkt bzw. -zeitraum** unterscheidet man zwischen:

- erstem und zweitem Morgenurin
- Spontanurin
- Sammelurin

Mittelstrahlurin

Er eignet sich u.a. für die Teststreifen- und Harnsedimentuntersuchung. Für bakteriologische Harnuntersuchungen (s. Keimzahlbestimmung, S. 152), ist es erforderlich, dass der Mittelstrahlurin in sterilen Gefäßen aufgefangen wird.

> **!** *Da der Patient den Mittelstrahlurin meist selbst gewinnt, sollte er genauestens darüber informiert werden, worauf er bei der Gewinnung achten muss.*

Vorgehensweise bei der Gewinnung von Mittelstrahlurin

- Der Patient muss Hände und Genitalbereich sorgfältig reinigen.

  Frauen, die zu Ausfluss neigen, sollten zur Vermeidung von Verunreinigungen aus der Scheide einen Tampon benutzen.
- Das Auffanggefäß und der Gefäßdeckel dürfen nicht von innen berührt werden.
- Den ersten Teil der Miktion (Harnlassen) in die Toilette entleeren.
- Ohne das Harnlassen zu unterbrechen den mittleren Harnstrahl im Becher auffangen.
- Den letzten Teil der Miktion in die Toilette entleeren.
- Der beschriftete Becher sollte gut verschlossen und unverzüglich zur Untersuchung gebracht werden (s. Abb. 1).

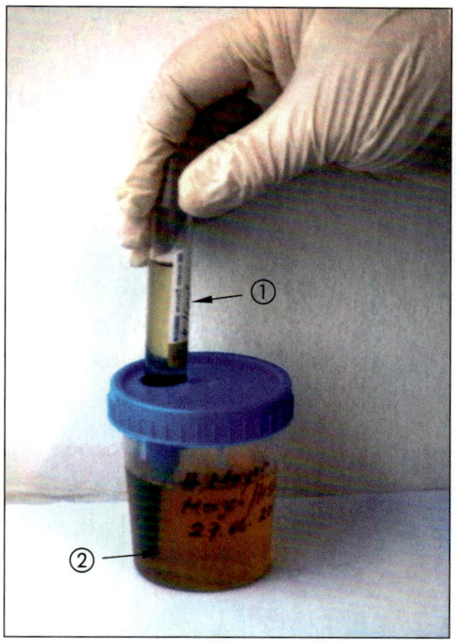

Abb. 1: Harnauffanggefäße

Mit einem speziellen Einmalröhrchen ① kann eine Teilmenge des Urins entnommen werde, ohne die Harnprobe zu verunreinigen. Die Originalharnprobe ② steht dann noch für eine eventuell notwendige bakteriologische Untersuchung des Harns zur Verfügung.

Katheterurin

Er wird für bakteriologische Untersuchungen verwendet. Zur Gewinnung wird ein steriles Kunststoffröhrchen durch die Harnröhre bis in die Blase vorgeschoben. Der so gewonnene Urin wird in einem sterilen Gefäß aufgefangen. Wird nicht steril vorgegangen, besteht die Gefahr einer Infektion der Harnwege.

Punktionsurin

Diese Art der Harngewinnung wird durchgeführt, wenn eine Katheterisierung nicht möglich ist, beispielsweise, weil die Harnröhre durch einen Nierenstein oder einen Tumor verschlossen ist. Oder es wird dieser Methode wegen ihrer geringeren Infektionsgefahr der Vorzug gegenüber der Katheterisierung gegeben. Die Punktion der Blase darf nur ein Arzt durchführen. Er sticht dabei dem Patienten unter sterilen Bedingungen mit einer Kanüle oberhalb des Schambeins direkt in die Blase und entnimmt Harn. Der Harn kann dann für bakteriologische und andere Untersuchungen verwendet werden.

Sammelurin

Der Urin wird über einen bestimmten Zeitraum, meist 24 Stunden, je nach angeordneter Untersuchung, in einem Gefäß, das Konservierungsmittel enthält, gesammelt. Man verwendet eine gut gemischte Teilmenge des Urins für quantitative klinisch-chemische Analysen, z. B. um den Glukoseverlust pro Tag festzustellen. Dazu müssen die Dauer der Sammelperiode und die Gesamtmenge des gesammelten Urins angegeben werden.

Vorgehensweise bei der Gewinnung von Sammelurin

- Den ersten Morgenurin entleert der Patient in die Toilette und notiert die Uhrzeit.
- Jede folgende Urinprobe ist in einem sauberen Gefäß aufzufangen.
- Die Probe wird in das Sammelgefäß (s. Abb. 1) gegeben und gut mit dem bereits darin befindlichen Konservierungsmittel vermischt.
- Der letzte aufgefangene Urin ist der Urin des nächsten Tages zu der am Vortag notierten Uhrzeit.
- Die Dauer der Sammelperiode und die Gesamtmenge des gewonnenen Urins werden notiert.
- Eine gemischte Teilmenge wird zur Untersuchung ins Labor gebracht.

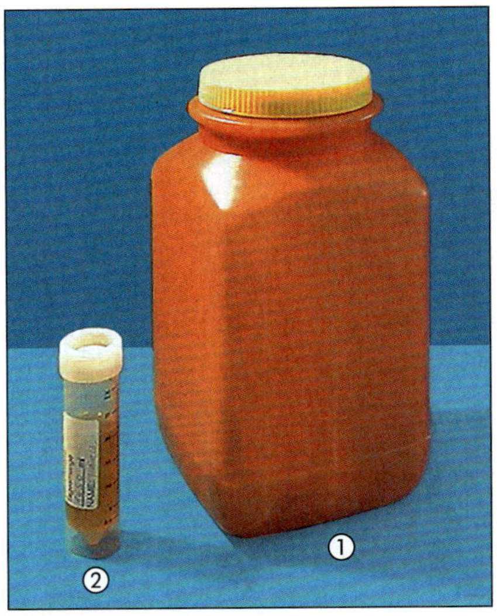

***Abb. 1:* Sammeluringefäß ①**
Gefäß für Teilmenge ②

4

Morgenurin

Als **erster Morgenurin** wird der nach einer mindestens achtstündigen Nachtruhe gewonnene Morgenurin bezeichnet. Er ist konzentrierter als der Tagesurin und eignet sich deshalb für bakteriologische Untersuchungen, Schwangerschaftsteste oder für spezielle Teststreifenuntersuchungen, für die eine längere Verweildauer des Harns in der Blase vorteilhaft ist, wie z. B. für den Nitritnachweis.

Der **zweite Morgenurin** sollte frühestens zwei Stunden nach dem ersten Morgenurin gewonnen werden. Er eignet sich besser als der erste Morgenurin zur Harnsedimentuntersuchung von empfindlichen Harnbestandteilen, wie Zellen und Zylindern.

Spontanurin

So bezeichnet man den bei Bedarf gewonnenen Urin. Er wird unabhängig von der Tageszeit in einem sauberen Behältnis aufgefangen und dient z. B. zur Feststellung des Harnzuckers nach einer Mahlzeit.

Sowohl Morgenurin als auch Spontanurin sollten als **Mittelstrahlurin** gewonnen werden.

Fehlermöglichkeiten bei der …

Gewinnung von Urin	
Auswirkung	**Ursache**
Unplausible Werte	→ Falsche Harngewinnungsart für die jeweilige Untersuchung → Unzureichende Information des Patienten über die Vorgehensweise bei der Mittelstrahluringewinnung → Kein Konservierungsmittel bei der Sammeluringewinnung → Unsteriles Probengefäß für bakteriologische Untersuchungen

Stuhlgewinnung

Für die meisten Stuhluntersuchungen genügt eine erbsen- bis walnussgroße Menge an Stuhl. Sie sollte von verschiedenen Stellen des Stuhls mit einem eigens dafür vorgesehenen Löffelchen entnommen und in ein Stuhlröhrchen (s. ① in Abb. 1) eingebracht werden.

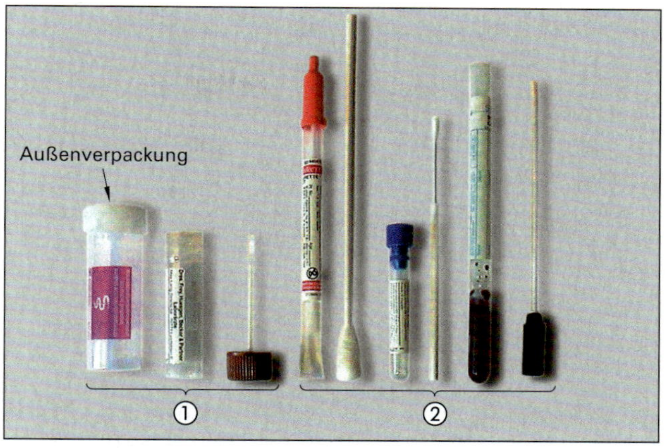

Abb. 1: Stuhlröhrchen ① Abstrichröhrchen ②

Abstrichgewinnung

Zur Gewinnung eines Abstriches wird mit sterilen Wattestäbchen über das zu untersuchende Gewebe gestrichen (Die Wattestäbchen sind in Abb. 1 ohne sterile Außenverpackung zu sehen.) Anschließend wird das Wattestäbchen in ein steriles Glas- oder Kunststoffröhrchen (s. ② in Abb. 1) gesteckt. Zum Teil sind die Probenröhrchen mit Nährböden oder Transportmedien versehen.

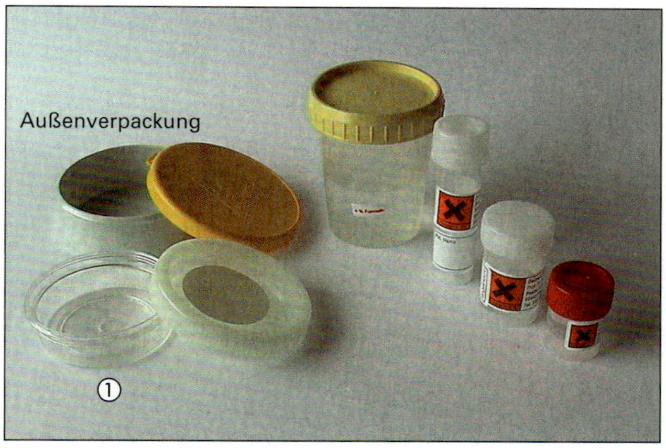

Abb. 2: Sonstige Probengefäße

Sputumgewinnung

Das Sekret der unteren und oberen Luftwege wird durch morgendliches, kräftiges Abhusten zu Tage gefördert und in einem sterilen Einmalgefäß (s. ① in Abb. 2) aufgefangen. Untersucht wird auf Blutbeimengungen, auf verschiedene Bakterienarten und auf Pilze.

Gewinnung sonstiger Probenmaterialien

Abgesehen von Probematerialien wie Stuhl und Sputum, die von den Patienten nach genauer Anweisung gewonnen werden müssen, gibt es noch Probematerialien, die ausschließlich vom Arzt gewonnen werden dürfen. Dazu zählen Punktate und Gewebeproben von verschiedenen Organen.

Abbildung 2 zeigt Gefäße zur Aufnahme von Gewebeteilen, z. T. mit Konservierungsmittel versehen.

Fehlermöglichkeiten bei der …

Gewinnung von verschiedenen Probenmaterialien

Auswirkung	Ursache
Unplausible Werte	→ Unzureichende Information des Patienten über die Vorgehensweise bei der Probengewinnung → Falsche Probengefäße verwendet → Falsches Transportmedium im Probengefäß → Zu wenig Probenmaterial

4.3.6 Lagerung und Konservierung von Probenmaterial

Mit dem Probenmaterial sollte so umgegangen werden, dass die **in vitro** (lat. „im Glas"), d. h. die außerhalb des Körpers, im Labor ermittelten Werte den Werten **in vivo**, also im lebenden Patienten, möglichst nahe kommen. Nur so ist es möglich, zuverlässige und aussagekräftige Laborergebnisse zu erzielen.

Die Tabelle zeigt Faktoren, die die Haltbarkeit der zu untersuchenden Stoffe beeinträchtigen.

Ursache	Auswirkung	Abhilfe
Stoffwechsel der Zellen	→ Glukoseabbau (Glykolyse)	→ Entnahme von Vollblut in Röhrchen mit Trenngel und anschließender ausreichend hoher Zentrifugation → Beigabe eines Glykolysehemmers (Na-Fluorid) zum Vollblut
	→ Sauerstoffverbrauch	→ Blutgasanalyse innerhalb weniger Minuten nach Probennahme
Verdunstung	→ Konzentrationserhöhung	→ Probenröhrchen immer verschlossen aufbewahren
Chemische Umwandlungen	→ z. B. Abbau von Gallenfarbstoffen wie Bilirubin unter Lichteinwirkung	→ Dunkel aufbewahren
Unsterile Bedingungen bei der Probengewinnung	→ Bakterielle Zersetzung	→ Sterile Probengewinnung in Einwegmaterialien
Osmotische Abläufe	→ Extra- und intrazellulärer Stoffaustausch, z. B. Erhöhung der Kaliumkonzentration im Serum	→ Entnahme von Vollblut in Röhrchen mit Trenngel und ausreichend hohe Zentrifugation → Aufbewahrung des Blutes vor dem Zentrifugieren nicht länger als eine halbe Stunde

4

Ist eine längere Lagerung nicht zu umgehen, muss das Probenmaterial gut verschlossen, fachgerecht aufbewahrt und gegebenenfalls konserviert werden. Der Aufbewahrungszeitraum und die Aufbewahrungstemperatur sowie die Art der Konservierung richten sich nach der Art des Probenmaterials und der angeordneten Untersuchung. Die Informationen sind meist den Untersuchungsprogrammen der Labors zu entnehmen, in denen die Untersuchungen durchgeführt werden.

In der folgenden Tabelle sind Beispiele für die Haltbarkeit der zu untersuchenden Stoffe (Messgrößen) im jeweiligen Untersuchungs- oder Probenmaterial, über die Art der Aufbewahrung, gegebenenfalls die Art der Konservierung zusammengestellt.

Probenmaterial	Messgröße	Aufbewahrung / Konservierung	Besonderheiten
Serum und Heparinplasma	Die meisten Enzyme und Substrate	Im verschlossenen Gefäß im Kühlschrank 1 Woche, tiefgefroren monatelang	Für Bilirubinbestimmung: dunkel stellen (es wird unter Lichteinwirkung abgebaut)
Citratplasma	Gerinnungsuntersuchungen	8 Stunden bei Raumtemperatur	Für Einzelfaktorenbestimmung: Lagerung im Kühlschrank und Untersuchung innerhalb von 3 Stunden
EDTA-Blut	Blutbild	Bei Raumtemperatur 24 Stunden	Anfertigung der Blutausstriche innerhalb von maximal 3 Stunden
Urin	Harnstatus	Innerhalb von 2 Stunden untersuchen, sonst Aufbewahrung im Kühlschrank	Bei längerer Lagerung: Zerstörung von Bestandteilen und Vermehrung von Bakterien Bei Aufbewahrung im Kühlschrank: Ausfallen von Salzen
Sammelurin	Je nach Untersuchung	Vom Labor angegebenes Konservierungsmittel verwenden (Salzsäure, Essigsäure oder Thymol in Isopropanol)	Art der Untersuchung beachten

4.3.7 Transport und Versand von Probenmaterial

Da sich die Konzentration einiger Bestandteile sehr schnell verändert, ist es am besten, wenn die Laboruntersuchungen möglichst bald nach der Probengewinnung durchgeführt werden.

Die meisten Großlabors holen das Material in den Praxen zu einem vereinbarten Zeitpunkt ab. Das Material muss dann im richtigen Gefäß mit den ausgefüllten Begleitpapieren, z. B. für Untersuchungen in Laborgemeinschaften mit nebenstehendem Anforderungsschein (s. Abb. 1), bereit stehen.

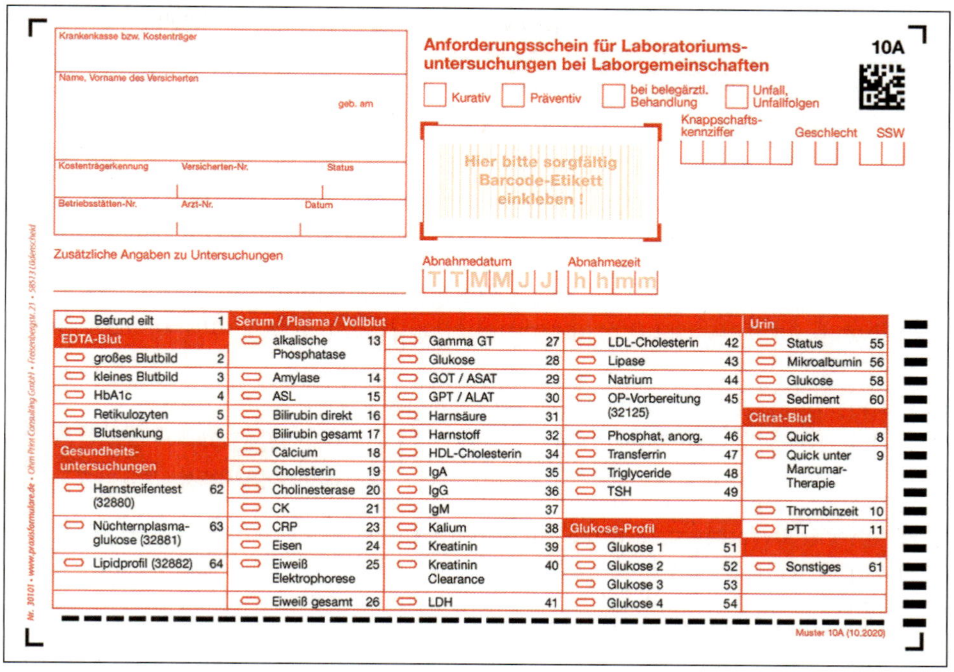

Krankenkasse bzw. Kostenträger

Name, Vorname des Versicherten — geb. am

Kostenträgerkennung — Versicherten-Nr. — Status

Betriebsstätten-Nr. — Arzt-Nr. — Datum

Zusätzliche Angaben zu Untersuchungen

Anforderungsschein für Laboratoriumsuntersuchungen bei Laborgemeinschaften 10A

Kurativ — Präventiv — bei belegärztl. Behandlung — Unfall, Unfallfolgen

Hier bitte sorgfältig Barcode-Etikett einkleben !

Knappschaftskennziffer — Geschlecht — SSW

Abnahmedatum T T M M J J — Abnahmezeit h h m m

Befund eilt 1	Serum / Plasma / Vollblut			Urin
EDTA-Blut	alkalische Phosphatase 13	Gamma GT 27	LDL-Cholesterin 42	Status 55
großes Blutbild 2		Glukose 28	Lipase 43	Mikroalbumin 56
kleines Blutbild 3	Amylase 14	GOT / ASAT 29	Natrium 44	Glukose 58
HbA1c 4	ASL 15	GPT / ALAT 30	OP-Vorbereitung (32125) 45	Sediment 60
Retikulozyten 5	Bilirubin direkt 16	Harnsäure 31		Citrat-Blut
Blutsenkung 6	Bilirubin gesamt 17	Harnstoff 32	Phosphat, anorg. 46	Quick 8
Gesundheits-untersuchungen	Calcium 18	HDL-Cholesterin 34	Transferrin 47	Quick unter Marcumar-Therapie 9
	Cholesterin 19	IgA 35	Triglyceride 48	
Harnstreifentest (32880) 62	Cholinesterase 20	IgG 36	TSH 49	
	CK 21	IgM 37		Thrombinzeit 10
Nüchternplasma-glukose (32881) 63	CRP 23	Kalium 38	Glukose-Profil	PTT 11
	Eisen 24	Kreatinin 39	Glukose 1 51	
Lipidprofil (32882) 64	Eiweiß Elektrophorese 25	Kreatinin Clearance 40	Glukose 2 52	Sonstiges 61
			Glukose 3 53	
	Eiweiß gesamt 26	LDH 41	Glukose 4 54	

Muster 10A (10.2020)

Abb. 1: Anforderungsschein

Um nicht immer alle Angaben über die Patientenidentität bei allen Schritten mitführen zu müssen, werden diese Angaben meist mit einer Patientennummer oder einem Barcode für die Probenröhrchen und für die Begleitpapiere verknüpft (s. Abb. 2).

Abb. 2: Barcodes für verschiedene Untersuchungen

Begleitpapiere

Die Angaben auf den Probengefäßen zur Identität des Patienten müssen mit den Angaben auf den Begleitscheinen übereinstimmen. Die Anforderungsscheine für Laboruntersuchungen in Laborgemeinschaften müssen u. a. folgende Angaben enthalten (s. Abb. 1):

- Kostenträger (z. B. Krankenkasse),
- Name, Vorname, Geburtsdatum, das Geschlecht des Patienten,
- Kassen- und Versichertennummer sowie den Versichertenstatus,
- Betriebsstätten- und Arztnummer,
- Abnahmedatum und -zeitpunkt,
- Verdachtsdiagnose, sonstige diagnostische Fragestellung,
- Laboruntersuchungen, die durchzuführen sind.

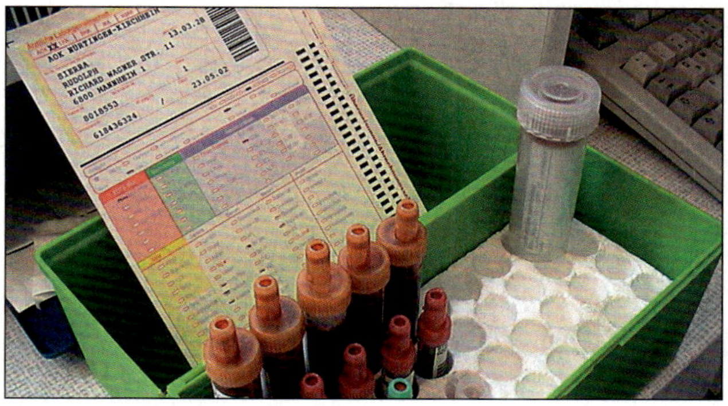

Abb. 3: Transportkiste

Hilfreich zur Beurteilung des Laborergebnisses ist ein Hinweis auf evtl. eingenommene Medikamente. Im Idealfall sollten die Probenmaterialien nach dem Transport die gleichen Messergebnisse aufweisen, wie nach der Probengewinnung. Um dies zu gewährleisten, muss nach der sorgfältigen Aufbewahrung für den sachgerechten Transport bzw. Versand der Materialien gesorgt werden. Welches Transportmittel verwendet werden muss, hängt wieder von der Art der Untersuchung ab.

Zum Transport kommen infrage:

- spezielle **Transportkisten** für verschiedene Probengefäße ohne besondere Lager- und Transportbedingungen (s. Abb. 3),
- **Thermoskannen** für den Transport von Proben bei unterschiedlichen Temperaturen,

- **Kühlboxen**, z. B. zum Urintransport, wenn der Urin bakteriologisch untersucht werden soll,
- **Styroporkisten** mit Trockeneis, z. B. zum Transport von bereits vorgefrorenem Material.

Außerdem kommt der Versand der Proben durch die Post oder ähnliche Unternehmen in Betracht. Der Versand wird durch genaue Vorschriften geregelt (s. aktuelles Mitteilungsblatt der Deutschen Post AG und die Broschüre der Berufsgenossenschaft für Gesundheitsdienst und Wohlfahrtspflege „Patientenproben richtig versenden".

Jede Probe wir nach der eingeschätzten Gefährlichkeit der darin vermuteten Erreger auf der Grundlage der **Risikogruppeneinteilung der WHO gefahrgutrechtlichen Kategorien** zugeordnet (s. Tabelle). Die gefahrgutrechtlichen Kategorien erhielten von den Vereinten Nationen vierstellige **UN-Nummern**. Jeder UN-Nummer sind wiederum **Verpackungsanweisungen** zugewiesen. Sie legen fest, aus welchen Bestandteilen die Verpackung zusammengesetzt sein muss und welche Kennzeichnung für den Transport erforderlich ist.

Der Arzt schätzt aufgrund der Anamnese und der vorläufigen Diagnose ein, welche Gefährdung von einer zu versendenden Probe ausgeht. Vermutet er beispielweise, dass der Patient an einer Erkrankung leidet, die eine dauerhafte Behinderung oder einen lebensbedrohlichen Zustand mit sich bringt (Gefahrgutrechtliche Kategorie A, WHO Risikogruppe 4), kann das Probenmaterial nur von einem qualifizierten Gefahrguttransportunternehmen nach einer genau geregelten Vorgehensweise befördert werden.

WHO Risikogruppe	Gefahrgut-rechtliche Kategorie	UN-Nummer	Verpackungs-anweisung
RG 4	A	UN 2814	P 620
RG 3*			
RG 3	B	UN 3373	P 650
RG 2			
RG 1	keine	keine	„P 650 light"
* Kulturen für Laborzwecke von bestimmten Erregern			

Die meisten der in den Praxen anfallenden Proben, die auf dem Postweg transportiert werden müssen, gehören jedoch der Kategorie B oder keiner Kategorie an. Abbildung 1 zeigt die Umsetzung der Verpackungsanweisung P 650 für Proben der Risikogruppe 2 = Kategorie B, z. B. von Stuhlproben zur Untersuchung auf Salmonellen, Abbildung 2 die Verpackungsanweisung „P 650 light" für Proben der Risikogruppe 1, die keiner Kategorie zugeordnet werden, weil es unwahrscheinlich ist, dass sie infektiös sind, z. B. Blutproben zur therapeutischen Medikamentenkontrolle. Es dürfen nur genormte Versandhüllen bzw. Versandboxen verwendet werden. Sie müssen mit den abgebildeten Aufklebern versehen sein, die auf die Gefährlichkeit des Inhalts hinweisen und müssen persönlich am Postschalter abgegeben, bzw. vom Beförderungsunternehmen abgeholt werden.

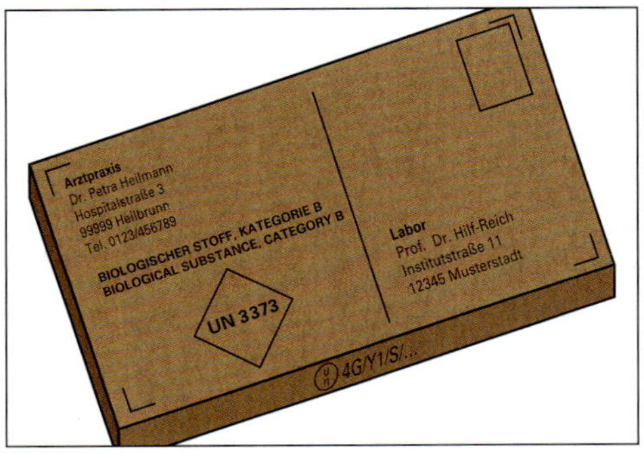

Abb. 1: Verpackung nach P 650

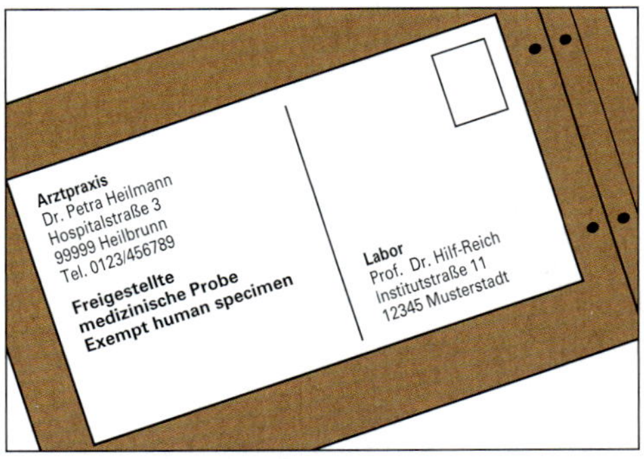

Abb. 2: Verpackung nach „P 650 light"

Die Versandverpackung sollte grundsätzlich bestehen aus:

- einem Primärgefäß für das Probenmaterial,
- aufsaugendem Material,
- einem bruchsicheren Schutzgefäß als Außenverpackung,
- einer Versandhülle oder Versandbox.

4.3.8 Probenverteilung und Vorbereitung für die Analyse

Im Labor wird die Beschriftung der Probenröhrchen mit den Informationen auf den Begleitscheinen verglichen. Anschließend werden sie registriert und auf die einzelnen Arbeitsplätze (Klinische Chemie, Hämatologie oder Spezialabteilungen) verteilt, evtl. noch einmal zwischengelagert und für die Analyse aufbereitet. Beispielsweise müssen Probenmaterialien, wenn sie gefroren waren, nach dem Auftauen vor der Analyse gut gemischt werden.

Insgesamt sollte die Zeit bis zur Analyse **möglichst kurz** gehalten werden, um Veränderungen der zu untersuchenden Stoffe zu verhindern.

4.4 Analytik

Der nächste Schritt innerhalb des diagnostischen Prozesses ist die Laboranalyse. Mit unterschiedlichen **Labormethoden** und in verschiedenen **Arbeitsbereichen** werden mit den gewonnenen Probenmaterialien **Laboranalysen** durchgeführt.

4.4.1 Einteilung der Laboruntersuchungen

Laboruntersuchungen lassen sich nach verschiedenen Kriterien einteilen, z. B. nach der Art der Untersuchung in qualitative, semiquantitative und quantitative Bestimmungen (s. S. 80).

Kriterium für die Einteilung	Bestimmungsart/Bereich	Beispiele
Art der Untersuchung	→ Qualitativ → Semiquantitativ → Quantitativ	→ Nitrit im Harn, Schwangerschaftstest → Viele Teststreifenuntersuchungen im Harn → Substrat-, Enzym-, Elektrolyt-, Hormonbestimmungen, Blutbild
Art des Probenmaterials	→ Blutuntersuchungen → Harnuntersuchungen → Serumuntersuchungen	→ Blutbild, Blutzucker-, Blutgruppenbestimmung → Harnstatus, Keimzahlbestimmung → Substrat-, Enzym-, Hormonbestimmungen
Zu untersuchende Stoffgruppe	→ Substratbestimmungen → Enzymbestimmungen → Hormonbestimmungen	→ Blutzucker-, Bilirubinbestimmung → GOT, GPT, Amylase → Schilddrüsenhormone, Schwangerschaftstest
Ein bestimmtes Organsystem betreffende Funktionstests	→ Schilddrüsenuntersuchungen → Pankreasuntersuchungen → Nephrologische Untersuchungen	→ Schilddrüsenhormone, -antikörper → Blutzuckerbestimmung, Amylase → Harnstoff-, Kreatinin-, Harnsäurebestimmung, Harnstatus
Arbeitsbereiche	→ Hämatologie → Immunologie → Hämostaseologie → Klinische Chemie → Mikrobiologie	→ Blutbild → Schilddrüsenantikörper-, Blutgruppenbestimmung → Gerinnungsuntersuchungen → Substrat-, Enzym-, Elektrolytbestimmungen → Keimzahlbestimmung, Stuhluntersuchungen
Untersuchungsprinzip	→ Absorptionsfotometrisch → Reflexionsfotometrisch → Immunologisch	→ Substrat-, Enzym-, Elektrolytbestimmungen → Substrat-, Enzym-, Elektrolytbestimmungen → Antigen-Antikörperreaktionen

Wie aus der Zusammenstellung an Unterscheidungskriterien in der Tabelle zu ersehen ist, gibt es Überschneidungen. Da die Auswahl für die Einteilung der Untersuchungen deshalb schwierig ist, wurde für die nachfolgenden Kapitel eine Unterteilung nach der Art des Probenmaterials in Harn-, Blut- und weitere Untersuchungen gewählt.

4.4.2 Referenzbereiche und SI-Einheiten

Zur Beurteilung, ob die erhaltenen Ergebnisse der Laboruntersuchungen als **normal** oder als **pathologisch** anzusehen sind, werden für die einzelnen Laborergebnisse **Referenzbereiche** angegeben. Die Festlegung der oberen und unteren Grenzen der Referenzbereiche für die einzelnen untersuchten Stoffe ist jedoch schwierig. Für gewöhnlich umfassen sie die zweifache Standardabweichung um einen arithmetischen Mittelwert, bezogen auf Werte einer Gruppe gesunder Menschen. Andererseits sind sie auch abhängig von der angewandten Labormethode. Beispielsweise wird die Nüchtern-Glukosekonzentration, die nasschemisch aus dem venösen Vollblut bestimmt wird, mit 60 bis 100 mg/dL angegeben, trockenchemisch jedoch mit 76 bis 115 mg/dL.

Seit 1969 wird außerdem weltweit die Verwendung von **SI-Einheiten** (Système International d'Unités) durch das Gesetz über Einheiten im Messwesen vorgeschrieben. Seit 1978 müssen sie auch in Deutschland verwendet werden. Außerdem soll von Substanzen, von denen die chemische Struktur bekannt ist, die Stoffmenge pro Liter angegeben werden, z. B. die Glukose in mmol/L und nicht in konventionellen Einheiten als Massenkonzentration, also bezogen auf die Glukose in mg/dL.

Die meisten Laborergebnisse werden auf die Volumeneinheit Liter bezogen. Die empfohlene Schreibweise für die Abkürzung von Liter ist „L“, da es bei der Verwendung des Kleinbuchstaben „l“ zur Verwechslung mit dem Großbuchstaben „I“ kommen kann. Nach wie vor haben sich jedoch für viele Laborwerte hartnäckig die konventionellen Einheiten, beispielweise mg/dL anstatt mmol/L, ebenso wie die Verwendung von „l“ anstatt „L“ für Liter gehalten.

4.4.3 Qualitätssicherung der Analytik

Auch das Vorgehen bei der **Analytik** ist genau vorgeschrieben. Für alle Untersuchungsverfahren müssen Standardarbeitsanweisungen, sogenannte SOPs (SOP = Standard Operation Procedure) erstellt werden. Diese müssen verständlich abgefasst sein und allen Mitarbeitern an den Arbeitsplätzen zur Verfügung stehen.

Die Qualitätssicherung von Laboranalysen umfasst die **laborinterne** und die **externe Qualitätssicherung**. Der internen Qualitätssicherung unterliegen alle im Labor bestimmten **Messgrößen**. Sie sind im Teil B der Richtlinie unter B1 **quantitative** laboratoriumsmedizinische Untersuchungen und in den gesonderten Teilen B2 bis Bx für **qualitative** Untersuchungen, Untersuchungen von Krankheitserregern und spermatologischen Untersuchungen aufgeführt. Analyte in **Plasma, Serum und Vollblut** sind gemeinsam in einer Tabelle aufgelistet. Die Angaben für die in diesem Buch abgehandelten Laboranalysen sind im Anhang auf S. 276 zu finden.

→ Interne Qualitätssicherung

Bei der internen Qualitätssicherung wird die Genauigkeit (Präzision) und Richtigkeit der im Labor durchgeführten quantitativen Laboruntersuchungen mittels **Kontrollmaterialien** durch Kontrollprobeneinzelmessungen überprüft. Für qualitative Bestimmungen gelten andere Bedingungen (s. S. 117).

Die zur Qualitätssicherung verwendeten **Kontrollmaterialien** sollten in ihrer Zusammensetzung dem vom Patienten gewonnenen Probenmaterial so ähnlich wie möglich sein, d.h. wenn das Patientenprobenmaterial Eiweiß enthält (Serum, Plasma, Vollblut), dann soll auch das Kontrollmaterial keine wässrige Lösung sein. Für die Kontrollmessungen wird **Kontrollblut**, **Kontrollserum** oder eine **Kontrolllösung** (s. Abb. 1) verwendet. Kontrollseren können von verschiedenen Reagenzienherstellern bezogen werden, sind aus Humanserum hergestellt und liegen in flüssiger oder in gefriergetrockneter Form vor. Gefriergetrocknete (lyophilisierte) Seren müssen genau nach Vorschrift mit destilliertem oder demineralisiertem Wasser und unter Verwendung geeichter oder konformitätsbescheinigter Pipetten aufgelöst werden. Die enthaltenen Bestandteile sind unterschiedlich lange haltbar.

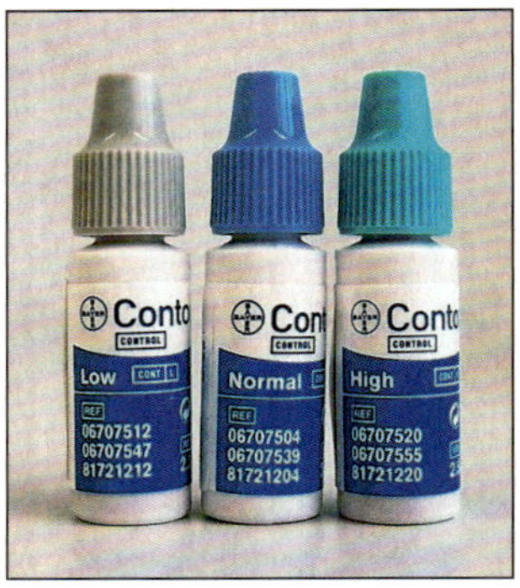

Abb. 1: Kontrolllösungen

Messabweichungen

Die **Messgenauigkeit** einer Laboranalyse wird in der bereits erwähnten Richtlinie (s. S. 82) als das „Ausmaß der Übereinstimmung zwischen dem Messergebnis und dem wahren Wert der Messgröße“ bezeichnet. Bedingt durch die Vielzahl an Arbeitsschritten beim Analysenprozess kann es jedoch leicht zu Ungenauigkeiten oder **Messabweichungen** bei der Laboranalyse des Patientenmaterials und des Kontrollmaterials kommen. Durch die Auswertung des Kontrollmaterials können diese Messabweichungen eingeschätzt werden. Man unterscheidet:

• Zufällige Messabweichungen

Werden Mehrfachbestimmungen aus demselben Probenmaterial vorgenommen, müssten theoretisch immer die gleichen Werte ermittelt werden. Es kommen jedoch immer mehr oder weniger große zufällige Messabweichungen vor, die nicht vollkommen vermieden werden können. Diese stellen die Streuung der Werte um ihren **Mittelwert** dar. Der Grad dieser Abweichungen kann durch sorgfältiges Arbeiten klein gehalten werden. Je nachdem spricht man dann von einer guten oder einer schlechten **Präzision**, bzw. von einer kleinen oder einer großen Impräzision.

Als Präzision wird das Ausmaß der Übereinstimmung von Ergebnissen bei wiederholten Messungen im selben Proben- oder Kontrollmaterial bezeichnet.

Systematische Messabweichungen

Zu diesen Abweichungen kommt es u.a. durch falsch eingestellte Messgeräte, die falsche Temperatur bei der Analysendurchführung, falsche Faktoren bei der Ausrechnung der Werte oder durch falsch angesetzte oder verunreinigte Reagenzien. Sie wirken sich auf die **gesamte Analysenserie** aus. Alle Werte sind dann zu hoch oder zu niedrig. Die **Richtigkeit** bzw. Unrichtigkeit der Messergebnisse kann am Ende eines Kontrollzyklus ermittelt werden, indem der Mittelwert der Kontrollprobenergebnisse mit dem vorgegebenen Zielwert verglichen wird.

Die Richtigkeit ist das Ausmaß der Übereinstimmung des Mittelwertes der Messergebnisse mit dem vorgegebenen Zielwert.

Grobe Messabweichungen

Sie können mit Maßnahmen der Qualitätssicherung **nicht** festgestellt werden. Zu dieser Abweichungsart zählen beispielsweise Probenverwechslungen, Rechenfehler bei **einzelnen** Bestimmungen, doppelte Pipettierungen in den gleichen Analysenansatz oder zu spätes Zentrifugieren eines Serumröhrchens für eine Glukosebestimmung. Grobe Messabweichungen können nur aufgedeckt werden, wenn die Patientenwerte als **unplausibel** erkannt werden, d.h. wenn sie nicht zu den übrigen Befunden des Patienten und der Verdachtsdiagnose des Arztes passen.

Durchführung der Kontrollprobeneinzelmessung

Um alle Bereiche, in denen die Patientenergebnisse liegen könnten, abzudecken, z.B. eine erhöhte Blutzuckerkonzentration oder eine erniedrigte Blutzuckerkonzentration, werden Kontrollmaterialien abwechselnd in **unterschiedlichen Konzentrationsbereichen** zur Qualitätssicherung verwendet.

Kontrollmaterialien müssen untersucht werden:

- *Beim Start des Messverfahrens*
- *An Tagen, an denen Patientenproben untersucht werden und zwar zweimal in 24 Stunden und spätestens nach 16 Stunden*
- *Nach jedem Eingriff in das Messsystem, beispielsweise:*
  - *Beim Neustart nach völligem Abschalten des Gerätes*
  - *Nach Kalibration durch den Anwender*
  - *Nach einer Reparatur oder Wartung*
  - *Beim Wechsel der Reagenzcharge*

Beispiel zur Ermittlung der relativen Abweichung des Kontrollprobenmessergebnisses

Bei einer Glukosebestimmung betrug der ermittelte Wert der Kontrolllösung 105 mg/dL. Der zu erreichende Zielwert ist 101 mg/dL. Messwert minus Zielwert stellt die absolute Abweichung dar.

Absolute Abweichung: 105 mg/dL – 101 mg/dL = 4 mg/dL

Die relative Abweichung wird berechnet nach der Formel:

$$\text{Relative Abweichung} = \frac{\text{Messwert} - \text{Zielwert}}{\text{Zielwert}} \cdot 100 = \frac{105 - 101}{101} \cdot 100 = 4\,\%$$

4

Beurteilung der Ergebnisse

Die **relativen Abweichungen** der Ergebnisse der **Kontrollprobeneinzelmessungen** werden anschließend anhand der Fehlergrenzen in **Tabelle B 1-2 a bis d, Spalte 3** bewertet.

Nachstehend ein Ausschnitt aus der **Tabelle B 1-2 a**

Tabelle B 1-2 a – Messgrößen in Plasma / Serum / Vollblut

1	2	3	4			5	6
Lfd. Nr.	Mess-größe	Zulässige relative Abweichung des Einzelwertes bzw. des relativen quadratischen Mittelwertes	Gültigkeitsbereich der Spalten 3 und 5			Zulässige relative Abweichung beim Ringversuch	Zielwertart beim Ringversuch
			von	bis	Einheit		
43	Glucose	± 11,0 %	40 2,2	400 22	mg / dL mmol / L	± 15 %	RMW
44	Hämatokrit	± 5,0 %	10 0,1	60 0,6	% L / L	± 9,0 %	SW

Die relative Abweichung darf bei der Glukosebestimmung laut Tabelle B 1-2 a, Spalte 3 11 % betragen. Die Messung aus dem Beispiel von Seite 106 liegt innerhalb der zulässigen Grenzen. Das Ergebnis der Patientenprobe darf freigegeben werden.

Hinweis

Für nicht in der Tabelle aufgeführte Messgrößen gelten die von den Herstellern der Kontrollmaterialien angegebenen Bereiche und, falls keine angegeben sind, laboratoriumsintern ermittelte Fehlergrenzen (s. Punkt 2.1.4 der Richtlinie).

Sofern die relative Abweichung der **Kontrollprobeneinzelmessung** die zulässigen Grenzen überschreitet, ist das Verfahren für die Messungen weiterer Patientenproben zunächst gesperrt. Die Ursache muss gesucht und, wenn möglich, beseitigt werden. Über das weitere Vorgehen, ob alle Patientenproben einschließlich der Kontrollprobe erneut gemessen werden müssen, ob das Verfahren wieder freigegeben werden kann oder weitere Maßnahmen ergriffen werden müssen, entscheidet der Verantwortliche. Ebenso, ob der Einsender hinsichtlich bereits übermittelter Ergebnisse informiert werden muss. Der ganze Vorgang muss dokumentiert werden.

Um beurteilen zu können, wie präzise und richtig die ermittelten Messergebnisse sind, **muss nach Ende des Kontrollzyklus** aus **allen** Kontrollprobeneinzelmessungen, die zur Freigabe von Patientenergebnissen geführt haben, der **relative quadratische Mittelwert der Messabweichung** berechnet werden.

Der quadratische Mittelwert der Messabweichung ist das Maß für die Streuung der Kontrollprobenmesswerte um deren Zielwert.

Der **quadratische Mittelwert der Messabweichung** (Δ) wird berechnet aus dem Zielwert der Kontrollprobe (x_0), den einzelnen Kontrollprobenmesswerten (x_i) und der Anzahl der Messungen (n) (das müssen mindestens 15 Kontrollprobenmesswerte innerhalb eines Kontrollzyklus sein) nach der Formel:

$$\Delta = \sqrt{\frac{1}{n} \sum_{i=1}^{n} (x_i - x_0)^2}$$

Der in der Tabelle in Spalte 3 in % angegebene **relative quadratische Mittelwert der Messabweichung** wird nach der Formel berechnet:

$$\text{Relativer quadratischer Mittelwert der Messabweichung in \%} = \frac{\Delta \cdot 100}{x_0}$$

Ein **Kontrollzyklus** umfasst in der Regel einen Kalendermonat. Wurden weniger als 15 Kontrollprobeneinzelmessungen während dieses Monats durchgeführt, verlängert sich der Zeitraum um jeweils einen Monat, bis 15 Ergebnisse vorliegen. Der Gesamtzeitraum darf jedoch nicht länger als drei Monate sein. Für geringere Analysenfrequenzen gelten Ausnahmeregelungen (s. S. 113).

Beispiel

Abbildung 1 zeigt ein Berechnungsblatt zur Ermittlung des relativen quadratischen Mittelwertes nach Abschluss eines Kontrollzyklus.

Der errechnete Wert von 3,4 % erfüllt die Vorgaben der Richtlinie.

Überschreitet der **relative quadratische Mittelwert der Messabweichung** den in Spalte 3 der Tabelle B 1-2 a angegebenen Wert, ist das Verfahren ebenfalls, wie bei der Bewertung der Kontrollprobeneinzelmessungen aufgeführt, für die Messungen weiterer Patientenproben gesperrt. Die Ursache muss gesucht und beseitigt werden. Das Verfahren darf erst wieder für die Messung von Patientenproben freigegeben werden, wenn die Funktionstüchtigkeit des Messverfahrens nachweislich wiederhergestellt ist. Der Vorgang ist zu dokumentieren.

Bei einer erneuten Überschreitung der Fehlergrenze desselben Kontrollmaterials im nächsten Kontrollzyklus und nach Ausschluss der Ursachen, die der Untersucher zu vertreten hat, muss die zuständige Bundesbehörde (im Moment das Bfarm = Bundesinstitut für Arzneimittel und Medizinprodukte) informiert werden.

Dokumentation

Alle Kontrollproben- und Berechnungsergebnisse der internen Qualitätssicherung müssen dokumentiert und **5 Jahre aufbewahrt** werden. Zusätzlich wird die **grafische Darstellung** der Ergebnisse verlangt.

In Großlabors werden für die Eingabe der Werte, die Berechnung der absoluten und relativen Abweichung vom Zielwert bei den Kontrollprobeneinzelmessungen sowie des quadratischen Mittelwertes der Messabweichung nach Abschluss des Kontrollzyklus Qualitätssicherungsprogramme verwendet.

Abbildung 1 auf Seite 110 zeigt, welche Angaben auf solch einem Dokumentationsbogen laut Rili-BÄK vorgeschrieben sind. Für Korrekturmaßnahmen und ausführliche Bemerkungen zu nicht freigegebenen Werten wird meist ein zusätzlicher Dokumentationsbogen geführt. In der Spalte für den Kommentar, der zur Sperrung geführt hat, wird dann der Verweis auf den Zusatzbogen eingetragen.

Berechnungsblatt

Messgröße/Einheit	Kontrolle
Glukose in mg/dL	Normcontrol U

Charge-Nr.	Zielwert (x_0)
234876	112 mg/dL

Lfd. Nr.	Einzelwerte x_i	Abweichungen vom Zielwert $x_i - x_0$	Abweichungsquadrate $(x_i - x_0)$
1	113	1	1
2	114	2	4
3	112	0	0
4	115	3	9
5	113	1	1
6	105	- 7	49
7	109	- 3	9
8	111	- 1	1
9	106	- 6	36
10	113	1	1
11	112	0	0
12	108	- 4	16
13	117	5	25
14	114	2	4
15	104	- 8	64

quadratischer Mittelwert der Messabweichung:

$$\Delta = \sqrt{\frac{1}{n} \sum_{i=1}^{n} (x_i - x_0)^2}$$

$$\Delta = \sqrt{\frac{1}{15} \cdot 220} = 3,8$$

Summe der Abweichungs-Quadrate: 220

Relativer quadratischer Mittelwert:

$$\frac{\Delta \cdot 100}{x_0} = \frac{3,8 \cdot 100}{112} = 3,4\%$$

Abb. 1: Berechnungsblatt

4

Der unten dargestellte Dokumentationsbogen, einschließlich der grafischen Darstellung der Werte, zur internen Qualitässicherung bei der Glukosebestimmung umfasst die Kontrollprobenmesswerte des Monats April. Sie erfüllen alle die Vorgaben der Richtline zur Qualitätssicherung.

Dokumentation der internen Qualitätssicherung

Labor Dr. XY, Musterstadt		**Eppendorf 4**	**April 2024**
Bezeichnung des medizinischen Labors		Bezeichnung des Messplatzes	Zeitraum
Glukose / **mg/dL**	**Serum**	**XY-Diagnostics**	**Gluc DH**
Messgröße / Einheit	Probenmaterial	Kontrollprobenhersteller	Methode
Normcontrol	**23467**	**120**	
Kontrollprobenbezeichnung	Chargennummer	Zielwert (ZW)	
	107	**133**	
Herstellergrenzwerte	untere Kontrollgrenze	obere Kontrollgrenze	
	106,8	**133,2**	
Spalte 3 der Tabelle B 1-2 a: **11%**	untere Kontrollgrenze (UG)	obere Kontrollgrenze (OG)	

Nr.	Datum	Uhrzeit	Kontrollprobenmesswert	Abweichung absolut	Abweichung %	Freigabe/ Sperrung	Bemerkung	Kürzel des Untersuchers
1	02.04.2024	11:20	118	– 2	– 1,7	ja	–	SLD
2	03.04.2024	10:35	122	2	1,7	ja	–	EW
3	04.04.2024	11:10	120	0	0,0	ja	–	BJ
4	05.04.2024	12:15	117	– 3	– 2,5	ja	–	BJ
5	08.04.2024	11:20	119	– 1	– 0,8	ja	–	BJ
6	09.04.2024	10:35	116	– 4	– 3,3	ja	–	BJ
7	10.04.2024	11:10	121	1	0,8	ja	–	SLD
8	11.04.2024	12:15	125	5	4,2	ja	–	EW
9	12.04.2024	11:20	120	0	0,0	ja	–	BJ
10	15.04.2024	10:35	121	1	0,8	ja	–	GW
11	16.04.2024	11:10	117	– 3	– 2,5	ja	–	BJ
12	17.04.2024	12:15	118	– 2	– 1,7	ja	–	SLD
13	18.04.2024	11:20	120	0	0,0	ja	–	EW
14	19.04.2024	10:35	120	0	0,0	ja	–	BJ
15	22.04.2024	11:10	119	– 1	– 0,8	ja	–	EW
16	23.04.2024	12:15	121	1	0,8	ja	–	SLD
17	24.04.2024	11:20	120	0	0,0	ja	–	EW
18	25.04.2024	10:35	124	4	3,3	ja	–	GW
19	26.04.2024	11:10	116	–4	– 3,3	ja	–	BJ
20	29.04.2024	12:15	120	0	0,0	ja	–	BJ
rel. quadratischer Mittelwert der Messabweichung (%) =							1,90	
Verantwortlicher:								

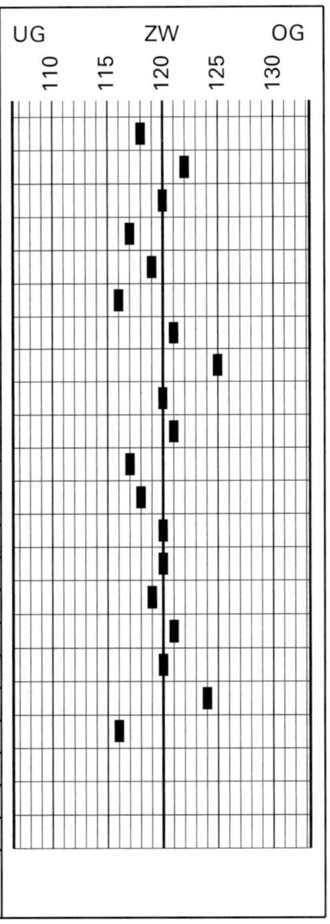

Abb. 1: Dokumentationsbogen zur internen Qualitätssicherung

Ausnahmeregelungen in der patientennahen Sofortdiagnostik

Bei der patientennahen Sofortdiagnostik, im internationalen Gebrauch auch als POCT = **P**oint **o**f **c**are **T**esting bezeichnet, werden **Einzelprobenmessungen ohne Probenvorbereitung** mit sogenannten Unit-use-Reagenzien durchgeführt. Das Ergebnis **muss unmittelbar zu therapeutischen Konsequenzen führen. Unit-use-Reagenzien** sind als solche Reagenzien definiert, die für Einzelbestimmungen portioniert und mit einer Untersuchung verbraucht sind (s. neue Richtline, Punkt 3, Begriffsbestimmungen). Darunter fallen die in diesem Buch beschriebenen Messungen an Minifotometern, mit Blutzuckermessgeräten und die Bestimmung des Quick-, bzw. INR-Wertes mit dem CoaguChek Gerät.

Beispiel 1

Ein Patient kommt zur Messung der Blutzuckerkonzentration in die Praxis. Sie bestimmen die Blutzuckerkonzentration direkt aus dem Kapillarblut mit einem Kleingerät und der Arzt ordnet unmittelbar darauf eine Therapie an.

Nur wenn die eingesetzten Messgeräte mit einem **physikalisch/elektronischen Standard** einmal benutzungstäglich kontrolliert werden können oder beim Einschalten selbstständig eine Gerätekontrolle durchführen, kann eine vereinfachte Qualitätssicherung ohne Berechnung des relativen quadratischen Mittelwertes und grafische Darstellung der ermittelten Kontrollprobenergebnisse durchgeführt werden.

Die Richtlinie schreibt vor:

- *Eine **Gerätekontrolle** nach Herstellerangaben (in der Regel benutzungstäglich)*
- *Zur **Richtigkeitskontrolle** eine **Kontrollprobeneinzelmessung** pro Woche, in der Patientenproben untersucht werden, abwechselnd in unterschiedlichen Konzentrationsbereichen*
- *Ermittlung der absoluten und der relativen Abweichung des Kontrollprobeneinzelergebnisses vom Zielwert*
- *Einhaltung der in der Tabelle B 1-2 a, Spalte 3 aufgeführten Grenzen*
- *Die Dokumentation der Werte*
- *Die Aufbewahrung aller Unterlagen der Qualitätssicherung für **fünf Jahre***

Beispiel 2

In einer internistischen Praxis werden dienstags und donnerstags Blutzuckerbestimmungen an einem Kleingerät vorgenommen. Zusätzlich zur selbstständig durch das Gerät durchgeführten Gerätekontrolle werden Kontrollprobeneinzelmessungen mit einer speziell auf das Gerät abgestimmten **Kontrolllösung** durchgeführt. Dadurch wird der gesamte Weg der Analyse vom ersten Pipettierschritt bis zum Messergebnis überprüft, d.h. ob die mit dem Gerät ermittelten Ergebnisse mit dem vorgegebenen **Zielwert** der verwendeten Kontrolllösung übereinstimmen. Damit wird gleichzeitig überprüft, ob die Sensoren in Ordnung sind und ob die richtige Menge an Probenmaterial verwendet wurde.

Qualitätssicherung

Die zu dem Kleingerät gehörende Kontrolllösung ist eine wässrige, eingefärbte Glukoselösung. Das Fläschchen mit der Kontrolllösung muss vor jedem Gebrauch kräftig geschüttelt werden, sonst erzielt man ungenaue Ergebnisse.

Grundsätzlich soll

- das Datum des ersten Öffnens notiert werden
- die geöffnete Lösung nicht länger als sechs Monate verwendet werden
- die Messung bei einer Temperatur von 15 °C bis 30 °C erfolgen
- nach der Messung das Fläschchen sorgfältig zugeschraubt werden

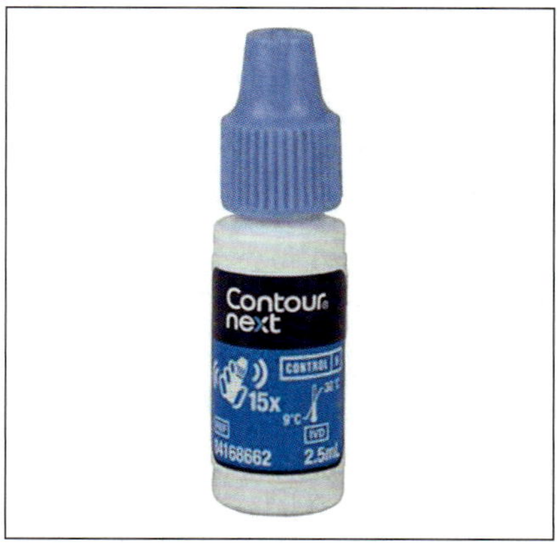

Abb. 1: Kontrolllösung

Durchführung

- ▢ Sensor aus der Dose (s. Abb. 1) nehmen und Deckel sofort wieder fest verschließen.
- ▢ Sensor ins Blutzuckergerät einführen.
- ▢ Einen Tropfen gut geschüttelte Kontrolllösung auf eine saubere Unterlage geben.
- ▢ Sensor an den Tropfen heranführen, damit die Lösung aufgesaugt werden kann.
- ▢ Nach einem Signalton kann das Ergebnis abgelesen werden.
- ▢ Datum, Uhrzeit und Messwert mit den Angaben zur verwendeten Kontrolllösung auf dem Dokumentationsbogen notieren.
- ▢ Messwert mit dem vorgegebenen Zielwert auf der Sensorenverpackung (s. Abb. 2) vergleichen.
- ▢ Absolute und realtive Abweichung des Messwertes vom Zielwert berechnen (s. S. 107).
- ▢ Relative Abweichung anhand der erlaubten Abweichung des Messwertes vom Zielwert entsprechend der Vorgaben der Rili-BÄK, Spalte 3, Tabelle B 1-2 a bewerten.

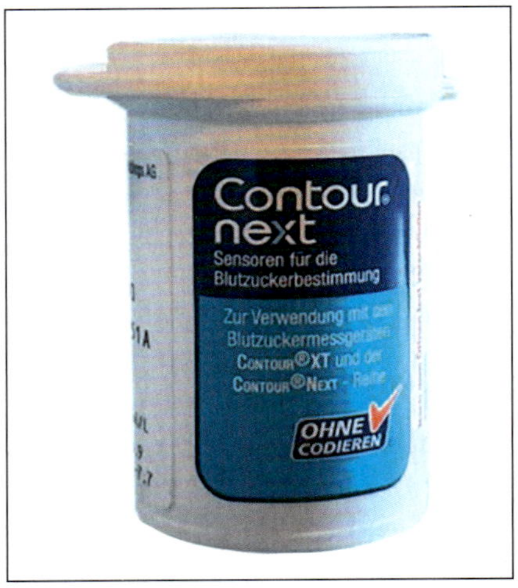

Abb. 1: Sensorendose

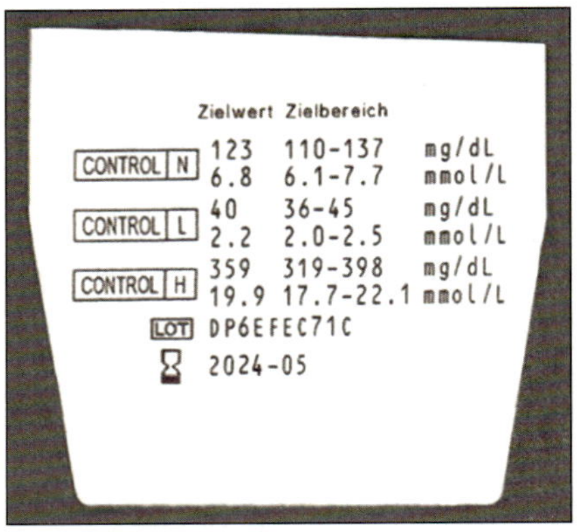

Abb. 2: Zielwerte

Abbildung 3 zeigt einen Ausschnitt eines solchen Dokumentationsbogens aus der internistischen Praxis, die in Beispiel 2 von Seite 111 erwähnt wurde.

Dokumentationsbogen zur Qualitätssicherung

Labor: *Praxis Dr. Mair* Messplatz: *Contour Seriennr. P19283746* Messmethode: *elektrochemisch*

Messgröße: *Glukose* Einheit: *mg/dL* Probenmaterial: *Vollblut*

Kontrollprobe: *Control N* Charge: *DP6EFEC71C* Hersteller: *Ascensia Diabetes Care*

Zielwert: *123 mg/dL* Bereich (Hersteller): *110 mg/dL bis 137 mg/dL*

Vorgaben der Rili-BÄK, Spalte 3, Tab. B 1-2 a: *11% = 109,5 mg/dL bis 136,5 mg/dL*

Datum	Uhrzeit	Kontroll-proben-messwert in mg/dL	Zielwert der Kontroll-probe in mg/dL	Absolute Abweichung in mg/dL	Relative Abweichung in %	Freigabe	Name/ Unterschrift des Untersuchers
22.04.2024	*9:30*	*126*	*123*	*3*	*2,4 %*	*ja*	
29.04.2024	*10:00*	*119*	*123*	*-4*	*-3,3 %*	*ja*	
06.05.2024	*10:45*	*124*	*123*	*1*	*0,8 %*	*ja*	
13.05.2024	*11:39*	*118*	*123*	*-5*	*-4,1 %*	*ja*	

Absolute Abweichung in mg/dL = Messwert – Zielwert

$$\text{Relative Abweichung in \%} = \frac{\text{Messwert} - \text{Zielwert}}{\text{Zielwert}} \cdot 100$$

Berechnungsbeispiel:

126 mg/dL - 123 mg/dL = 3 mg/dL

$$\frac{126\ \text{mg/dL} - 123\ \text{mg/dL}}{123\ \text{mg/dL}} \cdot 100 = 2{,}4\ \%$$

Abb. 3: Dokumentationsbogen zur Qualitätssicherung

Der Dokumentationsbogen muss laut Richtlinie der Bundesärztekammer zur Qualitätssicherung laboratoriumsmedizinischer Untersuchungen die in der Abbildung 3 von Seite 112 aufgeführten Angaben aufweisen. Da in dem Beispiel 2 von Seite 111 in den Monaten April und Mai insgesamt an 16 Tagen Blutzuckerbestimmungen durchgeführt wurden, reichte es aus, eine Kontrollprobeneinzelmessung pro Woche, in der Patientenproben untersucht wurden, **abwechselnd in unterschiedlichen Konzentrationsbereichen** durchzuführen, die relative Abweichung vom Zielwert zu berechnen und alles zu dokumentieren.

Die Ausnahmeregelung gilt nicht für die Bestimmung von Messwerten an Geräten, die nicht über physikalisch/elektronische Standards verfügen und die auch nicht über eine andere integrierte und nachgewiesene Prüfung der Gerätefunktion sicherstellen, dass die Qualität der ermittelten Messwerte in Ordnung ist.

Beispiel 3

In einer Praxis wird ein Blutzuckermessgerät ohne einen mitgelieferten physikalisch/elektronischen Standard verwendet. Weder aus der Gebrauchsanleitung noch durch eine telefonische Rückfrage beim Hersteller ist in Erfahrung zu bringen, ob ein solcher Standard im Gerät integriert ist. In diesem Fall müssen mindestens zweimal in 24 Stunden und spätestens nach 16 Stunden Kontrollprobeneinzelmessungen abwechselnd in unterschiedlichen medizinisch sinnvollen Konzentrationsbereichen erfolgen. Die Ergebnisse der absoluten und relativen Abweichung der Kontrollprobeneinzelmessungen müssen berechnet und dokumentiert werden.

→ **Ausnahmeregelungen bei Messgrößen mit geringen Analysefrequenzen**

Werden Messgrößen in drei Monaten voraussichtlich an **weniger als 15 Tagen** bestimmt, müssen an den Tagen, an denen Patientenproben untersucht werden, Kontrollprobeneinzelmessungen in **unterschiedlichen Konzentrationsbereichen** durchgeführt werden. Die Ergebnisse der absoluten und relativen Abweichung der Kontrollprobeneinzelmessungen müssen berechnet, dokumentiert und 5 Jahre aufbewahrt werden. Die grafische Darstellung entfällt.

Beispiel 4

In einer Praxis werden nur einmal pro Woche Blutzuckerbestimmungen von einem oder mehreren Patienten durchgeführt. In drei Monaten wären dies Blutzuckerbestimmungen an weniger als 15 Tagen. Deshalb muss an jedem dieser Tage jeweils eine Kontrolle im Referenzbereich und eine im pathologischen Bereich durchgeführt werden.

Externe Qualitätssicherung

Die **externe Qualitätssicherung** erfolgt durch **Ringversuche**. Alle in der Tabelle B 1-2 a bis d aufgeführten und im Labor bestimmten Messgrößen, **auch bei geringen Analysenfrequenzen**, müssen **einmal im Quartal** durch die Teilnahme am Ringversuch überprüft werden.

In der Tabelle B 1 a bis d sind die Messgrößen getrennt nach Art des Untersuchungsmaterials in alphabetischer Reihenfolge aufgeführt. Welche Messgrößen in die Tabelle aufgenommen werden hängt davon ab, wie häufig die Untersuchung vorkommt und welche medizinische Bedeutung sie hat sowie nach dem Stand der Wissenschaft. Die Grenzen für die Messabweichungen werden nach den medizinischen Erfordernissen und dem Stand der Analysentechnik festgelegt. Die Tabelle wird immer wieder aktualisiert.

Dabei handelt es sich

- in Tabelle B 1 a um Messgrößen in Plasma/Serum/Vollblut, z. B. Gerinnungsfaktoren, Substrate, Eiweiße, Enzyme,
- in Tabelle B 1 b um Messgrößen im Urin, z. B. Albumin, Glukose, Harnstoff, Kreatin, Harnsäure
- in Tabelle B 1 c um Messgrößen im Liquor cerebrospinalis, z. B. Albumin, Glukose, Immunglobuline
- in Tabelle B 1 d um Messgrößen im Trockenblut, auf bestimmte Stoffe beim Neugeborenenscreening
  - → IRT = immunreaktives Trypsin und
  - → PAP = Pankreatitis-assoziiertes Protein auf Mukoviszidose,
  - → 17-OH-Progesteron auf das adrenogenitale Syndrom
  - → THS auf Schilddrüsenunterfunktion.
- In Tabelle B 2-2 ist u. a. unter der laufenden Nummer 39 ein Ringversuch pro Kalenderjahr für das Urinsediment vorgeschrieben.

4

Die Werte dürfen die zulässige Abweichung in **Tabelle B 1 a bis d in der Spalte 5** nicht überschreiten, sonst erhält der Ringversuchsteilnehmer kein Zertifikat. Er muss zusätzlich die Ursachen für die Abweichung abklären und beseitigen und den ganzen Vorgang dokumentieren.

Ausnahme: Laut Teil B, Punkt 2.2 „Externe Qualitätssicherung", Abschnitt 3 gilt die Verpflichtung, den Ringversuch durchzuführen, „nicht für Untersuchungen mit Unit-use-Reagenzien im Rahmen der patientennahen Sofortdiagnostik

a) in Praxen niedergelassener Ärzte sowie bei medizinischen Diensten ohne Zentrallabor,
b) in Krankenhäusern, wenn das Zentrallabor die Verantwortung für die Durchführung der internen Qualitätssicherung trägt und die Messgröße selbst bestimmt."

Durchführung von Ringversuchen

Die Bundesärztekammer bestimmt die Referenzinstitute, z. B. INSTAND e.V. oder das Referenzinstitut für Bioanalytik. Diese bestimmen den Ringversuchsleiter, der für die organisatorische Abwicklung der Ringversuche sorgt.

- Pro Jahr werden Termine für Ringversuche vom Ringversuchsleiter bekannt gegeben.
- Die Teilnehmer müssen sich für 4 Termine (einen pro Quartal) anmelden.
- Zu diesen angekündigten Terminen bekommen sie zwei Kontrollproben zugesandt, von denen die Zielwerte nur dem Ringversuchsleiter bekannt sind.
- Die Kontrollproben werden genau nach Vorschrift aufgelöst und die ringversuchspflichtigen Messgrößen werden mit den routinemäßig angewandten Analysenmethoden bestimmt.
- Die Ergebnisse werden unter Angabe der Methode und der für die Bestimmung verwendeten Geräte in ein dafür vorgesehenes Formular eingetragen und vom Untersucher sowie dem Laborleiter unterschrieben an den Ringversuchsleiter geschickt.
- Liegen die betreffenden Messgrößen nach der Auswertung der Ergebnisse innerhalb des Kontrollbereichs, so erhalten die Teilnehmer ein **Ringversuchszertifikat**.
- Das Zertifikat ist **6 Monate** gültig.
- Für die Messwerte, für die kein Zertifikat erteilt wurde, muss die Ursache für die Unrichtigkeit des Ergebnisses abgeklärt werden.

4

Liegt kein gültiges Zertifikat für eine Messgröße vor, darf sie auch nicht bei der KV abgerechnet werden.

Die korrekte Durchführung und die Dokumentation der Qualitätskontrollmaßnahmen werden durch Stichproben von Seiten der Kassenärztlichen Vereinigung überwacht.

Hinweis

Die zuletzt durch Beschlussfassung des Vorstands der Bundesärztekammer am 14.04.2023 geänderte Richtlinie enthält einen wichtigen Hinweis für die Präanalytik in Bezug auf die Probenmaterialgewinnung für die Kalium- und die Glukosebestimmung.

Tabelle B 1-1 – Vorgaben auf zu verwendende Untersuchungsmaterialien*

1	2	3	4	5
Lfd. Nr.	Messgröße	zu verwendende Untersuchungsmaterialien	Vorgaben zur Präanalytik	Erläuterung
1	Glucose	Plasma oder Vollblut	Wenn Plasmaseparation oder Messung nicht innerhalb von 15 min erfolgt, sind Blutentnahmeröhrchen mit geeigneter Glykolyseinhibition zu verwenden. Die Verwendung von Serum ist ungeeignet.	Ohne Glykolyseinhibitation werden zu niedrige Glucosewerte ermittelt.
2	Kalium	Haparin-Plasma oder Vollblut (ggf. mit geeigneten Antikoagulanzien)	Die Verwendung von Serum ist ungeeignet.	Bei Verwendung von Serum sind die Kalium-Werte falsch hoch.

*Die Vorgaben der Tabelle B 1-1 sind spätestens drei Jahre nach der Bekanntgabe der geänderten Richtlinie im Deutschen Ärzteblatt einzuhalten.

4.4.4 Störfaktoren, Einflussgrößen und allgemeine Fehlerquellen

Wie Abbildung 1 auf Seite 81 zeigt, durchläuft der diagnostische Prozess verschiedene Stationen. Dabei kann er durch Störfaktoren, Einflussgrößen und allgemeine Fehlerquellen beeinträchtigt werden.

Störfaktoren

Störfaktoren beeinflussen die Messwerte in vitro und wirken sich dadurch direkt auf die Qualität des Probenmaterials aus. Sie entstehen vor, bei oder nach der Probenentnahme und können deshalb in vielen Fällen vermieden werden. Als Ursachen für Störfaktoren kommen in Betracht:

- Bei der Vorbereitung des Patienten:
  - → ungenügende Information über die Untersuchung und dadurch bedingt Diätfehler (Lipämie)
  - → Verunsicherung, welche Medikamente eingenommen werden dürfen
  - → körperliche Anstrengung vor der Probenentnahme
- Bei der Probengewinnung:
  - → unterschiedliche Bedingungen bei der Erst- und den Nachuntersuchungen derselben Messgröße durch
    - wechselnde Körperlage (sitzend oder liegend)
    - zu lange Stauung bei der Blutentnahme (> 60 Sekunden)
    - Wechsel der Entnahmestelle, z. B. bei der Kapillarblutgewinnung zwischen Ohr und Fingerbeere
  - → fehlerhafte Entnahmetechnik (Hämolyse)
  - → falscher Entnahmezeitpunkt (tagesrhythmische Schwankung mancher Messgrößen, vor allem von Hormonen, wie ACTH, Cortisol usw. und Eisen)
  - → zu geringe Menge an Probenmaterial
  - → falsches Mischungsverhältnis von Zusätzen und Probenmaterial
  - → falsches Antikoagulans
  - → ungenügendes Mischen der Röhrcheninhalte
  - → falsche Zentrifugation zur Serum- bzw. Plasmagewinnung
- Bei der Lagerung und Konservierung des Probenmaterials:
  - → unsachgemäße Lagerung, z. B. Einfrieren von Vollblut oder von Probenmaterial zur bakteriologischen Untersuchung
  - → falsche Lagerungsdauer
  - → falsches oder kein Konservierungsmittel

Einflussgrößen

Einflussgrößen sind gegebene Umstände oder Tatsachen, die die Analyte bereits in vivo, also im Patienten, beeinflussen, und daher meist nicht vermeidbar sind. Sie müssen deshalb zwingend in die Beurteilung (Validierung) der Resultate miteinbezogen werden.

Zu den Einflussgrößen zählen u. a.:

- Geschlecht und Alter des Patienten
- Bestimmte genetisch bedingte Krankheiten, die bevorzugt bei Patienten einer bestimmten ethnischen Zugehörigkeit zu finden sind, wie z. B. zwei Arten von Blutarmut (Anämie): die Thalassämie bei Patienten aus den Mittelmeerländern und die Sichelzellanämie bei Schwarzafrikanern und Indonesiern
- Ernährungsgewohnheiten allgemein
- Nahrungs- oder Genussmittelaufnahme (Alkohol, Tabak) vor der Untersuchung
- Körpergewicht sowie die Muskelmasse des Patienten
- Körperliche Aktivität
- Psychische Verfassung
- Schwangerschaft
- Höhenlage, in der der Patient lebt
- Tagesrhythmus, der bestimmte Messgrößen verändert
- operative Eingriffe, denen sich der Patient unterzogen hat
- Behandlung mit ionisierenden Strahlen
- Einnahme von Medikamenten
- Längere Zeit der Bettruhe

4

Allgemeine Fehlerquellen

- Beim Transport und Versand:
  - → ungeeignete Versandgefäße
  - → unvollständig oder falsch ausgefüllte Begleitpapiere
- Bei der Probenverteilung und Vorbereitung zur Analyse:
  - → fehlende oder falsche Identifikation des Patienten
  - → fehlende oder falsche Bezeichnung des Probenmaterials (z.B. Serum, Plasma, Punktat, Urin)
  - → Probenverwechslung
- Bei der Analytik:
  - → unzureichende Probenmenge
  - → falsche Zusätze, verunreinigte oder verfallene Reagenzien
  - → unspezifische oder unempfindliche Analysenmethode
  - → ungenaue Geräte
  - → fehlerhafte, nicht sorgfältige Durchführung der Analyse

4.5 Postanalytik

4.5.1 Laborspezifische Beurteilung der Analysenergebnisse

Die laborspezifische Beurteilung (Validierung, bzw. Plausibilitätskontrolle) erfolgt durch die Laborleitung. Dabei werden sowohl die auf die **Präanalytik** einwirkenden, als auch die mit der **Analyse** zusammenhängenden Faktoren berücksichtigt. Außerdem wird die Leistungsfähigkeit (Genauigkeit und Richtigkeit) der verwendeten **Labormethode** mit einbezogen. Bevor das Laborergebnis übermittelt wird, muss sichergestellt werden, dass die Ergebnisse **plausibel** sind, d.h. dass die Analysenergebnisse zur Verdachtsdiagnose des Patienten passen. Sofern diese Vorliegen, wird dazu der Vergleich mit früheren Analysenergebnissen des Patienten herangezogen.

Nach der Validierung werden die Laborergebnisse nach den vom Labor genau festgelegten Verfahrensanweisungen freigegeben und es wird ein **Bericht** verfasst.

Dieser muss gut lesbar sein und genau festgelegte Angaben enthalten (s. Punkt 6.3.3 der Richtlinie www.baek.de).

4.5.2 Übermittlung der Ergebnisse

Anschließend werden die Laborergebnisse übermittelt. Dies sollte neben der heute üblichen Übermittlung per **Datenfernübertragung** grundsätzlich auch noch **schriftlich** erfolgen. Die Ergebnisse können jedoch auf Anfrage oder bei **stark pathologischen Ergebnissen** auch **telefonisch** oder per Fax weitergegeben werden, wobei der Entgegennehmende die übermittelten Ergebnisse wiederholen sollte und von Seiten des Labors die telefonische Weitergabe auf dem Befundbericht vermerkt werden sollte. Außerdem ist darauf zu achten, dass die Ergebnisse mit den jeweils richtigen Einheiten weitergegeben werden.

4.5.3 Medizinische Beurteilung der Laborbefunde

Der behandelnde Arzt, der die Laboruntersuchung angefordert hat, setzt die Laborergebnisse in Bezug zu den sonstigen Patientendaten, z.B. zur Vorgeschichte des Patienten, zu vorliegenden anderen Laborbefunden, zur Verdachtsdiagnose, die er gestellt hat und zum beobachteten Krankheitsverlauf.

Außerdem berücksichtigt er die für den Patienten charakteristischen Einflussgrößen.

Dann entscheidet der Arzt darüber, ob weitere diagnostische oder therapeutische Maßnahmen notwendig sind.

4.5.4 Qualitätssicherung von qualitativen Laboruntersuchungen

In der Richtlinie der Bundesärztekammer wird zwischen **quantitativen** und **qualitativen Merkmalen von Untersuchungen** unterschieden. Seit dem 01.07.2013 ist gemäß Teil B 2 auch bei qualitativen Laboruntersuchungen die Qualitätssicherung vorgeschrieben.

Eine Untersuchung weist laut Richtlinie **qualitative Merkmale** auf, wenn ihr Ergebnis im Befund oder Bericht folgendermaßen angegeben wird:

1. als positiv oder negativ
2. als Kreuze (+ / ++ / +++)
3. als Bereich (z. B. ca. 10 – 25 Leuko/µL)
4. als ungefähre Angabe, wie „ca. 30 mg/dL"

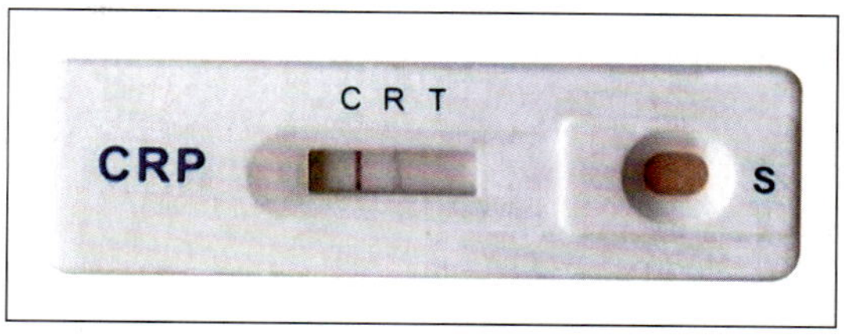

Abb. 1: Kontrolllinie als Verfahrenskontrolle

Darunter fallen nach dieser Definition die in diesem Buch behandelten Teststreifenuntersuchungen im Harn (s. S. 131) und die verschiedenen Schnelltests (s. S. 237, ff.)

Im allgemeinen Laborsprachgebrauch werden auch noch **semiquantitative** Untersuchungsergebnisse angegeben (s. S. 80). Darunter fallen die Beispiele 2, d. h. Kreuze, sofern sie Mengenbereichen zugeordnet sind (2+ entspricht ca. 75 Leuko/µL im Harn bei der Teststreifenuntersuchung) sowie die Beispiele 3 und 4.

Interne Qualitätssicherung

Auf welche Art und wie häufig die interne Qualitätssicherung durchgeführt werden muss, ist der Richtlinie der Bundesärztekammer, Tabelle B2-1, zu entnehmen. Bei nicht gelisteten Tests gelten die Vorgaben der Test-Hersteller.

Bei immunologischen Schnelltests reicht z. B. eine Kontrolllinie als integrierte **Verfahrenskontrolle** aus. Sie zeigt an, dass der Test richtig abgelaufen ist und dem erhaltenen Ergebnis der Patientenprobe vertraut werden kann (s. Abb. 1).

Bei einigen Untersuchung enthält die Testpackung neben den für den Test erforderlichen Reagenzien ① zusätzlich **Positiv ②- und Negativ-Kontrollen ③** (s. Abb. 2).

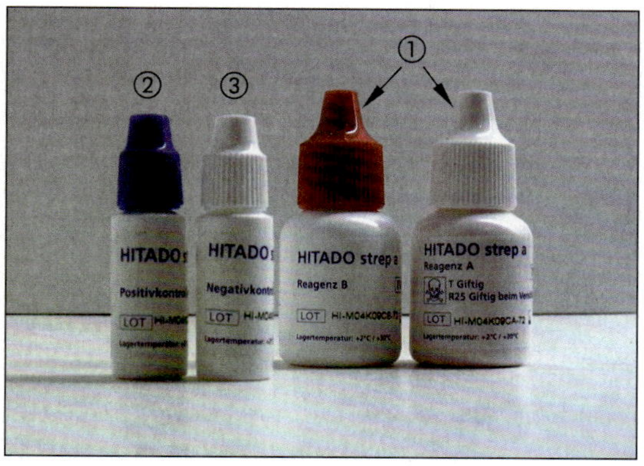

Abb. 2: Positiv- und Negativ-Kontrolle

Sie sollten mindestens **einmal pro Testpackung** durchgeführt werden. Erbringen sie nicht die erwarteten Ergebnisse, dürfen keine Patientenproben untersucht und die Ursache muss abgeklärt werden.

Mehrfachteststreifenuntersuchungen, immunologische Tests auf Mikroalbuminurie und das Harnsediment werden mit **Kontrollurinen** überprüft (s. Abb. 3).

Die **Häufigkeit** der Durchführung soll laut Richtline „ausreichend und regelmäßig entsprechend der medizinischen Notwendigkeit und der Untersuchungsfrequenz von Patientenproben..." erfolgen, mindestens jedoch beim Anbruch einer neuen Teststreifendose.

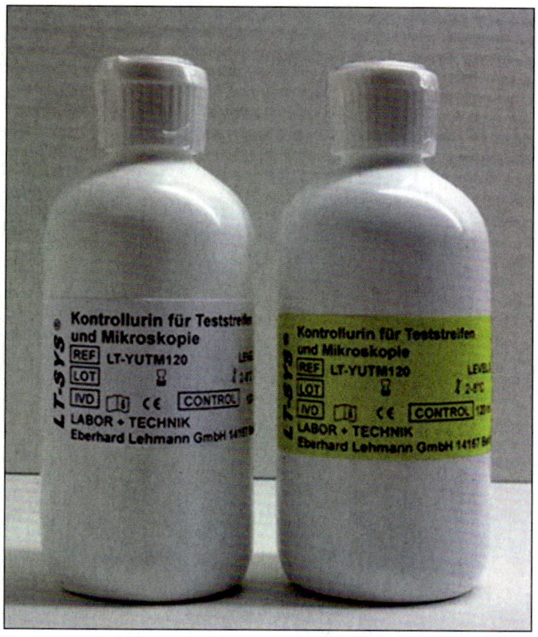

Abb. 3: Kontrollurine

Externe Qualitätssicherung

Von den erwähnten Untersuchungen besteht eine Ringversuchspflicht für das **Harnsediment einmal pro Kalenderjahr** (s. Rili-BÄK, Tabelle B 2-2).

Qualitätssicherung von quantitativen Laboruntersuchungen

Präanalytik

Erarbeitung von Verfahrensanweisungen über:
- → Die Art des Probenmaterials für die jeweilige Untersuchung
- → Die erforderlichen Probengefäße
- → Eine unverwechselbare Kennzeichnung
- → Gewinnung des Probenmaterials einschließlich der Vorbereitung des Patienten
- → Angaben auf den Untersuchungsanforderungen

Analytik intern	extern
→ **Allgemein** – Kontrollprobeneinzelmessungen • abwechselnd im normalen und pathologischen Konzentrationsbereich • zweimal in 24 Stunden, spätestens nach 16 Stunden – Berechnung der absoluten und der relativen Abweichung vom Zielwert – Bewertung der Ergebnisse anhand der Fehlergrenzen in Tabelle B 1-2 a bis d, Spalte 3 – Berechnung des quadratischen Mittelwertes der Messabweichung nach Abschluss des Kontrollzyklus aus mindestens 15 Werten – Bewertung der Ergebnisse anhand der Fehlergrenzen in Tabelle B 1-2 a bis d, Spalte 3 – Dokumentation der Werte nach genauen Vorgaben und grafische Darstellung der Werte	Teilnahme an mindestens einem Ringversuch pro Quartal
→ **In der patientennahen Sofortdiagnostik mit Unit-use-Reagenzien** – An Geräten **mit** physikalisch/elektronischen Standards • Gerätekontrolle nach Herstellerangaben, meist benutzungstäglich • Kontrollprobeneinzelmessungen einmal pro Woche abwechselnd im normalen und pathologischen Konzentrationsbereich • Berechnung der absoluten und der relativen Abweichung vom Zielwert • Bewertung der Ergebnisse anhand der Fehlergrenzen in Tabelle B 1-2 a bis d, Spalte 3 • Dokumentation der Werte nach genauen Vorgaben → **An Geräten ohne physikalische/elektronische Standards** • Kontrollprobeneinzelmessungen abwechselnd im normalen und pathologischen Konzentrationsbereich zweimal in 24 Stunden, spätestens nach 16 Stunden • Berechnung der absoluten und der relativen Abweichung vom Zielwert • Bewertung der Ergebnisse anhand der Fehlergrenzen in Tabelle B 1-2 a bis d, Spalte 3 • Dokumentation der Werte nach genauen Vorgaben	Teilnahme am Ringversuch entfällt
→ **Bei Messgrößen mit geringen Analysenfrequenzen** – An Tagen, an denen die Messgröße in Patientenproben bestimmt wird: • Kontrollprobeneinzelmessungen im normalen und pathologischen Konzentrationsbereich und Berechnung der absoluten und der relativen Abweichung vom Zielwert • Bewertung der Ergebnisse anhand der Fehlergrenzen in Tabelle B 1-2 a bis d, Spalte 3 • Dokumentation der Werte nach genauen Vorgaben	Teilnahme an mindestens einem Ringversuch pro Quartal

Postanalytik

- → Laborspezifische Beurteilung der Ergebnisse unter Berücksichtigung der präanalytischen Angaben zum Patienten und Probenmaterial
- → Gute Lesbarkeit der Berichte mit eindeutigen Daten zur Patientenidentifikation, Datum und Uhrzeit der Probenentnahme, Art des Untersuchungsmaterials, Einheiten, Vermerk von Besonderheiten
- → Freigabe des Berichts mit Angaben zum Verantwortlichen
- → Organisation der Vorgehensweisen bei „kritischen" Befunden
- → Sicherstellung der Aufbewahrung der Probenmaterialien für Wiederholung oder zusätzliche Laboruntersuchungen in einem festgelegten Zeitraum

Alle Unterlagen der Qualitätssicherung müssen 5 Jahre aufbewahrt werden.

4.6 Fragen und Aufgaben: Alles klar?

1 a) Erklären Sie, was man unter einer semiquantitativen Laborbestimmung versteht.

b) Nennen Sie ein Beispiel für eine derartige Untersuchung.

2 Nachstehend finden Sie ein Fallbeispiel und zwei Praxisfälle, bei denen Laboruntersuchungen angeordnet wurden. Bearbeiten Sie wie in dem Fallbeispiel vorgegeben auf jeden einzelnen Fall bezogen jeweils die Fragen und Anweisungen.

a) Welche Informationen geben Sie dem Patienten über die Durchführung der anstehenden Untersuchung?

b) Nennen Sie jeweils das Probenmaterial, das zu dieser Laboruntersuchung benötigt wird und evtl. die benötigte Menge.

c) Beschreiben Sie die Probengewinnung unter Angabe der verwendeten Probengefäße und der Besonderheiten, die dabei zu beachten sind.

Hinweis: Falls die Laboruntersuchungen nicht in Ihrer Praxis, sondern in einem Fremd-Labor durchgeführt werden, suchen Sie die benötigten Angaben aus dem in Ihrer Praxis verwendeten Untersuchungsprogramm oder über die Homepage des Fremd-Labors heraus.

Fallbeispiel

Bei einem 58-jährigen, 1,71 m großen Patienten, der 105 Kilogramm wiegt, soll das Atherosklerose-Risiko abgeklärt werden. Da Sie nicht wissen, welche Untersuchungen dafür erforderlich sind, schauen Sie in dem Leistungsverzeichnis des Labors nach, zu dem Sie die Probenmaterialien zur Untersuchung schicken. Sie stellen fest, dass ein Basisprofil und ein erweitertes Profil angeboten werden (s. Abb. 1). Der Arzt weist Sie an, die Probenmaterialien für das Basisprofil zu gewinnen.

a) Es ist eine Venenblutentnahme erforderlich. Davor darf der Patient 12 Stunden nichts essen, trinken (auch keinen Alkohol) und nicht rauchen.

Atherosklerose-Risiko

PA	Basisprofil:	LDL, HDL, Triglyzeride, Cholesterin
	Erweitertes Profil:	LipoDens®-Lipoproteinprofil, Lp(a), hsCRP, Fibrinogen, Homocystein
MA	Basisprofil:	2 mL Serum (12 h Nahrungskarenz)
	Erweitertes Profil:	2 mL Serum (12 h Nahrungskarenz) 1 mL Citratplasma, 2 mL EDTA-Plasma (rasche Trennung von Erythrozyten)
INF	Weitere Risikofaktoren, die berücksichtigt werden müssen: Alter, Bluthochdruck, Diabetes mellitus, familiäre Belastung, Rauchen	

Abb. 1: Leistungsverzeichnis eines Labors (Ausschnitt)

b) Für die angegebenen Parameter (PA) LDL, HDL, Triglyceride und Cholesterin werden 2 mL Serum benötigt.

c) Vollblut in einem Serumröhrchen abnehmen, ca. 30 Minuten stehend gerinnen lassen, dann 10 Minuten bei 2000 *g* zentrifugieren.

Fall 1

Bei einem 5-jährigen Kind mit einem Ausschlag und Halsschmerzen wird eine Scharlacherkrankung vermutet. Der in der Praxis durchgeführte Streptokokkenschnelltest ist negativ. Deshalb soll die Bakterienart im mikrobiologischen Labor bestimmt werden.

a) ______________________________

____

____

b) ______________________________

c) ______________________________

____

____

Fall 2

Bei einer 16-jährigen Diabetikerin soll die Diäteinstellung kontrolliert werden. Zusätzlich zur Hämolysat-Nüchternblutzuckerbestimmung soll auch eine HbA1c-Untersuchung gemacht und der Glukoseverlust pro Tag bestimmt werden.

Blutzuckerbestimmung:

a) ______________________________

____

____

____

b) ______________________________

c) ______________________________

____

____

HbA1c-Untersuchung:

a) ______________________________

____

____

____

b) ______

c) ______

______

Glukoseverlust pro Tag:

a) ______

______

______

______

______

______

______

b) ______

c) ______

3 Wodurch unterscheidet sich die Serum- von der Plasmagewinnung?

______

______

______

______

______

______

4 Sie haben eine neue Zentrifuge in der Praxis bekommen und wollen Probengefäße zur Serumgewinnung bei 2000 *g* zentrifugieren. An der Zentrifuge lassen sich jedoch nur Umdrehungen pro Minute einstellen. Finden Sie anhand des Nomogramms auf Seite 301 heraus, wie viele Umdrehungen pro Minute der Zentrifugalbeschleunigung von 2000 *g* entsprechen. Der Radius der Zentrifuge beträgt 8,5 Zentimeter.

______

______

5 Ordnen Sie die Buchstaben den Aussagen zu.

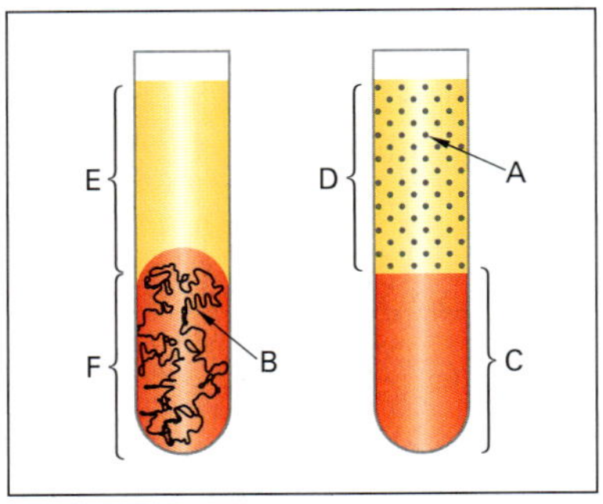

Buch-stabe	Aussage	Buch-stabe	Aussage
	Fibrinogen		Blutkuchen
	Plasma		gelblich, klar
	gelblich, trüb		Serum
	Fibrinfasern		feste Blutbestandteile

6 Weshalb ist es wichtig, Serum- oder Plasmafarben, die von der normalen Farbe abweichen, im Befundbericht anzugeben?

7 a) Beschreiben Sie die Vorgehensweise bei der Gewinnung von Mittelstrahlurin.

b) Ergänzen Sie die Tabelle.

Art der Harngewinnung	Mögliche Untersuchung	Besonderheiten bei der Gewinnung
a) Mittelstrahlurin		
b) Katheterurin		
c) Punktionsurin		
d) Morgenurin		
e) Spontanurin		
f) Sammelurin		

8 Ein Patient kommt 2 Stunden vor Sprechstundenende in die Praxis. Aufgrund seiner Symptome sollen Sie u.a. Blut für ein großes Blutbild und eine Blutsenkung, die in der Praxis durchgeführt wird, bei ihm gewinnen.

a) Welche Probengefäße mit welchen Zusätzen müssen Sie für die Untersuchungen vorbereiten.

Für das Blutbild: ______________________

Für die Blutsenkung: ______________________

b) Das Probenmaterial für das Blutbild wird erst am nächsten Tag ins Labor geschickt. Wie muss das gewonnene Probenmaterial in der Zwischenzeit aufbewahrt werden?

____

c) Welche Maßnahme ist zusätzlich erforderlich, damit die Leukozyten am nächsten Tag noch beurteilt werden können?

____

____

9 Zum besseren Vergleich der Laborergebnisse beim selben Patienten sollte für wiederholte Untersuchungen die Probengewinnung immer unter den gleichen, standardisierten Bedingungen erfolgen. Nennen Sie diese Bedingungen.

- ______________________
- ______________________
- ______________________
- ______________________

10 Sie sollen Probenmaterial mit der Post versenden. Beschreiben Sie, wie folgende Probenmaterialien zu verpacken und zu kennzeichnen sind:

a) Serum für eine Cholesterinbestimmung von einem ansonsten gesunden Patienten.

____

____

____

b) Sputum eines AIDS-Patienten zur Untersuchung auf Pilze.

____

____

____

c) Gewebe zur Untersuchung auf pathologische Zellen.

____

____

____

11 Erklären Sie, wodurch sich eine zufällige von einer systematischen Messabweichung unterscheidet.

12 Beurteilen Sie im nachstehenden Ausschnitt aus der grafischen Darstellung der Messwerte in einer Kontrollkarte (s. Abb. 1) die Ergebnisse hinsichtlich Präzision und Richtigkeit.

Präzision: ______________________

Richtigkeit: ______________________

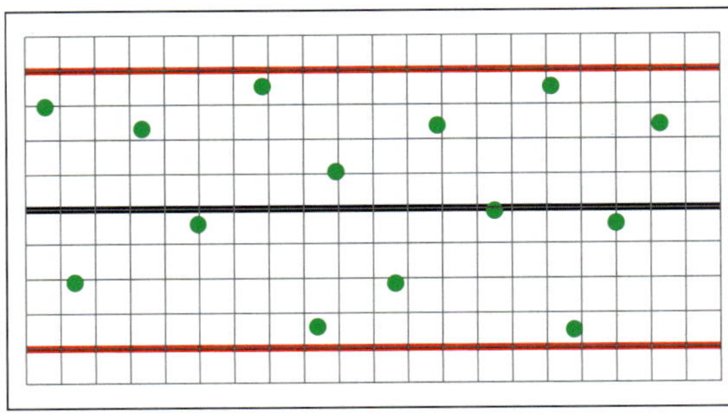

Abb. 1: Ausschnitt aus einer Kontrollkarte

4

13 a) In Ihrer gynäkologischen Praxis ist ein älteres Fotometer im Einsatz und wird für verschiedene nasschemische Untersuchungen (keine Unit-use-Reagenzien) verwendet. Es wird unter anderem die Hämoglobinkonzentration von Schwangeren einmal in der Woche bestimmt. Eine der Patientinnen ist medizinisch sehr interessiert aber auch besorgt und möchte wissen, ob man dem Ergebnis auch trauen kann. Erklären Sie, wie Sie die Qualität der Untersuchung Rili-BÄK-konform absichern.

b) Außerdem führen Sie an mehreren Tagen pro Woche bei Schwangeren Blutzuckerbestimmungen am Blutzuckerkleingerät Glukofix, das die Gerätekontrolle intern durchführt, durch. Die Patientinnen können auf das Ergebnis warten und der Arzt leitet direkt von der Höhe des Blutzuckers die jeweilige Therapie für die Patientinnen ab. Beschreiben Sie, welche qualitätssichernden Maßnahmen für diese Blutzuckerbestimmungen vorgeschrieben sind.

14 In Ihrer diabetologischen Praxis wird das Blutzuckerkleingerät Glukofix verwendet. Sie sollen die wöchentliche Kontrolluntersuchung mit der Kontrolllösung durchführen. Da Sie nicht wissen, welche der beiden zur Verfügung stehenden Kontrolllösungen Sie nehmen sollen, fragen Sie Ihre Kollegin, welche sie in der Woche davor analysiert hat. Die Kollegin erwidert, sie untersuche immer nur die Kontrolllösung 1 im niedrigen Konzentrationsbereich, die im hohen Bereich verwende sie nicht.

a) Erklären Sie Ihrer Kollegin, weshalb es sinnvoll und vorgeschrieben ist, wochenweise abwechselnd Kontrollmaterialien in unterschiedlichen Konzentrationsbereichen zu untersuchen.

____

____

b) Sie analysieren nun die Kontrolllösung im hohen Bereich und erhalten als Kontrollprobenmessergebnis: 302 mg/dL.

Legen Sie mit den unten aufgeführten Daten unter dem heutigen Datum und der momentanen Uhrzeit einen Dokumentationsbogen an. Berechnen Sie die absolute und die relative Abweichung vom Zielwert und beurteilen Sie, ob die Ergebnisse den Vorgaben der Rili-BÄK entsprechen.

Daten für den Dokumentationsbogen: Praxislabor Dr. Wünsch, Messgerät: Glukofix, Seriennummer: 82234623, Messmethode: elektrochemisch, Kontrollprobe: Kontrolllösung 2, Charge Nr.: 235432, Hersteller: Kontrolytix, Zielwert 281 mg/dL, Bereich 249 mg/dL bis 311 mg/dL, Vorgaben der Rili-BÄK: 11 %

Dokumentationsbogen zur Qualitätssicherung

Labor: Messgerät: Seriennr.: Messmethode:

Messgröße: Einheit: Probenmaterial:

Kontrollprobe: Charge: Hersteller:

Zielwert: Bereich (Hersteller):

Vorgaben der Rili-BÄK, Spalte 3, Tab. B 1-2 a:

Datum	Uhrzeit	Kontroll-proben-messwert in mg/dL	Zielwert der Kontroll-probe in mg/dL	Absolute Abweichung in mg/dL	Relative Abweichung in %	Freigabe	Name/ Unterschrift des Untersuchers

15 Wodurch unterscheidet sich die interne von der externen Qualitätssicherung?

____

____

____

____

____

4

16 Wer ist laut der Richtlinie der Bundesärztekammer zur Qualitätssicherung laboratoriumsmedizinischer Untersuchungen nicht zur Durchführung von Ringversuchen verpflichtet?

17 Beschreiben Sie stichwortartig die Durchführung eines Ringversuchs.

-
-
-
-
-
-
-
-
-

18 a) Aus welchen Gründen müssen Ringversuche durchgeführt werden?

b) Welche Auswirkungen hat es, wenn ein Labor kein gültiges Zertifikat für eine Messgröße vorliegen hat?

c) Durch welche Institutionen wird die korrekte Durchführung und Dokumentation der Qualitätskontrollmaßnahmen überwacht?

19 Vervollständigen Sie in der untenstehenden Tabelle die Störfaktoren und deren Auswirkung auf die einzelnen Stationen des analytischen Prozesses.

Stationen	Mögliche Störfaktoren	Auswirkung
a) Vorbereitung des Patienten	•	• • •
b) Probengewinnung (2 Beispiele)	•	•
	•	•
c) Lagerung und Konservierung		
d) Transport und Versand		

4

20 Nennen Sie acht Einflussgrößen, die neben den in Aufgabe 19 genannten Störfaktoren bei der Erstellung des Laborbefundes eine Rolle spielen.

• ______ • ______

• ______ • ______

• ______ • ______

• ______ • ______

21 Unternehmen Sie einen kleinen Streifzug durch die Präanalytik und füllen Sie die Löcher in dem abgebildeten Laborkäse! Viel Erfolg!

Waagrecht:

1. Auf welche Art muss Harn für quantitative chemische Untersuchungen gesammelt werden?
2. Welches Probenmaterial benötigen Sie zur Untersuchung auf Wurmeier?
3. Wie heißt das aus der Fingerbeere gewonnene Blut?
4. Gesucht ist der Oberbegriff für Stoffe, die Körperfunktionen anregen, dadurch Laborergebnisse verfälschen und deshalb vor der Probengewinnung gemieden werden müssen.
5. Welches Probenmaterial dient zur Untersuchung auf Diphtheriebakterien oder Pilze?
6. Welches Probenmaterial können Sie für hämatologische Untersuchungen verwenden?
7. Starkes Aspirieren bei der Venenblutentnahme führt zur …
8. Weiterer Störfaktor vor der Probengewinnung, der die Laborwerte verfälschen kann?

9. Probenmaterial aus dem man u. a. Bilirubin, Kreatinin und Harnsäure bestimmen kann?
10. Zu welcher Art von Probenmaterial zählt Liquor?
11. Wie nennt man den flüssigen Blutanteil?
12. Welcher Vorgang setzt sofort nach der Probengewinnung von Vollblut im Probengefäß ein?
13. Welches Antikoagulans eignet sich als Zusatz zum Vollblut für hämatologische Untersuchungen?
14. Arbeitsschritt vor der Probennahme, um eine Probenverwechslung zu vermeiden?
15. Wann ist die günstigste Zeit zur Probengewinnung?
16. Wie heißt der Fachbegriff für die Serum- oder Plasmaveränderung durch erhöhte Fette?
17. Antikoagulans, das sich als Zusatz zum Vollblut für Gerinnungsuntersuchungen eignet?
18. Wodurch wird Serum ikterisch verfärbt?
19. Stuhl kann man auf ... untersuchen.
20. Was haben Sie sich nun wirklich verdient? Eine ...

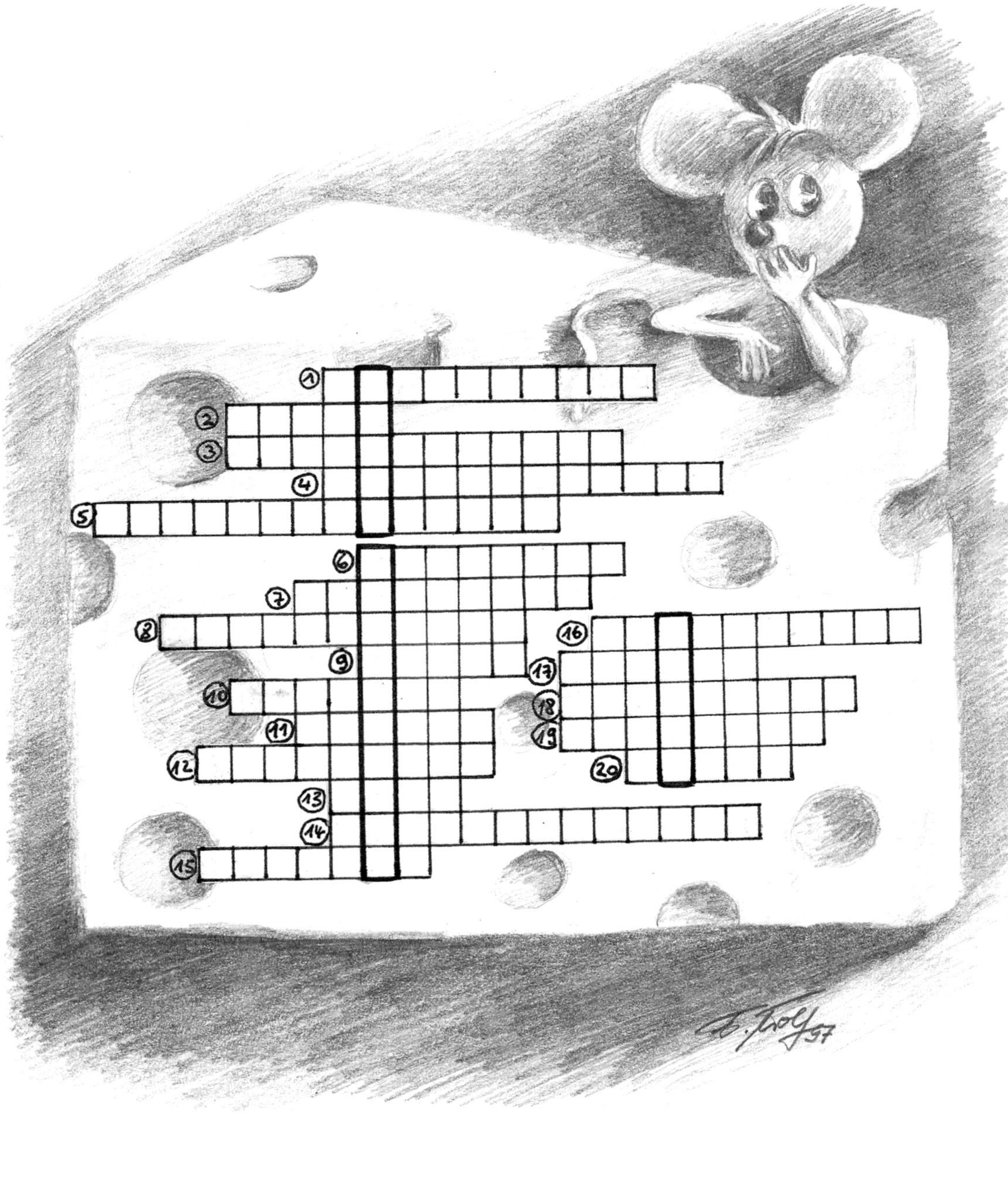

Senkrecht: _ . _ _ _ _ _ _ _ !

5 Harnuntersuchungen

Harnuntersuchungen dienen dazu, Abweichungen von der normalen Zusammensetzung des Harns festzustellen und dadurch auf bestimmte Krankheiten zu schließen.

Um unnötige Analysen zu vermeiden, sollten die Harnuntersuchungen in der in Abbildung 1 dargestellten Reihenfolge durchgeführt werden.

Der **allgemeinen Beurteilung des Harns** schließt sich die **chemische Untersuchung** mittels Teststreifen an.

Dabei werden mit dem sogenannten **„Teststreifensieb"** die Urine ohne pathologische Befunde von einer weiteren Untersuchung ausgeschlossen, außer wenn der Patient Symptome zeigt, die auf eine Erkrankung im Urogenitaltrakt hinweisen und somit weitere Untersuchungen erfordern.

Bei einer Urinprobe mit einem oder mehreren pathologischen Befunden wird eine **mikroskopische Untersuchung** des Harnsediments durchgeführt.

Bei positivem Nitritbefund auf dem Teststreifen und/oder vermehrten Bakterien im Harnsediment ist eine **bakteriologische Untersuchung**, wie die Keimzahlbestimmung, erforderlich. Diese wird in der zurückbehaltenen Originalurinprobe (s. S. 99) durchgeführt.

Bei bestimmten Patienten wird mittels **immunologischer Untersuchung** nach minimalen Albuminmengen im Harn gesucht.

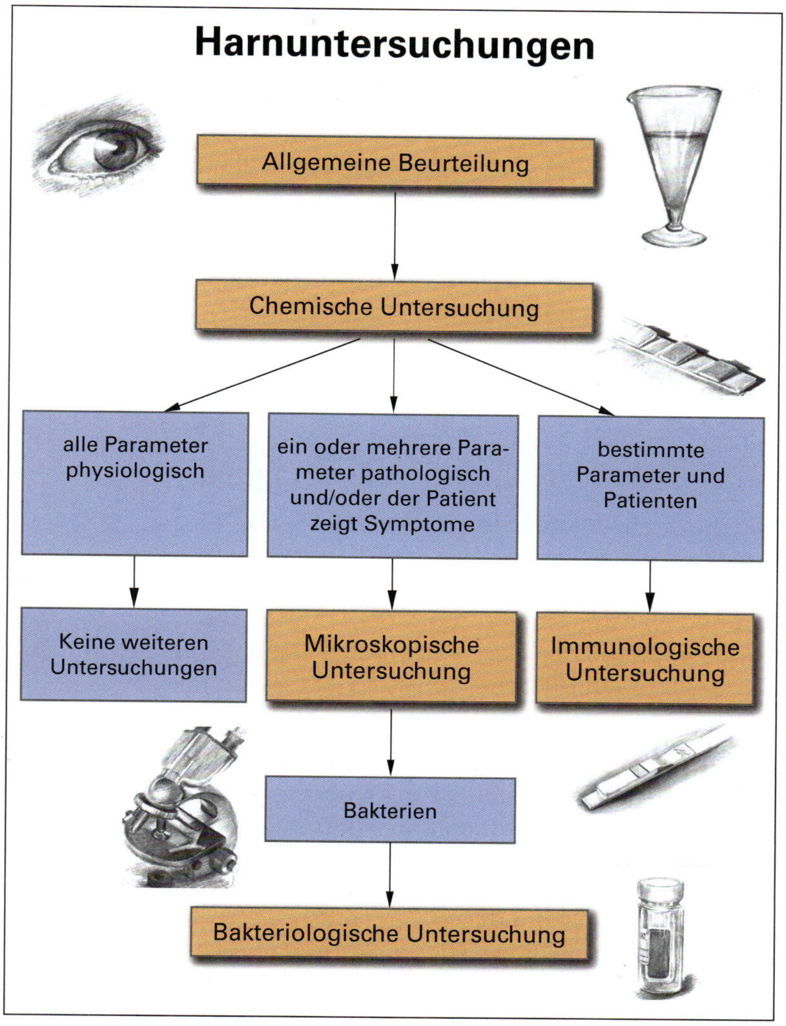

Abb. 1: Ablaufschema der Harnuntersuchungen

5.1 Allgemeine Beurteilung des Harns

Die visuelle oder allgemeine Beurteilung des Harns hat eine lange Geschichte. Früher versuchte man die Ursache jeder Befindlichkeitsstörung des Patienten anhand der Harnbeschaffenheit herauszufinden (s. Abb. 2). Heute hat diese allgemeine Beurteilung der **Harnmenge**, der **Harnfarbe und -durchsichtigkeit** und des **Harngeruchs** nur eine orientierende Bedeutung. Weitere Untersuchungen müssen folgen.

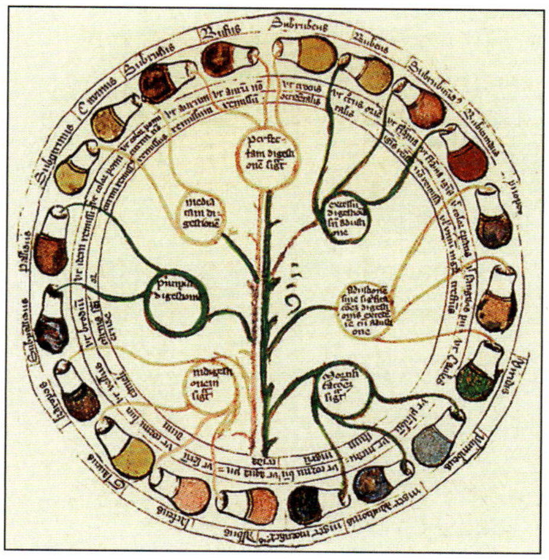

Abb. 2: Harnfarbenscheiben

5.1.1 Harnmenge

Sie ist abhängig von der Nahrungs- und Flüssigkeitsaufnahme und von der Flüssigkeitsabgabe über Atmung, Schweiß und Stuhl.

Abweichungen von der normalen Harnmenge können auf krankhafte Prozesse der Nieren hindeuten.

Referenzbereich für die Harnmenge: 1000 bis 2000 mL/Tag

Abweichung vom Referenzbereich	Vorkommen
Harnmenge über 2500 mL/Tag (Polyurie)	→ Durch gesteigerte Flüssigkeitsaufnahme bei der unbehandelten Blutzuckerkrankheit (Diabetes mellitus) → Beim Mangel an antidiuretischem Hormon (Diabetes insipidus)
Harnmenge unter 400 mL/Tag (Oligurie)	→ Bei starkem Flüssigkeitsverlust → Bei hohem Fieber → Bei Durchfallerkrankungen oder Erbrechen
Harnmenge unter 100 mL/Tag (Anurie)	→ Bei Tumoren → Bei beginnendem Nierenversagen durch chronische Entzündungen → Bei Vergiftungen
Keine Harnausscheidung (komplette Anurie)	→ Bei Nierenversagen nach Schock oder chronischen Nierenerkrankungen → Bei beidseitigem Harnleiterverschluss oder Harnröhrenverschluss durch Nierenstein oder Tumor

5.1.2 Harnfarbe und -durchsichtigkeit

Die normale **Harnfarbe** ist bedingt durch Harnfarbstoffe (Urochrome), die beim Abbau des roten Blutfarbstoffes (Hämoglobin) entstehen. Medikamente, Nahrungsmittel und bestimmte Erkrankungen können den Harn verfärben (s. Abb. 1). Zur Beurteilung sollte immer frischer Harn verwendet werden, da sich die Farbe beim Stehenlassen verändert.

Normaler Harn ist meist klar. **Trübungen** treten häufig erst beim Abkühlen nach längerem Stehen auf. Sehr leichte Trübungen sind nur gegen einen dunklen Hintergrund zu sehen. Die Ursache von Trübungen sollte durch weitere Untersuchungen, z. B. die Bestimmung des Harnsedimentes, abgeklärt werden.

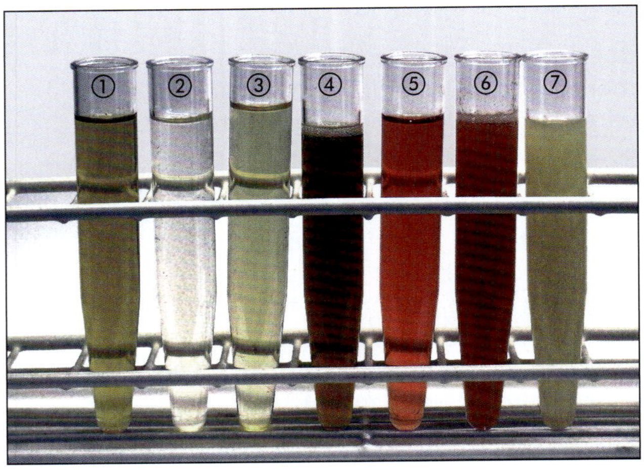

Abb. 1: Verschiedene Harnfarben

5

Normale Harnfarbe und -durchsichtigkeit: hell- bis mittelgelb und klar

Abweichung von der normalen Harnfarbe und Durchsichtigkeit	Vorkommen
Dunkelgelb ①	→ Durch starke Konzentrierung des Harns – bei ungenügender Flüssigkeitsaufnahme – bei Fieber – bei verringerter Harnausscheidung (Oligurie)
Hell, fast farblos ②	→ Bei Polyurie durch unbehandelte Blutzuckerkrankheit → Bei vermehrter Flüssigkeitsaufnahme
Strohgelb ③	→ Bei chronischer Niereninsuffizienz
Intensiv gelb bis bierbraun ④	→ Bei Lebererkrankungen durch die Ausscheidung von Bilirubin (Gallenfarbstoff)
Rötlich klar ⑤	→ Durch Hämoglobinausscheidung, Nahrungsmittel (z. B. Rote Bete)
Rötlich trüb ⑥	→ Pathologisch: durch Erythrozyten → Physiologisch: durch Salze (massenhaft Urate = „Ziegelmehl")
Weißlich trüb ⑦	→ Pathologisch: durch Leukozyten → Physiologisch: durch Salze (Phosphate und Karbonate)

5.1.3 Harngeruch

Setzte man früher gleich drei Sinne bei der Beurteilung des Harns ein, den Sehsinn, den Geschmackssinn (beim Kosten des Harns, ob er Glukose enthält) und den Geruchssinn, so beschränkt man sich heute auf die visuelle Beurteilung und die Bestimmung des Geruchs.

Normaler Harngeruch: fade, nicht ekelerregend

Manche Nahrungsmittel (z. B. Spargel, Kaffee, Apfelsaft, Knoblauch u. a.) hinterlassen auch im Urin ihren spezifischen Geruch. Andere weisen hingegen auf Erkrankungen hin.

Abweichung vom normalen Harngeruch	Vorkommen
Stechend ammoniakalisch	→ Bei Harnwegsinfekten durch bakterielle Zersetzung des Harns
Obst- oder acetonartig	→ Beim Diabetes mellitus durch Abbauprodukte aus dem Fettstoffwechsel (Ketone)
Übelriechend, süßlich	→ Bei eitriger Entzündung durch abgestorbene Leukozyten

5.2 Chemische Harnuntersuchungen

Die früher üblichen, nasschemischen Nachweise auf Stoffe, wie z. B. Glukose im Harn, waren aufwändig durchzuführen und nicht sehr spezifisch, d. h. sie wiesen nicht immer nur den gesuchten Stoff nach, sondern auch andere störende Substanzen. Außerdem benötigte man für diese Bestimmungen eine umfangreiche Laborausstattung. Mit der Entwicklung der **Teststreifenuntersuchungen** und der **Trockenchemie** vereinfachte sich die Anwendung und erhöhte sich die Spezifität. Auch immunologische Tests (Antigen-Antikörper-Reaktionen) können nun auf diese einfache Weise durchgeführt werden (s. MICRAL-TEST, S. 239).

Prinzip trockenchemischer Untersuchungen

Alle für einen Test erforderlichen Reagenzien befinden sich in getrockneter Form auf Fließpapier und bilden das Reaktionsfeld. Nach Zugabe des flüssigen Probenmaterials läuft die Reaktion ab und wird beim Vorhandensein des gesuchten Stoffes als Farbveränderung sichtbar (s. , S. 23). Ein Farbvergleich mit einer vorgegebenen Farbskala ermöglicht sowohl eine **qualitative** Aussage, wie z. B. beim Nitrittest, als auch eine **semiquantitative** Aussage über das Vorhandensein bzw. die Konzentration eines gesuchten Stoffes, beispielsweise der Glukose im Harn (s. S. 80). Ein noch genaueres Ergebnis, eine **quantitative** Aussage, wird durch eine Auswertung der Farbveränderung mit einem Reflexionsfotometer erzielt (s. S. 138).

Teststreifenuntersuchungen sind als Einfachtests zur Bestimmung eines einzelnen Parameters, also einer einzelnen Messgröße, möglich, oder als Mehrfachtests mit zwei und mehr Reaktionsfeldern, z. B. zur gleichzeitigen Untersuchung auf Glukose und Ketonkörper bei der Blutzuckerkrankheit.

Der **Teststreifenaufbau** ist in Abbildung 1 schematisch dargestellt. Auf einer weißen Trägerfolie sind die **Reaktionsfelder** mit dem **Reagenzpapier** aufgebracht. Das darunter liegende **Saugpapier** nimmt überschüssigen Harn auf. Ein hauchdünnes, flüssigkeitsdurchlässiges **Nylonnetz** überspannt die Reaktionsfelder, um sie auf der **Trägerfolie** zu fixieren, sie vor Verunreinigung zu schützen und ein gleichmäßiges Eindringen des Harns zu ermöglichen.

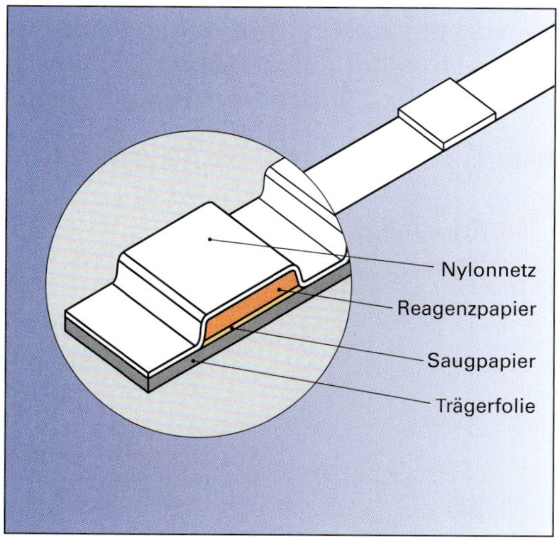

Abb. 1: Teststreifenaufbau

5.2.1 Mehrfachteststreifenuntersuchungen

Die heutigen Mehrfachteststreifenuntersuchungen umfassen die Bestimmung von bis zu zehn Parametern gleichzeitig. Bei pathologischen Befunden erhält man einen Überblick über mögliche Erkrankungen verschiedener Organe (s. Abb. 1).

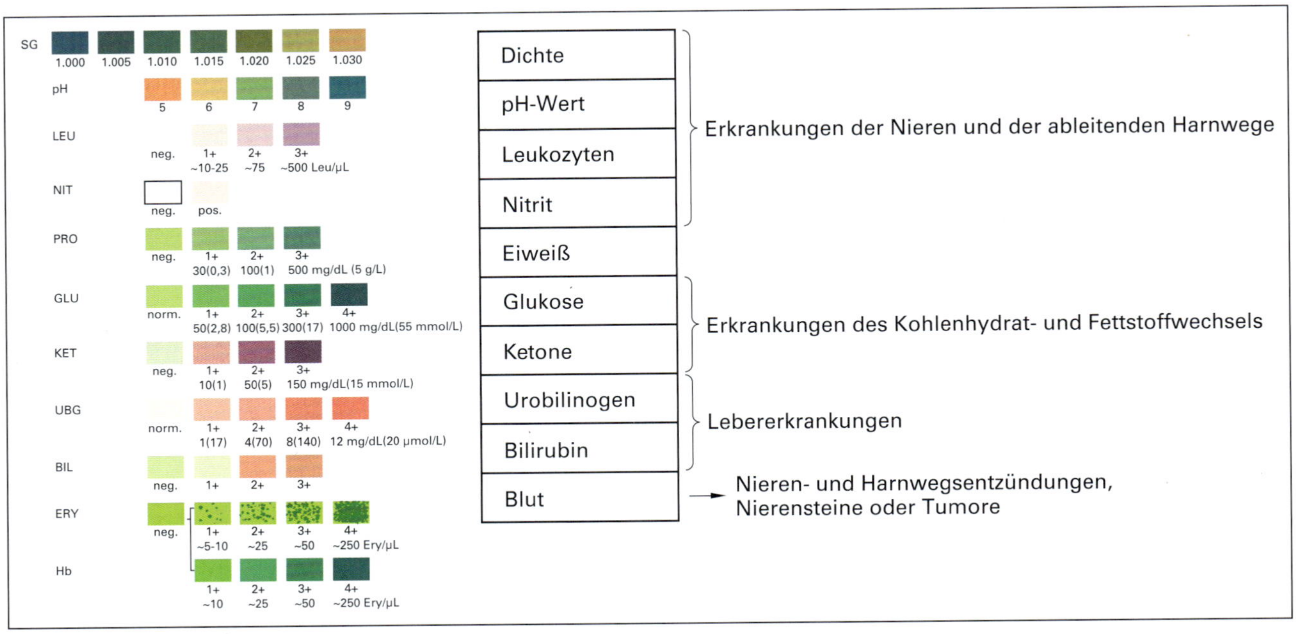

***Abb. 1:* Teststreifenparameter und Interpretation der Befunde**

Dichte

Die Dichte bzw. das spezifische Gewicht des Harns ist eine physikalische Größe, die angibt, wieviel schwerer Harn im Vergleich zu Wasser ist (1 cm^3 Wasser wiegt bei 4 °C ein Gramm: 1 g/cm^3). Bei der Bestimmung der Dichte mit dem Teststreifen wird hingegen die Ionenkonzentration des Harns erfasst. Die Dichte beträgt normalerweise bei einzelnen Spontanharnproben zwischen 1,003 g/cm^3 (bei extremer Wasseraufnahme) und 1,040 g/cm^3 (nach längerem Dursten). Sie wird der Einfachheit halber in der Regel ohne Einheit als 1003 bis 1040 (sprich: Tausenddrei bis Tausendvierzig) angegeben (s. Abb. 2). Harn ist somit durch die in ihm gelösten Stoffe etwas schwerer als Wasser.

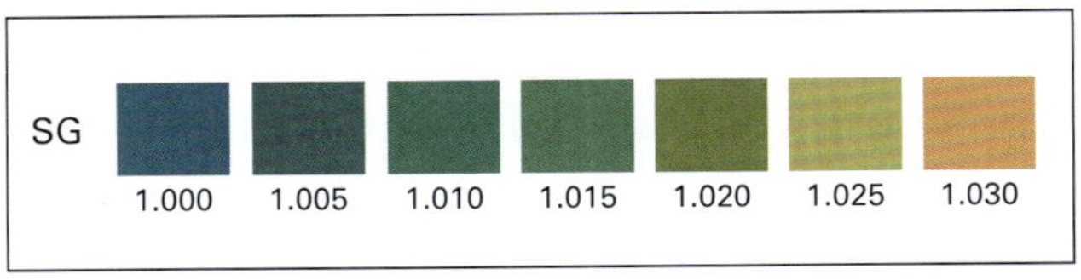

***Abb. 2:* Teststreifenfelder: Dichte**

Die Dichte von Harn ist abhängig von der Flüssigkeitsaufnahme und verschiedenen Krankheiten, die das Konzentrierungsvermögen der Nieren beeinträchtigen. Durch die Kenntnis der Dichte können auch die Ergebnisse anderer Untersuchungen eindeutiger beurteilt werden. Wenn z. B. im Harnsediment keine Leukozyten und Erythrozyten mehr gefunden werden, die der Teststreifen aber angezeigt hat, können sie bei einem niedrigen spezifischen Gewicht des Harns, d. h. bei einer geringen Dichte, aufgelöst (lysiert) worden sein. Zur Bestimmung der Dichte sollte der erste Morgenurin verwendet werden.

Referenzbereich : 1012 bis 1030 im 24-Stunden-Harn, 1003 bis 1040 im Spontanharn

Abweichung vom Referenzbereich	Vorkommen
< 1012	→ Bei reduziertem Konzentrierungsvermögen der Niere durch: – Diabetes mellitus – Diabetes insipidus (Mangel an antidiuretischem Hormon = ADH) → Bei erhöhter Flüssigkeitsaufnahme
> 1030	→ Nach längerem Dursten → Bei Flüssigkeitsverlust durch Fieber oder Durchfallerkrankungen

Hinweis
Die Bestimmung der Dichte bzw. des spezifischen Gewichts des Harns ist außerdem von Bedeutung, um bei der Drogen- und Suchtmittelanalytik eventuelle Probenmanipulationen aufzudecken, weil sie einen Hinweis auf die Konzentration des Harns gibt.

pH-Wert

Er gibt den Säuregehalt des Harns an (s. Abb. 1). Die Schwankungsbreite des Referenzbereichs schließt sowohl die Ernährung als auch die Stoffwechselsituation des Patienten ein. Vorwiegend fleischhaltige Ernährung verursacht eine saure Reaktion des Harns, vegetarische Ernährung eine alkalische Reaktion.

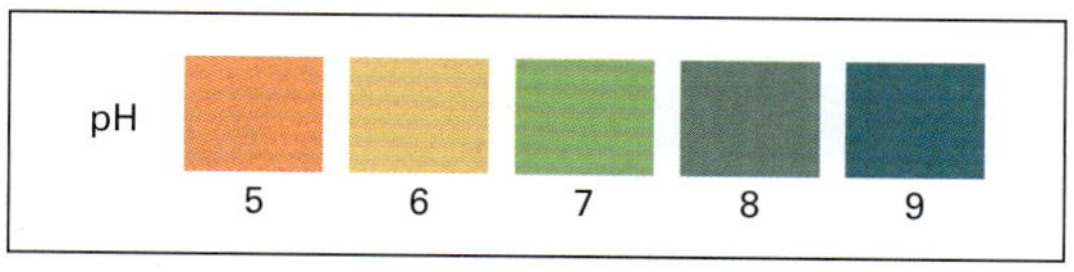

Abb. 1: Teststreifenfelder: pH-Wert

Referenzbereich: 4,8 bis 7,5

Abweichung vom Referenzbereich	Vorkommen
< 4,8 (Azidose)	→ Bei Übersäuerung durch Ketone, Hunger oder Durchfall → Durch Medikamente oder Gifte
> 7,5 (Alkalose)	→ Bei Nierenerkrankungen und Harnwegsinfekten durch ammoniakbildende Bakterien

Hinweise
Erythrozyten und Leukozyten werden in alkalischem Harn leichter zerstört und sind dann im Harnsediment trotz positivem Teststreifenbefund nicht mehr nachweisbar.

Leukozyten

Eine geringe Anzahl von Leukozyten ist im Harn normal und wird mit dem Teststreifen nicht erfasst. Der physiologische Befund lautet deshalb „negativ". Eine Vermehrung der Leukozyten kann als semiquantitatives Ergebnis bezogen auf einen Mikroliter Harn abgelesen werden (s. Abb. 2).

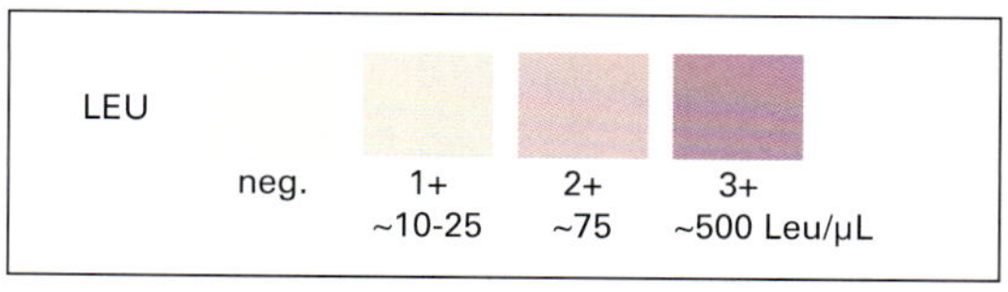

Abb. 2: Teststreifenfelder: Leukozyten

Referenzbereich: negativ

Abweichung vom Referenzbereich	Vorkommen
Vermehrt Leukozyten im Harn (Leukozyturie)	→ Bei akuten und chronischen Entzündungen der Nieren (Nephritis, Pyelonephritis, Glomerulonephritis) und der ableitenden Harnwege (Zystitis, Urethritis) verursacht durch Bakterien → Als „abakterielle" Leukozyturien verursacht durch: – Nierenschädigung durch Schmerzmittel – Infektionen mit Trichomonaden, Viren oder Pilzen

Hinweis
Bei einer Leukozyturie müssen noch weitere Untersuchungen, u. a. eine mikroskopische Untersuchung des Harnsedimentes, durchgeführt werden, um die Ursache abzuklären.

Nitrit

Beim Nitritnachweis handelt es sich um eine qualitative Bestimmung, bei der jede Rosafärbung des Testfeldes als „positiv" und damit als pathologisch angesehen wird (s. Abb. 3). Escherichia coli und die meisten anderen Bakterien, die Harnwegsinfekte verursachen, sogenannte harnpathogene Keime, sind in der Lage, das mit der Nahrung aufgenommene Nitrat zu Nitrit umzuwandeln. Voraussetzung für einen sicheren Nitritnachweis ist eine normale, gemüsehaltige Ernährung am Vortag der Untersuchung sowie die Untersuchung des ersten Morgenurins, der über Nacht eine genügend lange Verweildauer in der Blase hatte.

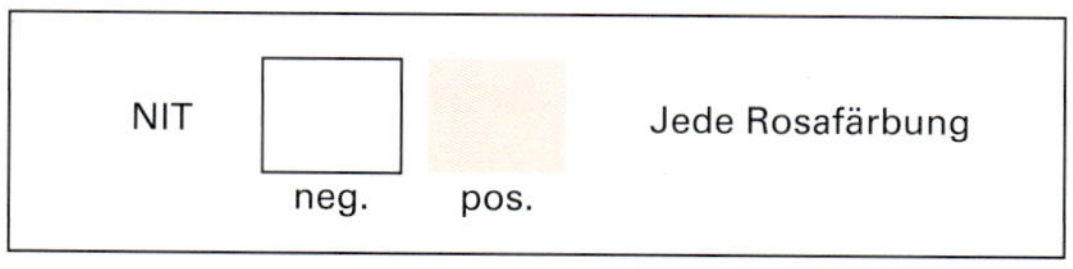

Abb. 3: Teststreifenfelder: Nitrit

Bei einem positiven Nitritbefund sollte eine bakteriologische Untersuchung zur Bestimmung der Keimzahl erfolgen (s. Abb. 1, S. 129). Ein negativer Nitritbefund schließt einen Harnwegsinfekt durch Erreger, die kein Nitrit bilden, nicht aus.

Referenzbereich: negativ

Abweichung vom Referenzbereich	Vorkommen
Positiv = Nitrit im Harn (Nitriturie)	→ Bei Entzündungen der Nieren und der ableitenden Harnwege, verursacht durch nitritbildende Bakterien

Eiweiß

Die Ausscheidung von Eiweiß im Harn kann verschiedene Ursachen haben und erfordert immer eine weiterführende Diagnostik. Die meisten Eiweißstoffe sind zu groß, um die Kapillarwand im Nierenkörperchen zu durchdringen. Bei dem im Harn auftretenden Eiweiß handelt es sich deshalb hauptsächlich um das kleinere Eiweißmolekül **Albumin**.

Die Bestimmung ist semiquantitativ, d. h. zusätzlich zum physiologischen Ergebnis „negativ" können ungefähre Mengen in mg/dL bzw. g/L Harn angegeben werden (s. Abb.1).

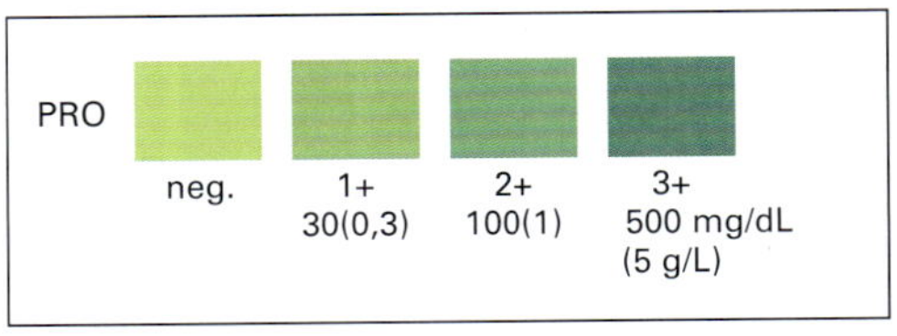

Abb. 1: Teststreifenfelder: Eiweiß

Je nach der Ursache werden Eiweißaussscheidungen im Harn unterteilt in:

- renale Proteinurien (durch Prozesse in den Nieren bedingte Eiweißausscheidungen),
- benigne Proteinurien (gutartige Eiweißausscheidungen),
- extrarenale Proteinurien (durch Einflüsse außerhalb der Niere verursachte Eiweißausscheidungen).

Referenzbereich: negativ

Abweichung vom Referenzbereich	Vorkommen
Vermehrt Eiweiß im Harn (Proteinurie)	→ Als benigne Proteinurie: – nach körperlicher Belastung, emotionalem Stress, Unterkühlung – in der Schwangerschaft – bei Jugendlichen, die lange Zeit aufrecht stehen (orthostatische Proteinurie)
	→ Als renale Proteinurie: – verursacht durch chronische Pyelonephritis, Glomerulonephritis und Diabetes mellitus
	→ Als extrarenale Proteinurie: – bei Koliken, Infarkten, Herzinsuffizienz und fieberhaften Zuständen

Glukose

Sie entstammt den mit der Nahrung aufgenommenen Kohlenhydraten und dient dem Körper als Energielieferant. Die Höhe des Blutzuckerspiegels wird durch die beiden Hormone der Bauchspeicheldrüse **Insulin** und **Glukagon** gesteuert. Übersteigt der Blutzuckerspiegel eine bestimmte Höhe, die sogenannte **Nierenschwelle** (ca. 180 mg/dL) im Blut, wird Glukose über den Harn ausgeschieden.

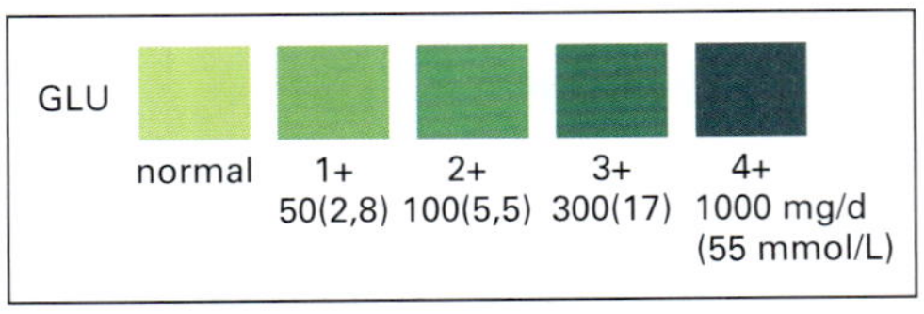

Abb. 2: Teststreifenfelder: Glukose

Die Bestimmung ist semiquantitativ, wobei je nach Hersteller des Teststreifens der physiologische Befund mit „normal" oder mit „negativ" angegeben wird (s. Abb. 2).

Referenzbereich: negativ oder normal

Abweichung vom Referenzbereich	Vorkommen
Vermehrt Glukose im Harn (Glukosurie)	→ Nahrungsbedingt (alimentäre Glukosurie): – nach kohlenhydratreicher Mahlzeit – bei Glukosebelastungstests
	→ Nierenbedingt (renale Glukosurie): – bei erniedrigter Nierenschwelle – in der Schwangerschaft – bei Diabetes mellitus

Hinweis

Bei einer Glukosurie muss als Folgeuntersuchung der Harn auf Ketonkörper untersucht (s. u. „Ketone") werden. Sind beide Ergebnisse pathologisch, besteht die Gefahr des diabetischen Komas. Der Arzt muss informiert und eine Blutzuckerbestimmung durchgeführt werden.

Ketone

Kann die Glukose nicht mehr in die Zellen eingeschleust werden und steht als Energielieferant nicht mehr zur Verfügung, greift der Körper in diesem Fall auf Fett als Energiequelle zu. Ohne einen funktionierenden Kohlenhydratstoffwechsel kann Fett nicht rückstandsfrei verwertet werden. Die dabei entstehenden Abfallstoffe, die Ketonkörper (Aceton, Acetessigsäure und ß-Hydroxybuttersäure), auch Ketone genannt, führen zu einer Übersäuerung des Stoffwechsels, zur **metabolischen Azidose**.

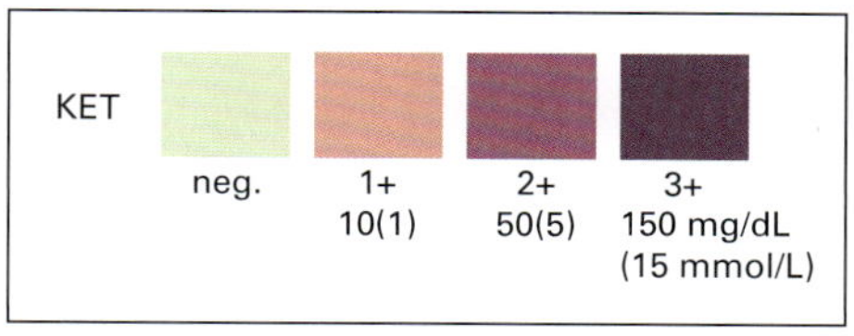

Abb. 1: Teststreifenfelder: Ketone

Die Bestimmung ist semiquantitativ (s. Abb. 1).

Referenzbereich: negativ

Abweichung vom Referenzbereich	Vorkommen
Positiv = Ketonkörper im Harn (Ketonurie)	→ Bei gesteigertem Fettabbau verursacht durch Diabetes mellitus → Bei Hungerzuständen und Schlankheitskuren mit Kohlenhydratentzug → Bei Schwangerschaftserbrechen und Erbrechen bei Kindern → Bei Fieber

Urobilinogen und Bilirubin

Die beiden **Gallenfarbstoffe** entstammen dem normalen Abbau der Erythrozyten im retikuloendothelialen System, hauptsächlich der Leber und der Milz.

Über verschiedene Zwischenstufen entsteht zuerst das wasserunlösliche sogenannte **„indirekte Bilirubin"**. Es gelangt an Eiweiß gebunden auf dem Blutweg zur Leber und wird dort zu wasserlöslichem und somit ausscheidungsfähigem **„direktem Bilirubin"** umgewandelt. Über den Gallengang wird dieses in den Darm abgegeben und von Darmbakterien zu Urobilinogen und zu **Stercobilinogen** umgebaut. Stercobilinogen wird nach der Umwandlung zu **Stercobilin** über den Stuhl ausgeschieden und gibt ihm die braune Farbe. Das Urobilinogen gelangt über die Pfortader zurück zur Leber und wird dort zum einen Teil weiter abgebaut, zum anderen Teil über die Niere ausgeschieden. Dieser Kreislauf wird als **enterohepatischer Kreislauf** bezeichnet (s. Abb. 2).

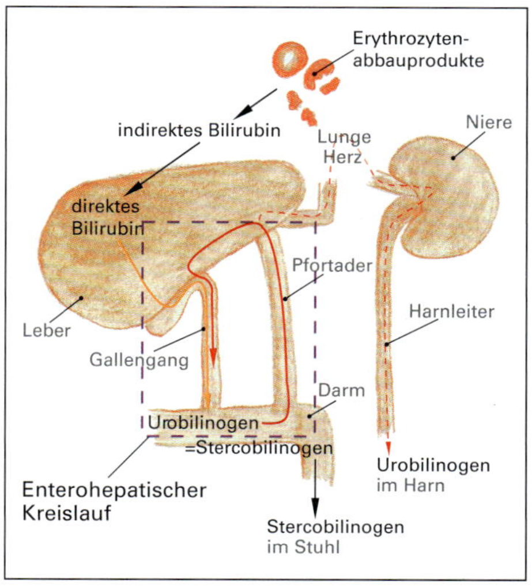

Abb. 2: Enterohepatischer Kreislauf

Eine geringe Menge an Urobilinogen im Harn ist demzufolge **normal** und wird als physiologischer Teststreifenbefund auch so angegeben.

Bei einem Verschluss der Gallenwege kann kein Bilirubin in den Darm gelangen und somit kein Urobilinogen gebildet werden. Das im Blut verbleibende Bilirubin ist an der Gelbfärbung der Haut **(Ikterus)** erkennbar und wird über den Harn ausgeschieden. Ein Fehlen des Urobilonogens kann jedoch mit dem Teststreifen nicht ermittelt werden (s. Abb. 1).

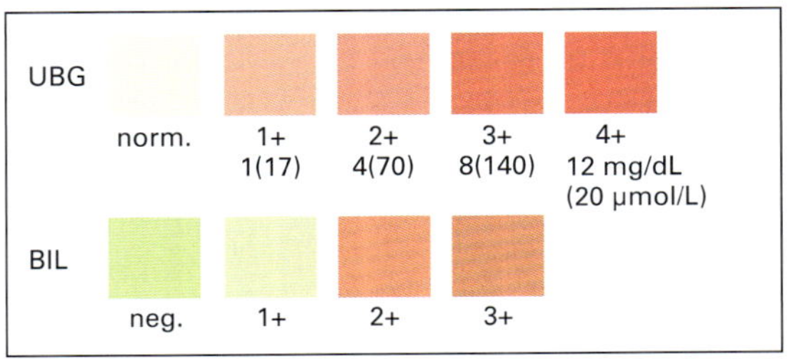

***Abb. 1:** Teststreifenfelder: Urobilinogen und Bilirubin*

Referenzbereiche: Urobilinogen: normal
Bilirubin: negativ

Abweichung vom Referenzbereich	Vorkommen
Vermehrt Urobilinogen im Harn (Urobilinogenurie)	→ Bei gestörter Leberfunktion z. B. durch: – akute und chronische Leberentzündungen – toxische Leberzellschädigung (durch Alkohol, Medikamente, Gifte) – Lebertumore → Bei Überlastung der Leberfunktion durch: – vermehrten Hämoglobinabbau bei verschiedenen Anämien – vermehrte Urobilinogenbildung im Darm bei Erkrankungen des Darms oder der Gallenwege
Positiv (Bilirubinurie)	→ Bei Leberparenchymschäden → Bei Verschluss des Gallengangs durch Gallenstein oder Tumor

Blut

Die Ausscheidung von **Erythrozyten** im Urin **(Hämaturie)** kann ein Symptom vieler Erkrankungen sein und sollte deshalb durch weitere diagnostische Maßnahmen abgeklärt werden. Man unterscheidet eine mit bloßem Auge als rote Trübung des Harns sichtbare Ausscheidung von größeren Mengen an Blut, eine **Makrohämaturie**, von einer **Mikrohämaturie**, die den Harn nicht verfärbt. Außer intakten Erythrozyten können auch zum Teil zerstörte (teilhämolysierte) Erythrozyten, aber auch **Hämoglobin** sowie **Myoglobin** aus verletztem Muskelgewebe **(Hämoglobinurie / Myoglobinurie)** ausgeschieden werden. Die Testfelder sind für die Unterscheidung entsprechend präpariert (s. Abb. 2).

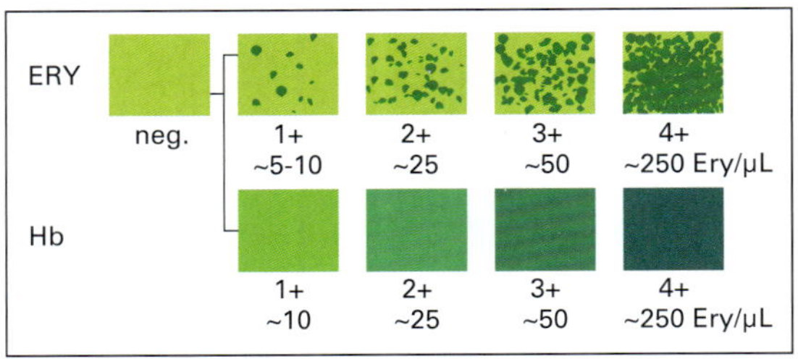

***Abb. 2:** Teststreifenfelder: Blut und Hämoglobin*

Referenzbereich: negativ

Abweichung vom Referenzbereich	Vorkommen
Vermehrt Erythrozyten im Harn (Mikro- und Makrohämaturie)	→ Im Frühstadium bösartiger Tumore der Nieren oder der ableitenden Harnwege → Bei Entzündungen der Nieren oder der ableitenden Harnwege → Bei Nierensteinen
Vermehrt Hämo- oder Myoglobin im Harn (Hämoglobinurie/ Myoglobinurie)	→ Bei intravasaler Hämolyse (innerhalb von Blutgefäßen geplatzte Erythrozyten) → Bei Muskelverletzungen, z. B. nach schwerer körperlicher Anstrengung

Hinweis

Eine durch die **Menstruation** bedingte Blutausscheidung muss ausgeschlossen werden!

Arbeitsanleitung für die Mehrfachteststreifenuntersuchung

Benötigte Materialien (s. Abb. 1)

① Frischer Mittelstrahlurin (nicht älter als 2 Stunden)

② Teststreifen (Verfallsdatum beachten!)

③ Stoppuhr

Durchführung

- ▢ Frischen, als Mittelstrahlurin gewonnenen Harn mischen (s. Abb. 2).
- ▢ Teststreifen kurz (max. 1 Sekunde) in den Harn eintauchen (s. Abb. 3).
- ▢ Seitliche Teststreifenkante am Rand des Harngefäßes abstreifen (s. Abb. 4).
- ▢ Vorgeschriebene Ablesezeit genau einhalten (s. Abb. 5). Vorsicht, für Leukozyten gilt je nach Hersteller eine verlängerte Ablesezeit!
- ▢ Farbvergleich bei guter Beleuchtung mit der Farbschablone des Originalgefäßes vornehmen (s. Abb. 6).
- ▢ Ergebnisse entsprechend den Vorgaben auf der Teststreifendose als semiquantitative oder qualitative Angabe dokumentieren (s. Abb. 7).

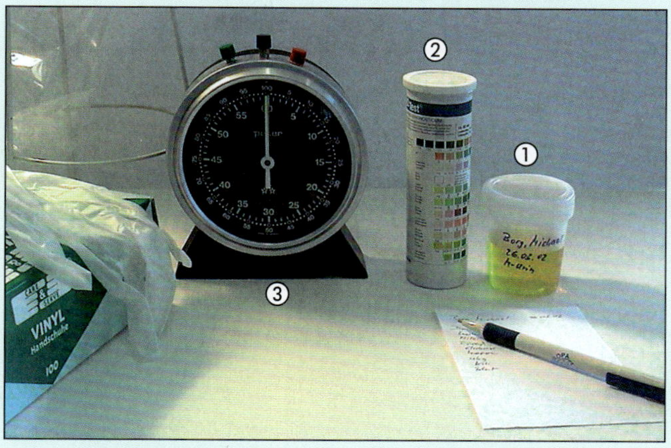

Abb. 1: Benötigte Materialien

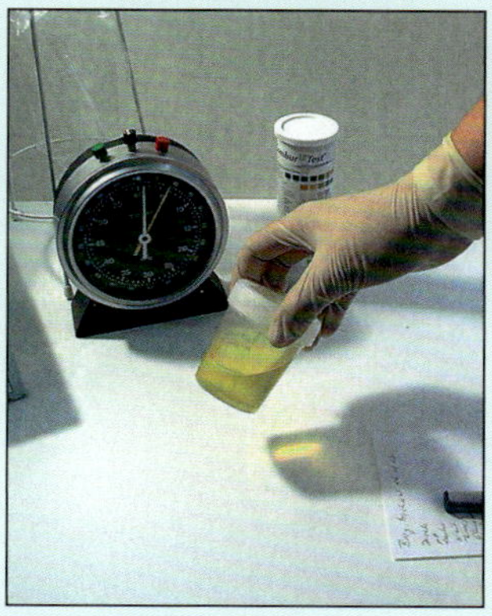
Abb. 2: Harn mischen

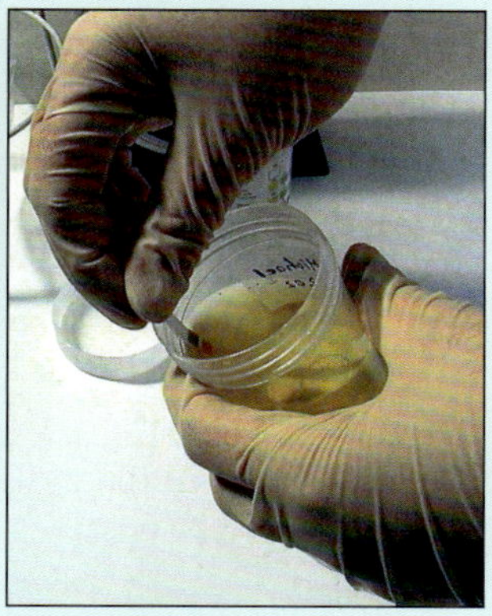
Abb. 3: Teststreifen kurz eintauchen

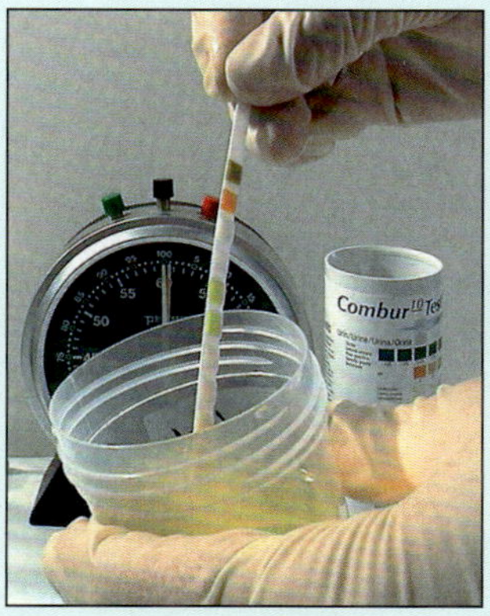
Abb. 4: Teststreifen seitlich abstreifen

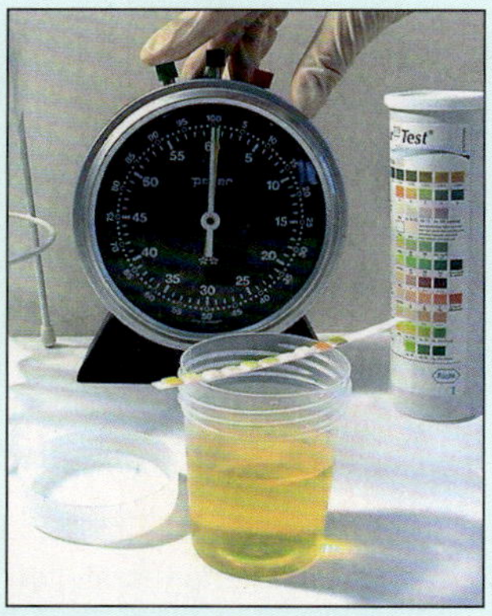
Abb. 5: Reaktionszeit abwarten

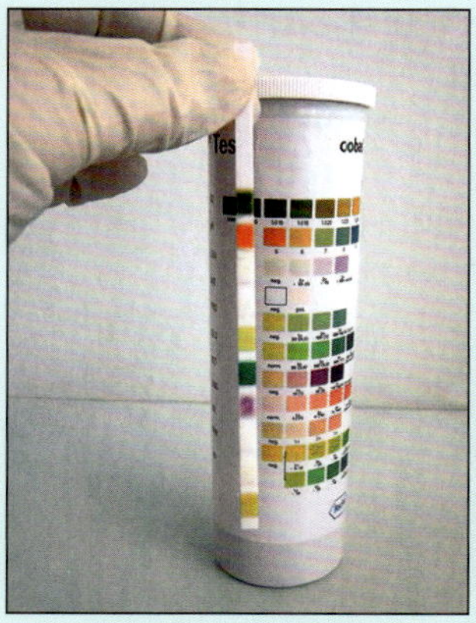
Abb. 6: Farbvergleich vornehmen

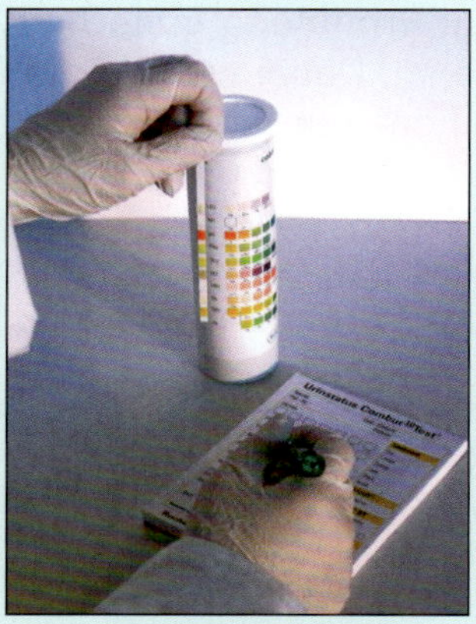
Abb. 7: Ergebnisse dokumentieren

!

Allgemein gilt:

- *Durchführungsanweisung des jeweiligen Teststreifenherstellers beachten.*
- *Testfelder nicht mit den Fingern berühren.*
- *Immer bei der gleichen Beleuchtung ablesen.*
- *Teststreifen innerhalb der vom Hersteller vorgeschriebenen Zeit nach dem ersten Öffnen der Teststreifendose verbrauchen.*
- *Teststreifen trocken und gut verschlossen vor Luftfeuchtigkeit geschützt lagern.*
- *Verfallsdatum beachten.*

Viele Medikamente verursachen Farbveränderungen bei mehreren Testfeldern, die nicht den Vergleichsfarben auf der Teststreifendose entsprechen. Anstatt der Befunde wird dann die Vermutung „Medikamentenreaktion?“ als Hinweis für den Arzt notiert.

Qualitätssicherung

Die interne Qualitätssicherung sollte mit Kontrollurin durchgeführt werden (s. S. 117).

Fehlermöglichkeiten bei ...

Teststreifenuntersuchungen		
Auswirkung	**Untersuchter Parameter**	**Ursache**
Falsch erhöhte bzw. positive Werte	Dichte	→ Proteinurie → Ketonurie
	pH-Wert	→ Bakterielle Verunreinigung von nicht frisch verarbeitetem Harn
	Leukozyten	→ Konservierungsmittel → Medikamente → Verunreinigung durch Vaginalsekret
	Nitrit	→ Bakterielle Verunreinigung von nicht frisch verarbeitetem Harn → Medikamente
	Eiweiß	→ Blutersatzmittel → Medikamente → Reste von bestimmten Desinfektionsmitteln
	Urobilinogen	→ Medikamente wie Phenazopyridin, die im sauren Harn rot gefärbt sind
	Glukose	→ Reste von stark oxidierenden Reinigungsmitteln im Uringefäß, entfällt bei Verwendung von Einmalurinbechern, Vitamin C (*)
Falsch erniedrigte bzw. negative Werte	Leukozyten	→ Starke Proteinurie → Starke Glukosurie → Medikamente
	Urobilinogen	→ Abbau durch längeres Stehen des Harns im Sonnenlicht → Harnkonservierungsmittel mit Formalin
	Bilirubin	→ Einnahme von großen Mengen an Vitamin C → Nitrit im Harn → Abbau durch längeres Stehen des Harns am Sonnenlicht
	Nitrit	→ Zu kurze Verweildauer des Harns in der Blase → Gemüsefreie Ernährung → Nitritabbau bei abgestandenem Harn
Unplausible Werte	Bei einem oder allen Parametern	→ Unsachgemäße Handhabung (Berührung der Testfelder, ungenügendes Abstreifen des Harns, Überschreitung der Ablesezeit) → Überschreitung des Verfallsdatums der Teststreifen → Falsche Lagerung

* je nach Teststreifenhersteller

Mehrere Hersteller bieten Reflexionsfotometer zur Ermittlung **quantitativer Teststreifenergebnisse** an. Dabei werden die Farbveränderungen von einem optischen System gemessen und ausgewertet. Auf diese Weise umgeht man Faktoren wie schwankende Lichtverhältnisse, das unterschiedliche Farbempfinden der einzelnen Untersucher und Ungenauigkeiten in der Einhaltung der Ablesezeit.

Abbildung 1 zeigt ein Gerät, das zusätzlich Parameter, wie beispielsweise das Albumin auf Mikroalbuminurie (s. S. 139), ablesen kann.

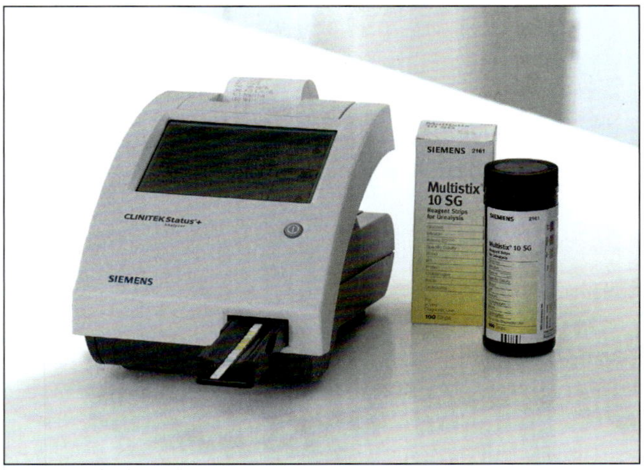

Abb. 1: Auswertgerät für Teststreifen (Fa. Siemens)

5.2.2 Albumin/Kreatinin

Ein weiterer, in den Praxen häufig durchgeführter Mehrfachtest ist die Bestimmung von minimalen Mengen **Albumin** im Harn (Mikroalbuminurie) in Verbindung mit dem harnpflichtigen Stoff Kreatinin (s. Abb. 1).

Beim Eiweißtest mittels Mehrfachteststeifen (s. S. 134) wird Albumin erst ab einer Menge von ca. 30 mg/dL nachgewiesen, das entspricht 300 mg/L. Die Ausscheidung von Albumin im Urin beträgt normalerweise jedoch weniger als 20 mg/L. Mit dem Test auf Mikroalbuminurie können Albuminkonzentrationen von 10 mg/dL bis 150 mg/dL nachgewiesen werden.

Die **Mikroalbuminurie** weist auf eine beginnende Nierenschädigung hin, beispielsweise verursacht durch die **Blutzuckerkrankheit** (Diabetes mellitus) oder **Bluthochdruck** (Hypertonie). Die Früherkennung einer Nierenschädigung sollte deshalb Anlass sein, die Grundkrankheiten (Hypertonie und Diabetes mellitus) erfolgreich zu behandeln, um mögliche Folgeschäden, wie völliges Nierenversagen und Dialysepflicht, zu vermeiden.

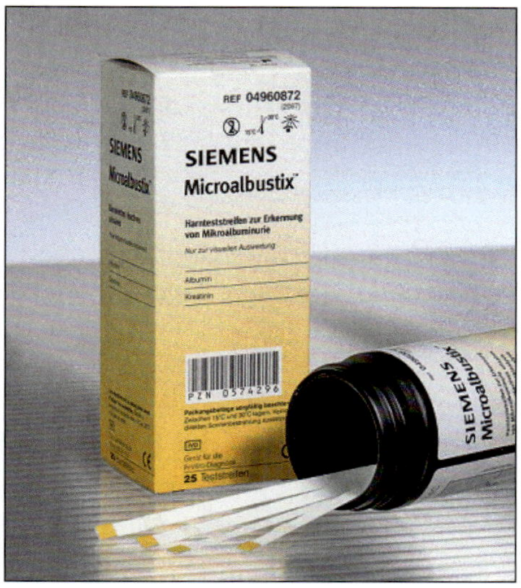

Abb. 1: Albumin/Kreatinin Test

Da die Konzentration der mit dem Urin ausgeschiedenen Stoffe je nach Flüssigkeitsaufnahme schwankt, ermöglicht die gleichzeitige Bestimmung des Kreatinins eine Einschätzung, ob es sich um einen konzentrierten Morgenurin oder einen während des Tages gewonnenen Spontanurin handelt. Die Kreatininkonzentration dient somit nur als **Korrekturfaktor** bei der Interpretation der Albuminkonzentration.

Testprinzip

Die Konzentration von Albumin und Kreatinin werden durch eine chemische Reaktion, die zur Farbveränderung eines Indikators führt, bestimmt.

Referenzbereich: Albumin: < 20 mg/L

Kreatinin: 10 bis 300 mg/dL = 0,9 bis 26,5 mmol/L

Abweichung vom Referenzbereich beim Albumin	Vorkommen
20 bis 200 mg/L (Mikroalbuminurie)	im Frühstadium von Diabetes mellitus und Hypertonie

Probengewinnung und -aufbewahrung

Der Test auf Mikroalbuminurie wird üblicherweise im **Morgenurin** durchgeführt, da hier die Albuminkonzentration am höchsten ist. Durch die gleichzeitige Bestimmung des Kreatinins kann auch **Spontanurin** verwendet werden.

Der Test sollte innerhalb von zwei Stunden nach der Uringewinnung durchgeführt werden. Andernfalls kann der Urin im Kühlschrank eine Woche aufbewahrt werden, muss aber vor dem Test wieder auf Raumtemperatur gebracht werden.

Hinweis

Der Urin sollte zuerst auf Proteinurie getestet werden. Bei einem positiven Ergebnis erübrigt sich der Test auf Mikroalbuminurie.

Durchführung der Albumin/Kreatinin-Bestimmung

Die Durchführung erfolgt wie in der Anleitung auf Seite 138 aufgeführt. Abweichend ist Folgendes zu beachten:

- Der Teststreifen soll nach dem Abstreifen des überschüssigen Harns von der Kante des Teststreifens am Rand des Probengefäßes zusätzlich mit der Kante auf ein Papiertuch gestellt werden.
- Die Testzone des Albumins soll nach 50 Sekunden und die des Kreatinins nach 60 Sekunden mit der Farbtafel des Etiketts auf der Teststreifendose verglichen werden.
- Das Albumin-Kreatinin-Verhältnis ist anhand der Dateninterpretationstabelle zu ermitteln.

Beurteilung des Ergebnisses

Negativ: Es hat keine Farbveränderung stattgefunden. Die Albuminkonzentration liegt unter 20 mg/dL.

Positiv: Ein Farbumschlag kann je nach Intensität abgelesen und zu einer semiquantitativen Bestimmung herangezogen werden.

Eine Mikroalbuminurie liegt vor, wenn mindestens 2 von 3 Morgenurinproben eine Konzentration von 20 mg/L Albumin und mehr aufweisen.

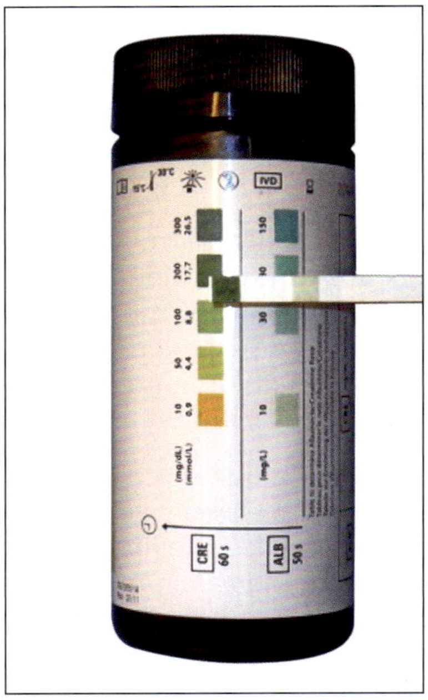

***Abb. 1:* Ergebnis ablesen**

Auswertung anhand der Dateninterpretationstabelle

Das Albumin-Kreatinin-Verhältnis wird in Milligramm Albumin pro Gramm Kreatinin bzw. Millimol angegeben.

Normal: < 30 mg/g (≙ < 3,4 mg/mmol)

Abnormal: 30 bis 300 mg/g (≙ < 3,4 bis 33,9 mg/mmol)

Stark abnormal: > 300 mg/g (≙ > 33,9 mg/mmol)

Beispiel 1

Bei 30 mg/L Albumin und 100 mg/dL Kreatinin ist der Urin stärker verdünnt als im Beispiel 2. Demzufolge sind 30 mg/L Albumin pathologisch. Die Berechnung und der anschließende Vergleich mit der Tabelle, Abb. 2, ergeben einen „abnormalen" Wert.

30 mg/L Albumin = 3 mg/dL

100 mg/dL Kreatinin = 0,100 g/dL

$$\frac{\mathbf{3\ mg/dL}}{\mathbf{0{,}100\ g/dL}} = \mathbf{30\ mg/g}$$

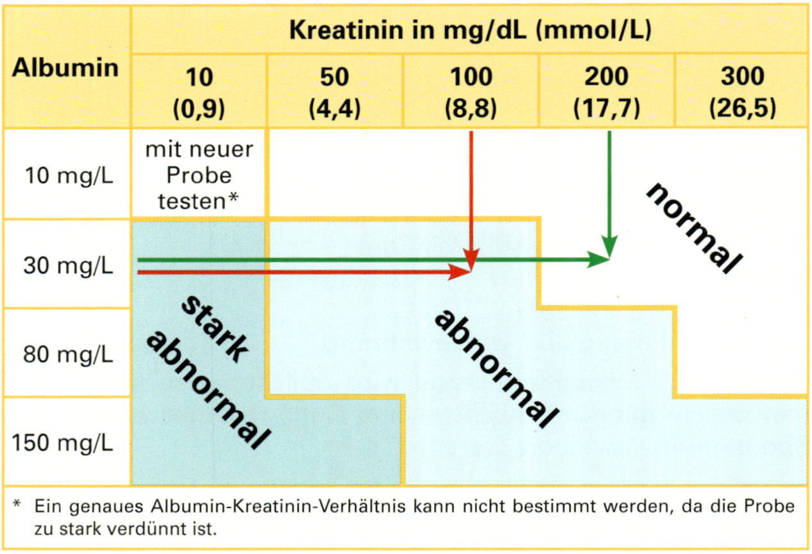

***Abb. 2:* Dateninterpretationstabelle zur Ermittlung des Albumin-Kreatinin-Verhältnisses**

Beispiel 2

Es wurden 30 mg/L Albumin und 200 mg/dL Kreatinin abgelesen. 30 mg/dL zeigen eine Mikroalbuminurie an. 200 mg/dL Kreatinin bedeutet, dass der Urin konzentrierter ist als in Beispiel 1. Dadurch ergibt sich ein Albumin-Kreatinin-Verhältnis, das als „normal" angesehen werden kann.

$$\frac{3\ mg/dL}{0{,}200\ g/dL} = \mathbf{15\ mg/g}$$

Ohne den Kreatininkorrekturfaktor wäre das Ergebnis **falsch positiv** beurteilt worden.

Fehlermöglichkeiten

Auswirkung	Ursache
Falsch erhöhte Werte	→ sichtbare Blutbeimengungen
Ablesbarkeit der Testfelder beeinträchtigt	→ Verfärbung des Urins durch bestimmte Medikamente (Nitrofurantoin, Riboflavon)

5.3 Mikroskopische Untersuchung des Harns

Harn enthält neben verschiedenen gelösten Substanzen eine geringe Anzahl von festen Bestandteilen. Diese können bei der mikroskopischen Untersuchung des Harnsediments beurteilt werden. Einige davon, z. B. Leukozyten und Erythrozyten, sind auch mit Teststreifen nachweisbar. Um unnötige Sedimentuntersuchungen zu vermeiden empfiehlt es sich deshalb, Urine, bei denen eventuell Veränderungen vorliegen könnten, zuerst mit Teststreifen zu untersuchen. Erst wenn ein oder mehrere der Teststreifenbefunde pathologisch ausfallen (pH ≥ 8, Nitrit positiv, Leukozyten, Erythrozyten oder Eiweiß vermehrt, s. S. 129 Teststreifensieb), ist eine gezielte mikroskopische und bakteriologische Untersuchung notwendig.

Durch die Untersuchung des Harnsediments lassen sich Rückschlüsse auf Erkrankungen der Nieren und der ableitenden Harnwege, aber auch auf Erkrankungen anderer Organe ziehen.

Prinzip

Frischer Mittelstrahlurin wird zentrifugiert, der Überstand abgegossen und der im Zentrifugenröhrchen verbliebene Rest gut aufgeschüttelt. Eine kleine Menge davon wird auf einen Objektträger gebracht, mit einem Deckglas bedeckt und unter dem Mikroskop beurteilt.

5.3.1 Herstellung und mikroskopische Beurteilung des Sediments

Um optimale Ergebnisse zu erzielen, ist Folgendes zu beachten:

- Der Harn sollte innerhalb von zwei Stunden untersucht werden.
- Eine Aufbewahrung im Kühlschrank begünstigt das Ausfällen von Kristallen und Salzen, die die mikroskopische Diagnostik erschweren.
- Steht der Harn längere Zeit bei Zimmertemperatur, vermehren sich Bakterien, der Harn wird alkalisch und Zellen werden zerstört.
- Die wenigen im Harn enthaltenen Bestandteile müssen durch Zentrifugation im Bodensatz angereichert werden. Dabei ist es wichtig, die Dauer der Zentrifugation und die Drehzahl genau einzuhalten, da sonst empfindliche Bestandteile zerstört werden.
- Bei der anschließenden Weiterverarbeitung und Beurteilung muss das Mikroskop hinsichtlich Beleuchtung, Vergrößerung und Kontrast richtig eingestellt sein.
- Das medizinische Personal muss befähigt sein, ein Sediment beurteilen zu können.

Hinweis zum Harnsedimentvideo

Die Sedimentbestandteile befinden sich in unterschiedlichen Ebenen des Präparates. Um sie scharf zu sehen und beurteilen zu können, muss bei Betrachten ständig in kleinen Bewegungen an der Mikrometerschraube des Mikroskops gedreht werden. Das **Harnsedimentvideo** zeigt dies an einer Auswahl von Harnsedimentbestandteilen.

Der QR-Code führt zu Videosequenzen unter folgendem Link:
https://vel.plus/MLKARZ01
Mit diesem interkativem Video können die einzelnen Videos zum Harnsediment abgespielt werden.

Arbeitsanleitung für die Herstellung und die mikroskopische Beurteilung des Harnsediments

Benötigte Materialien

① Frischer Mittelstrahlurin
② Spitze Zentrifugenröhrchen
③ Zentrifuge
④ Objektträger
⑤ Ungeschliffene Deckgläser (18 mm × 18 mm)
⑥ Mikroskop mit den Objektiven 10:1 und 40:1
⑦ 20 µL Kolbenhubpipette

Durchführung

- ▢ Ein spitzes Zentrifugenröhrchen mit dem Namen des Patienten beschriften.
- ▢ Ca. 10 ml frischen, gemischten Mittelstrahlurin in das Röhrchen einfüllen (s. Abb. 1).
- ▢ Ein zweites mit Wasser gefülltes Röhrchen, mit der gleichen Füllhöhe wie das erste, zum Austarieren in die Zentrifuge stellen (s. Abb. 2).
- ▢ 5 Min. bei 750 *g* zentrifugieren.
- ▢ Überschüssigen Urin zügig abschütten (dekantieren) (s. Abb. 3) und den Bodensatz im restlichen Harn sorgfältig aufschütteln (resuspendieren).
- ▢ Mit der Kolbenhubpipette 20 µL des Sediments entnehmen (s. Abb. 4) und auf einen sauberen Objektträger bringen und mit einem Deckgläschen bedecken (s. Abb. 5).
- ▢ Objektträger auf den Kreuztisch legen (s. Abb. 6).
- ▢ Mit dem Objektiv 10:1 die Ebene einstellen (s. S. 34) und nach Zylindern suchen.
- ▢ Mit dem Objektiv 40:1 das Präparat mäanderförmig durchmustern und 10 bis 15 Blickfelder beurteilen. (Ein Blickfeld ist die kreisförmige Fläche, die beim Blick ins Mikroskop zu sehen ist; s. Abb. 7).
- ▢ Als Endergebnis die Bestandteile in Durchschnittsmengen pro Blickfeld angeben.

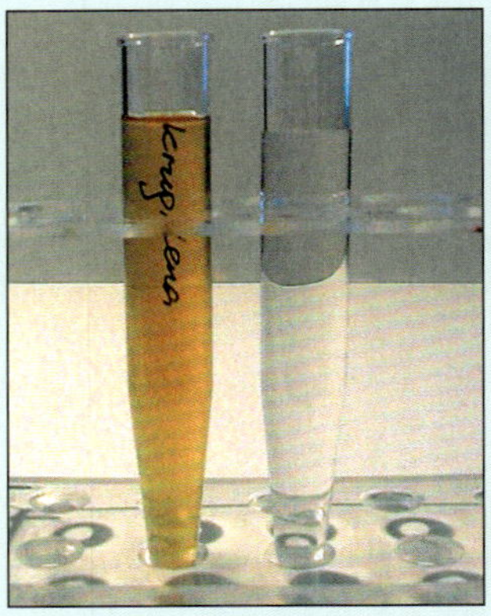

***Abb. 1:* Urin in Zentrifugenglas füllen**

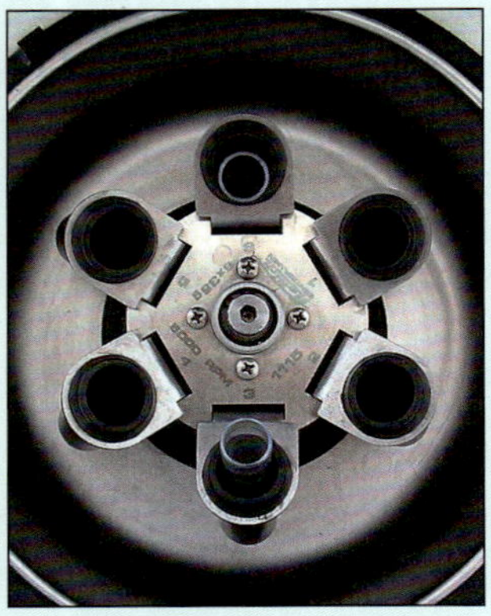

***Abb. 2:* Zentrifuge richtig austarieren**

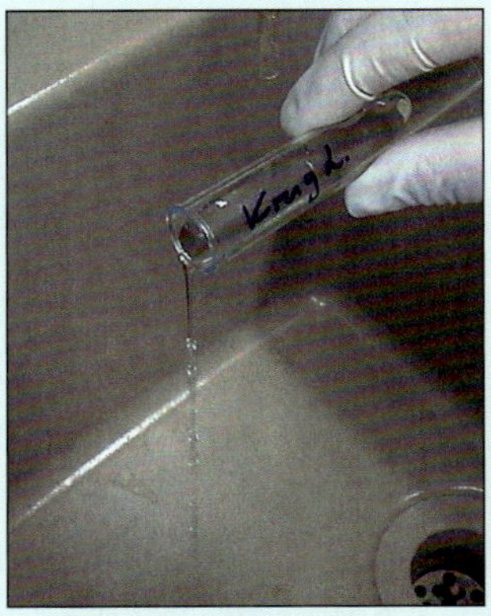

***Abb. 3:* Urin dekantieren**

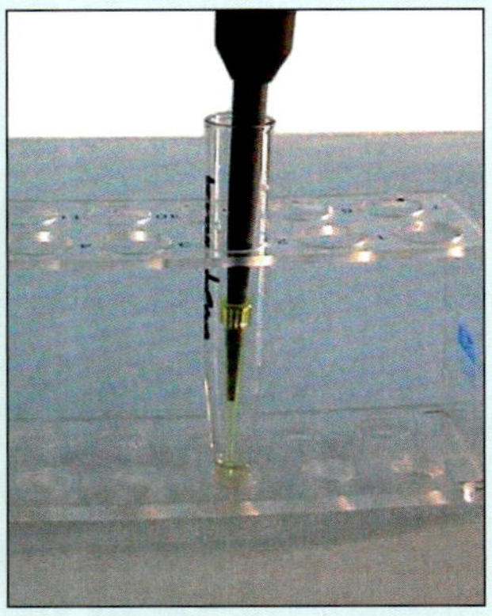

***Abb. 4:* Sediment aufziehen**

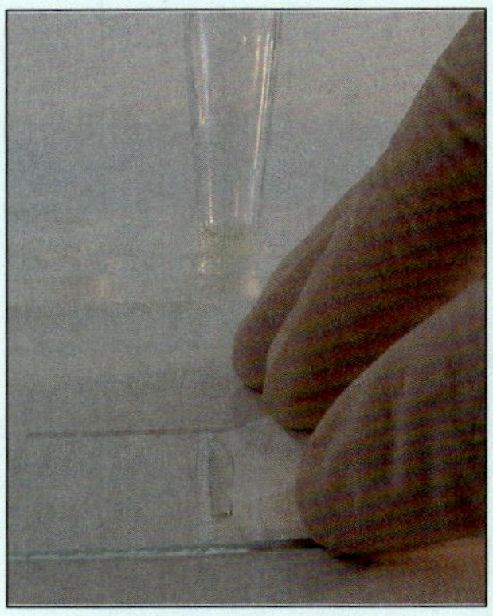

***Abb. 5:* Sediment bedecken**

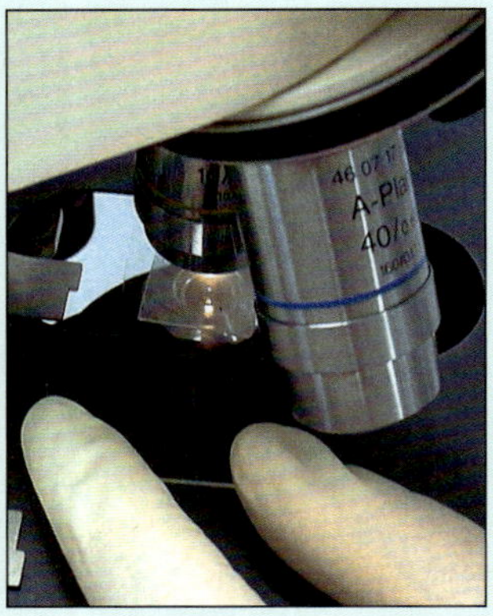

***Abb. 6:* Objektträger auf den Kreuztisch legen**

Beurteilung

Kristalle, Salze, sonstige, nicht zählbare Bestandteile werden in Worten oder Kreuzen angegeben, z. B.:

ganz vereinzelt	(+)
vereinzelt/einige	+
vermehrt/mehrere/reichlich	++
massenhaft	+++

Im Allgemeinen werden Zellen und Zylinder zahlenmäßig angegeben. Dabei richtet man sich nach der niedrigsten und der höchsten gefundenen Menge pro Blickfeld, z. B. 2 bis 5 Erythrozyten, d. h. es wurden in jedem Blickfeld mindestens zwei und höchstens fünf Erythrozyten gefunden. Ab einer unüberschaubaren Zahl dieser Bestandteile empfiehlt es sich, sie z. B. als Leukozyten oder Erythrozyten > 40, anzugeben. Zylinder sollten, da sie sehr pathologisch sind, nach mäanderförmiger Durchmusterung der gesamten Deckglasfläche mit dem Objektiv 10:1 **pro Deckglas** angegeben werden. Wobei man bei mehr als 10 Zylindern: > 10 Zylinder / Deckglas protokollieren darf.

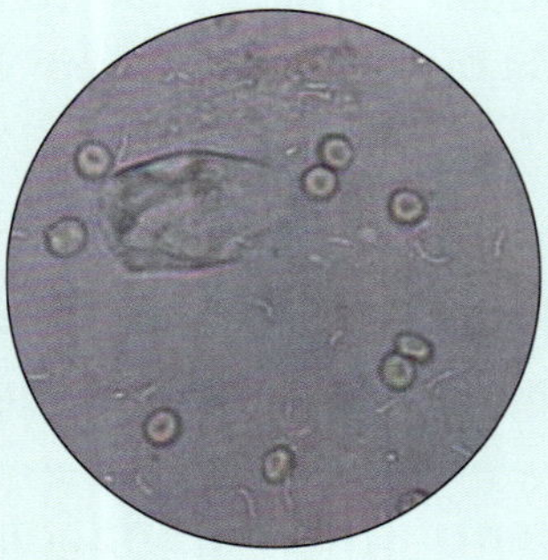

***Abb. 7:* Ausschnitt aus einem Blickfeld**

Welche Bestandteile in einem Harnsediment vorkommen dürfen und in welcher Menge bzw. welchen Krankheitswert das Auftreten bestimmter Bestandteile hat, s. ab S. 143.

Fehlermöglichkeiten bei der ...

mikroskopischen Untersuchung des Harns	
Auswirkung	**Ursache**
Am Boden des Auffanggefäßes abgesetzte Bestandteile nicht miterfasst (Ergebnis zu niedrig)	→ Kein gründliches Mischen des Harns vor Einfüllen in das Zentrifugenglas
Zerstörung empfindlicher Harnbestandteile (Ergebnis zu niedrig)	→ Zu lange Zentrifugationsdauer oder zu hohe Drehzahl
Unvollständiges Absetzen der Bestandteile (Ergebnis zu niedrig)	→ Zu geringe Zentrifugationsdauer oder zu niedrige Drehzahl
Aufwirbeln des Bodensatzes (Ergebnis zu niedrig)	→ Etappenweises Abgießen des Überstandes
Zu starke Verdünnung des Bodensatzes (Ergebnis zu niedrig)	→ Zurückbehaltene Harnmenge zum Resuspendieren zu groß
Nicht alle Bestandteile erfasst (Ergebnis zu niedrig)	→ Sediment nicht sorgfältig gemischt
Zu viele Bestandteile nach außen gepresst (Ergebnis zu niedrig)	→ Aufdrücken des Deckglases
Nicht alle Präparatebenen erfasst (Ergebnis zu niedrig)	→ Ungenügendes Spiel an der Mikrometerschraube
Zu viele Sedimentbestandteile in zu vielen Präparatebenen	→ Harnsedimentmenge zu groß
Zu wenige Sedimentbestandteile und eingeschlossene Luftblasen, die die Auswertung stören	→ Harnsedimentmenge zu gering
Vermehrung von Bakterien, Abbau zellulärer Bestandteile, Umbau chemischer Bestandteile	→ Überschreitung des Untersuchungszeitraumes von zwei Stunden
Ausfällung von Salzen, die die mikroskopische Auswertung erschweren	→ Lagerung des Harns im Kühlschrank
Bestandteile können nicht richtig beurteilt werden	→ Verwendung des falschen Objektives
Überstrahlung mancher Bestandteile und dadurch ungenügende Erfassung z. B. von Zylindern	→ Ungenügende Abblendung (kontrastarmes Bild, s. Köhlersches Beleuchtungsprinzip, S. 35)
Keine Angabe von Durchschnittswerten möglich	→ Durchmusterung von zu wenigen Blickfeldern

5.3.2 Sedimentbestandteile

Im Harnsediment können folgende Bestandteile gefunden werden:

- **Zellen** (s. Tabelle, S. 144), wie z. B. Erythrozyten, Leukozyten, Epithelzellen der Nieren und der ableitenden Harnwege. Sie können auf Entzündungen und andere pathologische Prozesse der Nieren und auch der sonstigen Harnwege hinweisen.
- **Zylinder** (s. Tabelle, S. 145). Sie bestehen aus Eiweiß, das die Niere passiert hat und in den Nierentubuli ausgefallen ist. Ihr Auftreten spricht fast immer für eine Nierenerkrankung. Eine Ausnahme stellen die hyalinen Zylinder dar. Sie bestehen aus einem Mucoprotein, das in der Niere selbst produziert wird. Zeigt die Teststreifenuntersuchung eine Eiweißausscheidung (Proteinurie) an, können im Harnsediment Zylinder gefunden werden.
- **Kristalle** (s. Tabelle, S. 146 ff.). Sie sind bis auf wenige pathologische Ausnahmen nahrungsbedingt, d. h. physiologisch und dadurch diagnostisch nur von Bedeutung, wenn sie häufig in großer Menge vorkommen und dadurch die Gefahr der Nierensteinbildung beim Patienten besteht.
- **Sonstige Bestandteile** (s. Tabelle, S. 148), wie Parasiten, aber auch Verunreinigungen.

Die Tabelle zeigt verschiedene Zellen in ca. 400-facher Vergrößerung.

Bestandteil	Beschreibung ➔ Referenzbereich für die Anzahl pro Blickfeld	Vorkommen
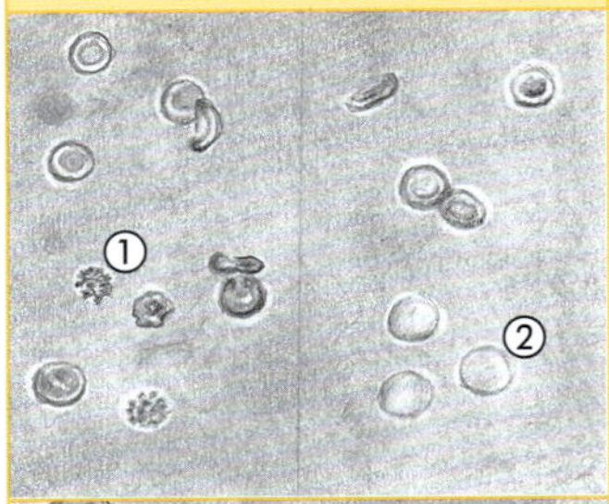	**Erythrozyten** runde, doppeltkonturierte Scheibchen, die in konzentriertem Urin in Stechapfelform ① und in stark verdünntem Urin durch das ausgetretene Hämoglobin als Erythrozytenschatten ② vorkommen. ➔ 0 bis 1	→ Bei Blutungen in Harntrakt → Bei Tumoren der ableitenden Harnwege → Bei Nierensteinen → Bei verschiedenen Formen von Nierenentzündungen
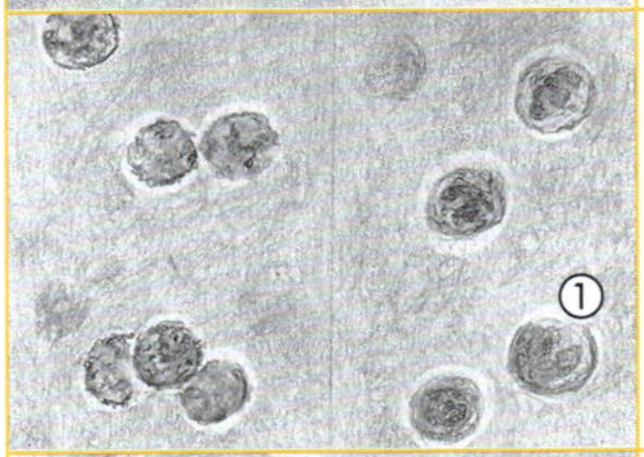	**Leukozyten** etwas größer als Erythrozyten, rund, unscharf begrenzt und granuliert. In alkalischen Urinen erscheinen sie aufgequollen ①. ➔ 0 bis 4	→ Bei Entzündungen der Nieren und der Harnwege → Bei Entzündung der Prostata → Als Verunreinigung aus der Vaginalschleimhaut
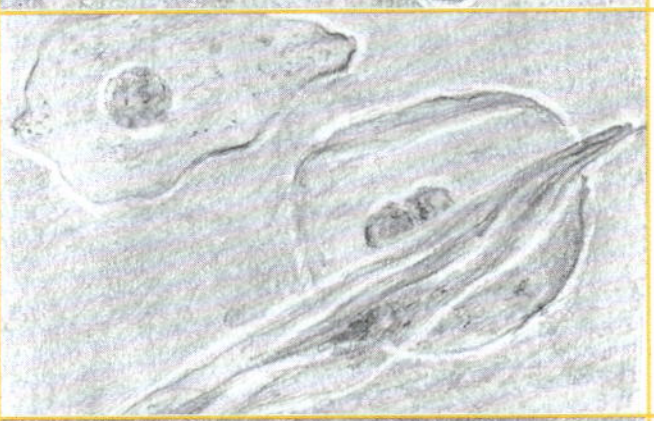	**Plattenepithelien** große, vielgestaltige Zellen mit kleinen Zellkernen, die den oberen Schichten der ableitenden Harnwege entstammen. ➔ bis 10	→ Bei akuten und chronischen Entzündungen der Harnwege → Als Verunreinigung aus der Vaginalschleimhaut
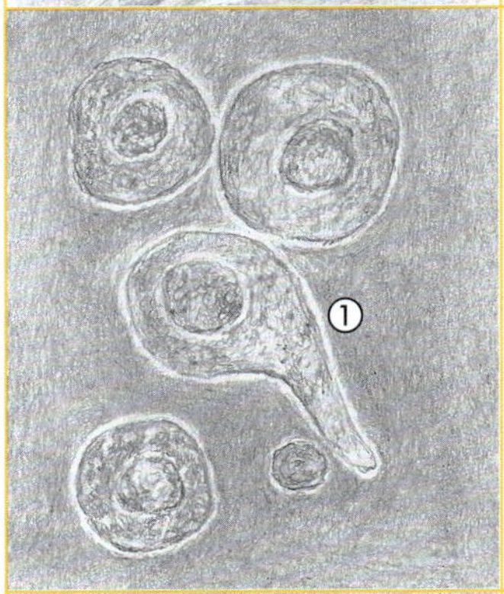	**Übergangsepithelien / geschwänzte Epithelien** stammen aus den tieferen Schichten des Nierenbeckens und der ableitenden Harnwege. Sie sind insgesamt etwas kleiner als die Plattenepithelien, zumeist rund, z.T. geschwänzt ①. Ihr Kern ist etwas größer als der der Plattenepithelien (Abgrenzung gegenüber Nierenepithelien ist oft schwierig). ➔ keine	→ Bei akuter und chronischer Nierenbeckenentzündung (Pyelonephritis) → Bei Entzündungen der ableitenden Harnwege
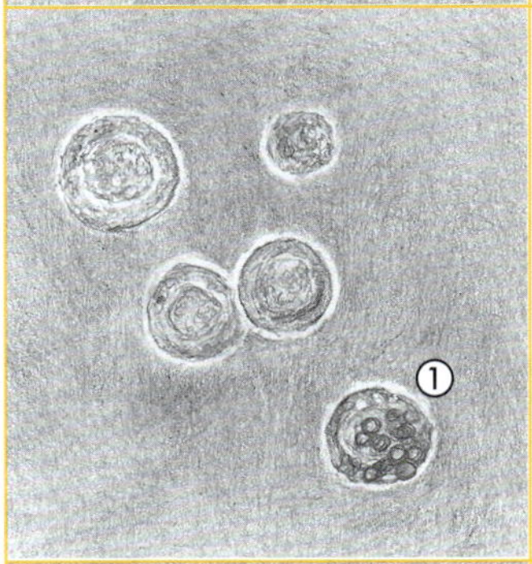	**Nieren- oder Rundepithelien** stammen aus den Tubuli und den Glomeruli der Niere, sind etwas größer als Leukozyten und rund. Sie besitzen einen bläschenförmigen Kern, das Plasma ist granuliert oder enthält Fettkörncheneinlagerungen (Fettkörnchenzelle ①). Die Zellen erscheinen dadurch stark lichtbrechend. ➔ keine	→ Bei Nieren- und Nierenbeckenentzündung → Bei toxischer Schädigung der Niere → Bei generalisierten Viruserkrankungen → Beim nephrotischen Syndrom mit Proteinurie
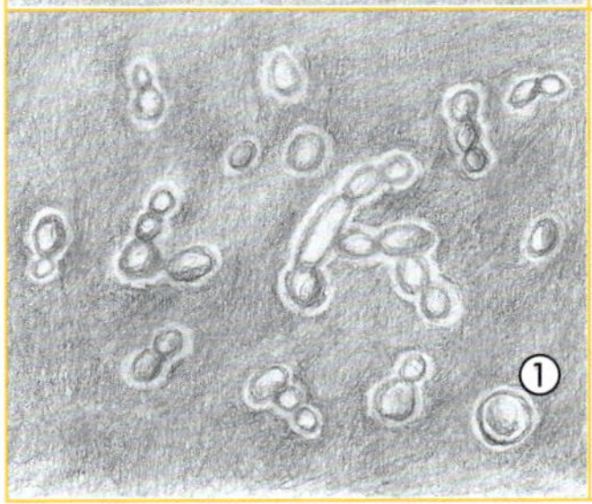	**Hefezellen** sind ungleich große, zumeist ovale Gebilde, z. T. auch schlauchartig und aneinandergelagert oder in verzweigten Ketten liegend; einfach konturierter Rand (im Gegensatz zu den Erythrozyten ①). ➔ keine	→ Bei Pilzinfektionen des Urogenitaltraktes → In zuckerhaltigem Urin → Als Verunreinigung im Harngefäß

Wird bei der Teststreifenuntersuchung Eiweiß im Urin festgestellt, so muss beim Einstellen der Mikroskopebene mit dem Objektiv 10:1 nach **Zylindern** (s. nachfolgende Tabelle) gesucht werden. Sie sind allerdings nur bei abgeblendetem Kondensor gut erkennbar. Die endgültige Beurteilung erfolgt mit dem Objektiv 40:1 bei 400-facher Vergößerung.

Bestandteil	Beschreibung ➔ Referenzbereich für die Anzahl pro Blickfeld	Vorkommen
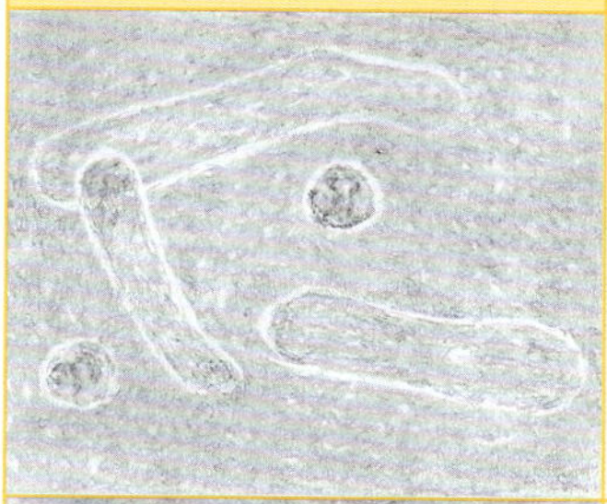	**Hyaline Zylinder** sind homogen und durchscheinend. Sie heben sich kaum von ihrer Umgebung ab und sind nur bei optimaler Mikroskopeinstellung sichtbar. ➔ 0 bis 1 (ganz vereinzelt bei Gesunden)	➔ Nach starker körperlicher Anstrengung und bei orthostatischer Albuminurie ➔ Bei hochfieberhaften Infekten ➔ Als Anzeichen von nephrotischem Syndrom
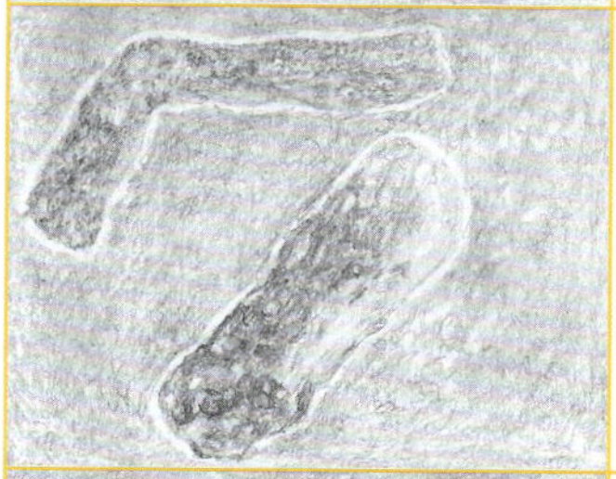	**Granulierte Zylinder** werden manchmal noch unterschieden in fein- und grobgranulierte Zylinder und bestehen aus körnig geronnenem Eiweiß und degenerierten Nierenepithelien. ➔ keine (ganz vereinzelt bei Gesunden)	➔ Bei Erkrankungen des Nierenparenchyms ➔ Bei toxischer Schädigung der Niere ➔ Bei Schrumpfniere
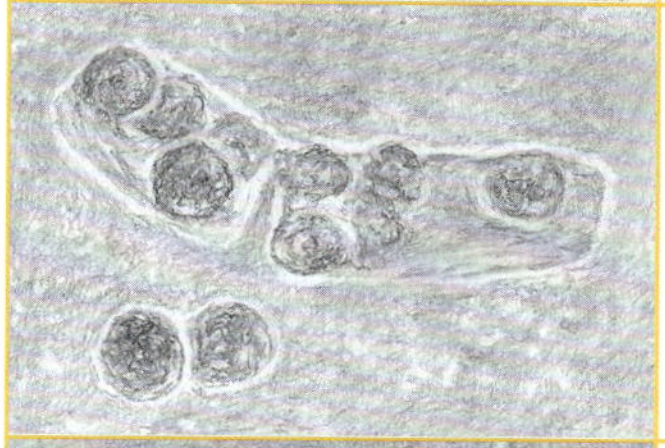	**Leukozytenzylinder** enthalten eingelagerte Leukozyten, mit zum Teil noch sichtbarer Kernstruktur. ➔ keine	➔ Bei eitriger Nieren- und Nierenbeckenentzündung
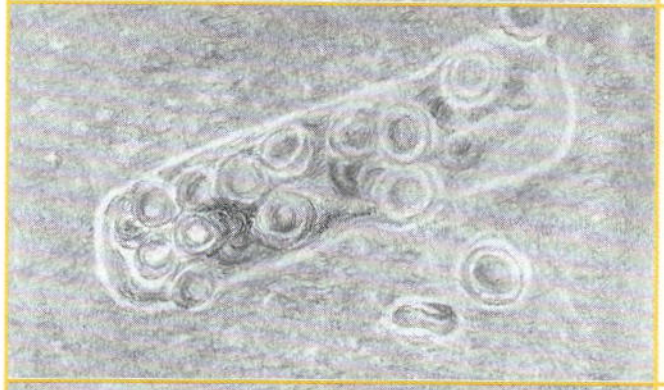	**Erythrozytenzylinder** enthalten eingelagerte Erythrozyten. ➔ keine	➔ Bei Blutungen in der Niere ➔ Bei Nierenentzündung (Glomerulonephritis)
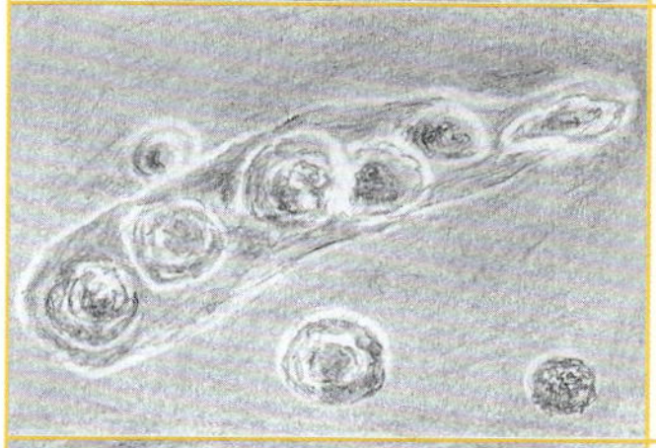	**Epithelzylinder** enthalten abgestoßene Nierenepithelien, z. T. mit eingelagerten Fettkörnchen. ➔ keine	➔ Bei Tubulusschädigungen durch akute Virusinfektionen ➔ Nach Nierenversagen
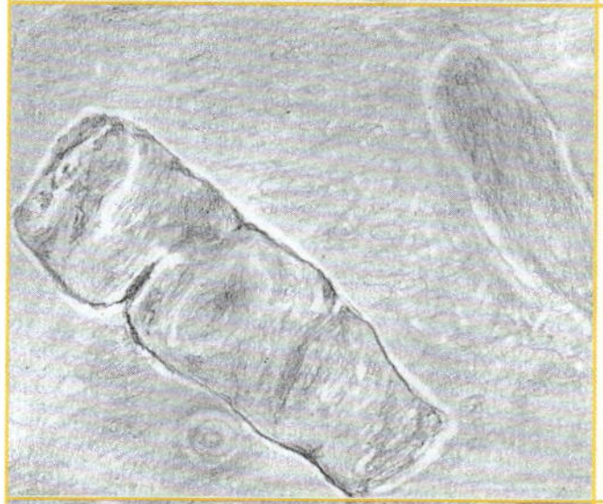	**Wachszylinder** sind breiter als die anderen Zylinder, erscheinen leicht gelblich mit glänzender Oberfläche und sind stark lichtbrechend. Sie haben charakteristische Einkerbungen an den Rändern und gerade Enden. ➔ keine	➔ Bei fortgeschrittener Niereninsuffizienz ➔ Bei Glomerulonephritis
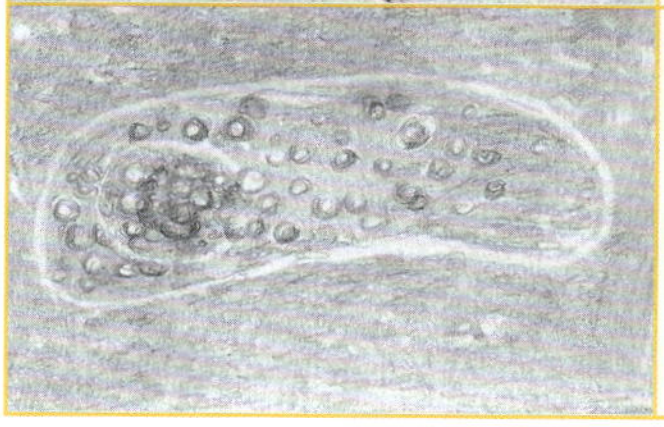	**Fettkörnchen / Fetttröpfchenzylinder** enthalten Einlagerungen von stark lichtbrechenden Fetttröpfchen aus degenerierten Nierenepithelien. ➔ keine	➔ Bei glomerulären Erkrankungen und starker Proteinurie

Pathologische Kristalle (s. Tabelle)

Bestandteil	Beschreibung ➔ Reaktion des Harns	Vorkommen
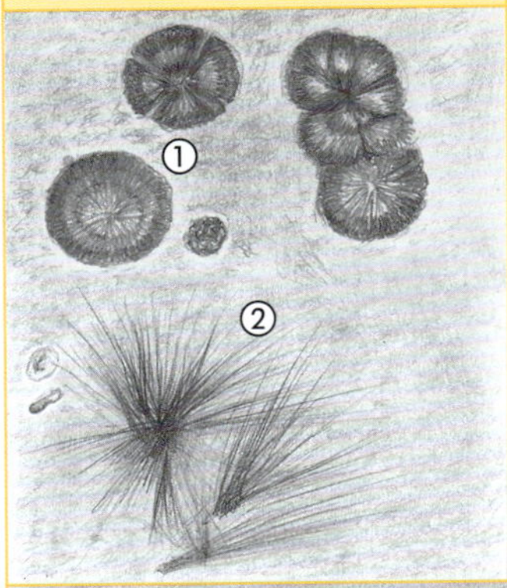	**Leucin** verschieden große, gelblichbraune Kugeln mit radiärer Streifung ① ➔ sauer **Tyrosin** sehr feine, farblose bis leicht gelbliche Nadeln, einzeln oder in Büscheln zusammenliegend ② ➔ sauer	➔ Sehr selten, meist zusammen mit Tyrosin bei schweren Leberzellschädgungen (Leberparenchymschädigungen)
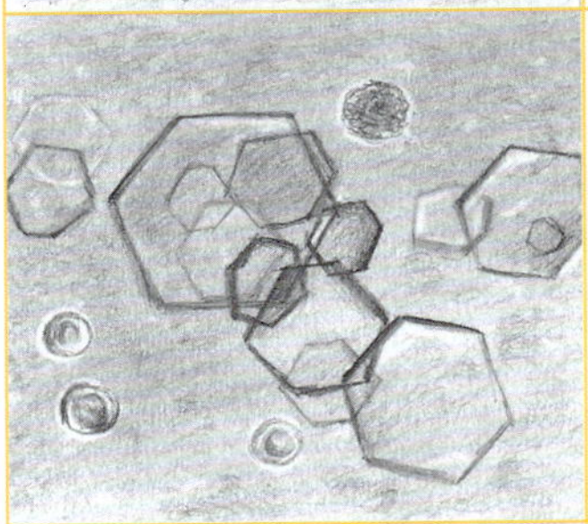	**Cystin** farblose, sechseckige Tafeln, werden in bakterienhaltigem Harn schnell zerstört ➔ sauer	➔ Bei einer seltenen angeborenen Rückresorptionsstörung für Cystin
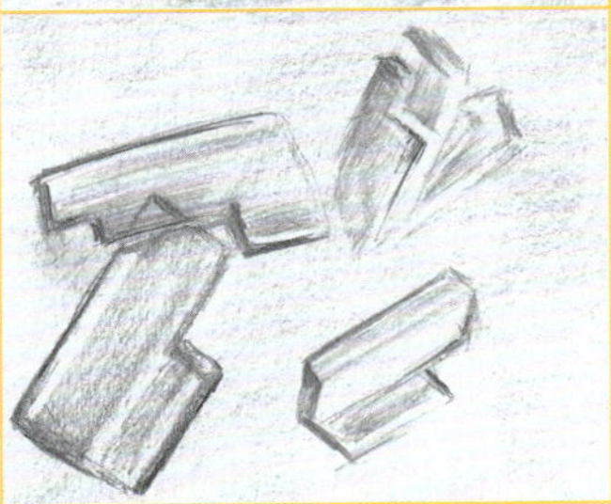	**Cholesterin** große rhombische Tafeln mit eckigen Aussparungen, meist übereinanderliegend ➔ pH-Wert-unabhängig	➔ Sehr selten; bei Verlegung des Lymphabflusses durch Tumore ➔ Bei Nephritis

Wie obenstehender Tabelle zu entnehmen ist, sind die pathologischen Kristalle bis auf das Cholesterin immer im sauren Harn zu finden. Bei den auf S. 147 aufgeführten physiologischen, nahrungsabhängigen Kristallen reichen die Harnreaktionen von sauer bis alkalisch. Die Bestimmung des pH-Wertes des Harns ist deshalb hilfreich, um Kristalle zu identifizieren, denn sie kommen aufgrund ihrer chemischen Eigenschaften nur in bestimmten pH-Wert-Bereichen vor. Abbildung 1 bietet einen Überblick über das Vorkommen von physiologischen und pathologischen Kristallen in Abhängigkeit vom pH-Wert des Harns.

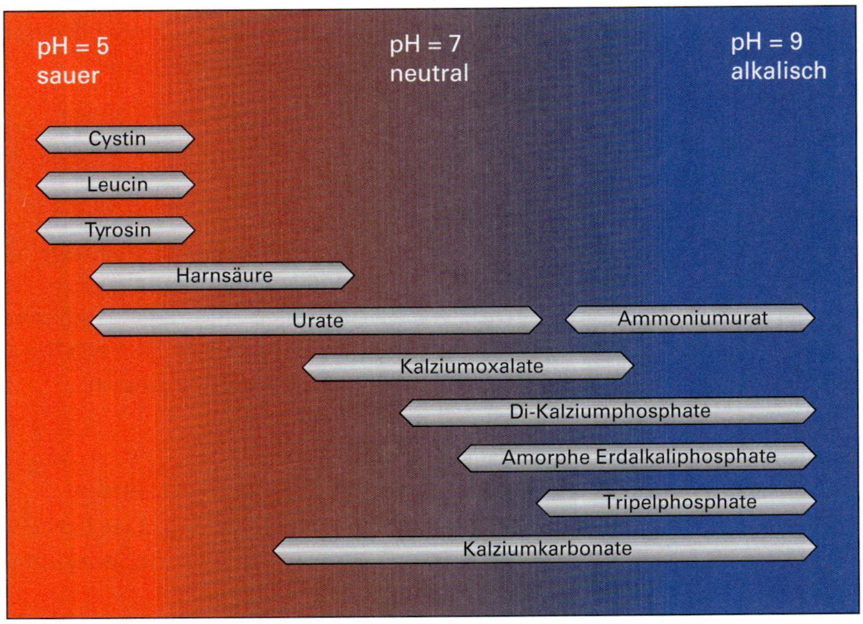

***Abb. 1:** Vorkommen der kristallinen Bestandteile in Abhängigkeit vom pH-Wert des Harns*

Physiologische Kristalle (s. Tabelle)

Bestandteil	Beschreibung ➔ Reaktion des Harns	Vorkommen nahrungsbedingt; außerdem
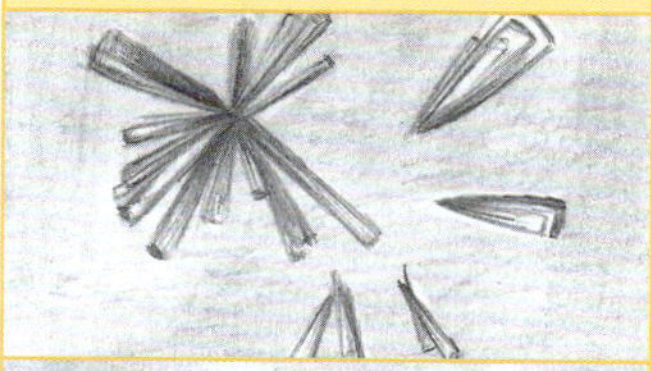	**Di-Kalziumphosphate** Keilförmige Kristalle, einzeln oder mit den Spitzen drusenförmig zusammenliegend ➔ alkalisch bis leicht sauer	➔ Bei Rachitis (Vitamin-D-Mangel)
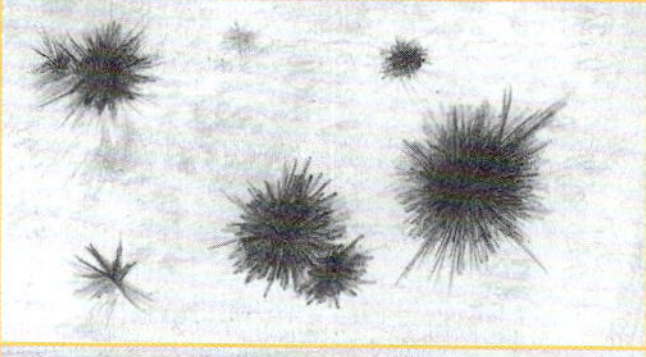	**Ammoniumurat** Kleine, gelbbraune Kugeln mit Stacheln von unterschiedlicher Größe ➔ schwach alkalisch bis alkalisch	➔ Bei Lebererkrankungen ➔ Bei Harnwegsinfekten
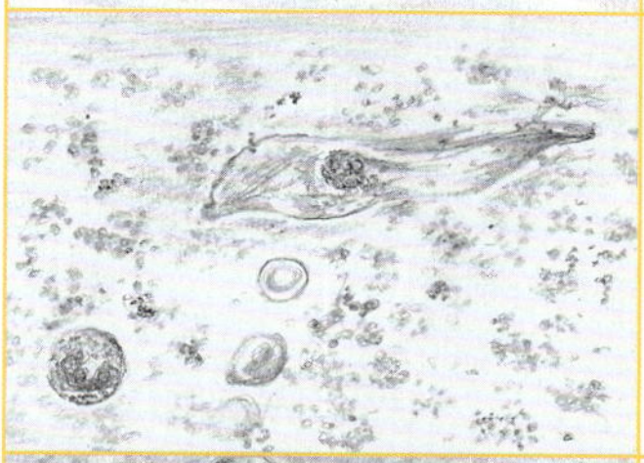	**Amorphe Erdalkaliphosphate** (Amorph bedeutet: ohne Gestalt) Mikroskopisch nicht von Uraten zu unterscheiden, makroskopisch als weißer Niederschlag erkennbar ➔ neutral bis alkalisch	➔ Häufig zusammen mit Tripelphosphaten bei bakteriell zersetztem Harn ➔ Gelegentlich bei vegetativ labilen Personen
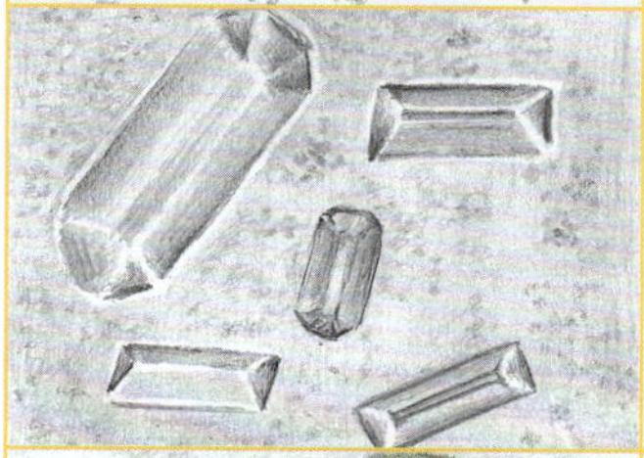	**Tripelphosphate (Ammonium-Magnesium-Phosphat)** Stark lichtbrechende, unterschiedlich große, meist sechseckige Kristalle in „Sargdeckelform" ➔ neutral bis alkalisch	➔ Bei Harnwegsinfekten, häufig zusammen mit amorphen Erdalkaliphosphaten und Ammoniumurat
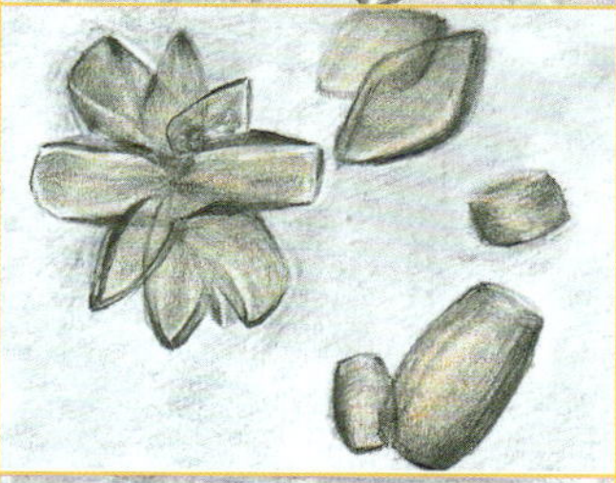	**Harnsäure** Verschieden große, farblose bis gelbliche Kristalle von sehr unterschiedlicher Form (Wetzstein-, Drusen-, Rhomben-, Rosetten-, Hantel- und Tonnenform) ➔ sauer	➔ Im hochkonzentrierten Harn, bei Fieber und Gicht ➔ Bei Krankheiten, die mit einem vermehrten Kernzerfall einhergehen, wie z. B. Leukosen
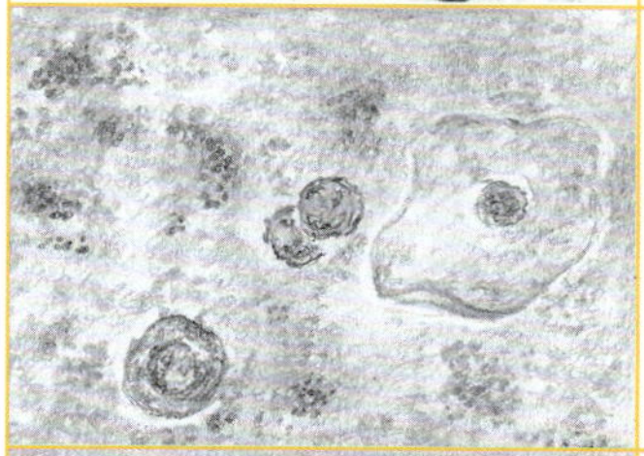	**Urate** Amorphe Kristalle in sandähnlichen Haufen, makroskopisch als rötlicher Niederschlag (Ziegelmehl) sichtbar, lässt sich durch Erwärmen auflösen ➔ sauer bis neutral	➔ Bei Fieber
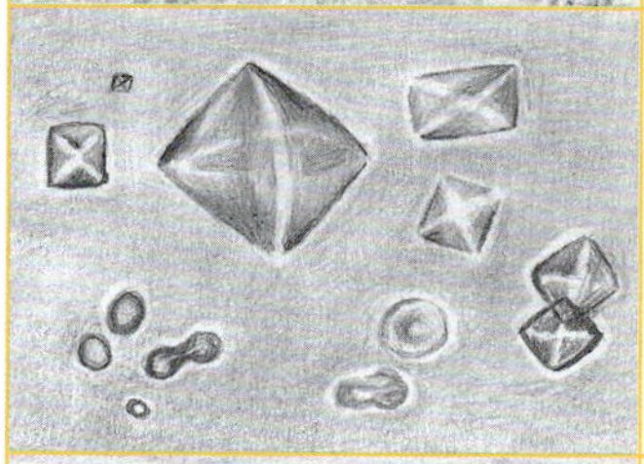	**Kalziumoxalate** Stark lichtbrechende, unterschiedlich große, quadratische Kristalle in Form von Briefumschlägen (auch als Sanduhr und ovale Form möglich) ➔ sauer bis schwach alkalisch	➔ Vorwiegend bei pflanzlicher Nahrung ➔ Vermehrt bei Nierensteinen
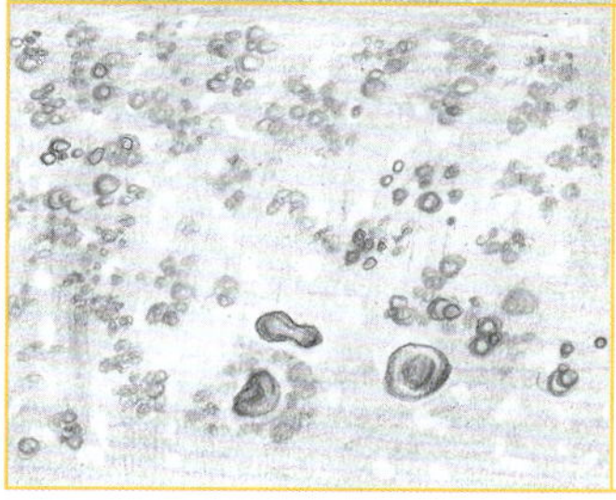	**Kalziumkarbonate** Verschieden große Kügelchen, Verwechslung mit Erythrozyten oder Hefezellen möglich, selten in Biskuit- oder Hantelform, lösen sich in Salz- oder Essigsäure unter Kohlendioxidentwicklung ➔ alkalisch bis leicht sauer	➔ Oft zusammen mit amorphen Phosphaten

Hinweise

- Sulfonamide kristallisieren häufig in Formen aus, die mit Tyrosin und z.T. auch mit Harnsäurekristallen verwechselt werden können.
- Neben Kristallen von sonstigen Medikamenten (Aspirin, Phenacetin, Ascorbinsäure, Antihistaminika u.a.m.) sind im Harnsediment bei der Verwendung von Einmalhandschuhen gelegentlich Handschuhpuderpartikel zu finden.
- Zur Verwechslung mit Harnsedimentbestandteilen können auch Verunreinigungen wie Textilfasern, Salbentröpfchen, Haare u.a. führen.

Sonstige Bestandteile

Bestandteil	Beschreibung ➔ Referenzbereich für die Anzahl pro Blickfeld	Vorkommen
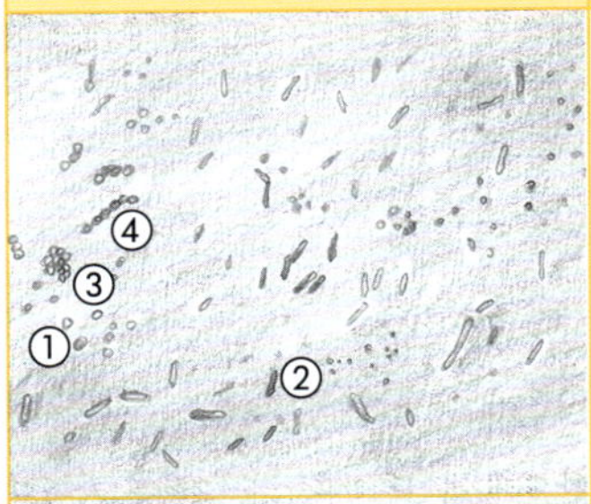	**Bakterien** Kleine kugel- ① oder stäbchenförmige ② Gebilde in unterschiedlicher Anordnung (einzeln, in Haufen ③ oder als Ketten ④) mit Eigenbewegung ➔ keine bis ganz vereinzelt im frischen Mittelstrahlurin	➔ Bei Infektionen der harnbildenden und harnableitenden Organe
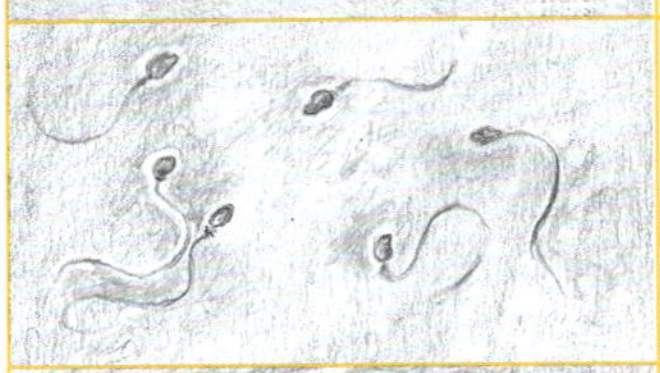	**Spermien** Samenzellen mit ovalem Kopf, langem dünnen Schwanz ➔ ohne diagnostische Bedeutung	➔ Gelegentlich im frischen Harn
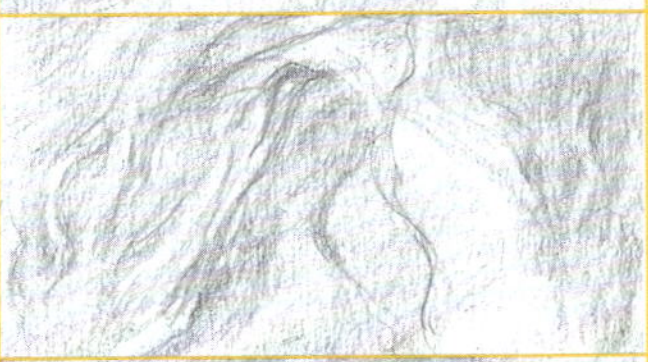	**Schleimfäden** Fäden unterschiedlicher Länge und Breite ➔ diagnostisch ohne Bedeutung	➔ Vermehrt bei Blasenentzündung (Zystitis)
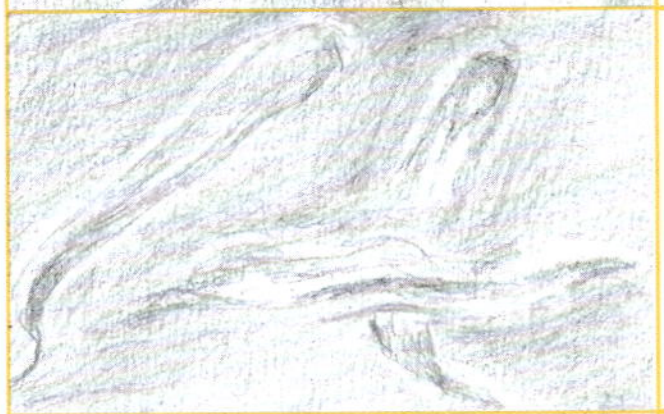	**Zylindroide** Ähneln in der Form hyalinen Zylindern; haben jedoch meist spitz auslaufende Enden und eine Längsstreifung ➔ diagnostisch ohne Bedeutung	➔ Im normalen Harn
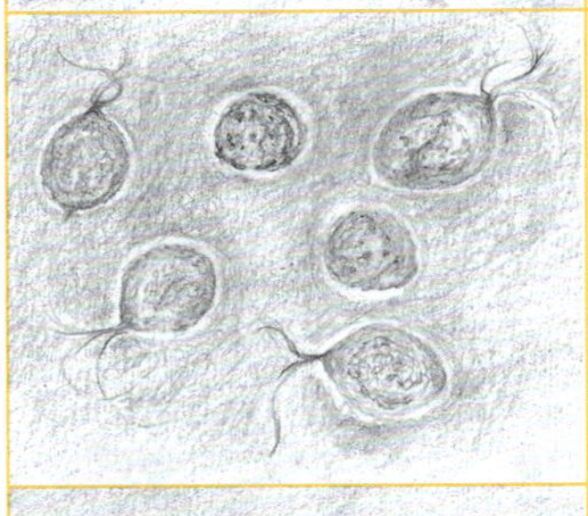	**Trichomonaden** Ovale oder birnenförmige Einzeller mit 2–3 Geißeln, etwas größer als Leukozyten, nur in ganz frischem Harn zu finden. Meist sind sie an ihrer Eigenbewegung zu erkennen. ➔ keine	➔ Bei einer Genitalinfektion mit Trichomonas vaginalis verbunden mit Harnröhren- und Blasenentzündung
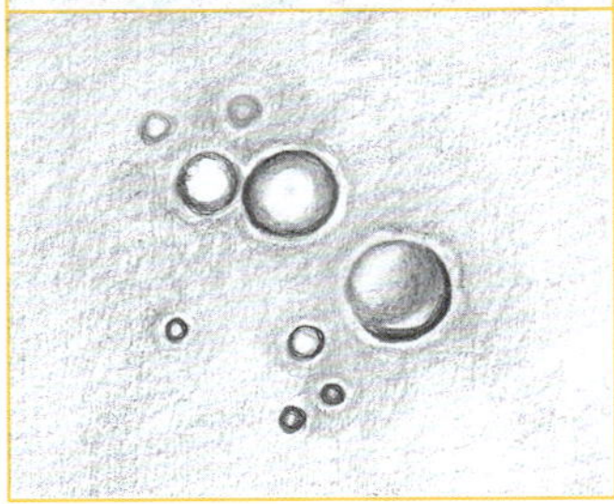	**Fetttröpfchen** Rund, farblos, unterschiedlich groß und stark lichtbrechend, deshalb gut von Erythroyzten und Hefezellen zu unterscheiden; evtl. zusammen mit Fettkörnchenzellen zu finden (s. S. 145). ➔ keine	➔ Zusammen mit Fettkörnchenzellen und -zylindern bei nephrotischem Syndrom ➔ Als Verunreinigung durch Zäpfchen und Salben

Qualitätssicherung

Für die **interne** Qualitätssicherung stehen Kontrollurine zur Verfügung. Die **externe** Qualitätssicherung (Ringversuch) muss **einmal pro Kalenderjahr** durchgeführt werden (s. S. 117 und Beispiel auf S. 286).

5.3.3 Mikroskopische Untersuchung des Harns mit Zählkammermethoden

Sollen Harnsedimentbestandteile bezogen auf einen Mikroliter Harn angegeben werden, so können sie sowohl aus dem zentrifugierten als auch aus dem unzentrifugierten Harn in der Zählkammer bestimmt werden.

Zählkammermethode mit unzentrifugiertem Harn

Diese Methode wird häufig in Kinderarztpraxen durchgeführt, da man nur sehr wenig Harn für die Untersuchung braucht.

Prinzip

Frischer Mittelstrahlurin wird in eine Zählkammer eingefüllt, ein genau definierter Rauminhalt ausgezählt und das Zählergebnis auf einen Mikroliter Harn umgerechnet.

Referenzbereich: **Leukozyten < 10/µL**
Erythrozyten < 5/µL

Arbeitsanleitung für die Zählkammermethode mit unzentrifugiertem Harn

① Frischer, unzentrifugierter Mittelstrahlurin
② Pipette zum Befüllen der Kammer
③ Zählkammer (Fuchs-Rosenthal oder Neubauer)
④ Mikroskop mit den Objektiven 10:1 und 40:1

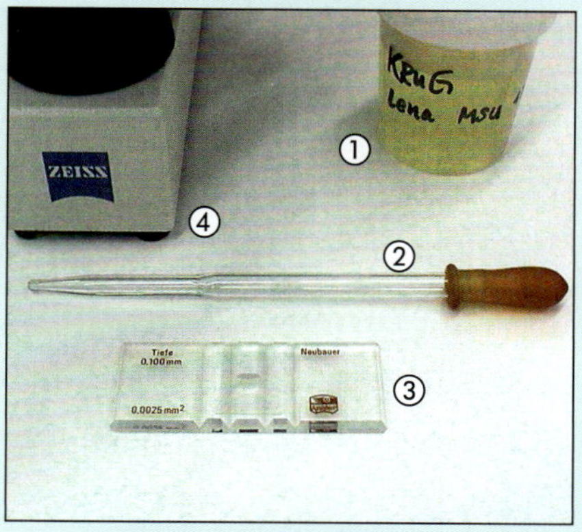

Abb. 1: Benötigte Materialien

Durchführung

- ▢ Frischen gemischten Mittelstrahlurin mit der Pipette in die vorbereitete Zählkammer füllen (s. Abb. 2).
- ▢ Mit dem Objektiv 10:1 die Ebene einstellen.
- ▢ Den Kondensor abblenden (ungefärbtes Präparat).
- ▢ Mit Objektiv 40:1 in der **Fuchs-Rosenthalkammer** in allen Feldern oder in den vier Großquadraten der **Neubauer-Zählkammer** die Leukozyten, die Erythrozyten oder andere Harnbestandteile auszählen (s. Abb. 3).
- ▢ Anzahl auf 1 µL umrechnen.

Fuchs-Rosenthalkammer:

$$\frac{\text{Gezählte Zellen}}{3{,}2} = \text{Anzahl der Zellen/µL}$$

Neubauer-Zählkammer:

$$\text{Gezählte Zellen} \cdot 2{,}5 = \text{Anzahl der Zellen /µL}$$

(Multiplikationsfaktor: 2,5, s. Kammervolumenberechnung, S. 175 ff.)

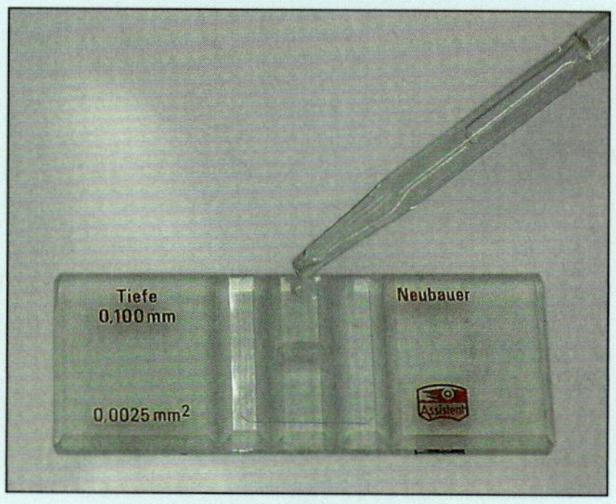

Abb. 2: Zählkammer füllen

Bei der Durchführung der Harnsedimentuntersuchung können sich umfangreiche Fehlermöglichkeiten ergeben (s. S. 143). Um reproduzierbare Ergebnisse zu erhalten, sollte die Untersuchung deshalb möglichst immer unter den gleichen (standardisierten), genau festgelegten Bedingungen durchgeführt werden.

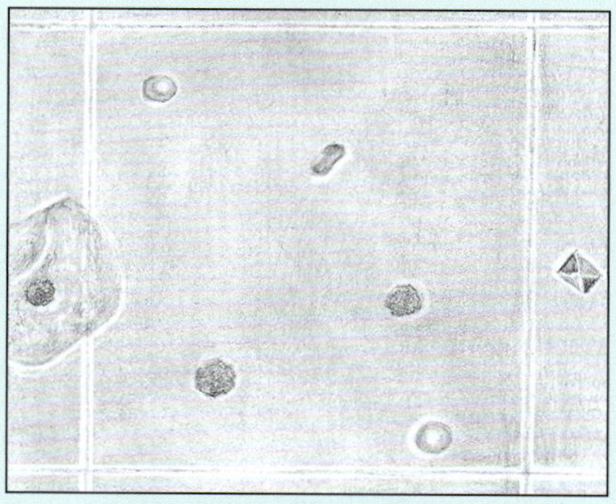
Abb. 3: Harnbestandteile in der Neubauer-Zählkammer

Standardisierte Bedingungen sind:
- *Frischer Mittelstrahlurin*
- *Immer gleiches Ausgangsvolumen für das Sediment*
- *Immer gleiche Zentrifugationszeit und -drehzahl*
- *Ein genau festgelegtes Restvolumen von Harn über dem Sediment*
- *Festgelegte Sedimentmenge*
- *Festgelegter Rauminhalt für die Beurteilung*

Zählkammermethode mit zentrifugiertem Harn

Eine solche standardisierte Untersuchung ist mit dem **Kova-System** möglich. Die nebenstehende Tabelle zeigt die Beurteilung des Ergebnisses nach dieser Methode.

Bestandteil	Referenzbereich	Grenzbereich	pathologisch
Leukozyten	0 bis 4/µL	4 bis 6/µL	> 6/µL
Erythrozyten	0 bis 2/µL	2 bis 3/µL	> 3/µL

Arbeitsanleitung für die standardisierte Sedimentmethode Kova

Benötigte Materialien (s. Abb. 1)

① Frischer Mittelstrahlurin
② Graduiertes Zentrifugenröhrchen
③ Einmalpipetten
④ Systemobjektträger mit Zählnetz
⑤ Mikroskop mit den Objektiven 10:1 und 40:1

Hinweis
Je nach Ausgangsvolumen des verwendeten Harns kann die Anzahl der Zellen mit einer Tabelle auf 1 µL bezogen werden.

- ▢ 10 ml gut gemischten Mittelstrahlurin in das graduierte Röhrchen füllen (s. Abb. 2).
- ▢ 5 Minuten bei 2500 Umdrehungen pro Minute zentrifugieren.
- ▢ Einmalpipette einsetzen und Überstand abgießen (s. Abb. 3). Dabei bleibt immer genau dieselbe Menge an Urin zurück.
- ▢ Die sedimentierten Bestandteile durch mehrmaliges Zusammendrücken der Pipette resuspendieren.
- ▢ Mit der Pipette eine Kammer des Systemobjektträgers befüllen (s. Abb 4).
- ▢ Zum Sedimentieren der Bestandteile den Objektträger eine Minute liegen lassen.
- ▢ Den Kondensor abblenden und mit dem Objektiv 10:1 die Ebene suchen.
- ▢ Mit Objektiv 40:1 Leukozyten, Erythrozyten und sonstige Bestandteile in 16 Kleinstquadraten auszählen (s. Abb. 5).

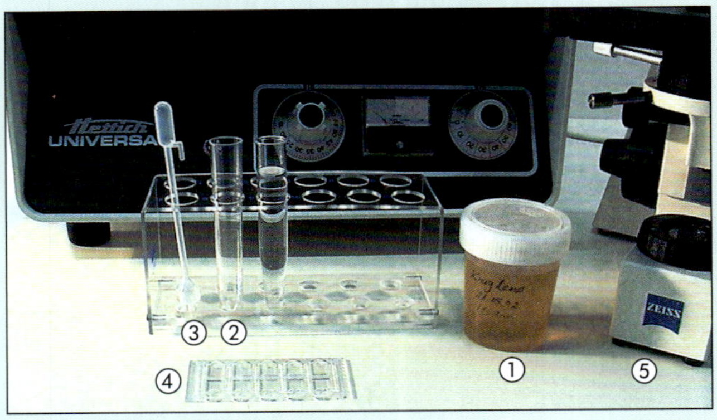

Abb. 1: ***Benötigte Materialien***

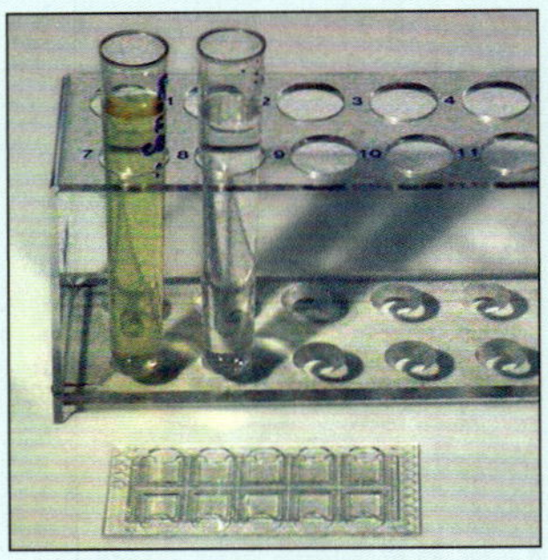
Abb. 2: ***Harn in Röhrchen füllen***

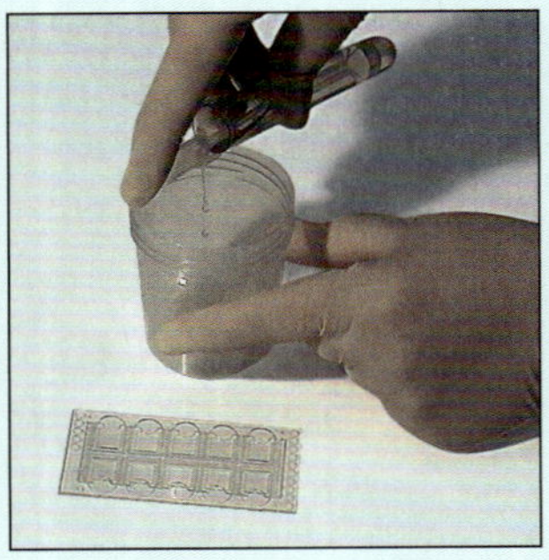
Abb. 3: ***Überstand abgießen***

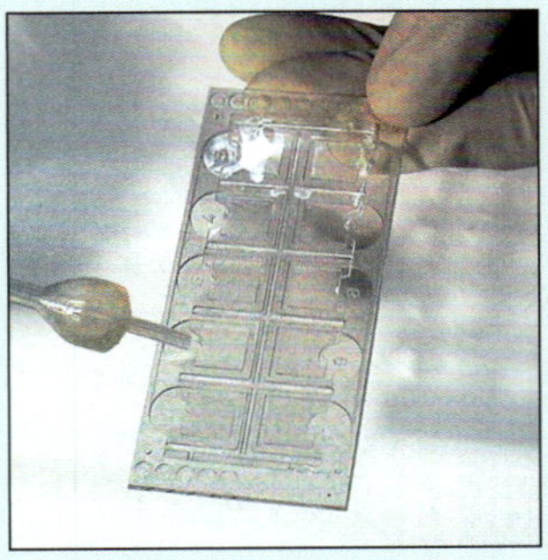
Abb. 4: ***Kammer füllen***

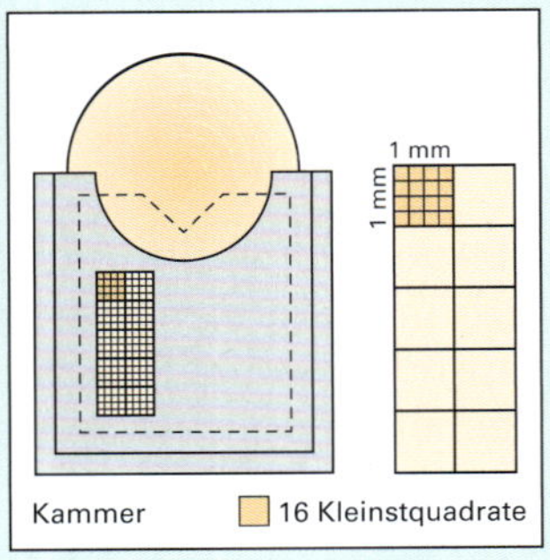

Abb. 5: ***Kammer auszählen***

Die Summe der gezählten Zellen aus 16 Kleinstquadraten entspricht der Anzahl der Zellen pro µL Urin.

Wurde eine andere Ausgangsmenge verwendet, entnimmt man die Zellzahl/µL einer zu diesem System gehörenden Tabelle (s. Abb. 1).

Fast-Read 102 Harnsediment

Es werden immer 8 oder 16 Kleinstquadrate ausgezählt!
Die Zahlen in [ ] entsprechen der Anzahl der Zellen pro µL

ausgezählte Zellen	normal	Grenzbereich	pathologisch
Leukozyten	0–4/µL	4–6/µL	> 6/µL
Erythrozyten	0–2/µL	2–3/µL	> 3/µL

Summe der gezählten Zellen	Ausgangsvolumen **10 mL Urin** Kleinstquadrate 8	16
1	2	1
2	4	2
3	6	3
4	8	4
5	10	5
6	12	6
7	14	7
8	16	8
9	18	9
10	20	10
11	22	11
12	24	12
13	26	13
14	28	14
15	30	15
16	32	16
17	34	17
18	36	18
19	38	19
20	40	20
25	50	25
30	60	30
40	80	40
50	100	50
60	120	60

Summe der gezählten Zellen	Ausgangsvolumen **5 mL Urin** Kleinstquadrate 8	16
1	4	2
2	8	4
3	12	6
4	16	8
5	20	10
6	24	12
7	28	14
8	32	16
9	36	18
10	40	20
11	44	22
12	48	24
13	52	26
14	56	28
15	60	30
16	64	32
17	68	34
18	72	36
19	74	38
20	80	40
25	100	50
30	120	60
40	160	80
50	200	100
60	240	120

Summe der gezählten Zellen	Ausgangsvolumen **12 mL Urin** Kleinstquadrate 8	16
1	2	1
2	4	2
3	5	3
4	7	3
5	8	4
6	10	5
7	12	6
8	13	7
9	15	7
10	17	8
11	18	9
12	20	10
13	22	11
14	23	12
15	25	12
16	27	13
17	28	14
18	30	15
19	32	16
20	33	17
25	42	21
30	50	25
40	67	33
50	83	42
60	100	50

Summe der gezählten Zellen	Ausgangsvolumen **6 mL Urin** Kleinstquadrate 8	16
1	3	2
2	7	4
3	10	5
4	13	7
5	17	9
6	20	10
7	23	12
8	27	14
9	30	15
10	34	17
11	37	19
12	40	20
13	43	22
14	47	24
15	50	25
16	53	27
17	57	29
18	60	30
19	63	32
20	67	34
25	83	44
30	100	50
40	133	70
50	166	83
60	200	100

Summe der gezählten Zellen	Nativurin Kleinstquadrate 8	16	gesamtes Raster
1	20	10	1
2	40	20	2
3	60	30	3
4	80	40	4
5	100	50	5
6	120	60	6
7	140	70	7
8	160	80	8
9	180	90	9
10	200	100	10
11	220	110	11
12	240	120	12
13	260	130	13
14	280	140	14
15	300	150	15
16	320	160	16
17	340	170	17
18	360	180	18
19	380	190	19
20	400	200	20
25	500	250	25
30	600	300	30
40	800	400	40
50	1000	500	50
60	1200	600	60

***Abb. 1:** Tabelle zur Ermittlung der Zellzahl*

Fehlermöglichkeiten

Auswirkung	Ursache
Zu viele oder zur wenige Bestandteile	→ Ausgezählte Fläche zu groß oder zu klein → Falsche Berechnung

5

5.4 Bakteriologische Untersuchung des Harns

Bakteriell bedingte Harnwegsinfekte zählen zu den häufigsten Infektionen in der Praxis. Bevor eine genaue Identifikation der Bakterienart vorgenommen wird, verschafft man sich einen Überblick über den Schweregrad der Infektion, indem eine orientierende Keimzahlbestimmung durchgeführt wird.

5.4.1 Keimzahlbestimmung

Die harnbildenden und die harnableitenden Organe sind im Normalfall frei von Krankheitserregern. Kommt es zu einer Besiedelung mit Bakterien und werden diese Infekte nicht behandelt, können sie schwerwiegende andere Erkrankungen bis zum Nierenversagen nach sich ziehen.

Harnwegsinfekte können unter anderem gefördert werden durch:

- anatomisch bedingte Abflussstörungen des Harns (Obstruktion),
- Blutzuckerkrankheit (Diabetes mellitus),
- Gicht,
- Schwangerschaft,
- Bluthochdruck.

Die Bestimmung der Keimzahl wird meist im Anschluss an folgende Laborergebnisse durchgeführt:

- bei einem positiven Nitrittest (bei Verdacht auf harnpathogene, nitritbildende Keime wie beispielsweise Escherichia coli),
- bei vermehrter Leukozytenzahl auf dem Teststreifen oder im Harnsediment,
- bei Eiweißausscheidung im Harn,
- beim Vorkommen von Bakterien im Harnsediment.
- bei einem pH-Wert > 7 (Verdacht auf ammoniakbildende Bakterien)

Prinzip

Ein Plastikobjektträger ist mit verschiedenen Nährböden beschichtet (Eintauchnährmedium). Der Objektträger wird in den frisch gewonnenen Harn, in dem Bakterien vermutet werden, eingetaucht, bei 37 °C bebrütet und die gewachsenen Kolonien werden mit Musterbildern verglichen. Anschließend eignet sich der bebrütete Objektträger zum Versand an ein bakteriologisches Labor zu weiteren Untersuchungen.

Da verschiedene Bakterienarten unterschiedliche Nährböden bevorzugen, ist schon eine grobe Zuordnung, um welchen Keim es sich handelt, möglich. Die genaue Bestimmung der Keimart (Keimidentifizierung) muss speziell dafür ausgestatteten Labors überlassen werden.

Hinweis

Eintauchnährmedien sind von verschiedenen Firmen erhältlich. Die Zusammenstellung der verwendeten Nährböden variiert. Es ist deshalb wichtig, sich beim Ablesen der Keimzahl nach den Beurteilungsabbildungen des jeweiligen Herstellers zu richten. Vor Anlegen der Urinkultur muss der Nährboden außerdem auf Verfall, Verunreinigung, Kondenswasser oder Verfärbung kontrolliert werden.

Arbeitsanleitung zur Keimzahlbestimmung

① Eintauchnährmedium

② Frischer Morgenurin als Mittelstrahl- oder Katheterurin, evtl. auch als Blasenpunktionsurin gewonnen

③ Keimfreies Filterpapier

④ Brutschrank

⑤ Etikett zum Beschriften

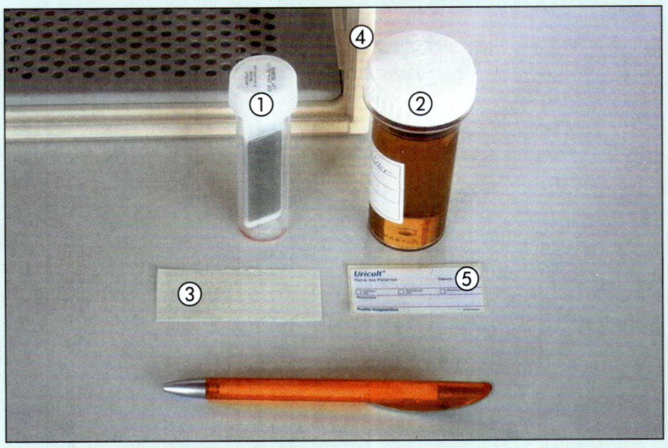

Abb. 1: Benötigte Materialien

Probennahme

- Harngewinnung **vor** einer antibakteriellen Chemotherapie bzw. 48 Stunden nach der letzten Dosis des Antibiotikums und **nach** einer Verweildauer des Harns in der Blase von mindestens 4 Stunden (Morgenurin).
- Hände und Genitalbereich vor der Mittelstrahluringewinnung sorgfältig waschen und mit Wasser nachspülen. Mittelstrahl- oder Katheterurin in einem **sterilen Gefäß** auffangen.
- Urin innerhalb von einer Stunde weiterverarbeiten oder bei + 4 °C lagern, um Bakterienwachstum zu vermeiden.

Durchführung

- Urin gut mischen.
- Objektträger mit dem Nährboden aus dem umhüllenden Röhrchen nehmen, ohne die Nährbodenfläche zu berühren (s. Abb. 1).
- Ganz in den Urin eintauchen (s. Abb. 2). (Bei unzureichender Urinmenge beide Seiten des Nährbodens mit Urin übergießen.)
- Urinüberschuss abtropfen lassen (s. Abb. 3). Evtl. mit Filterpapier absaugen.
- Nährboden in das Röhrchen zurückschieben. Verschluss fest zuschrauben.
- Etikett mit Name, Uringewinnungsart, Datum und Uhrzeit beschriften (s. Abb. 4).
- Röhrchen stehend im Brutschrank bei 37 °C 16 bis 24 Stunden inkubieren.

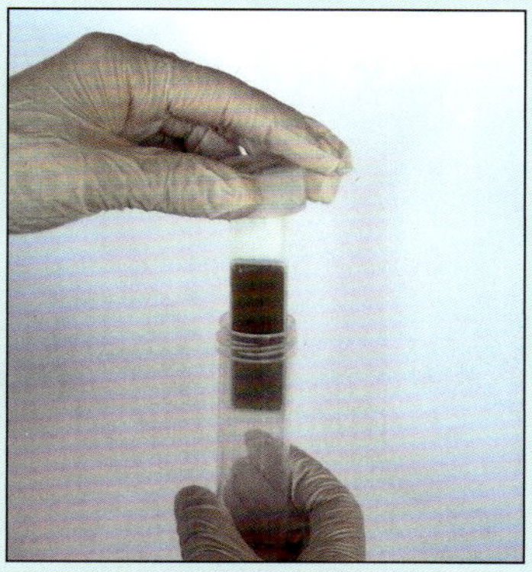

Abb. 1: Nährboden entnehmen

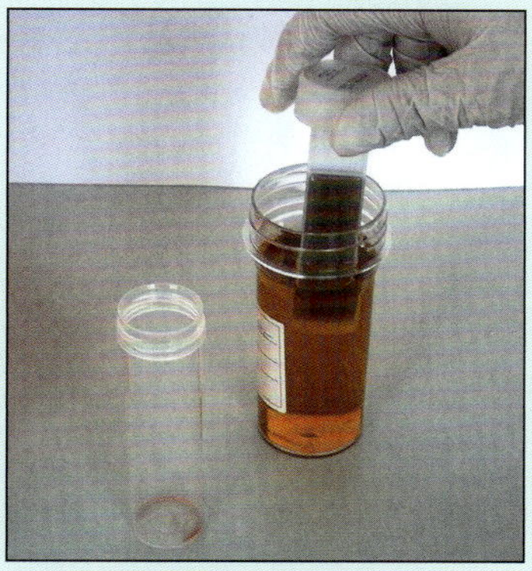

Abb. 2: Nährboden eintauchen

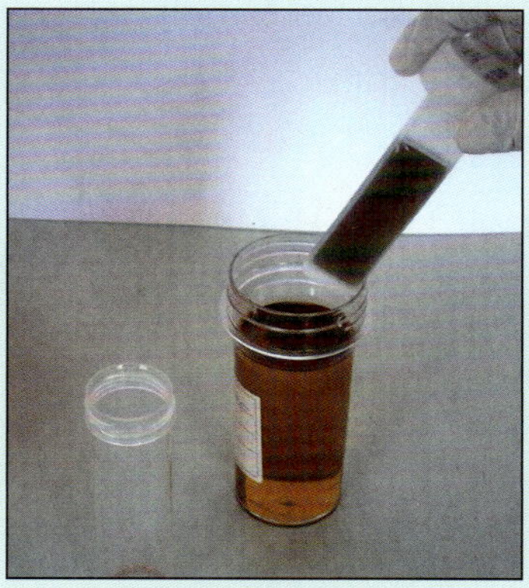

Abb. 3: Urin abtropfen lassen

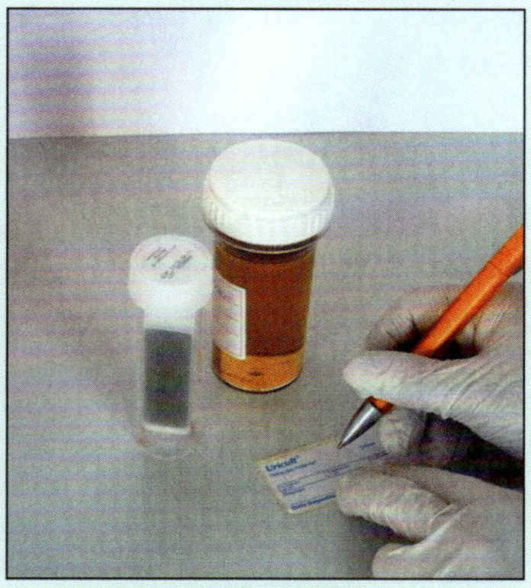

Abb. 4: Etikett beschriften

Auswertung

Nährboden aus dem Röhrchen nehmen und die gewachsenen Bakterien („Koloniendichte“) anhand der vom Hersteller vorgegebenen Standardbildkarte bestimmen (s. Abb. 5).

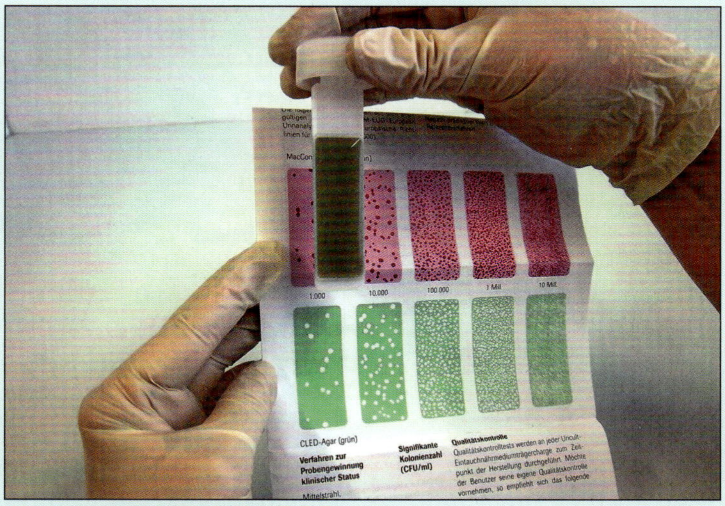

Abb. 5: Gesamtkeimzahl ablesen

! *Vorsicht: Nur der CLED-Agar ist zur Gesamtkeimzahlbestimmung vorgesehen!*

Beurteilung

Die Gesamtkeimzahl wird in CFU (Colony Forming Units) pro mL Harn angegeben.

- Eine Keimzahl unter 10000 (10^4) CFU/mL gilt als nicht pathologisch.
- Eine Keimzahl zwischen 10000 (10^4) CFU/mL und 100000 (10^5) CFU/mL wird als zweifelhafte Untersuchung gewertet und sollte wiederholt werden.
- Ab einer Keimzahl von 100000 (10^5) CFU/mL ist eine Infektion anzunehmen, sofern die Durchführungsanweisungen beachtet wurden.

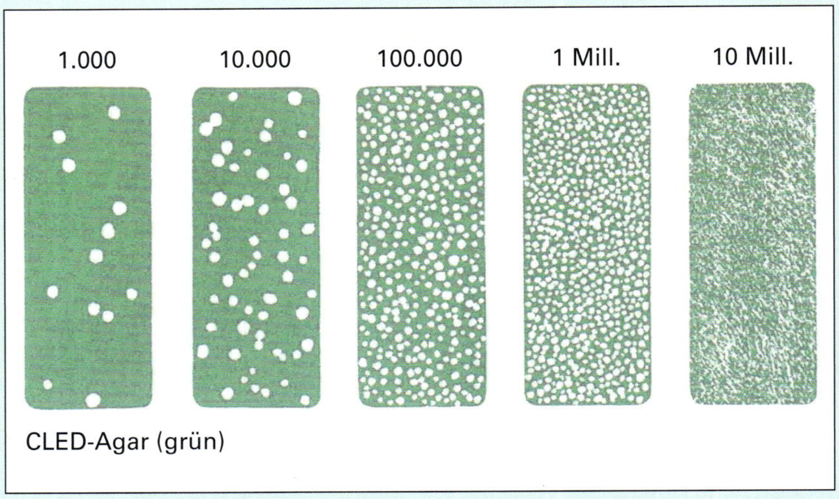

Abb. 1: Ausschnitt aus der Standardbildkarte

Hinweis

Die Verweildauer des Urins in der Blase kann das Testergebnis beeinflussen. Ebenso ist das Testergebnis bei Katheterurin anders zu beurteilen als bei Mittelstrahlurin: Bitte hierzu die Packungsbeilage der Tests beachten.

Qualitätssicherung

Zur **internen Qualitätssicherung** wird vom Hersteller empfohlen, eine Keimzahlbestimmung in Suspensionen von drei verschiedenen Bakterienarten in steriler Kochsalzlösung durchzuführen und nach den Angaben der Packungsbeilage des Tests zu beurteilen.

Die **externe Qualitätssicherung** umfasst die Teilnahme an einem Ringversuch pro Halbjahr.

Entsorgung

Die bebrüteten Nährböden zählen zum **infektiösen Abfall** (s. Abfallschlüssel 180103, S. 70) und müssen deshalb autoklaviert, sterilisiert oder das Keimwachstum muss durch eine Desinfektionslösung unterbunden werden. Danach können sie zum Hausmüll gegeben werden.

Fehlermöglichkeiten

Auswirkung	Ursache
Ergebnis negativ trotz im Harnsediment vorhandener Bakterien	→ Bakterienbelag übersehen, da er flächendeckend ist (ab 107 Keime/mL): Bakterienbelag im reflektierenden Licht suchen. Keine Reflexion bedeutet flächendeckendes Wachstum. → Verhinderung des Bakterienwachstums durch antibakterielle Stoffe im Urin (Medikamente, Desinfektionsmittel) → Nährboden falsch gelagert → Zu kurze Inkubationszeit und -temperatur
Ergebnis nicht zu beurteilen, da mehrere Arten von Keimen gewachsen sind	→ Kein steriles Urinauffanggefäß → Verunreinigung des Nährbodens durch Berührung mit der Hand oder durch Bakterien aus der Luft → Zu lange Lagerung des Harns bei Zimmertemperatur
Ergebnis keinem Patienten zuzuordnen	→ Röhrchen nicht beschriftet

5.4.2 Hemmstofftest

Parallel zur Keimzahlbestimmung sollte der Urin auf **antibakterielle Hemmstoffe** untersucht werden, die das Bakterienwachstum unterdrücken und so das Ergebnis der Keimzahlbestimmung verfälschen können.

Prinzip

Ein Teststäbchen, das Sporen eines bestimmten Bakteriums (Bacillus subtilis) enthält, wird in den zu untersuchenden Urin getaucht. Beim Vorhandensein von Hemmstoffen wird das Wachstum des Bakteriums unterdrückt. Sind keine Hemmstoffe vorhanden, erfolgt ein Farbumschlag.

Arbeitsanleitung für den Hemmstofftest

Benötigte Materialien (s. Abb. 1)

① frischer, als Mittelstrahlurin gewonnener Morgenurin, Katheter- oder Blasenpunktionsurin

② Teststäbchen zur Hemmstoffbestimmung

③ Bebrütungsbeutel

④ Klebestreifen

⑤ Brutschrank

Hinweis

Zuerst sollte der Eintauchnährboden ⑥ zur Keimzahlbestimmung beimpft werden.

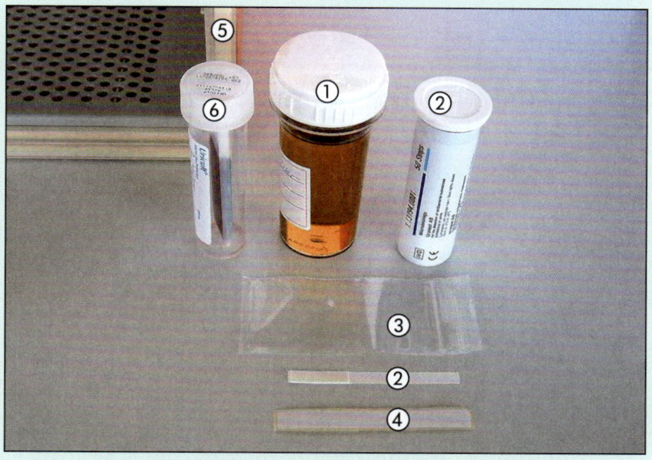

Abb. 1: *Farbskala zur Beurteilung des Ergebnisses*

Durchführung

- ☐ Teststäbchen ca. 1 Sekunde in den zu untersuchenden Urin eintauchen und am Rand des Urinbechers abstreifen (s. Abb. 2)
- ☐ Teststäbchen in den Bebrütungsbeutel geben und den Beutel sorgfältig verschließen (s. Abb. 3).
- ☐ Klebestreifen mit Patientennamen, Datum, Uhrzeit und Art des Probenmaterials beschriften und am Röhrchen mit dem beimpften Eintauchnährboden befestigen (s. Abb. 4).
- ☐ Nährboden und Teststäbchen entsprechend der Herstellerangaben bebrüten.

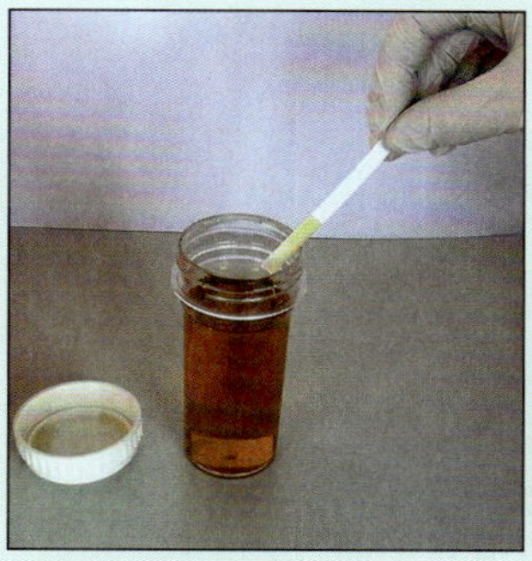

Abb. 2: *Teststäbchen abstreifen*

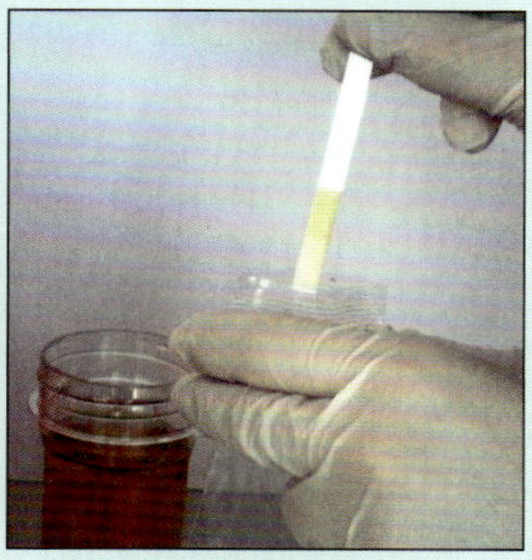

Abb. 3: *Teststäbchen im Bebrütungsbeutel*

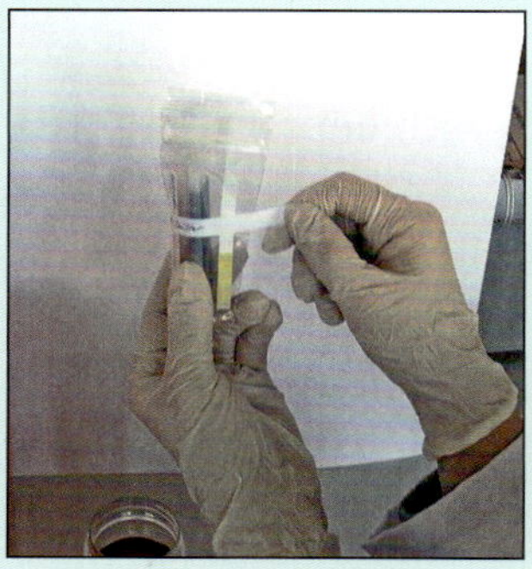

Abb. 4: *Klebestreifen befestigen*

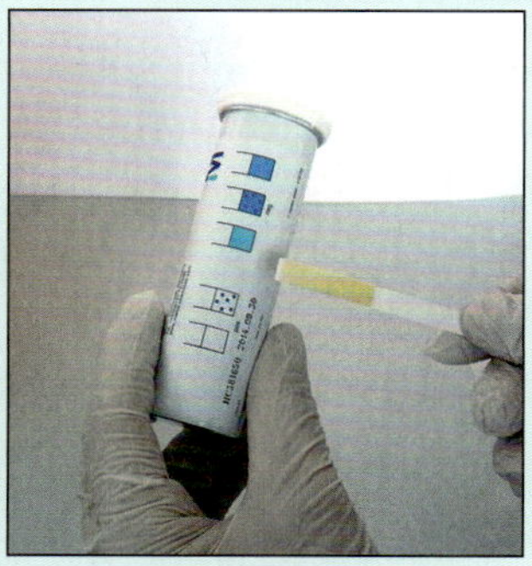

Abb. 5: *Ergebnis ablesen*

Auswertung

Das Teststäbchen kann nach verschiedenen Inkubationszeiten durch Vergleich der Farbe mit der Farbskala auf der Teststäbchendose abgelesen werden (s. Abb. 5, 6):

- bei der Verwendung als Schnelltest nach 5 bis 7 Stunden,
- bei Routineanwendung zusammen mit dem Eintauchnährboden nach 16 bis 24 Stunden.

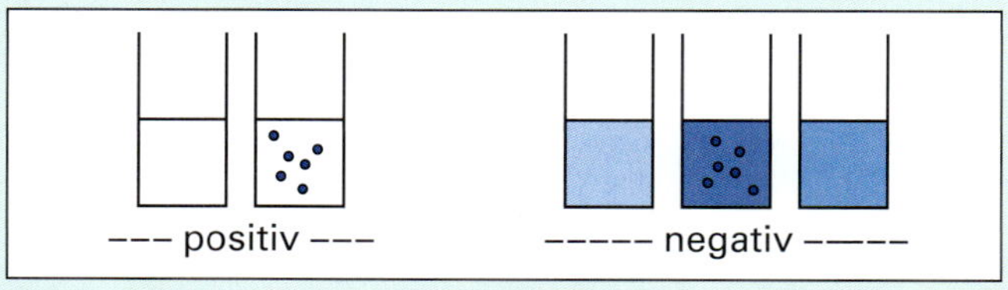

Abb. 6: *Farbskala zur Beurteilung des Ergebnisses*

Beurteilung

- Bleibt das Teststäbchen weiß bis beige oder weist es einzelne blaue Punkte auf, sind Hemmstoffe vorhanden. Der **Hemmstofftest** ist **positiv**.
- Eine Blaufärbung des Teststäbchens, evtl. mit einzelnen blauen Punkten, zeigt an, dass die Urinprobe hemmstofffrei und somit der Hemmstofftest negativ ist.

Hinweis

Die gelegentlich auftretenden blauen Punkte stammen von resistenten Keimen aus der Urinprobe. Der Test wird wegen der fehlenden Gesamtblaufärbung trotzdem als positiv beurteilt.

Fehlermöglichkeiten

Auswirkung	Ursache
Falsch positives Ergebnis	→ Patient hat Knoblauch gegessen

5.4.3 Resistenzbestimmung

Liegt bei der Keimzahlbestimmung die Gesamtkeimzahl im pathologischen Bereich, wird der Eintauchnährboden zur Bestimmung, um welches Bakterium es sich handelt (Keimidentifizierung), und zur Resistenzbestimmung an ein Speziallabor geschickt.

Bei der Resistenzbestimmung wird die Empfindlichkeit von Krankheitserregern gegenüber Antibiotika getestet, damit der Arzt gezielt das Antibiotikum zur Therapie einsetzen kann, das am besten gegen das Bakterium wirkt.

Prinzip

Auf einen Nährboden werden die zu untersuchenden Bakterien ausgestrichen. Darauf werden Plättchen gelegt, die mit verschiedenen Antibiotika getränkt sind. Nach Bebrütung des Nährbodens wird das Bakterienwachstum beurteilt.

Beurteilung

Abbildung 1 zeigt die unterschiedlichen Reaktionen der Bakterien auf die verschiedenen Antibiotika.

Je nach Größe des Hemmhofes sind die Bakterien

- **resistent** ① (unempfindlich),
- **intermediär** ② (etwas empfindlich) oder
- **sensibel** ③ (empfindlich) gegenüber dem jeweiligen Antibiotikum.

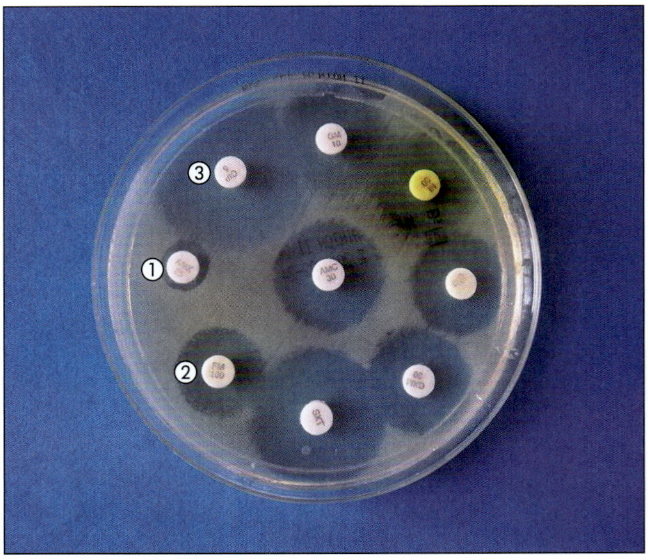

Abb. 1: Beurteilung des Ergebnisses

5

5.5 Fragen und Aufgaben: Alles klar?

1 In Ihrer Praxis sollen folgende Harnuntersuchungen eingeführt werden:

a) die Teststreifenuntersuchung,

b) die Untersuchung des Harnsediments und

c) die Keimzahlbestimmung.

Welche Materialien und Geräte benötigen Sie für diese Untersuchungen?

a) ______________________________

____

____

b) ______________________________

____

____

____

____

c) ______________________________

____

____

____

2 Bei der allgemeinen Beurteilung verschiedener Urine fällt Ihnen auf:

Probe 1 ist von hellgelber Farbe, klar und hat einen obstartigen Geruch.

Probe 2 ist ein dunkelgelber Urin, den der Patient von zu Hause mitgebracht hat. Er weist einen kaum sichtbaren rötlichen Bodensatz auf.

Probe 3 ist weißlich trüb und verbreitet einen ekelerregenden, süßlichen Geruch.

Erklären Sie, wie es zu diesen Veränderungen kommen kann.

Probe 1 ______________________________

____

____

Probe 2 ______________________________

____

____

Probe 3 ______________________________

____

3 Weshalb wird empfohlen, Harnuntersuchungen in einer bestimmten Reihenfolge durchzuführen?

4 Frau Maier, eine Diabetikerin, sucht Ihre Praxis wegen Beschwerden beim Wasserlassen auf und bringt von zuhause einen Morgenurin mit, den sie in einem sterilen Becher als Mittelstrahlurin gewonnen hat. Sie sollen den hellgelben, trüben, übelriechenden Harn untersuchen. Beschreiben und begründen Sie Ihre Vorgehensweise stichwortartig.

5 Worauf müssen Sie bei der Durchführung der Teststreifenuntersuchung achten? Geben Sie 5 wichtige Gesichtspunkte an.

-
-
-
-
-

6 Interpretieren Sie folgende Teststreifenbefunde von Morgenurinen, die als Mittelstrahlurin gewonnen wurden:

a) Dichte: 1 000

pH-Wert: 6

Glukose: ca. 1 000 mg/dL

Keton: ca. 150 mg/dL

b) Leukozyten: ca. 75/µL

Nitrit: +

pH-Wert: 8

Eiweiß: ca. 30 mg/dL

Blut: ca. 5 bis 10 Ery/µL

c) Urobilinogen: ca. 8 mg/dL ______

Bilirubin: ++ ______

7 Erklären Sie, wie es zu einer metabolischen Azidose kommen kann.

______

______

______

______

______

8 Wie lautet der Fachbegriff für eine mit dem bloßen Auge erkennbare Verfärbung des Harns durch Erythrozyten?

______

9 Wodurch kommt es zu falsch erniedrigten Teststreifenbefunden?

a) Beim Urobilinogentest: ______

______

b) Beim Bilirubintest: ______

c) Beim Nitrittest: ______

______

10 Worauf müssen Sie bei der Lagerung von Teststreifen achten?

______

______

______

11 Erklären Sie die Fachbegriffe:

a) Glukosurie ______

b) Nierenschwelle ______

______

c) Proteinurie ______

d) Hämoglobinurie ______

12 Innerhalb welchen Zeitraums nach der Probengewinnung sollte die Harnsedimentuntersuchung durchgeführt werden?

13 Welche Veränderungen treten beim längeren Stehenlassen des Harns auf?

a) Bei Zimmertemperatur:

b) Im Kühlschrank:

14 Welchen Einfluss auf die Bestandteile hat die *g*-Zahl, mit der der Harn zentrifugiert wird?

15 Weshalb ist es wichtig, das Mikroskop richtig einzustellen?

16 Warum ist es nur sinnvoll, im Harnsediment nach Zylindern zu suchen, wenn der Teststreifen eine Proteinurie angezeigt hat?

5

17 Ihre Kollegin untersucht zum ersten Mal in Ihrer Abwesenheit das Harnsediment von einem Patienten, bei dem der Verdacht auf einen Harnwegsinfekt besteht.

Vorsichtig schüttet sie Mittelstrahlurin randvoll in ein spitzes Zentrifugenglas und stellt es mit einem nicht ganz so vollen Zentrifugenglas mit Leitungswasser als Gegengewicht in die Zentrifuge.

Sie stellt die Zentrifuge auf 4000 U/min. und 15 Minuten ein, weil sie einerseits zum zweiten Frühstück gehen will und andererseits hofft, dass Sie in der Zwischenzeit wiederkommen und die Sache zu Ende bringen werden. Da Sie in der Zwischenzeit nicht gekommen sind, schüttet sie aus Angst, das Sediment mit auszuschütten, in Etappen den Überstand bis auf ca. 2 mL ab. Da sich der in der Spitze des Zentrifugenglases befindliche rote Bodensatz nicht aufschütteln lässt, begnügt sie sich mit dem Überstand und bringt mit einem Deckglas einen winzigen Tropfen davon auf einen Objektträger.

Beim Mikroskopieren erinnert sie sich nicht genau daran, ob man nun auf- oder abblenden muss, entscheidet sich fürs Aufblenden, da etwas mehr Licht sicher nicht schadet, und entschließt sich nach fünfminütigem Suchen nach Bestandteilen ihrem Chef den Befund „o. B." telefonisch mitzuteilen.

Dieser weist Sie an, die Untersuchung zu wiederholen, da der Befund nicht zu seiner Anamnese passt.

Notieren Sie, in Form einer Gegenüberstellung, was die Kollegin falsch gemacht hat und wie es richtig hätte sein sollen.

Fehlerhaftes Verhalten	Richtiges Verhalten

18 Harnsedimentbeurteilung:

Nachstehend finden Sie 6 Fälle, von denen Sie anhand der dazu gelieferten Informationen eine Beurteilung der Harnsedimentblickfelder vornehmen sollen.

- Notieren Sie die Namen und die Mengen der im jeweiligen Blickfeld abgebildeten Bestandteile.
- Geben Sie an, ob die Bestandteile in dieser Menge normal (n) oder pathologisch (p) sind.
- Nennen Sie eine mögliche Ursache für das Auftreten der von Ihnen als pathologisch angesehenen Bestandteile.

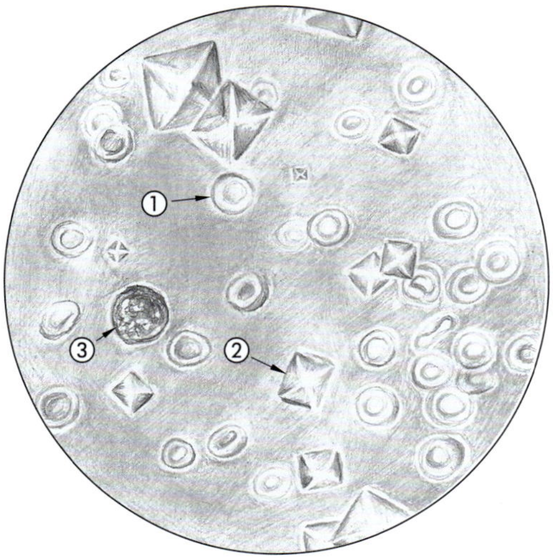

Mikroskopisches Bild im Fall 1

Fall 1: Eine sich vor Rückenschmerzen krümmende 25-jährige Patientin übergibt Ihnen einen schon makroskopisch rötlich aussehenden Mittelstrahlurin zur Untersuchung. Bei der Teststreifenuntersuchung zeigt lediglich das Blutfeld einen pathologischen Befund.

	Menge/Name	n/p	Mögliche Ursache
①			
②			
③			

5

Fall 2: Ein Patient kommt am Montag in die Praxis und klagt, er hätte schon den 3. Tag über 39 °C Fieber und nun auch noch Schmerzen im Rücken. Der mitgebrachte Morgenurin ist dunkelgelb und hat eine dünne Schicht rötlichen Bodensatzes. Teststreifenbefund: pH-Wert 5 und auch sonst nur normale Werte.

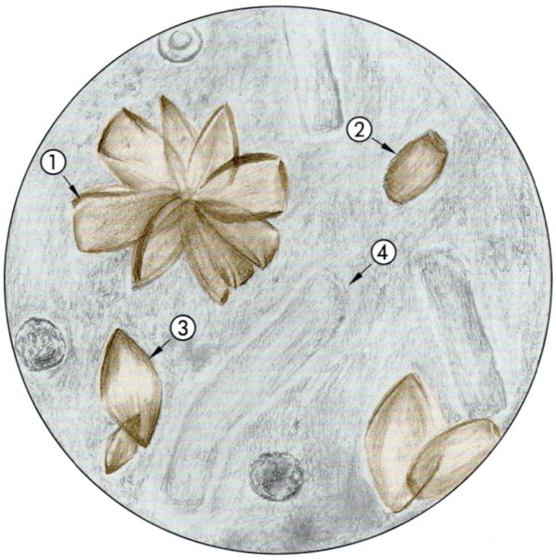

Mikroskopisches Bild im Fall 2

	Menge/Name	n/p	Mögliche Ursache
①			
②			
③			
④			

Fall 3: Eine Diabetikerin übergibt Ihnen einen stechend riechenden, hellgelben Mittelstrahlurin zur Untersuchung. Teststreifenuntersuchung: pH-Wert: 8, Leukozyten: ca. 10 bis 25/µL, Nitrit: positiv, Glukose: ca. 1000 mg/dL, Keton: ca. 150 mg/dL, Eiweiß: ca. 30mg/dL.

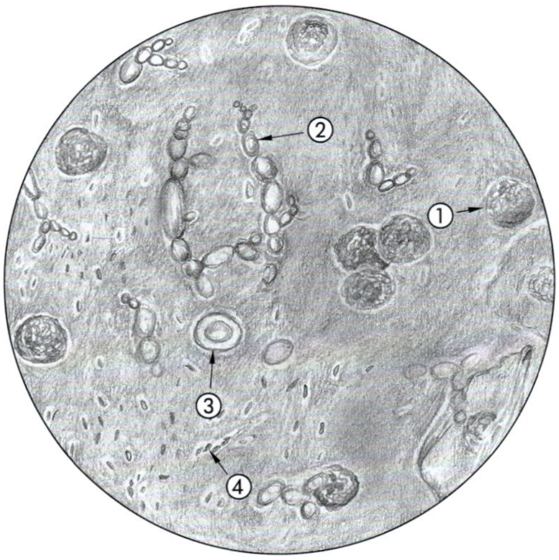

Mikroskopisches Bild im Fall 3

	Menge/Name	n/p	Mögliche Ursache
①			
②			
③			
④			

Fall 4: Ein Patient hat seit einer Woche leichtes Fieber und Schmerzen in der Nierengegend. Der weißlich trübe Mittelstrahlurin ergibt bei der Teststreifenuntersuchung folgende Befunde: Leukozyten: ca. 75/µL, Nitrit: negativ; pH-Wert: 7, Eiweiß: ca. 100 mg/dL. Alle anderen untersuchten Bestandteile sind normal.

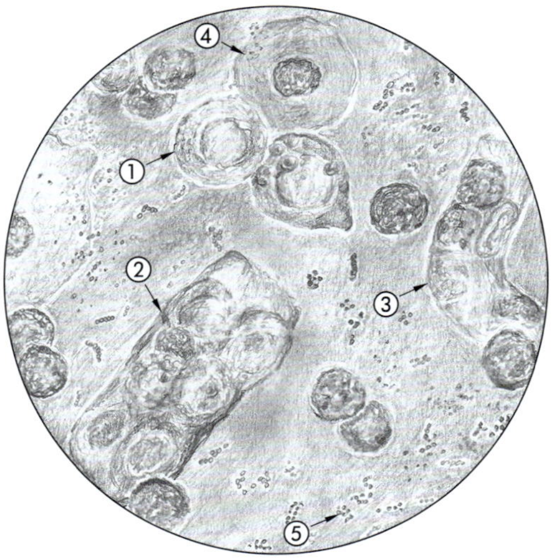

Mikroskopisches Bild im Fall 4

	Menge/Name	n/p	Mögliche Ursache
①			
②			
③			
④			

Fall 5: Der hellgelbe, leicht trübe Mittelstrahlurin riecht ekelerregend und ergibt bei der Teststreifenuntersuchung folgende Befunde: Leukozyten: ca. 75/µL, Nitrit: positiv; pH-Wert: 9, Blut: ca. 5 bis 10 Erythrozyten/µL. Alle anderen untersuchten Bestandteile sind normal.

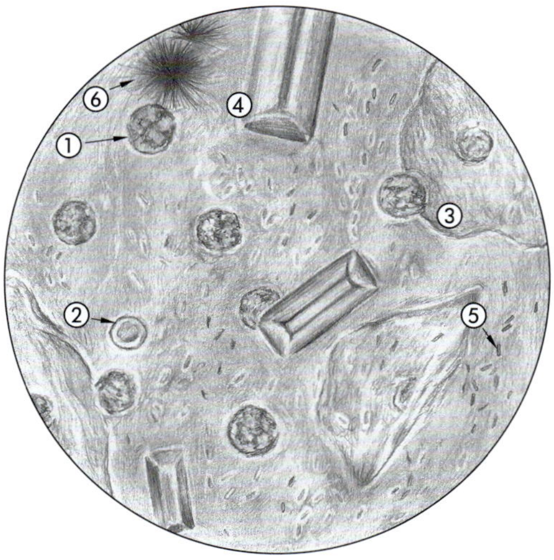

Mikroskopisches Bild im Fall 5

	Menge/Name	n/p	Mögliche Ursache
①			
②			
③			
④			
⑤			
⑥			
Welche Zusatzuntersuchung im Harn sollte in diesem Fall noch gemacht werden?			

Fall 6: Ein Patient ist seit einiger Zeit von Übelkeit und Appetitlosigkeit geplagt, quält sich mit leichtem Fieber und Abgeschlagenheit herum und hat nun mit Entsetzen bemerkt, dass sein Morgenurin bierbraun verfärbt ist. Die Teststreifenuntersuchung ergibt: pH-Wert 5, Urobilinogen: ca. 4 mg/dL, Bilirubin +, ansonsten normale Werte.

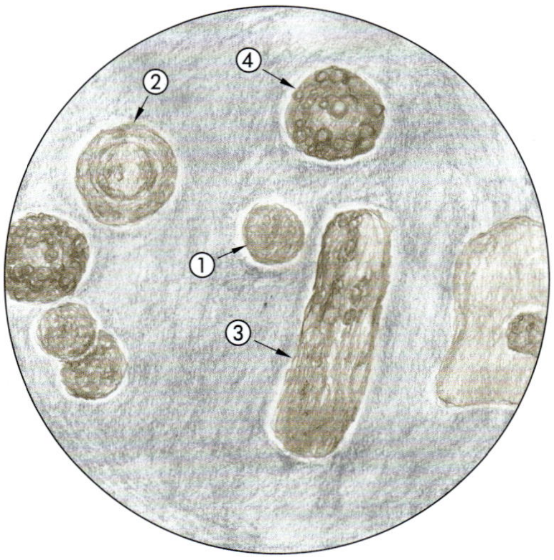

Mikroskopisches Bild im Fall 6

	Menge/Name	n/p	Mögliche Ursache
①			
②			
③			
④			

19 Bei der Untersuchung eines Mittelstrahlurins werden im Harnsediment massenhaft Bakterien gefunden. Die anschließende Bestimmung der Keimzahl ergibt 1 000 (10^3) Bakterien / mL. Erklären Sie, wie es zu diesem Befund kommen kann.

5

20 Frau Müller klagt über massive Symptome, die auf einen Harnwegsinfekt hindeuten. Die paar Tabletten, die sie von einer früheren Behandlung eines Harnwegsinfektes eingenommen hatte, schienen jedoch nicht zu wirken. Sie untersuchen den Morgenurin, den Frau Müller als Mittelstrahlurin gewonnen hat. Er weist bei einem pH-Wert von 8 eine Leukozyturie auf. Im Harnsediment sind mehrere Bakterien zu finden. Der Arzt ordnet eine Keimzahlbestimmung und wegen des Verdachtes auf Substanzen, die das Bakterienwachstum hemmen könnten, parallel dazu einen Hemmstofftest an.

Lesen Sie folgende Ergebnisse ab:

a) Gesamtkeimzahl ______________________

b) Hemmstofftest ______________________

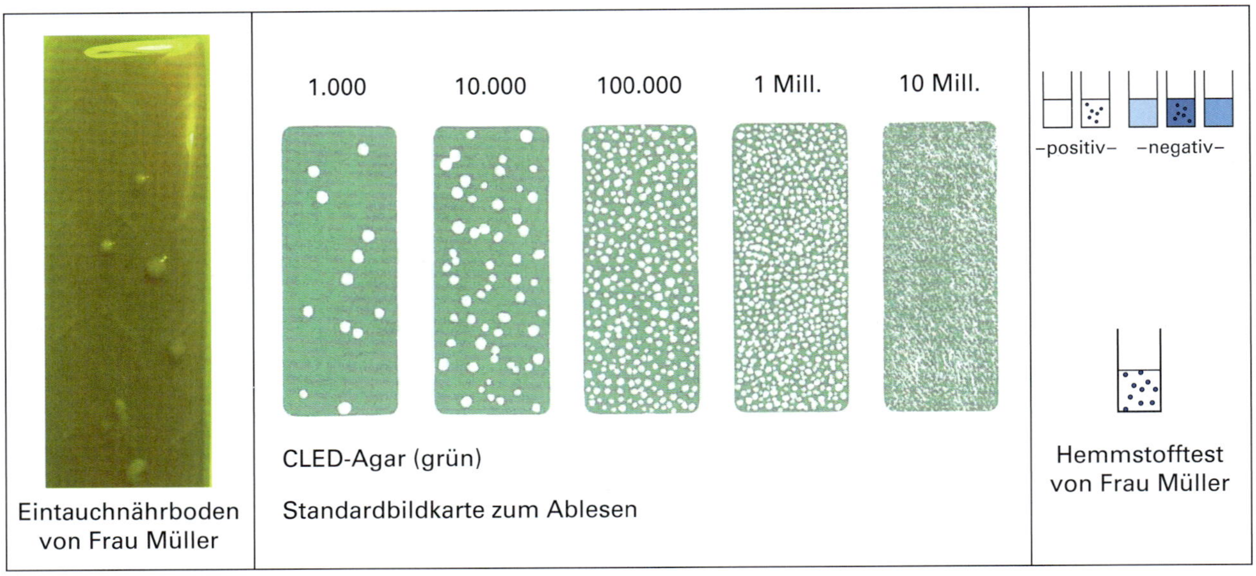

Abb. 1: Auswertung von Keimzahlbestimmung und Hemmstofftest

c) Beurteilen Sie die Ergebnisse ______________________

____

____

d) Der Arzt ordnet an, dass der Eintauchnährboden zur Keimidentifizierung und zur Resistenzbestimmung ins Speziallabor geschickt werden soll. Erklären Sie, was darunter zu verstehen ist.

Keimidentifizierung: ______________________

____

Resistenzbestimmung: ______________________

____

21 Wie entsorgen Sie bebrütete Nährböden vorschriftsmäßig?

____

____

____

6 Hämatologische Untersuchungen

Die **Hämatologie** ist die Lehre vom Blut und den Blutkrankheiten. Hämatologische Untersuchungen dienen demzufolge zur Abklärung der Zusammensetzung des Blutes, um Blutkrankheiten festzustellen oder auszuschließen. Als Probenmaterial wird für diese Untersuchungen Kapillarblut oder mit EDTA versetztes Vollblut verwendet. Manche Arten von hämatologischen Untersuchungen dienen dazu, lediglich einen Einblick in die Verteilung von festen und flüssigen Blutbestandteilen und einen Hinweis auf eine Blutarmut zu bekommen, z. B. die **Hämatokritwertbestimmung** oder die Bestimmung des Blutfarbstoffgehaltes (**Hämoglobin**); andere, beispielsweise die Zählung der roten Blutkörperchen (**Erythrozyten**) oder ihrer Vorstufen, der **Retikulozyten**, und die Berechnung der Erythrozytenmerkmale bzw. -indizes, erlauben eine Unterscheidung von verschiedenen Blutarmutarten (Anämien). Für die Abklärung von **Gerinnungsstörungen** ist die Zahl der Blutplättchen (**Thrombozyten**) wichtig. Die Zahl der weißen Blutkörperchen (**Leukozyten**) gibt u. a. Aufschluss über Entzündungen. Bei einer weiteren Untersuchung, dem **Differenzialblutbild**, werden Leukozytenarten unterschieden.

Verschiedene hämatologische Untersuchungen im Überblick:

- Hämatokritwertbestimmung (Hk oder Hkt)
- Hämoglobinbestimmung (Hb)
- Leukozytenzählung (Leuko)
- Thrombozytenzählung (Thrombo)
- Erythrozytenzählung (Ery)
- Berechnung der Erythrozytenmerkmale bzw. -indizes (MCH, MCV, MCHC)
- Differenzialblutbild
- Retikulozytenzahl

Je nach klinischer Fragestellung wird meistens eine Kombination, d. h. verschiedene „Blutbildarten", aus mehreren der oben genannten hämatologischen Untersuchungen angeordnet. Allerdings herrscht keine Einigkeit darüber, welche Untersuchungen zu welcher Blutbildart zu zählen sind. Die nachfolgende Tabelle zeigt eine gängige Unterteilung der Blutbildarten.

Blutbildart	Untersuchungen		Blutbildart	Untersuchungen	
Großes Blutbild (Blutstatus)	Hb Hk Ery Leuko Thrombo	MCH MCV MCHC Differenzialblutbild	Rotes Blutbild	Hb Hk Ery	MCH MCV MCHC
				(evtl. Beurteilung der Erythrozyten im Differenzialblutbild)	
Kleines Blutbild	Hb Hk Ery Leuko	MCH MCV MCHC (evtl. Thrombozyten)	Weißes Blutbild	Leuko	Differenzialblutbild

Gemäß der Richtlinie zur **Qualitätssicherung** muss auch bei einigen hämatologischen Parametern je nach angewandter Bestimmungsmethode die interne und externe Qualitätssicherung durchgeführt werden.

Für die interne Qualitätssicherung steht dazu Kontrollblut mit Zielwerten in unterschiedlichen Messbereichen zur Verfügung.

6.1 Hämatokritwert (Hk oder Hkt)

Der Hämatokritwert wird bestimmt, um einen Überblick über die Verteilung von festen und flüssigen Blutbestandteilen zu erhalten, wenn ein Verdacht auf eine Anämie (Blutarmut) oder auf Flüssigkeitsverluste besteht.

Prinzip

Ungerinnbar gemachtes Blut wird in Glaskapillaren hochtourig zentrifugiert, bis sich die flüssigen von den festen Bestandteilen getrennt haben (s. Abb. 1). Anschließend wird die Höhe der Erythrozytensäule im Verhältnis zur Höhe der Gesamtblutsäule ermittelt. Zur Erhöhung der Genauigkeit der Untersuchung wird immer der Mittelwert aus Doppelbestimmungen verwendet.

Der Hämatokritwert gibt den volumenmäßigen Erythrozytenanteil im Verhältnis zum Gesamtblutvolumen in % oder Liter Erythrozyten pro Liter Gesamtblut (L/L) an.

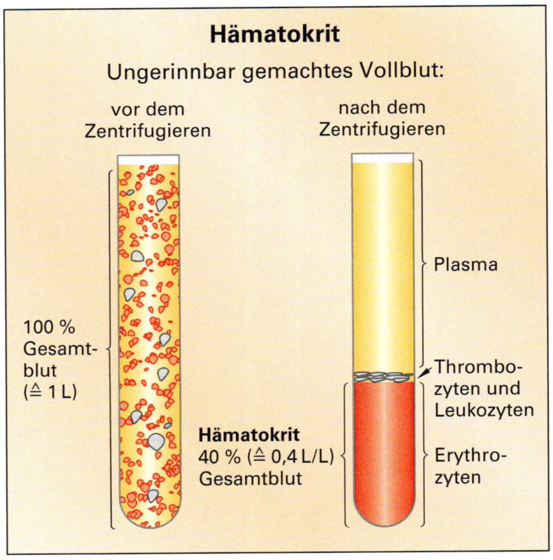

Abb. 1: Trennung von festen und flüssigen Blutbestandteilen

Da das Gesamtblutvolumen bei Männern ca. 8 % und bei Frauen ca. 6 % des Körpergewichts beträgt, werden geschlechtsabhängige Referenzbereiche für den Hämatokritwert angegeben.

Referenzbereiche für Männer: 40 bis 52 % = 0,40 bis 0,52 L/L

für Frauen: 35 bis 47 % = 0,35 bis 0,47 L/L

Abweichung vom Referenzbereich	Vorkommen
Erhöhter Hämatokritwert	→ Bedingt durch Verminderung des Blutplasmavolumens – bei Störungen des Elektrolyt- und Wasserhaushaltes – bei unzureichender Flüssigkeitszufuhr – bei Flüssigkeitsverlusten durch Erbrechen und Durchfälle → Bedingt durch eine erhöhte Erythrozytenzahl bei Herz- und Lungenerkrankungen
Erniedrigter Hämatokritwert	→ Bei Anämien

Die Vorgehensweise bei der Hämatokritwertbestimmung hängt von den verwendeten Geräten und von der Art des Probenmaterials ab. Zwei Methoden sind allgemein verbreitet: die Bestimmung des Hämatokritwertes mit anschließender Ablesung an einem externen Auswertegerät und die Bestimmung mit einer Mikrozentrifuge. Die erstgenannte Variante hat mehr Arbeitsschritte als die zweite, bei ihr sind die Kapillaren aber leichter zu handhaben. Bei der Bestimmung mit der Mikrozentrifuge kann der Hämatokritwert allerdings direkt auf dem Zentrifugenrotor abgelesen werden.

Zur Überprüfung der Präzision und Richtigkeit der Ergebnisse wird Kontrollblut untersucht.

6.1.1 Hämatokritwertbestimmung mit externem Auswertegerät

Abhängig vom Probenmaterial verwendet man unterschiedliche Glaskapillaren. Für Kapillarblut sind sie mit Heparin versehen; für EDTA-Blut ist kein gerinnungshemmender Zusatz in den Kapillaren nötig.

6

Arbeitsanleitung für die Hämatokritwertbestimmung mit externem Auswertegerät

Benötigte Materialien

1. Hämatokritzentrifuge (s. Abb. 1)
2. Probenmaterial (Kapillar- oder EDTA-Blut)
3. Heparinisierte bzw. nicht heparinisierte Glaskapillaren
4. Auswertescheibe

Durchführung

- ▢ Frisch entnommenes Kapillarblut luftblasenfrei in zwei heparinisierte Glaskapillaren bzw. gut gemischtes EDTA-Blut in nicht heparinisierte Glaskapillaren bis ca. 1 cm vom Ende entfernt hineinfließen lassen.
- ▢ Kapillaren mit einem Tupfer außen abwischen und am nicht mit Blut gefüllten Ende mit der Kittmasse verschließen (s. Abb. 2).
- ▢ Kapillaren mit dem verschlossenen Ende nach außen gegengleich in die Hämatokritzentrifuge legen. Beispiel: In Abb. 3 liegt die Kapillare 7 gegenüber der Kapillare 19 und 3 gegenüber 15.
- ▢ Kapillaren gemäß den Herstellerangaben der Zentrifuge zentrifugieren.

Nach der Zentrifugation haben sich die festen und flüssigen Blutbestandteile in drei Schichten getrennt:

- in die Plasmasäule,
- in den Leukokrit, eine weiße Schicht, die hauptsächlich aus Leukozyten besteht
- in die Erythrozytensäule, den Hämatokrit.

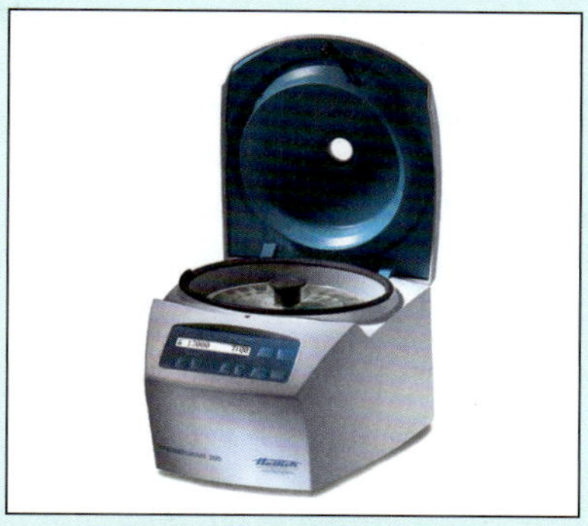

Abb. 1: Hämatokritzentrifuge

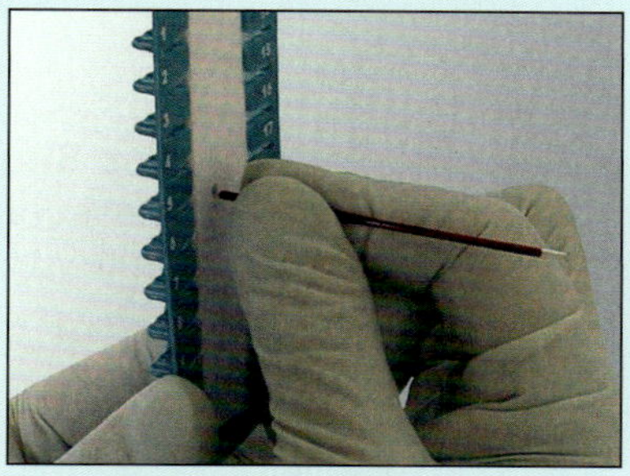

Abb. 2: Kapillare verschließen

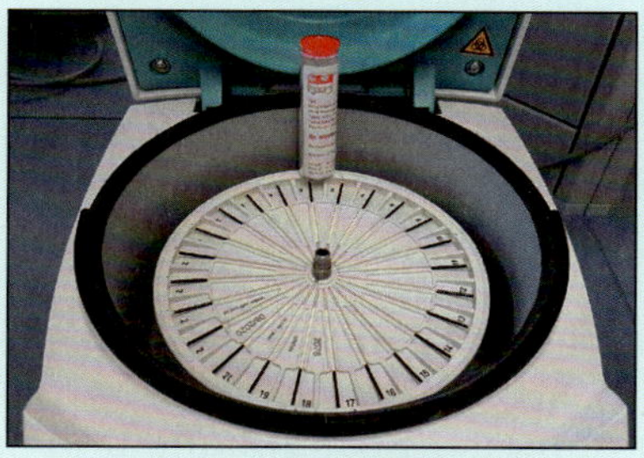

Abb. 3: Gegenüberliegende Kapillaren

Auswertung

- ▢ Die Auswertescheibe so auf die abzulesende Kapillare legen, dass die Nulllinie oberhalb der Kittmasse liegt und das obere Ende der Plasmasäule auf der 100 %-Linie.
- ▢ Hämatokritwert am oberen Ende der Erythrozytensäule, an der Grenze zur Leukozytensäule, ablesen (s. Abb. 4).

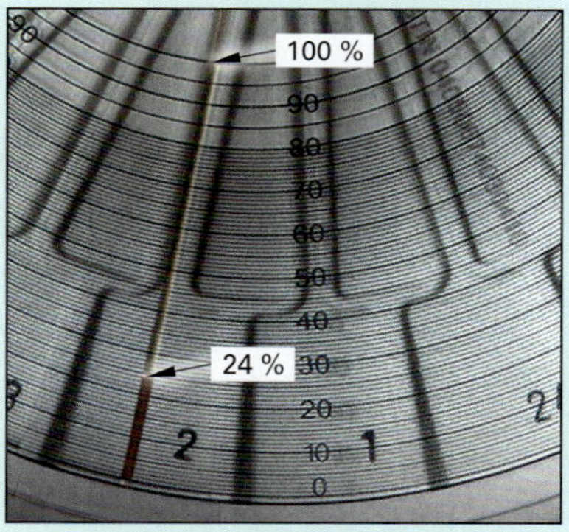

Abb. 4: Hämatokritwert ablesen

> – *Bei Abweichungen der Ergebnisse der Doppelbestimmung von mehr als 2 % muss die Bestimmung wiederholt werden.*
>
> – *Der Leukokrit darf nicht in den Hämatokritwert mit einbezogen werden.*

Qualitätskontrolle

Zur Qualitätskontrolle den Hämatokritwert aus Kontrollblut bestimmen. Der Kontrollprobeneinzelwert darf maximal 5 % vom vorgegebenen Zielwert abweichen (s. S. 285).

Fehlermöglichkeiten bei der Hämatokritwertbestimmung

Hämatokritwertbestimmung	
Auswirkung	**Ursache**
Zu hoher Hämatokritwert	→ Leukokrit mit abgelesen → Hauptsächlich feste Bestandteile aus schlecht gemischtem EDTA-Blut aufgezogen
Zu niedriger Hämatokritwert	→ Unkorrekte Kapillarblutentnahme (Gewebsflüssigkeit durch Drücken der Fingerbeere) → Hauptsächlich Plasma aus schlecht gemischtem EDTA-Blut aufgezogen

6.2 Hämoglobinbestimmung

Das Hämoglobin, der rote Blutfarbstoff, wird in den kernhaltigen Vorstufen der Erythrozyten im Knochenmark gebildet. Es besteht aus dem eisenhaltigen Farbstoffanteil **Häm** und dem Eiweißanteil **Globin**, das als Puffersubstanz zur Aufrechterhaltung des pH-Wertes des Blutes fungiert. Als Hauptbestandteil der Erythrozyten im Blut wird das Hämoglobin durch den ganzen Körper transportiert. In der Lunge erfüllt es seine Gasaustauschfunktion, indem es Sauerstoff an das Eisenatom bindet und das an das Globin gebundene Kohlendioxid abgibt. Der Hämoglobingehalt des Blutes wird bestimmt, wenn der Verdacht auf eine Blutarmut (Anämie) besteht.

Eine Anämie ist eine Verminderung der Hämoglobinkonzentration und/oder der Erythrozytenzahl des Blutes.

Der Hämoglobingehalt des Blutes kann auf unterschiedliche Arten bestimmt werden: durch die absorptionsfotometrische Messung der Farbintensität, nachdem das **Hämoglobin** nasschemisch zu einem Farbkomplex umgewandelt wurde, oder andere Methoden mit verschiedenen Kleingeräten.

Prinzip der nasschemischen Bestimmung

Blut wird einer Reaktionslösung zugegeben, die die Erythrozyten hämolysiert und das ausgetretene Hämoglobin in einen rotbraunen Farbstoff umwandelt. Dieser absorbiert Licht der Wellenlänge 546 nm und kann fotometrisch gemessen werden. Die Ermittlung der Hämoglobinkonzentration erfolgt durch Multiplikation der Extinktion mit einem Faktor.

Die Bestimmung der Hämoglobinkonzentration nach diesem Prinzip wird von allen Reagenzienherstellern eingesetzt. Es bestehen lediglich kleine Abweichungen beim verwendeten Reagenz, in der Durchführung der Bestimmung und bei der fotometrischen Auswertung an verschiedenen Geräten. Für alle Bestimmungen gelten deshalb dieselben Referenzbereiche, die wegen des unterschiedlichen Gesamtblutvolumens geschlechts- und altersabhängig sind.

Referenzbereiche für Männer: 14,0 bis 18,0 g/dL = 8,7 bis 11,2 mmol/L

für Frauen: 12,0 bis 16,0 g/dL = 7,5 bis 9,9 mmol/L

Abweichung vom Referenzbereich	Vorkommen
Erniedrigte Werte	→ Bei allen Anämien bedingt z. B. durch akuten Blutverlust, Eisenmangel oder Vitamin-B_{12}-Mangel
Erhöhte Werte	→ Bei krankhafter Vermehrung der Erythrozyten (Polyglobulie) bedingt durch Sauerstoffmangel oder Herz- und Lungenerkrankungen → Bei krankhaft vermehrter Neubildung aller Blutzellen (Polyzythämie)

Abbildung 1 auf S. 169 zeigt eine Packungsbeilage für die Hämoglobinbestimmung. Solche Informationen werden den Reagenzienpackungen vom Hersteller beigegeben. Sie sind im Prinzip immer gleich aufgebaut.

Welche Angaben darauf zu finden sind und welche allgemeine Bedeutung diese haben, ist in der nachfolgenden Tabelle zusammengefasst.

Angabe	Allgemeine Bedeutung
① Angewandte Methode	Methodenangabe erforderlich bei der Qualitätssicherung
② Probenmaterial	Geeignetes Probenmaterial und Aufbewahrungsbedingungen
③ Reagenz	Information zur Art des verwendeten Reagenzes, zur Haltbarkeit und Aufbewahrungstemperatur
④ Messbedingungen	Verwendbare Geräte, Messwellenlänge und Messtemperatur
⑤ Messbereich	Bereich, innerhalb dem das Gerät die Hämoglobinkonzentration messen kann
⑥ Arbeitsanleitung	Beschreibung der Durchführung des Tests und Angaben zur fotometrischen Bestimmung
⑦ Qualitätssicherung	Angaben zum möglichen Kontrollmaterial
⑧ Referenzbereiche	Methodenabhängige Angabe
⑨ Hinweise	Allgemeine und methodenabhängige Informationen

diaglobal

X

HB 342

Hämoglobin

Reagenz zur quantitativen in-vitro-Bestimmung von Hämoglobin im Blut nach der SLS-Methode

Best.Nr. **HB 342**
Inhalt 40 Tests

① **Methode**
SLS-Methode[1)]

② **Probenmaterial**
Kapillarblut oder EDTA-Blut
Kapillarblut sofort einsetzen. Venenblut kann bis zu 24 Stunden bei +15 °C bis +25 °C aufbewahrt werden.

③ **Reagenz**
Rundküvette mit vorportioniertem Reagenz

Natriumlaurylsulfat (SLS)	2,08 mmol/L
Phosphatpuffer pH 7,2	0,3 mmol/L

Nichtionisches Detergenz

③ **Lagerung und Haltbarkeit**
Das Reagenz ist bei +15 °C bis +25 °C bis zu dem auf der Packung angegebenen Verfalldatum haltbar.

④ **Messbedingungen**

Messgeräte:	Duo Photometer Duo Photometer plus Gyn Photometer Vario Photometer Vario Photometer II LP 2 Dr. Lange
Messwellenlängen:	546 nm und 520 nm
Temperatur:	Raumtemperatur

Die Ergebnisberechnung erfolgt durch Muliplikation der Extinktion mit einem Faktor. Der Algorithmus ist in den genannten Photometern einprogrammiert.

⑤ **Messbereich**
1,0 – 25 g/dL (0,6 – 15,5 mmol/L)

⑥ **Arbeitsanleitung**

In Einzeltestküvetten pipettieren:	
	Analyse
Blut	10 µL
Kapillare mit Reagenzlösung ausspülen. Gut mischen. Nach 30 Sekunden messen.	

Diaglobal Photometer
- Test <**HB-SLS**> anwählen.
- Unbearbeitete Küvette in das Photometer einsetzen (Nullpunkteinstellung).
- Nach dem Signalton Küvette entfernen.
- Küvette mit Probe in das Photometer einsetzen.
- Messergebnis ablesen.

⑦ **Qualitätssicherung**
Zur Qualitätssicherung empfehlen wir die Hämoglobin-Kontrolle **HEM QS** von Diaglobal, Hämolysat für die Richtigkeits- und Präzisionskontrolle der Hämoglobinbestimmung im normalen Bereich.

⑧ **Referenzwerte**

	g/dL	mmol/L
Frauen	12 – 16	7,45 – 9,93
Männer	14 – 18	8,69 – 11,2

Die für Kinder geltenden Referenzwerte entnehmen Sie bitte der angegebenen Literatur.

⑨ **Hinweise**
- Vor Kindern geschützt aufbewahren.
- Bei der Gewinnung von Kapillarblut starkes Drücken der Fingerbeere vermeiden, da sonst eine Verdünnung des zu entnehmenden Blutes durch Gewebsflüssigkeit eintritt.
- Aufgrund der schnellen Bildung des SLS-Methämoglobins kann die Messung bereits nach 30 Sekunden erfolgen.
- Die Farbe ist bei Raumtemperatur mehrere Stunden stabil.

Abb. 1: Packungsbeilage zur Hämoglobinbestimmung (Ausschnitt)

Arbeitsanleitung für die Hämoglobinbestimmung

Benötigte Materialien (s. Abb. 1)

Probenmaterial Kapillar- oder EDTA-Blut (ohne Abb.)

① Fotometer

② Küvetten mit Reagenz

③ 10 µL-Einmalkapillaren

④ Mikropipettierhelfer

⑤ Blutentnahmeutensilien

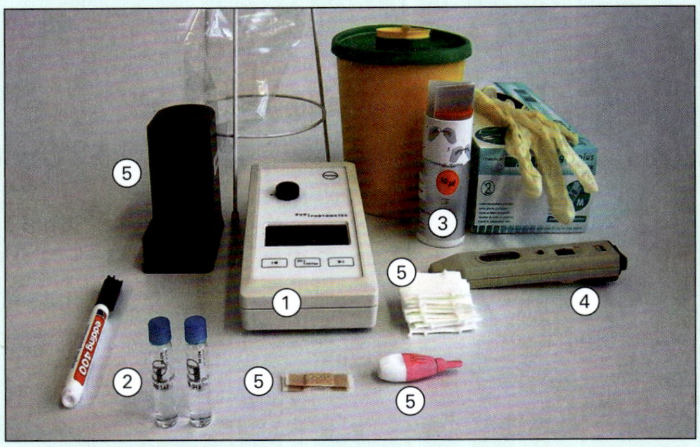

***Abb. 1:* Benötigte Materialien**

Durchführung

- ▢ Küvette oberhalb des Lichtwegs mit Patientennamen beschriften (s. Abb. 2).
- ▢ Deckel der Küvette öffnen.
- ▢ Kapillarblut gewinnen oder EDTA-Blut sorgfältig mischen.
- ▢ 10 µL Blut **luftblasenfrei** in eine Einmalkapillare genau bis zur Markierung aufziehen (s. Abb. 3).
- ▢ Außen anhaftende Blutreste von der Einmalkapillare mit einem Tupfer entfernen, ohne Blut aus der Kapillare zu ziehen (s. Abb. 4).
- ▢ Blut durch mehrmaliges Aufziehen und Ausblasen in die Küvette hineinspülen (s. Abb. 5). Pipettierhelfer verwenden!
- ▢ Deckel auf die Küvette schrauben und Küvetteninhalt mischen. Reaktionszeit: ca. 30 Sekunden.
- ▢ Fotometer einschalten. Test „HB-SLS" wählen (s. Abb. 6).
- ▢ Nach Aufforderung „Leerwert einsetzen" Küvette ohne Probenmaterial zur Nullpunkteinstellung in das Fotometer stellen.
- ▢ Nach dem Signalton Küvette herausnehmen.
- ▢ Küvette mit Analysenmaterial in das Fotometer stellen (s. Abb. 7).
- ▢ Hämoglobinkonzentration in g/dL ablesen (s. Abb 8).

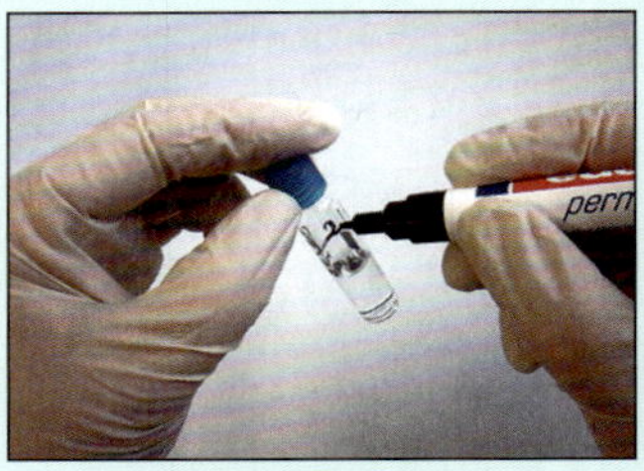

***Abb. 2:* Küvette beschriften**

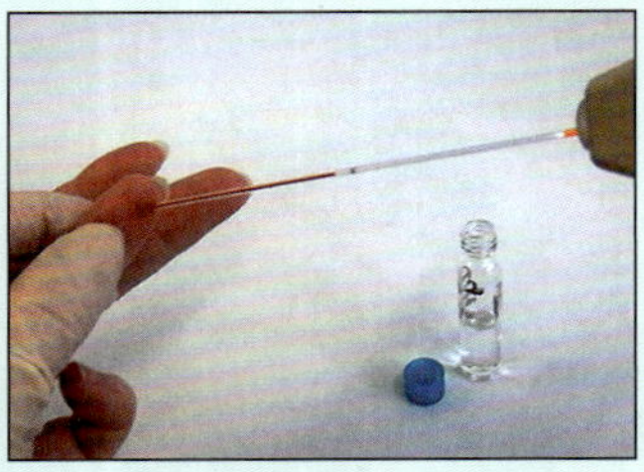

***Abb. 3:* Blut aufziehen**

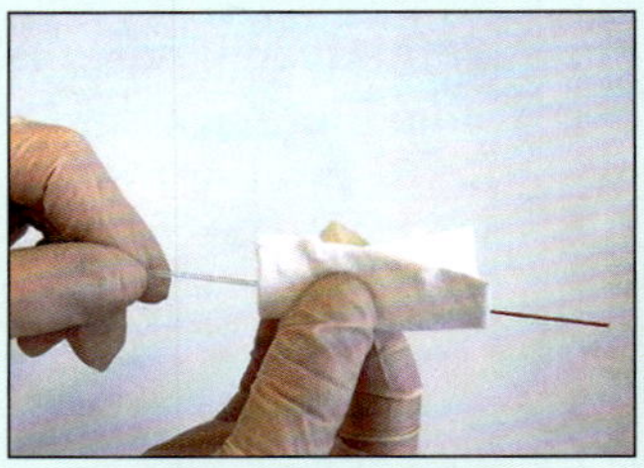

***Abb. 4:* Kapillare außen abwischen**

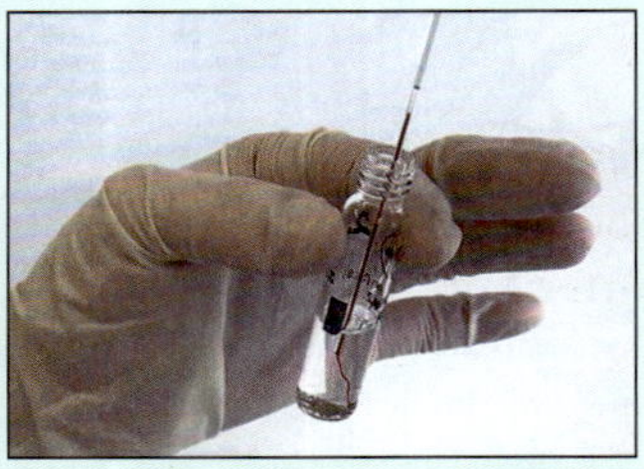

***Abb. 5:* Blut in Küvette hineinspülen**

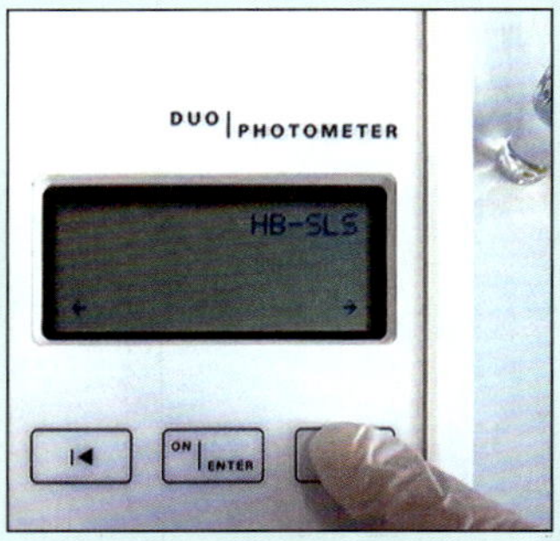

***Abb. 6:* Test auswählen**

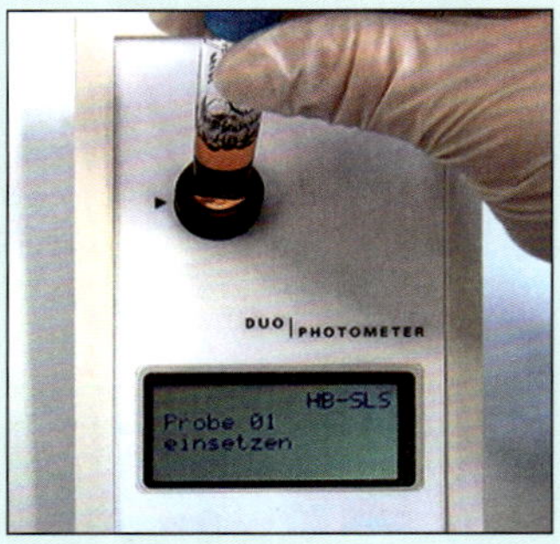

***Abb. 7:* Küvette hineinstellen**

Qualitätssicherung

- ▢ Zur internen Qualitätssicherung eine weitere Hämoglobinbestimmung mit Hämoglobinkontrolllösung (s. Abb. 9) durchführen.
- ▢ Der Kontrollprobeneinzelwert darf maximal um 4 % vom Zielwert abweichen.

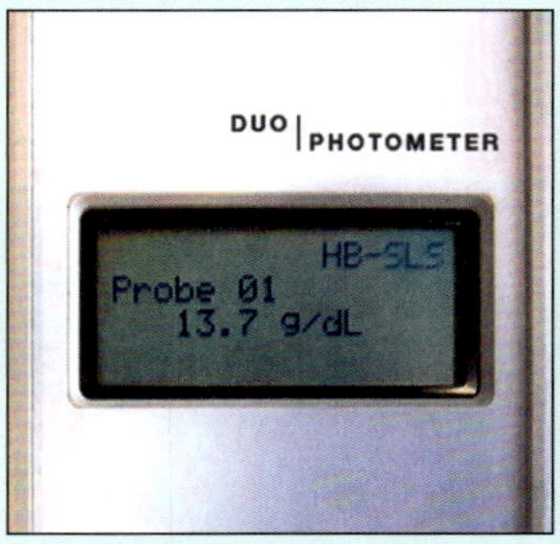

***Abb. 8:* Hämoglobinwert ablesen**

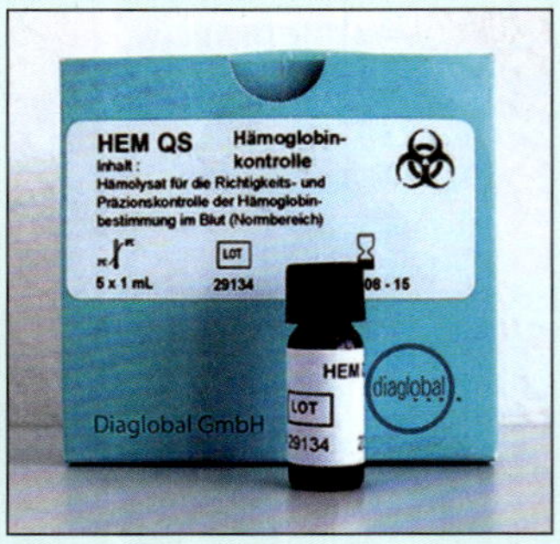

***Abb. 9:* Hämoglobinkontrolllösung**

6.3 Fotometrische Erythrozytenbestimmung

Die Erythrozyten können auch fotometrisch bestimmt werden. Diese Methode ist nicht so zeitaufwendig wie die mikroskopische Zellzählung, kann aber nur an Blutproben durchgeführt werden, bei denen Erythrozytenwerte im Referenzbereich hinsichtlich der Anzahl und Form der Erythrozyten zu erwarten sind, da die fotometrisch ermittelten Erythrozytenwerte vom durchschnittlichen Volumen der Zellen abhängen. Aus diesem Grund dürfen die Ergebnisse auch nicht zur Berechnung des Erythrozytenmerkmals „MCV" herangezogen werden. Wie bei der Hämoglobinbestimmung gibt es auch zur Erythrozytenbestimmung gebrauchsfertige Küvettentests, die in Minifotometern abgelesen werden können.

Referenzbereiche für Männer: 4,30 bis 5,90 Mio/µL = 4,30 bis 5,90 T/L

für Frauen: 3,90 bis 5,30 Mio/µL = 3,90 bis 5,30 T/L

Abweichung vom Referenzbereich	Vorkommen
Erhöhte Erythrozytenwerte (Erythrozytose oder Polyglobulie)	→ Bei gesteigerter Erythrozytenproduktion im Knochenmark bedingt durch: – Sauerstoffmangel beim Aufenthalt in großen Höhen – Herz- und Lungenerkrankungen
Erhöhte Werte aller Blutzellarten (Polyzythämie)	→ Bei gleichzeitiger krankhaft vermehrter Neubildung von Erythrozyten, Leukozyten und Thrombozyten im Knochenmark
Erniedrigte Erythrozytenwerte (Erythropenie oder Anämie)	→ Bei akutem Blutverlust → Störungen der Blutbildung bedingt durch Eisenmangel oder Vitamin-B_{12}-Mangel → Bei verstärktem Blutabbau (hämolytische Anämie) → In der Schwangerschaft

Prinzip

Blut wird in **Gowerssche Lösung** hineinpipettiert, die die Straffung der Erythrozyten zur Kugelform und die gleichmäßige Verteilung in der Lösung bewirkt, sodass die Erythrozytensuspension ein rötlichtrübes Aussehen bekommt. Die **Trübung** dieser Suspension wird je nach Fotometer bei Wellenlängen zwischen 546 nm und 560 nm gemessen. Je intensiver die Trübung ist, umso höher ist der Erythrozytenwert.

6

Arbeitsanleitung für die Erythrozytenbestimmung mittels Minifotometer

Benötigte Materialien (s. Abb. 1)

① Probenmaterial (Kapillar- oder EDTA-Blut)
② 10 µL-Einmalkapillaren
③ Pipettierhilfe
④ Tupfer
⑤ Küvetten mit Gowersscher Lösung
⑥ Minifotometer, z. B. LP2 mit Filter 560 nm

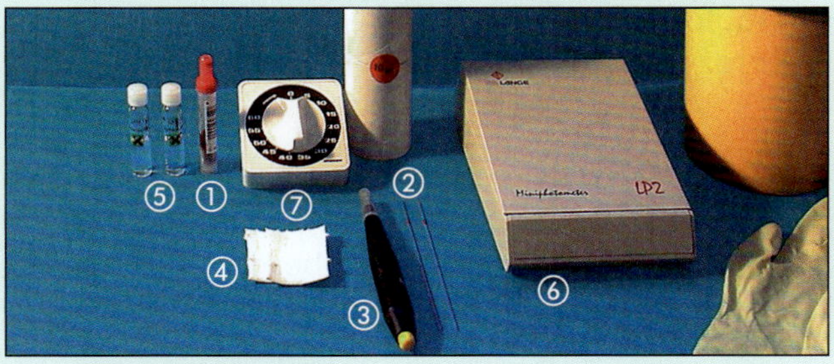

Abb. 1: Benötigte Materialien

Bestimmungsansatz

- ▢ Küvette oberhalb des Lichtweges mit dem Patientennamen beschriften.
- ▢ Deckel der Küvette abschrauben, ohne die Messflächen zu berühren.
- ▢ Kapillare mit 10 µL Probenmaterial luftblasenfrei füllen.
- ▢ Außen anhaftende Blutreste sorgfältig mit einem Tupfer von der Kapillare entfernen (s. Abb. 1).
- ▢ Blut aus der Kapillare durch mehrmaliges Aufziehen und Ausspülen in die Küvette hineinspülen (s. Abb. 2). Pipettierhilfe verwenden!
- ▢ Deckel auf die Küvette schrauben und Küvetteninhalt mischen (s. Abb. 3).
- ▢ Reaktionszeit von 3 Min. abwarten (s. Abb. 4).
- ▢ Innerhalb maximal 15 Minuten Küvetteninhalt **erneut gut mischen** und Ergebnis am Fotometer ablesen.

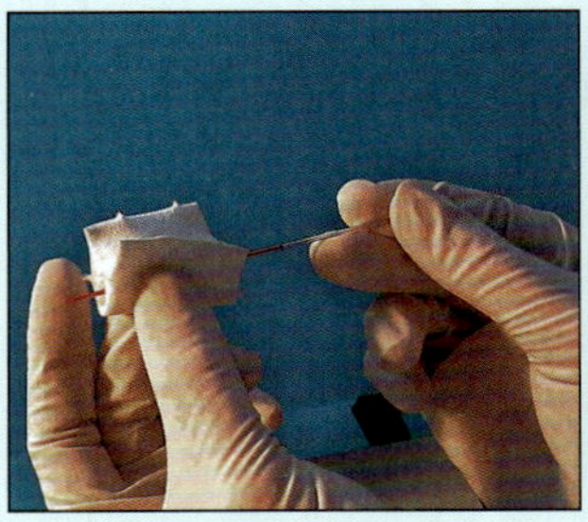

Abb. 1: Blutreste entfernen

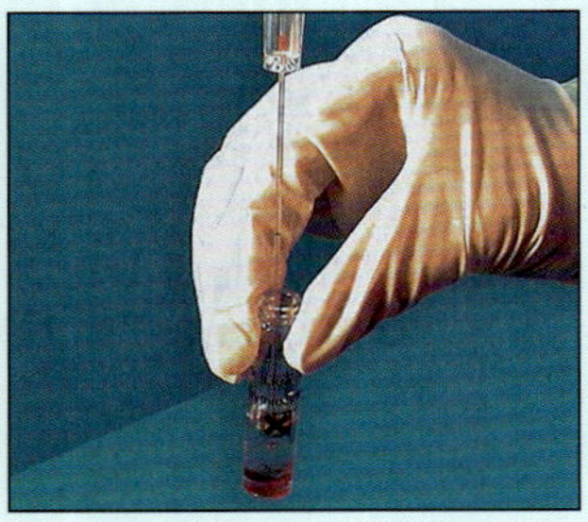

Abb. 2: Kapillare ausspülen

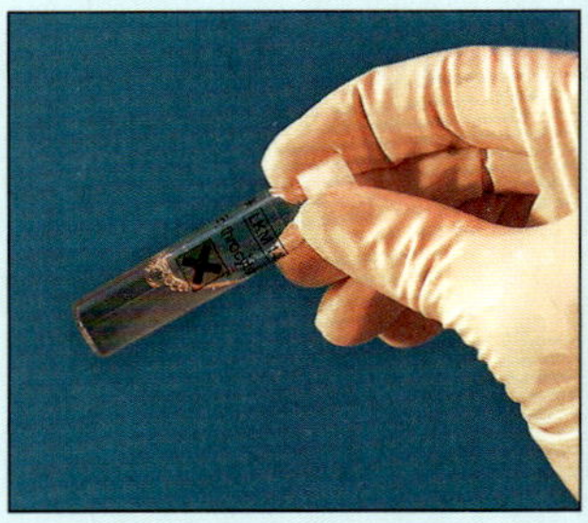

Abb. 3: Küvetteninhalt mischen

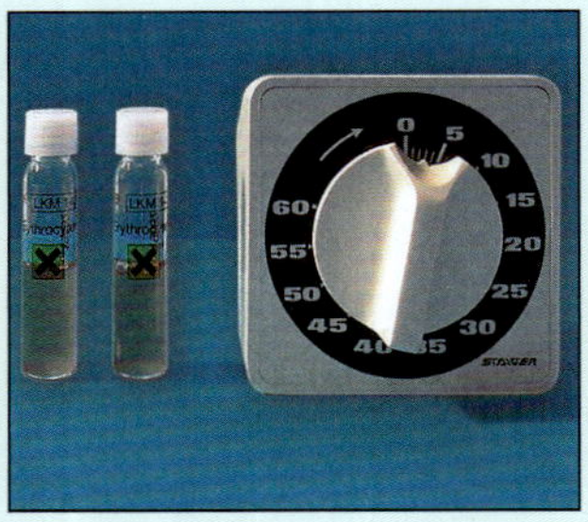

Abb. 4: Reaktionszeit abwarten

Fotometrische Auswertung am LP2

- ▢ Fotometer einschalten durch Drücken der Taste Mode. (Das Gerät braucht keine Einbrennzeit und führt selbstständig einen Nullausgleich durch.)
- ▢ Im Anzeigenfeld werden der Name und die Einheit des jeweiligen Tests angezeigt. So oft die Taste **Mode** drücken bis „**Ery**" und „**Mio/µL**" erscheint. (Die Auswahl der Messwellenlänge erfolgt automatisch.)
- ▢ Küvette in den Strahlengang stellen. Im Anzeigenfeld erscheint zuerst **„Mess"** und dann der Erythrozytenwert (s. Abb. 5)

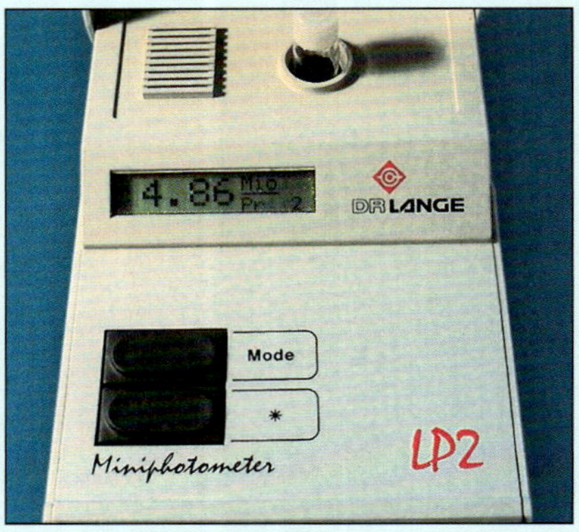

Abb. 5: Anzeige des Erythrozytenwertes

Qualitätssicherung

Der Kontrollprobeneinzelwert aus Kontrollblut darf maximal 4 % vom Zielwert abweichen.

Fehlermöglichkeiten bei der …

Hämoglobin- und Erythrozytenbestimmung	
Auswirkung	**Ursache**
Zu hoher Hämoglobin- oder Erythrozytenwert	→ Hauptsächlich feste Bestandteile aus schlecht gemischtem EDTA-Blut aufgezogen → Zu viel Blut aufgezogen → An der Außenseite der Kapillaren anhaftende Blutreste nicht entfernt → Fingerabdrücke auf den optischen Flächen der Analysenansatzküvetten
Zu niedriger Hämoglobin- oder Erythrozytenwert	→ Unkorrekte Kapillarblutentnahme (Gewebsflüssigkeit durch Drücken der Fingerbeere) → Hauptsächlich Plasma aus schlecht gemischtem EDTA-Blut aufgezogen → Zu wenig Blut oder Blut nicht luftblasenfrei aufgezogen → Fingerabdrücke auf den optischen Flächen der Leerwertküvette

6.4 Zellzählungen

Durch Zellzählungen wird ermittelt, wie viele Leukozyten, Erythrozyten oder Thrombozyten sich in einem mm^3 (= 1 µL = 1 Mikroliter) Blut befinden. Dies ist mit verschiedenen Methoden möglich. Nach der Verdünnung des Probenmaterials werden die Blutzellen in Zählkammern mikroskopisch (manuelle Zellzählung) oder mit Hämatologie-Analyzern (automatische Zellzählung) gezählt.

Die manuelle Zählkammermethode läuft prinzipiell **für alle drei Zellarten** nach dem gleichen Schema ab. Das Vorgehen lässt sich in folgende Arbeitsschritte unterteilen:

1. **Herstellung der Blutverdünnung**
2. **Vorbereitung und Füllung der Zählkammer**
3. **Mikroskopische Zellzählung**
4. **Berechnung des Zählkammervolumens**
5. **Berechnung der Zellzahl**

1. Herstellung der Blutverdünnung

Das zu den Zellzählungen verwendete Blut wird mit den entsprechenden **Verdünnungslösungen** in Einmalartikeln verdünnt. Es wird frisches Kapillarblut oder gut gemischtes, höchstens 24 Stunden altes, bei Zimmertemperatur gelagertes EDTA-Blut benötigt. Je nachdem, wieviele der auszuzählenden Zellen in einem Mikroliter Blut enthalten sind, muss das Blut mehr oder weniger stark verdünnt werden. Diese Standardverdünnungen müssen bei stark erhöhten oder stark erniedrigten Zellzahlen angepasst werden (siehe Hinweise bei den jeweiligen Zellzählungen). Dabei gilt zu beachten, dass für eine einigermaßen gute Präzision (Variationskoeffizient nicht über 10 %) mindestens 100 Zellen ausgezählt werden sollten (s. Abb 1).

Gezählte Zellen	Variationskoeffizient (VK)
100	10,0 %
200	7,0 %
500	4,5 %
1000	3,1 %
2000	2,2 %

Quelle: Hemosurf Universität Bern / CH

Abb. 1: VK bezogen auf ausgezählte Zellen

Obwohl je nach Zellart unterschiedliche Verdünnungslösungen verwendet werden, bleibt die Herstellung der Blutverdünnung grundsätzlich gleich.

Blutmischpipetten (s. Abb. 2) sollten nicht mehr verwendet werden! Die Arbeitsweise ist unhygienisch, die Reinigung und die Sterilisation sind aufwendig. Außerdem bestehen zu zahlreiche Fehlerquellen.

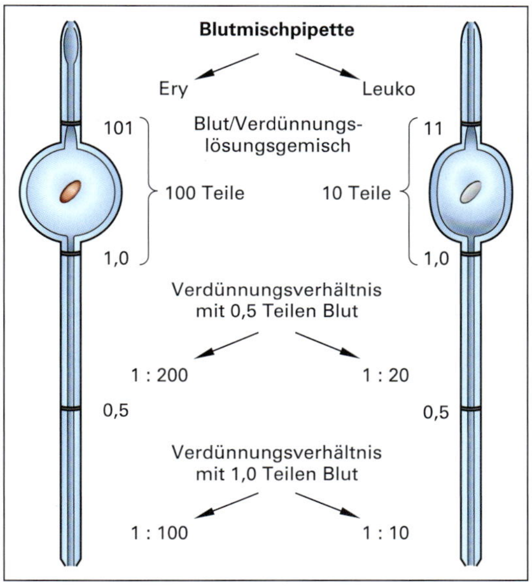

Abb. 2: Verdünnungsmöglichkeiten bei Verwendung von Blutmischpipetten

Die Blutverdünnung wird deshalb mit vorpipettierten Einmalartikeln durchgeführt.

2. Vorbereitung und Füllung der Zählkammer

Nur wenn die Zählkammer sorgfältig vorbereitet wird, entspricht der Abstand zwischen Kammerboden und Deckglas dem auf der Zählkammer als „Tiefe" angegebenen Wert. Der korrekte Abstand wiederum ist Voraussetzung für die Berechnung des ausgezählten Volumens. Für die Zellzählungen werden meistens die Neubauer-improved-Zählkammer oder die Neubauer-Zählkammer verwendet. Allgemein wird heute die Neubauer-improved-Zählkammer empfohlen.

Arbeitsanleitung

Benötigte Materialien (s. Abb. 3)

① Verdünntes Probenmaterial
② Kolbenhubpipette
③ Einmalspitzen
④ Einmalkapillaren
⑤ Zählkammer

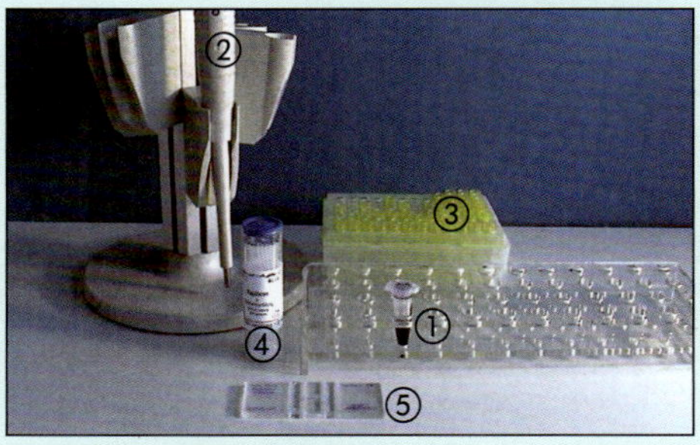

Abb. 3: Benötigte Materialien

Vorbereitung der Zählkammer

- ▢ Zählkammer und Deckglas sorgfältig reinigen, damit das Deckglas befestigt werden kann.
- ▢ Seitenstege falls erforderlich (mit Leitungswasser auf Tupfer) leicht befeuchten.
- ▢ Deckglas auf die untere Hälfte der Zählkammer legen.

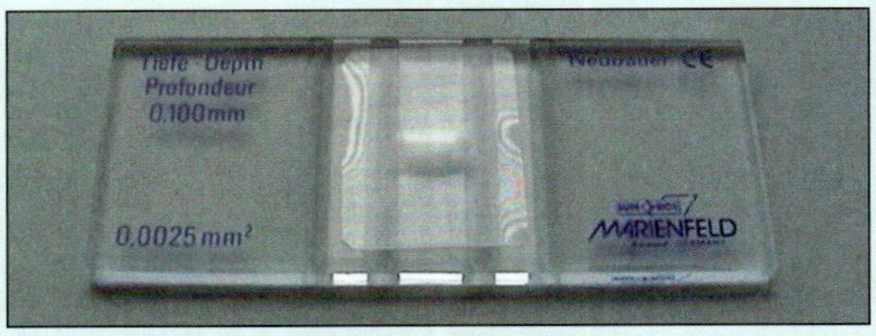

Abb. 1: Zählkammer mit Newtonschen Ringen

- ▢ Unter leichtem Druck der Daumen das Deckglas auf den Seitenstegen der Zählkammer entlang schieben, sodass zwischen den Stegen und dem Deckglas die Newtonschen Ringe (Regenbogenfarben) sichtbar werden (s. Abb. 1).

An den Newtonschen Ringen erkennt man, dass der für die Zählkammer spezifisch vorgeschriebene Abstand zwischen Deckglas und Kammerboden (= Kammertiefe) gewährleistet ist.

Füllung der Zählkammer

- ▢ Pipettenspitze oder Einmalkapillare mit dem vorbereiteten gemischten Probenmaterial an den Zwischenraum zwischen Deckglas und Kammerboden heranführen (s. Abb. 2).
- ▢ Verdünntes Probenmaterial vorsichtig in die Kammer fließen lassen.
- ▢ Kammer luftblasenfrei so weit befüllen, dass der Kammerboden gerade bedeckt ist (s. Abb. 3).

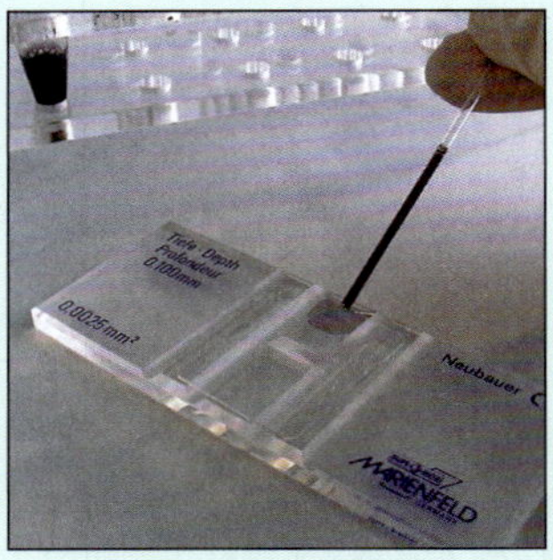

Abb. 2: Füllung der Zählkammer

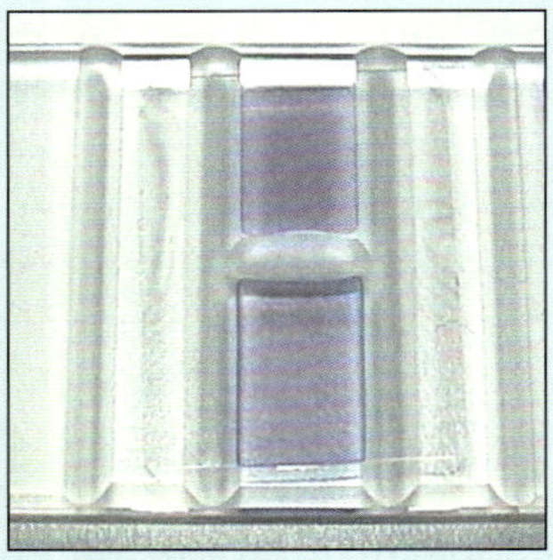

Abb. 3: Gefüllte Zählkammer

- *Es darf keine Flüssigkeit über den Mittelsteg hinauslaufen.*
- *Zu viel eingefüllte Flüssigkeit darf nie mit einem Tupfer abgesaugt werden. In diesem Fall muss die Kammer gereinigt und erneut befüllt werden!*

3. Mikroskopische Zellzählung

Unter dem Mikroskop wird je nach Zellart eine bestimmte Anzahl von Feldern bzw. eine bestimmte Fläche des Zählnetzes mit dem Objektiv 10:1 oder 40:1 ausgezählt.

Da es sich bei den in den Zählkammern auszuzählenden Blutzellen um ungefärbte Präparate handelt, muss die Blende am Kondensor des Mikroskops enggestellt sein (abgeblendet). Falls keine Kondensorblende vorhanden ist, muss der Kondensor nach unten gestellt werden (siehe Angaben des Mikroskopherstellers zur korrekten Handhabung des Mikroskops).

Es müssen immer beide Zählnetze (beide Kammerseiten) ausgezählt werden. Dabei darf die Abweichung der beiden Zählergebnisse nicht mehr als 10 % betragen. Innerhalb des Zählnetzes dürfen die Zählergebnisse der einzelnen Quadrate oder Linien nicht mehr als 10 Zellen voneinander abweichen. Andernfalls muss die Zählung einschließlich der Füllung der Zählkammer wiederholt werden.

Grenzlinienregel

Prinzipiell sollten die Felder mäanderförmig durchmustert werden, um zu verhindern, dass Zellen doppelt gezählt oder vergessen werden. Außerdem werden nur die Zellen von **zwei** der **vier** Rändern des Feldes ausgezählt, damit die ausgezählte Fläche korrekt eingehalten wird. Alle Zellen innerhalb des Feldes und die Zellen, die auf dem sogenannten „L" liegen, werden **je nach Übereinkunft gezählt oder nicht gezählt**. Abbildung 4 zeigt ein Beispiel, bei dem die in **L-Form** liegenden Zellen mitgezählt werden.

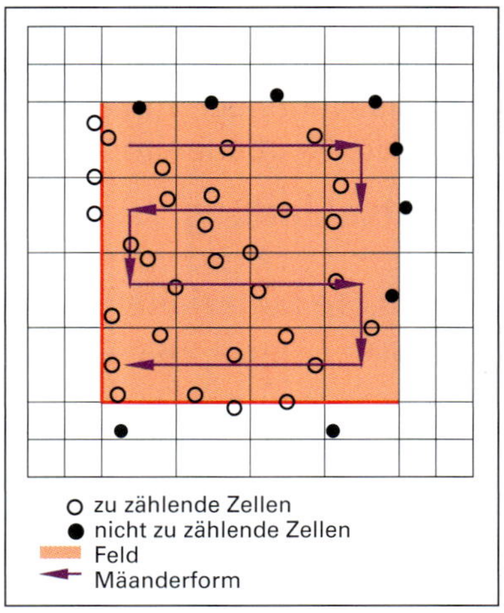

Abb. 4: Schematische Darstellung der Zellen eines Feldes für in L-Form mitgezählte Zellen

4. Berechnung des Zählkammervolumens

Den nächsten Arbeitsschritt stellt die Berechnung der Zellzahl des jeweiligen Probenmaterials dar. Dazu muss zum einen bekannt sein, wievielfach das Probenmaterial **verdünnt** wurde, und zum anderen, welches **Volumen** ausgezählt wurde. Erst dann ist es möglich, die Zellzahl auf die gängige Bezugsgröße, einen µL, umzurechnen (1 µL = 1 mm³).

Das Volumen der ausgezählten Fläche ergibt sich aus der jeweiligen Fläche multipliziert mit der Kammertiefe.

Merkmale der Neubauer-Zählkammer

Jedes der beiden Zählnetze ist in neun Felder mit einem Flächeninhalt von je 1 mm² unterteilt. Die vier äußeren Felder werden Großquadrate, das mittlere Feld wird Thomanetz genannt. Das Thomanetz ist in 16 Gruppenquadrate eingeteilt. Diese sind ihrerseits nochmals in 16 Kleinstquadrate unterteilt (s. Abb. 1).

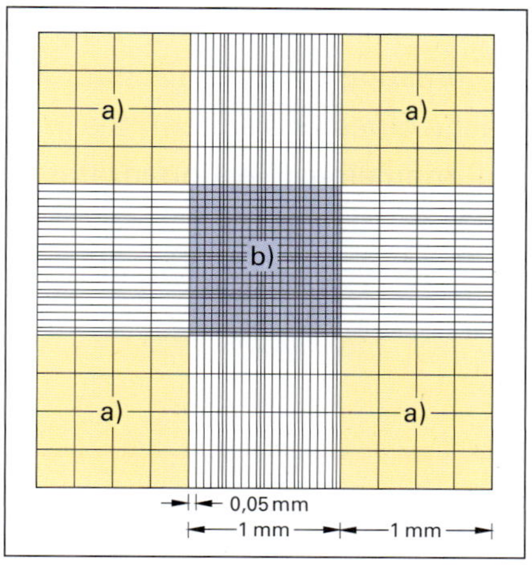

***Abb. 1:** Neubauer-Zählkammer*
a) Großquadrate
b) Thomanetz

Die Leukozyten und die zellulären Harnbestandteile werden in den vier Großquadraten gezählt.

Seitenlänge eines Großquadrates: 1 mm
Fläche eines Großquadrates: 1 mm²
Volumen eines Großquadrates: 1 mm² · 0,1 mm = 0,1 mm³
= 0,1 µL

Volumen von 4 Großquadraten: 0,1 µL · 4 = 0,4 µL

Die Erythrozyten und die Thrombozyten werden in 5 der 16 Gruppenquadraten gezählt, das heißt in insgesamt 80 Kleinstquadraten (s. Abb. 2).

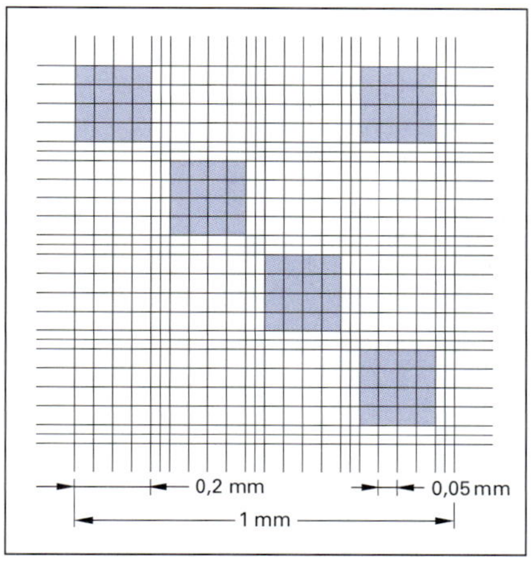

***Abb. 2:** Gruppenquadrate im Thomanetz zur Zählung der Erythrozyten und Thrombozyten (100-fache Vergrößerung)*

Seitenlänge eines Gruppenquadrates: 0,20 mm
Fläche eines Gruppenquadrates: 0,04 mm²
Volumen eines Gruppenquadrates: 0,04 mm² · 0,1 mm
= 0,004 mm³
= 0,004 µL

Volumen von 5 Gruppenquadraten: 0,004 µL · 5 = 0,02 µL

Ausgezählt wird immer die Fläche bis zur **inneren** der drei Begrenzungslinien. Die zu zählenden Gruppenquadrate zur Erythrozyten- und Thrombozytenzählung sind in Abbildung 2 farbig gekennzeichnet.

Merkmale der Neubauer-improved-Zählkammer

Im Gegensatz zur Neubauer-Zählkammer verfügt die Neubauerimproved-Zählkammer über dreifache Begrenzungslinien, die allerdings enger beieinanderliegen als bei der herkömmlichen Neubauer-Zählkammer. Das große Quadrat in der Mitte des Zählnetzes besteht dadurch aus fünf mal fünf Gruppenquadraten (s. Abb. 2).

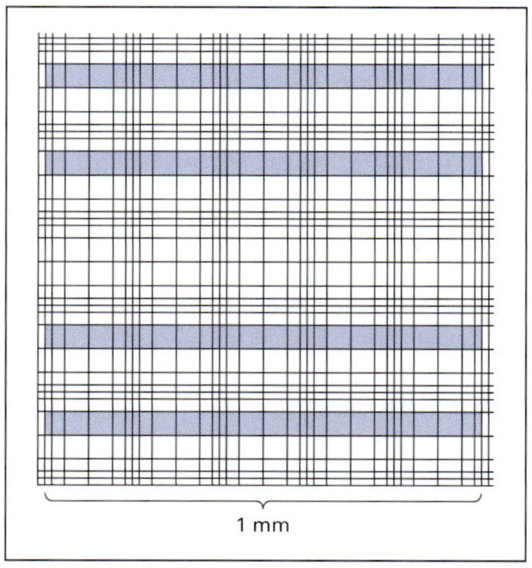

***Abb. 3:** Linien zur Zählung der Erythrozyten und Thrombozyten in der Neubauer-improved-Zählkammer (100-fache Vergrößerung)*

Zu beachten ist, dass die auszuzählende Fläche sowohl bei der Leukozytenzählung in den Großquadraten als auch bei der Zählung der Erythrozyten und Thrombozyten in den Gruppenquadraten bis zur **mittleren** der dreifachen Begrenzungslinien reicht. Nur dann ergeben sich die gleichen Volumina wie bei der herkömmlichen Neubauer-Zählkammer.

Anstatt der **5 Gruppenquadrate** mit je 16 Kleinstquadraten können auch **4 Linien** mit je 20 Kleinstquadraten ausgezählt werden (s. Abb. 3). Das Volumen ist gleich.

6

Merkmale der Fuchs-Rosenthal-Zählkammer

Sie hat ein größeres Volumen als die beiden Neubauer-Zählkammern, da der Abstand zwischen Kammerboden und Deckglas **0,2 mm** beträgt. Verwendung findet diese Zählkammer für Zellzählungen im Blut, Liquor und Harn. Dabei wird das ganze Zählnetz außen bis zur mittleren Begrenzungslinie ausgezählt (s. Abb. 1).

Seitenlänge eines Großquadrates: 1 mm
Fläche eines Großquadrates: $1\ mm^2$
Volumen eines Großquadrates: $1\ mm^2 \cdot 0{,}2\ mm = 0{,}2\ mm^3 = 0{,}2\ \mu L$

Volumen von 16 Großquadraten : 0,2 µL · 16 = 3,2 µL

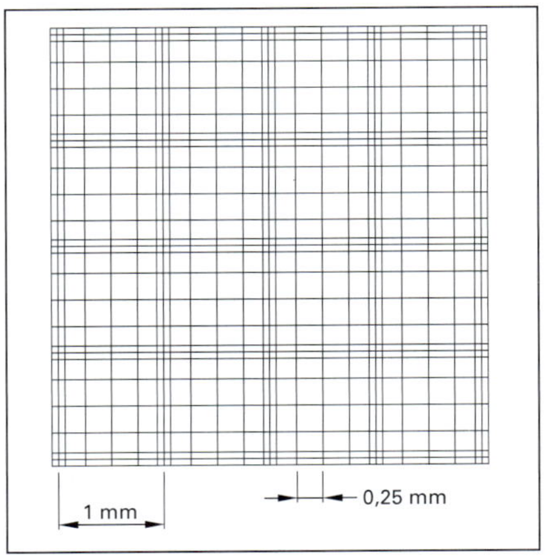

***Abb. 1:** Zählnetz der Fuchs-Rosenthal-Zählkammer (100-fache Vergrößerung)*

Fehlermöglichkeiten beim Umgang mit ...

Zählkammern	
Auswirkung	**Ursache**
Zu hohe Zellzahlen	→ Deckglas hält nicht, Abstand zu den Befestigungsstegen zu groß, keine Newton´schen Ringe sichtbar → Falsche Felder gezählt → Zellen aller vier Begrenzungslinien gezählt → Bei der herkömmlichen Neubauer-Zählkammer im Thomanetz bis zur mittleren Begrenzungslinie gezählt
Zu niedrige Zellzahlen	→ Falsche Felder gezählt → Zellen von keiner der vier Seiten mitgezählt → Bei der Neubauer-improved-Zählkammer nur bis zur inneren Begrenzungslinie gezählt
Ergebnis der Zählung unplausibel	→ Zellzahl falsch berechnet → Falsche Zählkammer verwendet

5. Berechnung der Zellzahl

Zur Berechnung der Zellzahl pro Mikroliter Blut muss neben dem Verdünnungsverhältnis das ausgezählte Volumen der Zählkammer bekannt sein; dann lassen sich die Zellzahlen auf zwei Arten berechnen:

- über einen Gesamtfaktor, der aus einem Verdünnungsfaktor und dem Volumenfaktor besteht,
- oder über eine allgemeine Formel.

Berechnung des Gesamtfaktors

Um das Verdünnungsverhältnis zu berücksichtigen, muss das Zählergebnis mit dem **Verdünnungsfaktor** multipliziert werden (siehe bei den einzelnen Zellzählungen). Er muss entsprechend der klinischen Fragestellung gewählt werden.

Der Verdünnungsfaktor ist die Zahl, mit der das Zählergebnis multipliziert werden muss, um die Zellzahl im unverdünnten Blut zu erhalten.

6

Nachstehend sind ein paar **Beispiele** aufgeführt:
Verdünnungsverhältnis 1:10 → Verdünnungsfaktor 10
Verdünnungsverhältnis 1:20 → Verdünnungsfaktor 20
Verdünnungsverhältnis 1:100 → Verdünnungsfaktor 100
Verdünnungsverhältnis 1:200 → Verdünnungsfaktor 200

Ist das ausgezählte Volumen bekannt, kann über den **Volumenfaktor** die Zellzahl bezogen auf einen Mikroliter berechnet werden.

Der Volumenfaktor ist die Zahl, mit der das Zählergebnis multipliziert werden muss, um die Zellzahl pro Mikroliter ausgezählten Volumens zu erhalten.

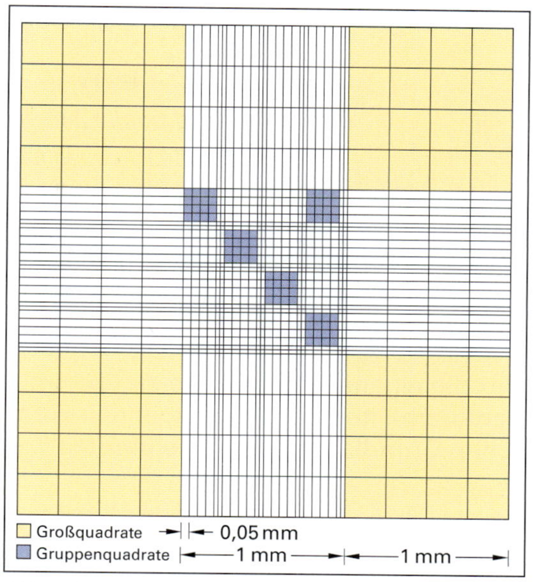

***Abb. 1:* Neubauer-Zählkammer**

Die Leukozyten werden in den vier Großquadraten, die Erythrozyten und Thrombozyten in 80 Kleinstquadraten gezählt (s. Abb. 1). Zur Umrechnung des Zählergebnisses auf 1 µL muss für den ausgezählten Zählkammerteil der Volumenfaktor berechnet werden.

Ermittlung des Volumenfaktors		
Ausgezähltes Volumen	4 Großquadrate = 0,4 µL	80 Kleinstquadrate = 0,02 µL
Berechnung des Volumenfaktors	0,4 µl · Volumenfaktor = 1 µL Volumenfaktor = 1 µL : 0,4 µL **Volumenfaktor = 2,5**	0,02 µL · Volumenfaktor = 1 µL Volumenfaktor = 1 µL : 0,02 µL **Volumenfaktor = 50**
Beispiel	Zählergebnis im unverdünnten Blut · 2,5 = Leukozyten/µL Blut	Zählergebnis im unverdünnten Blut · 50 = Erythrozyten- oder Thrombozyten/µL Blut

Der Grad der Blutverdünnung wird nach der klinischen Fragestellung gewählt. Wenn z. B. infolge einer Erkrankung oder einer therapeutischen Maßnahme wenig Zellen zu erwarten sind, wird das Blut nicht so stark verdünnt. So lässt sich jeweils das ausgezählte Volumen und das verwendete Verdünnungsverhältnis zu situationsangepassten **Gesamtfaktoren** kombinieren.

Der **Verdünnungsfaktor** multipliziert mit dem **Volumenfaktor** ergibt den **Gesamtfaktor**. Die Summe der gezählten Zellen wird mit einem **Gesamtfaktor** multipliziert, um die **Zellzahl/µL Blut** zu erhalten.

Gezählte Zellen · Gesamtfaktor = Zellen/µL Blut

Berechnung über die allgemeine Formel

Anstatt der Berechnung der Zellzahlen über den Gesamtfaktor können diese auch über eine allgemeine Formel ermittelt werden. Dazu müssen folgende Größen berücksichtigt werden:

- Anzahl der ausgezählten Zellen
- Verdünnungsfaktor des Probenmaterials
- Ausgezählte Fläche in mm^2
- Kammertiefe (Beispiele: Neubauer- und Neubauer-improved-Zählkammer 0,1 mm, Fuchs-Rosenthal-Zählkammer 0,2 mm).

Daraus leitet sich die folgende **allgemeine** Berechnungsformel ab:

$$\frac{\text{Anzahl gezählte Zellen} \cdot \text{Verdünnungsfaktor}}{\text{Ausgezählte Fläche in mm}^2 \cdot \text{Kammertiefe in mm}} = \text{Zellen / µL Blut}$$

Falls erforderlich kann diese Zahl in Giga pro Liter (G/L) oder Tera pro Liter (T/L) umgerechnet werden.

Berechnung der Abweichung

Um die eigene Arbeitsweise zu überprüfen, wird die Abweichung der Zählergebnisse aus den beiden Kammerhälften nach der folgenden Formel berechnet. Die Abweichung darf je nach Zellart und gesetzlichen Grundlagen einen bestimmten Prozentsatz (z. B. 10 %) nicht überschreiten.

$$\frac{\text{Höhere Summe} - \text{niedrigere Summe}}{\text{Mittelwert aus beiden Zählungen}} \cdot 100 = \text{Abweichung in \%}$$

Rechenbeispiele folgen bei den jeweiligen Zellzählungen.

6.4.1 Leukozytenzählung

Die Leukozyten, die verschiedenen Arten von weißen Blutkörperchen, sind auf Grund ihrer vielfältigen Eigenschaften in der Lage, unterschiedlichste Aufgaben im Körper zu erfüllen. Sie wehren u. a. körperfremde Substanzen ab oder beseitigen zugrunde gegangenes Gewebe. Ein Teil von ihnen ist beweglich und gelangt in alle Körpergewebe. Diese Zellen sind in der Lage, evtl. eingedrungene Fremdstoffe (Bakterien, Gifte) durch Umfließen in sich einzuschließen (**Phagozytose**) und zu vernichten. Die Leukozytenzahl wird bestimmt, wenn der Verdacht auf einen entzündlichen Prozess oder eine Infektion besteht. Da die Leukozyten im Knochenmark und in den lymphatischen Organen, der Milz und den Lymphknoten, gebildet werden, bestimmt man ihre Zahl auch, wenn eine Knochenmarksschädigung vermutet wird, z. B. zur Kontrolle bei Röntgenbestrahlung oder Zytostatikatherapie.

Referenzbereich für Erwachsene: 4000 bis 10 000/µL = 4,0 bis 10,0 G/L

Abweichung vom Referenzbereich	Vorkommen
Erhöhte Leukozytenwerte (Leukozytose)	→ Physiologisch, z. B. bei Nahrungsaufnahme, Wärmeeinwirkung, schwerer Muskelarbeit, Schwangerschaft → Pathologisch, z. B. bei Entzündungen, bakteriellen Infekten, Leukämien
Erniedrigte Leukozytenwerte (Leukopenie)	→ Bei Schädigung des Knochenmarks durch Röntgenstrahlen, zellwachstumshemmende Mittel (Zytostatika) und bestimmte Medikamente, z. B. Schmerzmittel → Bei Störung der Blutbildung → Bei Virusinfektionen → Bei Typhus

6

Prinzip

Die Leukozytenzählung erfolgt nach der Verdünnung des Blutes in Einmalartikeln. Die dabei verwendete Verdünnungslösung (**Türksche Lösung** oder **3%ige Essigsäure**) hat die Aufgabe, die Gerinnung des Blutes zu verhindern und die Erythrozyten zu zerstören (hämolysieren), damit die Leukozyten überhaupt gezählt werden können. Der in der Türkschen Lösung enthaltene Farbstoff Gentianaviolett macht die Leukozyten außerdem besser sichtbar. Anschließend werden die Leukozyten in der Neubauer-improved-Zählkammer oder in der Neubauer-Zählkammer mithilfe des Mikroskops ausgezählt.

Anschließend wird die Durchführung der Leukozytenzählung mit vorpipettierten Einmalartikeln beschrieben.

Arbeitsanleitung für die Leukozytenzählung

Benötigte Materialien (s. Abb. 1)

① Probenmaterial (Kapillar- oder EDTA-Blut)

② Einmalartikel zur Blutverdünnung, z. B. Leukotic:
   a) 20 µL End-to-End-Kapillare
   b) Reaktionsgefäß mit 380 µL vorpipettierter Verdünnungslösung
   c) Füllkapillare

③ Zählkammer

④ Tupfer

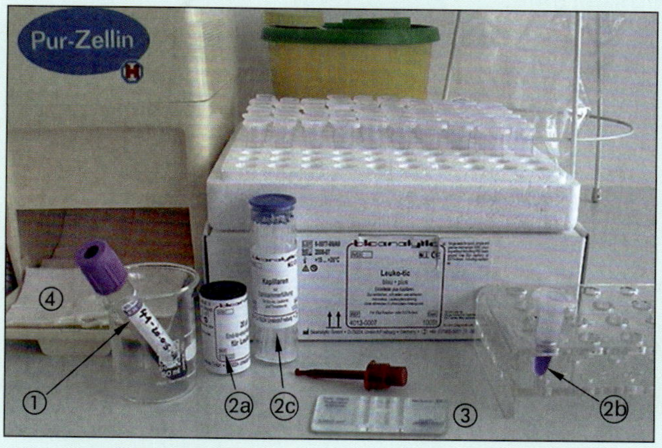

Abb. 1: Benötigte Materialien

Durchführung

- ▢ Reaktionsgefäß mit dem Patientennamen beschriften.
- ▢ Kapillarblut entnehmen oder EDTA-Blut sorgfältig mischen.
- ▢ 20 µL End-to-End-Kapillare vollständig luftblasenfrei mit Blut füllen (s. Abb. 2).
- ▢ Außen anhaftende Blutreste vorsichtig mit einem Tupfer entfernen, ohne Blut aus der Kapillare zu ziehen (s. Abb. 3).
- ▢ Gefüllte End-to-End-Kapillare in das Reaktionsgefäß geben und kräftig schütteln = Verdünnung 1:20 (s. Abb. 4).
- ▢ Reaktionsgefäß bis zur vollständigen Hämolyse der Erythrozyten mindestens 30 Sekunden stehen lassen.
- ▢ Zählkammer vorbereiten
- ▢ Reaktionsgefäß vor der Beschickung der Zählkammer nochmals gut mischen.
- ▢ Füllkapillare halbvoll füllen, oberes Ende mit dem Finger verschließen.
- ▢ Füllkapillare an die vorbereitete Zählkammer heranführen und die Zählkammer füllen (s. Abb. 5).

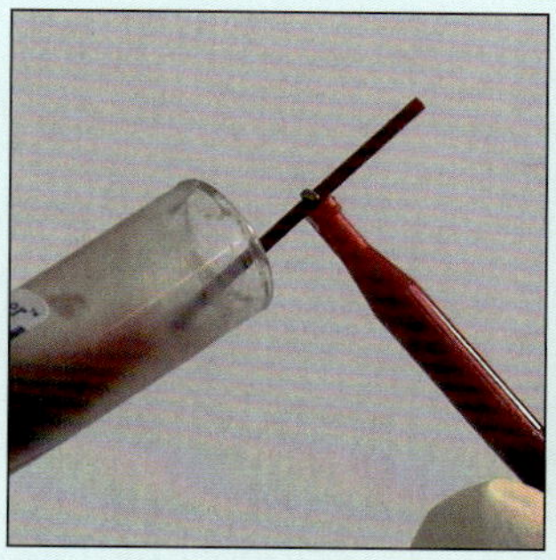
Abb. 2: Kapillare füllen

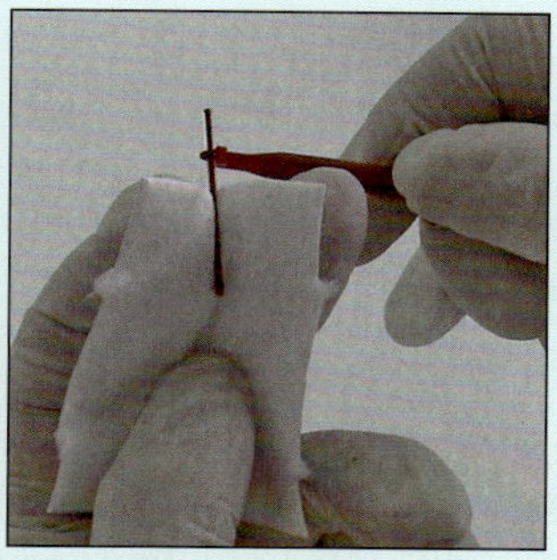
Abb. 3: Blutreste entfernen

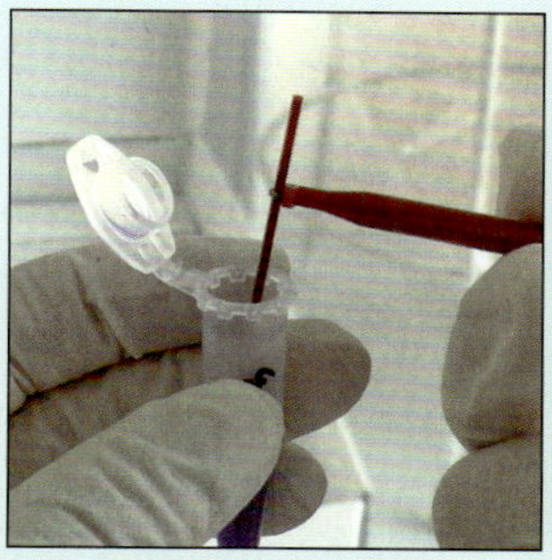
Abb. 4: Kapillare in Reaktionsgefäß geben

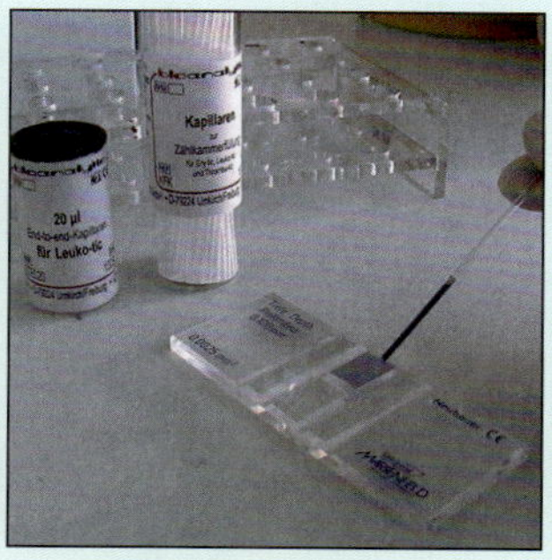
Abb. 5: Zählkammer füllen

Mikroskopische Zählung

- ▢ Kondensor abblenden oder nach unten stellen.
- ▢ Zählkammer auf dem Kreuztisch einspannen und mit dem Objektiv 10:1 die Präparatebene suchen.
- ▢ Vier Großquadrate (s. Abb. 1, S. 175) auf beiden Kammerseiten mäanderförmig in L-Form auszählen.
- ▢ Summe jeder Kammerseite notieren.
- ▢ Bei Abweichungen von weniger als 10 % den Mittelwert bilden.

Berechnung der Leukozytenzahl

Rechenbeispiel

Blutverdünnung: 1:20
Ausgezählte Fläche: 4 mm^2
Kammertiefe: 0,1 mm

Auf der einen Kammerseite wurde folgende Anzahl Zellen gezählt:

1. Großquadrat: 45 Leukozyten
2. Großquadrat: 51 Leukozyten
3. Großquadrat: 47 Leukozyten
4. Großquadrat: 44 Leukozyten (s. Abb. 1)

Summe: 187 Leukozyten

Die Zählung der anderen Kammerseite ergab 180 Zellen.

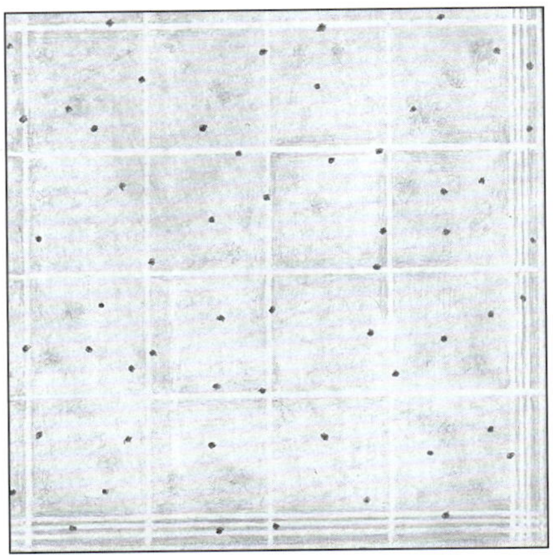

Abb. 1: Großquadrat mit Leukozyten (100-fache Vergrößerung)

Mittelwert aus 180 und 187 = 184

$\frac{187 - 180}{184} \cdot 100 = 3{,}8\ \%$ Abweichung

Die Abweichung beträgt weniger als 10 %. Die Zählung darf zur Berechnung verwendet werden.

Berechnung:

- Durch Multiplikation mit dem Gesamtfaktor: 184 · 50 = 9200 Leukozyten / µL Blut ≙ 9,2 G / L
- Über die allgemeine Formel: $\frac{184 \cdot 20}{4\ mm^2 \cdot 0{,}1\ mm}$ = 9200 Leukozyten / µL Blut ≙ 9,2 G/L

Hinweis

Bei einer Leukozytenzahl unter 3500 / µL werden in den vier Großquadraten weniger als 70 Zellen gezählt. Deshalb muss das Blut abweichend von den vorpipettierten Einmalartikeln manuell 1:10 verdünnt werden. Bei Leukozytenzahlen unter 2000 / µL können zusätzlich anstatt nur vier alle neun Quadrate ausgezählt werden, um die Arbeitsgenauigkeit zu erhöhen.

Werden in den vier Großquadraten insgesamt 400 Leukozyten und mehr gezählt, muss das Blut stärker verdünnt werden, z. B. 1:100.

Die Ermittlung der Leukozytenzahl über den **Gesamtfaktor** oder die **allgemeine Formel** bei diesen unterschiedlichen, der klinischen Fragestellung angepassten Blutverdünnungen, ist nachfolgender Tabelle zu entnehmen.

Leukozyten-zahl	Ge-samt-faktor	Ausge-zähltes Volu-men	Volu-men-faktor	Verdünnungs-lösungs-/Blut-menge	Verdün-nungs-verhält-nis	Ver-dün-nungs-faktor	Allgemeine Formel
4000-10000 / µL	50	0,4 µL	2,5	380 µL / 20 µL oder 950 µL / 50 µL	1:20	20	$\frac{\text{Gezählte Leukozyten} \cdot 20}{4\ mm^2 \cdot 0{,}1\ mm}$
< 3500 / µL	25	0,4 µL	2,5	450 µL / 50 µL	1:10	10	$\frac{\text{Gezählte Leukozyten} \cdot 10}{4\ mm^2 \cdot 0{,}1\ mm}$
< 2000 / µL	12,5	0,4 µL	2,5	400 µL / 100 µL	1:5	5	$\frac{\text{Gezählte Leukozyten} \cdot 5}{4\ mm^2 \cdot 0{,}1\ mm}$
< 2000 / µL	11,1	0,9 µL	1,1	450 µL / 50 µL	1:10	10	$\frac{\text{Gezählte Leukozyten} \cdot 10}{9\ mm^2 \cdot 0{,}1\ mm}$
> 20000 / µL	250	0,4 µL	2,5	1980 µL / 20 µL oder 990 µL / 10 µL	1:100	100	$\frac{\text{Gezählte Leukozyten} \cdot 100}{4\ mm^2 \cdot 0{,}1\ mm}$

6.4.2 Thrombozytenzählung

Die Thrombozyten oder Blutplättchen entstehen im Knochenmark aus den Knochenmarksriesenzellen (Megakaryozyten). Sie schnüren sich aus dem Plasma der Megakaryozyten ab und sind sehr vielgestaltig geformt (Spindeln und Scheibchen). Thrombozyten haben einen Durchmesser von 2 bis 4 µm und eine Dicke von ca. 0,6 µm. Sie werden u.a. in der Milz abgebaut, und ein Teil von ihnen wird hier auch gespeichert. Sie wirken maßgeblich an der Blutgerinnung und der Gewebereparatur nach Gefäßverletzungen mit. Die Thrombozytenzahl wird bestimmt, wenn unklare Blutungen, Blutungsneigung oder ein Verdacht auf eine Knochenmarkserkrankung vorliegt. Durch ihre kurze Lebenszeit von ca. 10 Tagen eignet sich die Bestimmung auch zur Überwachung einer Bestrahlungstherapie oder einer Behandlung mit Krebs hemmenden Mitteln (Zytostatikatherapie).

Referenzbereich für Erwachsene: 150000 bis 400000/µL = 150 bis 400 G/L

Abweichung vom Referenzbereich	Vorkommen
Erhöhte Thrombozytenwerte (Thrombozytose)	→ Nach Operationen, großen Blutverlusten, Milzentfernung oder bei Polyzythämie
Erniedrigte Thrombozytenwerte (Thrombopenie)	→ Bei Schädigung des Knochenmarks durch Röntgenstrahlen, zellwachstumshemmende Mittel (Zytostatika) und sonstige Medikamente → Bei angeborenen oder erworbenen Thrombopenien (z.B. Morbus Werlhof) mit verkürzter Lebensdauer oder gesteigertem Abbau der Thrombozyten

Prinzip

Die Thrombozyten werden nach der Verdünnung des Blutes in Einmalartikeln in der Neubauer-improved-Zählkammer oder in der Neubauer-Zählkammer mikroskopisch ausgezählt. Die dabei verwendete Verdünnungslösung (Novocainlösung, Plaxan oder Thrombopur) hat die Aufgabe, die Gerinnung zu verhindern, den Thrombozyten eine kugelförmige Gestalt zu geben und die Erythrozyten zu hämolysieren.

Hinweis

Als Probenmaterial ist ungerinnbar gemachtes Venenblut dem Kapillarblut vorzuziehen, da es bei der Kapillarblutentnahme schnell zur Aggregation der Thrombozyten kommen kann. Bei manchen Blutproben tritt dieser Effekt auch bei der Verwendung von EDTA auf. Dieses sogenannte EDTA-Phänomen, zeigt sich in unplausiblen, zu niedrigen Thrombozytenzahlen (Pseudothrombopenie). Solche Blutproben müssen mit Citrat ungerinnbar gemacht werden, und die Zählung muss wiederholt werden. Generell sollte das EDTA-Blut bei +2 °C bis +8 °C aufbewahrt und innerhalb von vier Stunden nach der Entnahme verwendet werden.

Arbeitsanleitung für die Thrombozytenzählung

Benötigte Materialien

1. Probenmaterial (Kapillar- oder EDTA-Blut oder frisches, noch warmes Citratblut)
2. Zählkammer

Abb. 1 zeigt:

3. 10 µL End-to-End-Volumenkapillare ①
4. Kammerfüllkapillaren ②
5. Reaktionsgefäße mit 990 µL vorpipettierter Verdünnungslösung ③

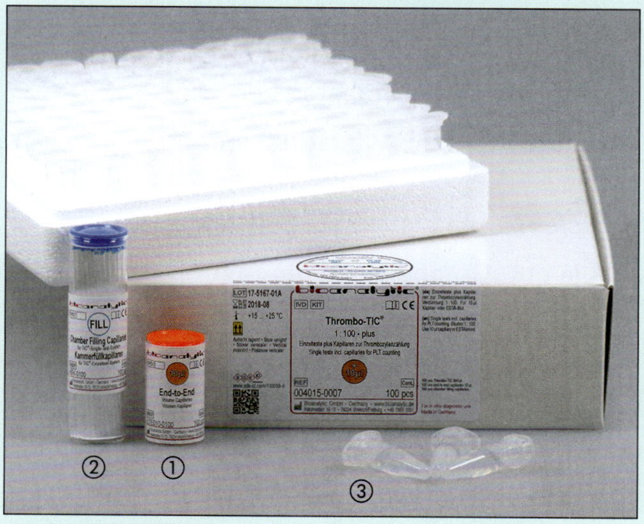

Abb. 1: Benötigte Materialien

6

Durchführung

- ☐ Reaktionsgefäß mit dem Patientennamen beschriften.
- ☐ Kapillarblut entnehmen oder EDTA- bzw. Citratblut sorgfältig mischen.
- ☐ 10 µL End-to-End-Kapillare vollständig luftblasenfrei mit Blut füllen (s. Abb. 1).
- ☐ Außen anhaftende Blutreste vorsichtig mit einem Tupfer entfernen, ohne Blut aus der Kapillare zu ziehen (s. Abb. 2).

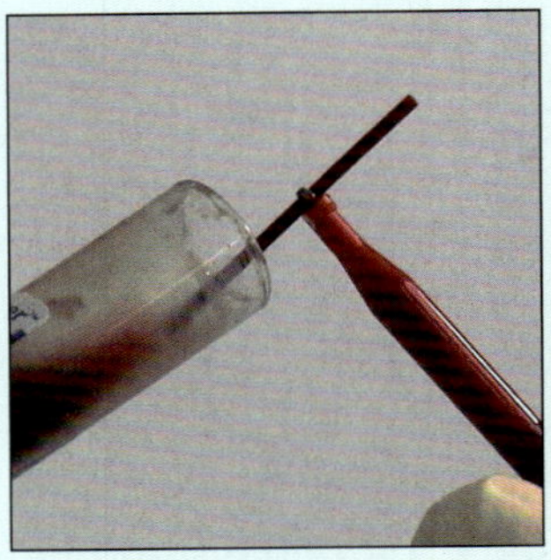

***Abb. 1:** Kapillare füllen*

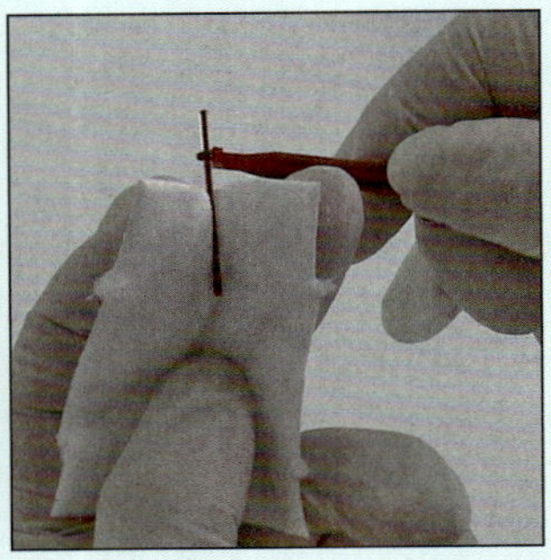

***Abb. 2:** Blutreste entfernen*

- ☐ Gefüllte Kapillare in das Reaktionsgefäß geben. Gefäß verschließen und kräftig schütteln (Verdünnung 1:100).
- ☐ Mindestens 5 Minuten warten, bis die Hämolyse der Erythrozyten abgeschlossen ist.

> **!** *Um zu vermeiden, dass Staubpartikel mitgezählt werden, vorbereitete Zählkammer bei 400-facher Vergrößerung (40:1 Objektiv) auf Staubpartikel untersuchen, gegebenenfalls Zählkammer nochmals gründlich reinigen.*

- ☐ Zählkammer vorbereiten.
- ☐ Reaktionsgefäß vor dem Befüllen der Zählkammer nochmals gut mischen.
- ☐ Füllkapillare halbvoll füllen und oberes Ende mit dem Finger verschließen.
- ☐ Füllkapillare an die vorbereitete Zählkammer heranführen und das verdünnte Probenmaterial vorsichtig in die Kammer fließen lassen (s. Abb. 3).

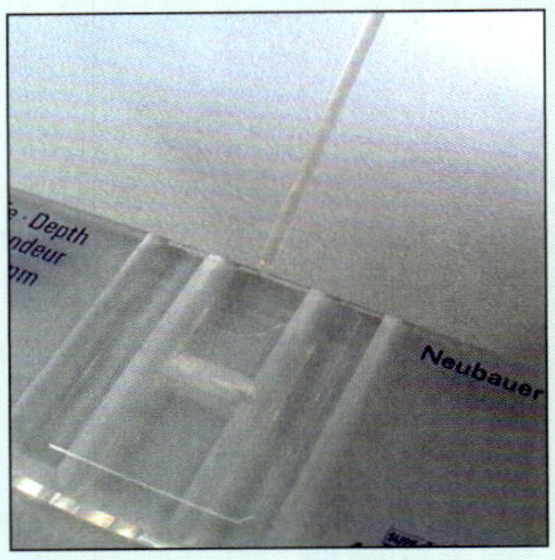

***Abb. 3:** Zählkammer füllen*

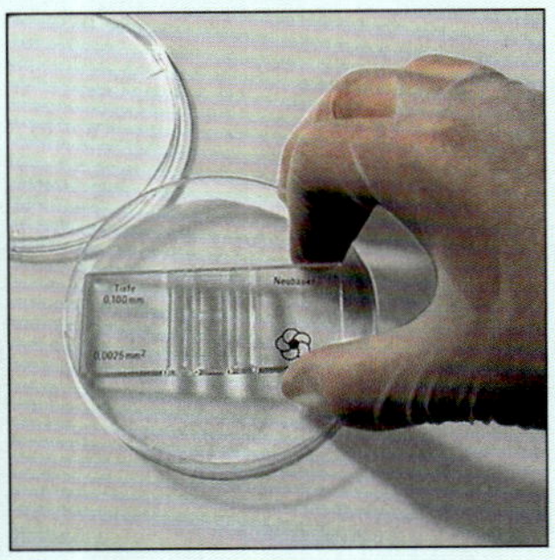

***Abb. 4:** Zählkammer in feuchte Kammer legen*

Abweichend von sonstigen Zellzählungen muss man die Zählkammer zur Sedimentation der Thrombozyten stehen lassen. Um eine Austrocknung des Präparates zu verhindern, legt man die gefüllte Zählkammer für 10 bis 20 Minuten waagrecht in eine „feuchte Kammer" (s. Abb. 4). Eine feuchte Kammer ist eine Petrischale, in die ein mit destilliertem Wasser angefeuchtetes Fließpapier gelegt wird.

Mikroskopische Zählung

- ☐ Kondensor abblenden oder nach unten stellen.
- ☐ Zählkammer auf dem Kreuztisch einspannen und mit dem Objektiv 10:1 die Präparatebene suchen.
- ☐ Objektiv 40:1 (= 400-fache Vergrößerung) einstellen und den Kontrast mit der Kondensorblende nachregeln.
- ☐ Erstes Gruppenquadrat in die Mitte stellen (s. Abb. 5)
- ☐ Alle 16 Gruppenquadrate mit je 16 Kleinstquadraten (= 1 mm^2) oder in der Neubauer-improved-Zählkammer alle 25 Gruppenquadrate mit jeweils 16 Kleinstquadraten in beiden Kammerseiten mäanderförmig in L-Form auszählen.
- ☐ Summe jeder Kammerseite notieren.
- ☐ Bei Abweichungen von weniger als 10 % den Mittelwert bilden.

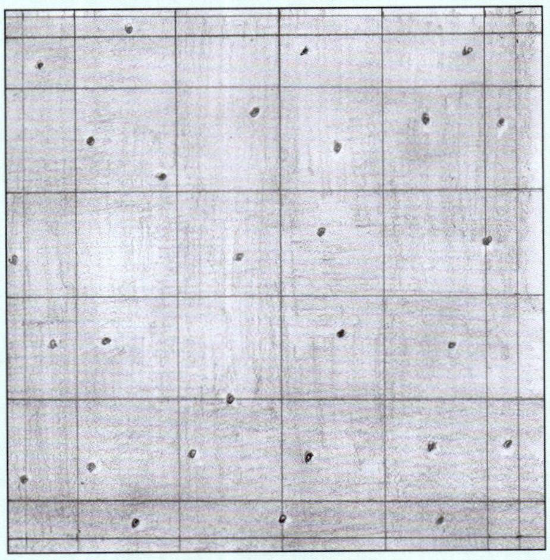

***Abb. 5:** Gruppenquadrat der Neubauer-Zählkammer mit Thrombozyten (400-fache Vergrößerung)*

Berechnung der Thrombozytenzahl

Rechenbeispiel

Ausgezählte Fläche: 1 mm^2
Kammertiefe: 0,1 mm
Blutverdünnung: bei Kapillar- oder EDTA-Blut 1:100 → Gesamtfaktor 1000
bei Citrat-Blut 9:10 → Gesamtfaktor = 1111

Die Zählung ergab auf der einen Kammerseite 376 Zellen, auf der anderen 368 Zellen.

Mittelwert: 372

Abweichung: $\frac{376 - 368}{372} \cdot 100 = 2\ \%$

Die Abweichung beträgt weniger als 10 %. Die Zählung darf zur Berechnung verwendet werden.

- Durch Multiplikation mit dem Gesamtfaktor: 372 · 1000 = 372 000 Thrombozyten = 372 G/L
- Über die allgemeine Formel: $\frac{372 \cdot 100}{1\ mm^2 \cdot 0,1\ mm} = 372\,000$ Thrombozyten = 372 G/L

6.4.3 Erythrozytenzählung

Die Erythrozyten, die roten Blutkörperchen, werden im Knochenmark gebildet. Über mehrere Teilungs- und Reifungsstufen gelangen sie als kernlose bikonkave Scheibchen mit einem Durchmesser von ca. 7,2 µm ins Blut. Sie haben eine Lebensdauer von ca. 120 Tagen, dienen dem Transport von Sauerstoff und Kohlendioxid und werden in der Milz sowie der Leber abgebaut. Ihre rote Farbe haben sie von ihrem hohen Hämoglobingehalt.

Die Erythrozytenzahl wird bei Verdacht auf Anämien bestimmt und dient in der Kombination mit dem Hämatokrit- und dem Hämoglobinwert zur genaueren Unterscheidung von verschiedenen Anämiearten. Anhand dieser Werte können die Erythrozytenmerkmale MCH (Hämoglobingehalt des Einzelerythrozyten), MCV (Erythozytenvolumen) und MCHC (Hämoglobingehalt in einem bestimmten Erythrozytenvolumen) berechnet werden.

Referenzbereiche für Männer: 4,50 bis 5,50 Mio/µL = 4,50 bis 5,50 T/L
für Frauen: 4,00 bis 5,00 Mio/µL = 4,00 bis 5,00 T/L

Abweichung von Referenzbereichen (siehe S. 171):

Prinzip

Die Erythrozyten können ebenso wie die anderen Blutzellen nach Verdünnung des Blutes in Einmalartikeln in der Neubauer-improved-Zählkammer oder in der Neubauer-Zählkammer mikroskopisch ausgezählt werden. Die verwendete Verdünnungslösung (Hayemsche Lösung) ist eine **isotone Lösung** mit dem gleichen osmotischen Druck wie das Blut. Sie verhindert die Gerinnung, bewirkt ansonsten lediglich eine Verdünnung des Blutes. Die Thrombozyten und Leukozyten werden dadurch nicht zerstört.

Anschließend wird die Durchführung der Erythrozytenzählung mit vorpipettierten Einmalartikeln beschrieben.

Arbeitsanleitung für die Erythrozytenzählung

Benötigte Materialien (s. Abb. 1)

① Probenmaterial (Kapillar- oder EDTA-Blut)
② Einmalartikel zur Blutverdünnung, z. B. Erytic:
  a) 5 µL End-to-End-Kapillare
  b) Reaktionsgefäß mit 995 µL vorpipettierter Verdünnungslösung
  c) Füllkapillare
③ Zählkammer
④ Tupfer

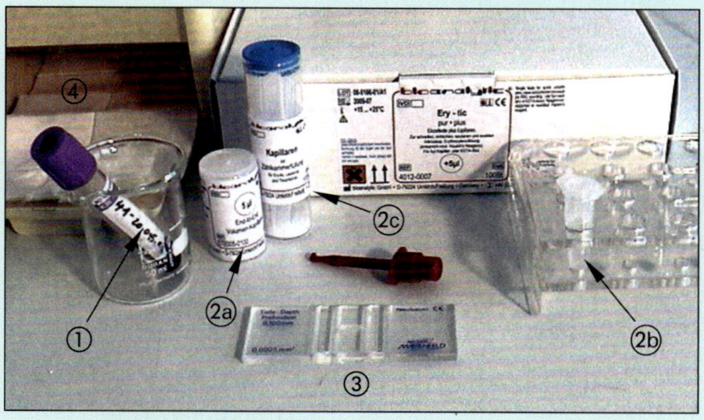

Abb. 1: Benötigte Materialien

Durchführung

- ▢ Reaktionsgefäß mit dem Patientennamen beschriften.
- ▢ Kapillarblut entnehmen oder EDTA-Blut sorgfältig mischen.
- ▢ 5 µL End-to-End-Kapillare vollständig luftblasenfrei mit Blut füllen (s. Abb. 1).
- ▢ Außen anhaftende Blutreste vorsichtig mit einem Tupfer entfernen, ohne Blut aus der Kapillare zu ziehen.
- ▢ Gefüllte End-to-End-Kapillare in das Reaktionsgefäß geben und kräftig schütteln = Verdünnung 1:200 (s. Abb. 2).
- ▢ Zählkammer vorbereiten.
- ▢ Reaktionsgefäß vor der Beschickung der Zählkammer nochmals gut mischen.
- ▢ Füllkapillare halbvoll füllen, oberes Ende mit dem Finger verschließen.
- ▢ Füllkapillare an die vorbereitete Zählkammer heranführen und die Zählkammer füllen (s. Abb. 3).
- ▢ Erythrozyten ca. 3 Minuten sedimentieren lassen.

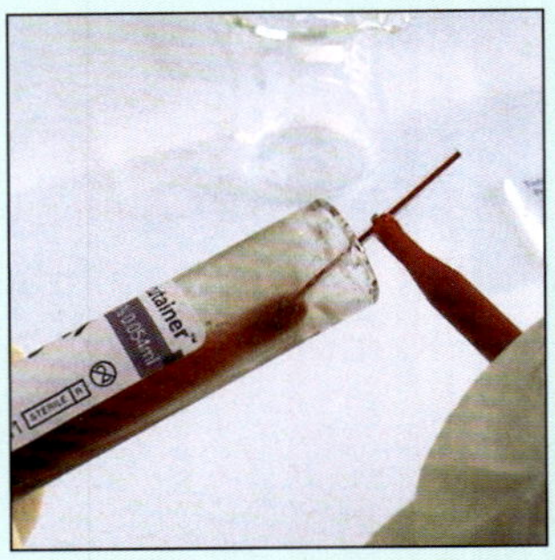

Abb. 1: Kapillare füllen

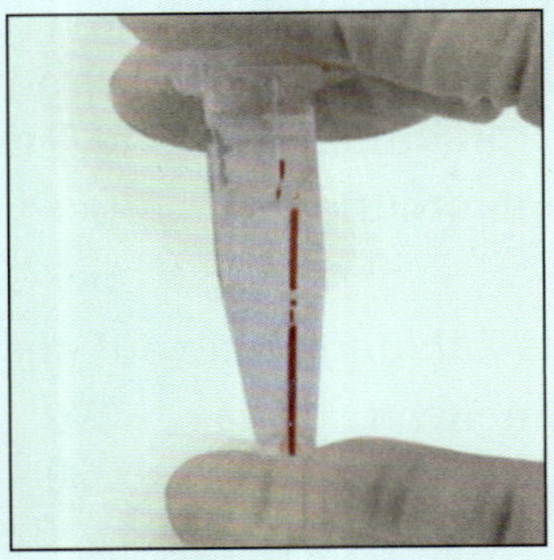

Abb. 2: Kapillare in Reaktionsgefäß geben

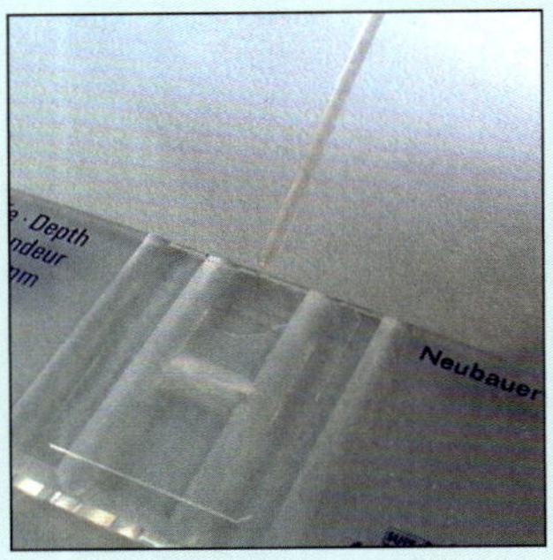

Abb. 3: Zählkammer füllen

Mikroskopische Zählung

- ▢ Kondensor abblenden oder nach unten stellen.
- ▢ Zählkammer auf dem Kreuztisch einspannen und mit dem Objektiv 10:1 die Präparatebene suchen.
- ▢ Objektiv 40:1 (400-fache Vergrößerung) einstellen. Kontrast an der Kondensorblende nachregeln. Erstes Gruppenquadrat in die Mitte stellen. (s. Abb. 4).
- ▢ 5 Gruppenquadrate mit je 20 Kleinstquadraten oder 4 Linien mit je 20 Kleinstquadraten in beiden Kammerseiten mäanderförmig in L-Form auszählen.
- ▢ Summe jeder Kammerseite notieren.
- ▢ Bei Abweichungen von weniger als 10 % den Mittelwert bilden.

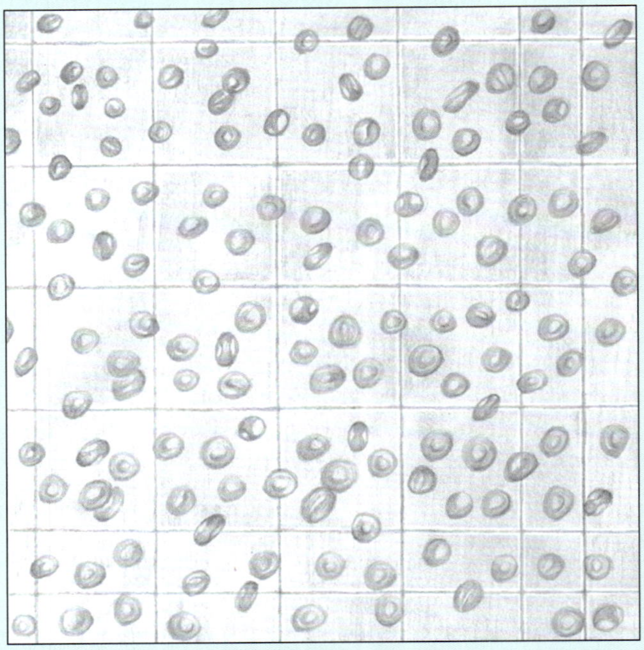

Abb. 4: Gruppenquadrat mit Erythrozyten (400-fache Vergrößerung)

6

Berechnung der Erythrozytenzahl

Rechenbeispiel

Blutverdünnung:	1:200
Ausgezählte Fläche:	0,2 mm^2
Kammertiefe:	0,1 mm
Mittelwert aus zwei Kammerseiten:	451 Erythrozyten

- Durch Multiplikation mit dem Gesamtfaktor: $451 \cdot 10000 = 4{,}51$ Mio /µL Blut ≙ 4,51 T / L
- Über die allgemeine Formel: $\frac{451 \cdot 200}{0{,}2\ mm^2 \cdot 0{,}1\ mm} = 4{,}51$ Mio / µL Blut ≙ 4,51 T / L

Hinweis

Bei einer Erythrozytenzahl unter 4,00 Mio / µL werden in den 80 Kleinstquadraten weniger als 400 Zellen gezählt. Deshalb muss das Blut manuell 1:100 verdünnt werden.

Die Ermittlung der Erythrozytenzahl über den **Gesamtfaktor** oder die **allgemeine Formel** bei dieser anderen, der klinischen Fragestellung angepassten Blutverdünnung ist nachfolgenderTabelle zu entnehmen.

Hinweis zur Qualitätssicherung
So häufig wie möglich sollten bei unplausiblen Resultaten Doppelbestimmungen, das heißt zwei Verdünnungen, hergestellt werden.

Interne Qualitätssicherung
Zur internen Qualitätskontrolle sollte ab und zu eine Patientenprobe in ein externes Labor geschickt und die Resultate mit den eigenen Messwerten verglichen werden.

Externe Qualitätssicherung
Zählkammerzählungen unterliegen nicht der Richtlinie zur Qualitätssicherung.

Erythrozytenzahl	Gesamtfaktor	Ausgezähltes Volumen	Volumenfaktor	Verdünnungslösungs-/Blutmenge	Verdünnungsverhältnis	Verdünnungsfaktor	Allgemeine Formel
4,00 - 5,50 Mio / µL	10000	0,02 µL	50	1950 µL / 10 µL oder 995 µL / 5 µL	1:200	200	$\frac{\text{Gezählte Erythrozyten} \cdot 200}{0{,}2\ mm^2 \cdot 0{,}1\ mm}$
< 4,00 Mio/ µL	5000	0,02 µL	50	1980 µL / 20 µL	1:100	100	$\frac{\text{Gezählte Erythrozyten} \cdot 100}{0{,}2\ mm^2 \cdot 0{,}1\ mm}$

Fehlermöglichkeiten bei …

Zellzählungen

Auswirkung	Ursache
Zu hohe Zellzahlen	→ Hauptsächlich feste Bestandteile aus schlecht gemischtem EDTA-Blut oder zuviel Blut aufgezogen → An der Außenseite der Pipettenspitze oder Kapillare anhaftende Blutreste nicht entfernt → Keine Newton'schen Ringe (Abstand zum Deckglas > 0,1 mm)
Zu niedrige Zellzahlen	→ Unkorrekte Kapillarblutentnahme (Gewebsflüssigkeit durch Drücken der Fingerbeere) → Hauptsächlich Plasma aus schlecht gemischtem EDTA-Blut aufgezogen → Zu wenig Blut oder nicht luftblasenfrei aufgezogen → Verdünnte Probe nicht ausreichend gemischt → Überfüllte Zählkammer → Zu kurze Sedimentationszeit
Unplausible Werte	→ Falsche Kapillare oder falsch eingestelltes Volumen bei der Eppendorfpipette → Falsche Felder gezählt oder Berechnungsfehler → Uneinheitliche Verteilung der Zellen im Zählnetz (Probe zu wenig gemischt)
Keine Werte	→ Falsche Verdünnungslösung zur Erythrozytenzählung (Erythrozyten hämolysiert)

6.5 Berechnung der Erythrozytenmerkmale bzw. -indizes

Liegen die Hämoglobinkonzentration, der Hämatokritwert und die Erythrozytenzahl unterhalb des Referenzbereichs spricht man von einer Anämie (Blutarmut). Um festzustellen, um welche Art von Anämie es sich handelt, werden die **Erythrozytenmerkmale** oder **Erythrozytenindizes** MCH, MCV und MCHC aus den oben genannten Werten berechnet. Anhand dieser Werte ist es möglich, die Anämien nach dem **Farbstoffgehalt** und nach der **Größe der Erythrozyten** zu unterteilen. Außerdem können Anämien nach ihrer **Krankheitsursache** unterschieden werden (z. B. Eisenmangel).

Aufbewahrung des EDTA-Blutes für die Bestimmung der Hämoglobinkonzentration, des Hämatokritwertes sowie der Erythrozytenzahl:

Zur Berechnung

- *des MCHC-Wertes < 7 Stunden*
- *des MCV-Wertes < 12 Stunden*
- *des MCH-Wertes < 3 Tage*

6.5.1 MCH

Der MCH-Wert, abgeleitet vom englischen „mean corpuscular hemoglobin", wird als mittlerer korpuskulärer Hämoglobingehalt des einzelnen Erythrozyten bezeichnet. Früher wurde er Hb_E, d. h. Hb-Gehalt pro Erythrozyt, oder Färbeindex genannt.

Der MCH-Wert gibt den mittleren, absoluten Hämoglobingehalt bezogen auf den einzelnen Erythrozyten in Pikogramm (pg) oder Femtomol (fmol) an.

Der MCH-Wert wird aus der Hämoglobinkonzentration (in g/dL oder in mmol/L) und der Erythrozytenzahl nach folgenden Formeln berechnet.

$$\text{MCH (pg/Erythrozyt)} = \frac{\text{Hb (g/dL)} \cdot 10}{\text{Erythrozytenzahl (Mio/µL)}}$$

$$\text{MCH (fmol/ Erythrozyt)} = \frac{\text{Hb (mmol/L)}}{\text{Erythrozytenzahl (Mio/µL)}}$$

Referenzbereiche für Erwachsene: 27,0 bis 33,0 pg / Erythrozyt = 1,67 bis 2,04 fmol / Erythrozyt

Der Referenzbereich wird als **normochrom** bezeichnet, d. h. die einzelnen Erythrozyten weisen einen normalen Hämoglobingehalt auf. Trotzdem kann eine Anämie vorliegen, beispielsweise wenn die Erythrozytenzahl und die Hämoglobinkonzentration durch einen akuten Blutverlust bei einem vorher gesunden Patienten gleichmäßig vermindert sind. Erythrozyten mit einem verminderten Hämoglobingehalt werden als **hypochrom**, Erythrozyten mit einem erhöhten Hämoglobingehalt als **hyperchrom** bezeichnet.

6

Abweichung vom Referenzbereich	Vorkommen
MCH im Referenzbereich (normochrom)	→ Bei normochromer Anämie, z. B. durch akuten Blutverlust → Bei hämolytischer Anämie durch vermehrten Blutabbau (z. B. Kugelzellen-anämie) → Bei aplastischer Anämie (einer Störung der Blutbildung im Knochenmark)
MCH erniedrigt (hypochrom)	→ Bei hypochromer Anämie z. B. durch: – Eisenmangel – Störung der Blutbildung bei der Thalassämie (Mittelmeeranämie) – chronische Blutungen oder Tumore
MCH erhöht (hyperchrom)	→ Bei hyperchromer Anämie, z. B. durch: – Vitamin B_{12}-Mangel – schwere Lebererkrankungen

6.5.2 MCV

MCV (**m**ean **c**ell **v**olume), das mittlere Zellvolumen, ermöglicht die Einschätzung der Größe des Erythrozyten. Das Erythrozytenvolumen ist von größerer Bedeutung als der MCH, da die Anämien meist nach der Größe der Erythrozyten eingeteilt werden.

Der MCV-Wert gibt die durchschnittliche Größe bzw. das Volumen des einzelnen Erythrozyten in Femtoliter (fL) bzw. Mikrokubikmeter (µm³) an.

Der MCV-Wert wird aus dem Hämatokritwert (in % oder in L/L) und der Erythrozytenzahl nach folgenden Formeln berechnet:

$$\text{MCV } (\mu m^3 \triangleq \text{fL}) = \frac{\text{Hämatokrit (\%)} \cdot 10}{\text{Erythrozytenzahl (Mio/}\mu\text{L)}} \text{ oder } \frac{\text{Hämatokrit (L/L)} \cdot 1000}{\text{Erythrozytenzahl (Mio/}\mu\text{L)}}$$

Referenzbereiche für Erwachsene: 80 bis 96 µm³ ≙ 80 bis 96 fL

Erythrozyten mit einem normalen Volumen werden als **Normozyten**, vergrößerte Erythrozyten als **Makrozyten** und sehr kleine Erythrozyten als **Mikrozyten** bezeichnet. Bei ausgeprägten Anämien können sowohl sehr kleine als auch vergrößerte Erythrozyten gleichzeitig vorkommen. Der MCV-Wert ist dann trotz einer Anämie im Referenzbereich.

Abweichung vom Referenzbereich	Vorkommen
MCV normal (normozytär)	→ Bedingt durch den starken Größenunterschied der Erythrozyten (s. Anioszytose, S. 203): – bei Kugelzellenanämie – bei aplastischer Anämie → Bei normochromer Anämie durch akuten Blutverlust
MCV erniedrigt (mikrozytär)	→ Bei mikrozytären Anämien verursacht z. B. durch Eisenmangel
MCV erhöht (makrozytär)	→ Bei makrozytären Anämien, z. B. durch: – Vitamin B_{12}-Mangel – schwere Lebererkrankungen

6.5.3 MCHC

Der MCHC-Wert (**m**ean **c**orpuscular **h**emoglobin**c**oncentration) dient zur weiteren Abgrenzung hyp**o**chromer Anämien von hyp**er**chromen Anämien.

Der MCHC-Wert gibt die mittlere Hämoglobinkonzentration in einem genau definierten Erythrozytenvolumenanteil in g Hb pro 100 mL Erythrozyten bzw. mmol Hb pro Liter Erythrozyten an.

Aus der Hämoglobinkonzentration und dem Hämatokritwert lässt sich der MCHC-Wert nach folgenden Formeln berechnen:

$$\text{MCHC (g Hb/100 mL Erythrozyten)} = \frac{\text{Hämoglobin (g/dL)} \cdot 100}{\text{Hämatokrit (\%)}} \quad \text{oder} \quad \frac{\text{Hämoglobin (g/dL)}}{\text{Hämatokrit (L/L)}}$$

Zur Umrechnung in die SI-Einheit mmol Hb/L Erythrozyten wird der MCHC in g Hb/100 mL Erythrozyten mit dem Faktor 0,6205 mutipliziert.

Referenzbereiche für Erwachsene: 32 bis 36 g Hb/100 mL Erythrozyten
≙ 20 bis 22 mmol Hb/ L Erythrozyten

Der MCHC-Wert ist bei vielen Anämien im Referenzbereich, da die Hämoglobinkonzentration und der Hämatokritwert meistens gleichzeitig gleich stark vermindert sind.

Ist die Erythrozytenzahl stark, der Hämoglobingehalt des einzelnen Erythrozyten weniger stark vermindert, scheinen die Erythrozyten hyperchrom zu sein. Da die Zellen gleichzeitig vergrößert sind, also beim Hämatokrit auch einen größeren Raum einnehmen, ist der MCHC-Wert trotz erhöhtem MCH-Wert im Referenzbereich.

Der MCHC-Wert hat damit eine **Kontrollfunktion**; man prüft auf diese Weise, ob die anderen Werte zusammenpassen. Das Ergebnis des MCHC-Wertes wird deshalb immer im Zusammenhang mit den anderen Werten des roten Blutbildes betrachtet.

Nebenstehende Tabelle mit vier Beispielen von **verschiedenen Anämiearten** verdeutlicht den Zusammenhang.

Beispiel	Ery	Hb g/dL	Ery Mio/µL	Hk %	MCH pg	MCV L	MCHC gHb/100 mL Ery	Erklärung
1	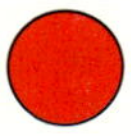	9,0 ↓	3,00 ↓	27 ↓	30,0 ✓	90 ✓	33 ✓	Die beiden Erythrozyten sind unterschiedlich groß (unterschiedlicher MCV). Der kleinere Erythrozyt enthält dadurch weniger Hämoglobin, er hat einen niedrigeren MCH. Obwohl die Erythrozytenzahl verschieden stark vermindert ist, nehmen sie den gleichen Raum im Verhältnis zum Gesamtblut ein (gleicher Hk) und haben beim gleichen Hämoglobingehalt den gleichen MCHC, d. h. den gleichen Hämoglobingehalt in 100 mL Erythrozyten.
2	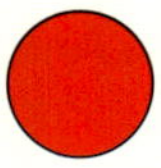	9,0 ↓	2,50 ↓↓	27 ↓	36,0 ↑	108 ↑	33 ✓	
3	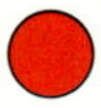	7,5 ↓↓	3,00 ↓	23 ↓↓	25 ↓	77 ↓	34 ✓	Die beiden Erythrozyten sind gleich klein, haben den gleichen MCV. Der untere Erythrozyt ist weniger angefärbt, enthält weniger Hämoglobin und hat einen niedrigeren MCH. Die gleiche Anzahl gleich kleiner Erythrozyten nehmen den gleichen Raum im Verhältnis zum Gesamtblut ein. Sie haben den gleichen Hk. Da der untere Erythrozyt jedoch einen niedrigeren Hämoglobingehalt hat, ist auch der Hämoglobingehalt in 100 mL Erythrozyten (MCHC) vermindert.
4	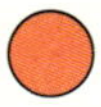	6,5 ↓↓↓	3,00 ↓	23 ↓↓	22 ↓↓	77 ↓	30 ↓	

Zeichenerklärung: ↓ = vermindert; ↓↓ = stark vermindert; ↓↓↓ = sehr stark vermindert; ✓ = im Referenzbereich

6.6 Differenzialblutbild

Zur diagnostischen Abklärung einiger Erkrankungen ist neben der Anzahl der Blutzellen auch ihre mikroskopische Beurteilung im Differenzialblutbild von Bedeutung (s. Abb. 1). Dabei werden 100 Leukozyten nach ihren Unterarten unterschieden (differenziert) und die Erythrozyten nach ihrer Größe, Form, ihrem Hämoglobingehalt und auf evtl. Einlagerungen hin beurteilt. Bei den Thrombozyten wird außer auf ihre Gestalt auch auf ihre Anzahl und Verteilung zwischen den anderen Zellen geachtet.

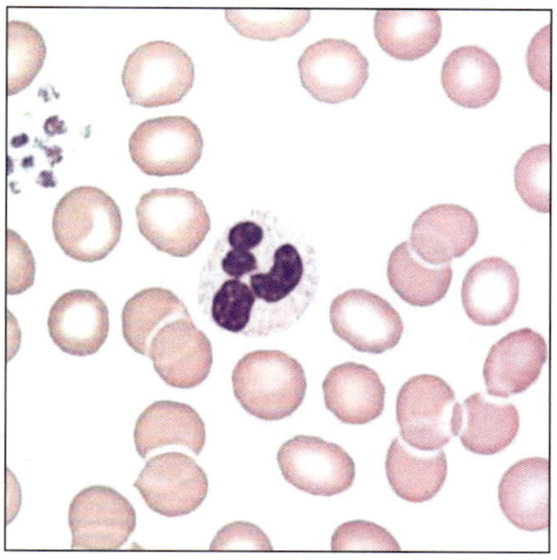

Abb. 1: ***Ausschnitt aus einem gefärbten Blutausstrich (1000-fache Vergrößerung)***

Prinzip

Ein kleiner Blutstropfen wird auf einem Objektträger mithilfe eines geschliffenen Deckglases ausgestrichen. Der getrocknete Blutausstrich wird anschließend mit sauren und basischen Farbstoffen angefärbt, um die einzelnen Zellbestandteile voneinander unterscheiden und mikroskopisch auswerten zu können.

6.6.1 Anfertigung von Blutausstrichen

Um optimale Ergebnisse zu erzielen, gilt es Folgendes zu beachten:

- Zur Anfertigung von Blutausstrichen benötigt man saubere und vor allem fettfreie Objektträger. Diese sind schon gebrauchsfertig im Handel erhältlich. (Die Wiederverwendung gebrauchter Objektträger von früheren Ausstrichversuchen ist wegen der Reinigung und anschließend erforderlichen Entfettung in Ether-Alkohol zu aufwendig. Beim Abtrocknen der Objektträger besteht zudem Verletzungsgefahr!)
- Da die großen Blutzellen die Eigenschaft haben, beim Ausstreichen des Blutes auf dem Objektträger nach außen an den Rand gedrückt zu werden („Randflucht" der Zellen), sollten zum Ausstreichen geschliffene Deckgläser, spezielle Ausstrichgläser oder Einmalartikel verwendet werden, die nicht so breit sind wie die Objektträger. Nur bei den auf diese Weise erhaltenen, randfreien Blutausstrichen ist bei der späteren mikroskopischen Beurteilung eine optimale Durchmusterung des Blutausstriches gewährleistet.
- Als Probenmaterial darf nur frisches, ohne Drücken aus der Fingerbeere gewonnenes Kapillarblut oder EDTA-Blut, das nicht älter als drei Stunden ist, verwendet werden.
- Es sollten immer mindestens zwei Blutausstriche angefertigt werden, damit einer als Reserve zur Verfügung steht, falls eine Wiederholung der Färbung notwendig wird.

Arbeitsanleitung für die Anfertigung von Blutausstrichen

Anfertigung mit geschliffenen Deckgläsern

Benötigte Materialien (s. Abb. 2)

① Kapillar- oder EDTA-Blut
② Einmalkapillaren
③ Pipettierhilfe
④ Objektträger
⑤ Tupfer
⑥ Geschliffene Deckgläser oder Undritz-Ausstrichgläser
⑦ Bleistift

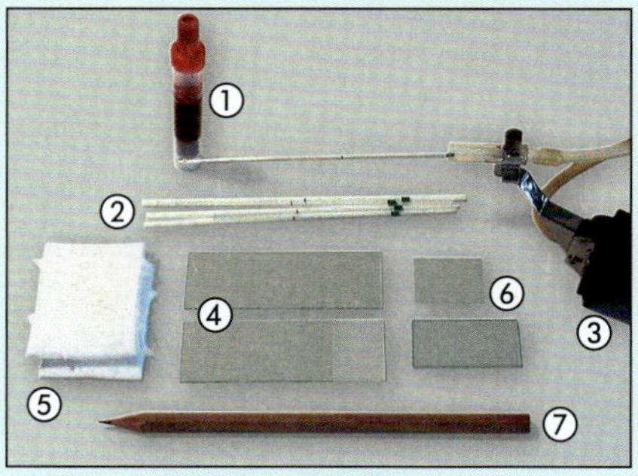

Abb. 2: ***Benötigte Materialien***

Hinweise

- Kapillarblut kann direkt von der Fingerbeere mit dem geschliffenen Deckglas oder Ausstrichglas abgestreift werden.
- Das gut gemischte EDTA-Blut lässt sich am besten mit einer Einmalkapillare mittels Pipettierhilfe auf den Objektträger auftragen.

6

Durchführung

- ☐ Einen kleinen Blutstropfen ca. 1 cm vom rechten Rand der Schmalseite des Objektträgers auf den Objektträger auftragen (s. Abb. 1).
- ☐ Objektträger an der anderen Seite festhalten und das geschliffene Deckglas oder Ausstrichglas an den Blutstropfen heranführen (s. Abb. 2), sodass er sich gleichmäßig an der Deckglaskante ausbreitet (s. Abb. 3).
- ☐ Blut zügig und gleichmäßig, anfangs im Winkel von ca. 45°, gegen Ende in einem flacheren Winkel, in Längsrichtung des Objektträgers ausstreichen (s. Abb. 4).
- ☐ Blutausstrich kurz trocknen lassen.
- ☐ Blutausstrich im dickeren Teil des Blutes oder auf dem Mattrand des Objektträgers mit einem Bleistift mit dem Datum und dem Namen des Patienten beschriften oder einen Barcodeaufkleber zur eindeutigen Identifizierung anbringen (s. Abb. 5).
- ☐ Zweiten und weitere Blutausstriche in gleicher Weise anfertigen.
- ☐ Blutausstriche vor der anschließenden Färbung noch 15 bis 30 Minuten lufttrocknen lassen, sonst nehmen die Zellbestandteile die Farbe ungleichmäßig an.

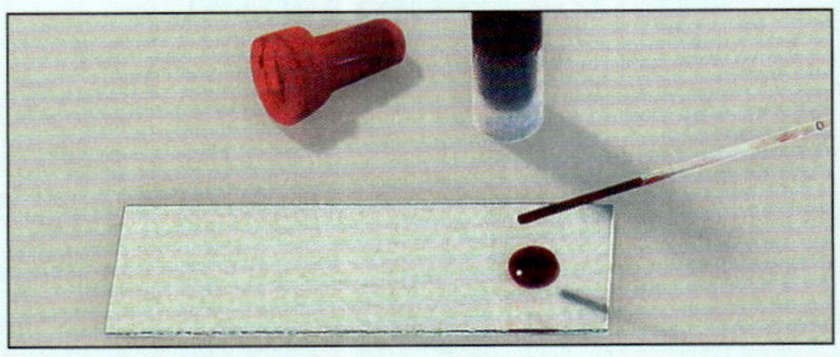

***Abb. 1:* Blut auftragen**

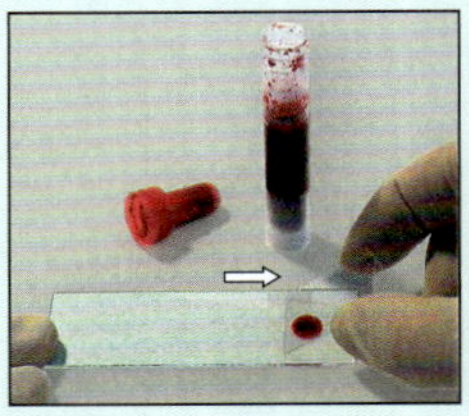

***Abb. 2:* Deckglas heranführen**

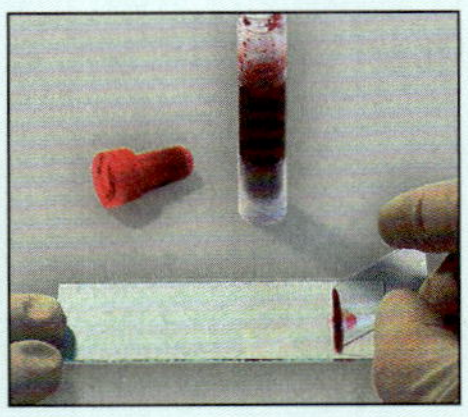

***Abb. 3:* Blut breitet sich aus**

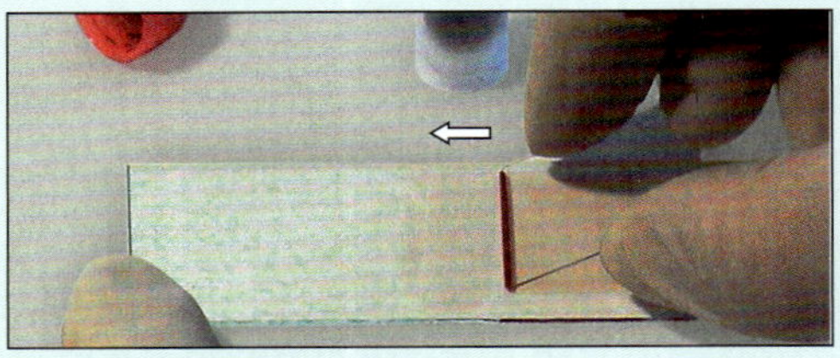

***Abb. 4:* Blut ausstreichen**

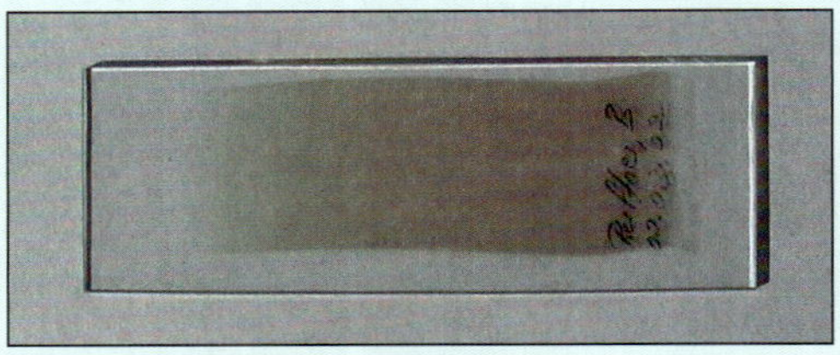

***Abb. 5:* Eindeutige Identifizierung**

Anfertigung mit Einmalartikeln

Um den Kontakt mit dem Blut zu vermeiden, können Blutausstriche auch mit dem Spezialvorsatz „Haemo-Diff" angefertigt werden, denn dieser wird direkt auf die ungeöffneten EDTA-Röhrchen aufgesteckt.

Benötigte Materialien (s. Abb. 6)

① EDTA-Blut
② Objektträger
③ Spezialvorsatz für EDTA-Röhrchen
④ Bleistift

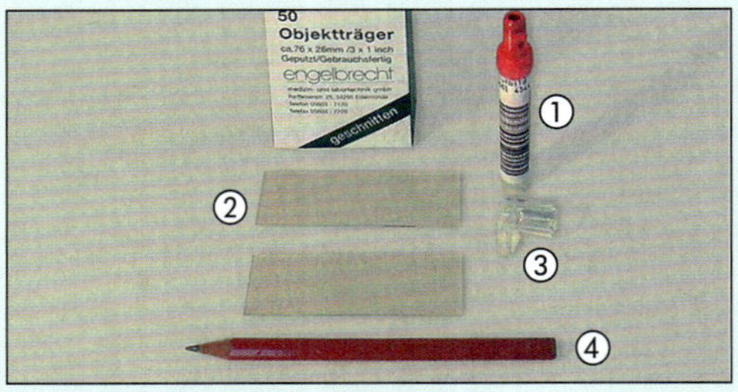

***Abb. 6:* Benötigte Materialien**

Durchführung

- ☐ EDTA-Blut sorgfältig mischen.
- ☐ Membranverschluss des EDTA-Röhrchens mit dem Haemo-Diff-Spezialvorsatz durchstoßen (s. Abb. 7).
- ☐ Schräg gehaltenes EDTA-Röhrchen auf den Objektträger aufsetzen, sodass ein Blutstropfen austritt (s. Abb. 8).
- ☐ Vorsatzkante an den Blutstropfen heranführen, damit sich das Blut entlang der Kante ausbreiten kann (s. Abb. 9).
- ☐ In der gleichen Technik wie mit geschliffenen Deckgläsern oder Ausstrichgläsern ausstreichen (s. Abb. 10), trocknen lassen und beschriften.

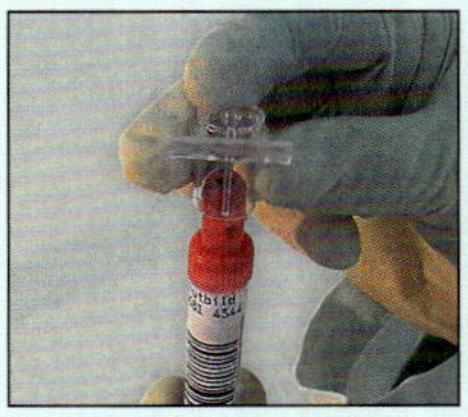

***Abb. 7:* Vorsatz aufsetzen**

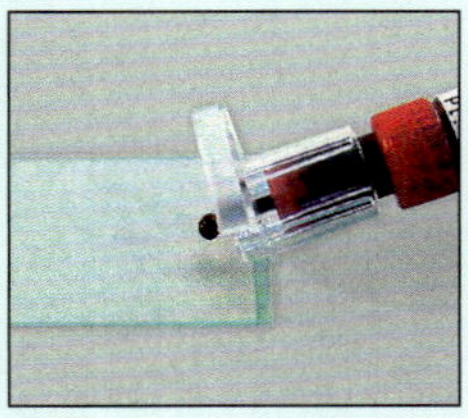

***Abb. 8:* Blut auftragen**

Hinweis

- Ausstriche unbedingt mit Bleistift beschriften, da fetthaltige Stifte (Kugelschreiber) bei der anschließenden Färbung herausgewaschen werden und dann keine Identifikation der Ausstriche mehr möglich ist!
- Ungefärbte Blutausstriche können durch 10-minütige Fixierung in Methanol bis zu einem Jahr haltbar gemacht werden.

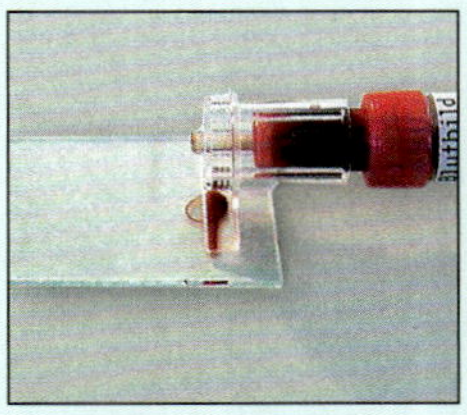

***Abb. 9:* Blut ausbreiten lassen**

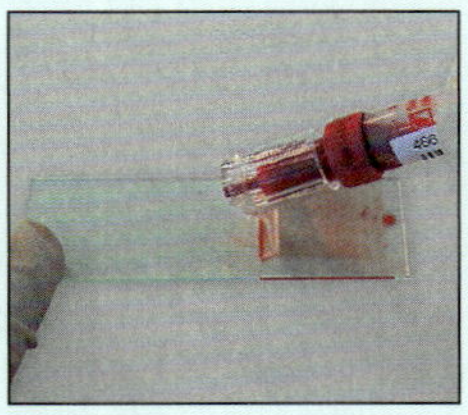

***Abb. 10:* Blut ausstreichen**

So sollte ein richtig angefertiger Blutausstrich aussehen:

- dünn und gleichmäßig und in einer „Fahne" oder „Bürste" auslaufend,
- ca. zu 2/3 des Objektträgers mit Blut bedeckt, damit eine ausreichend große Fläche zur Differenzierung zur Verfügung steht,
- randfrei, um die ganze Breite des Blutausstriches durchmustern zu können,
- mit Bleistift beschriftet oder sonst eindeutig identifizierbar (s. Abb. 1).

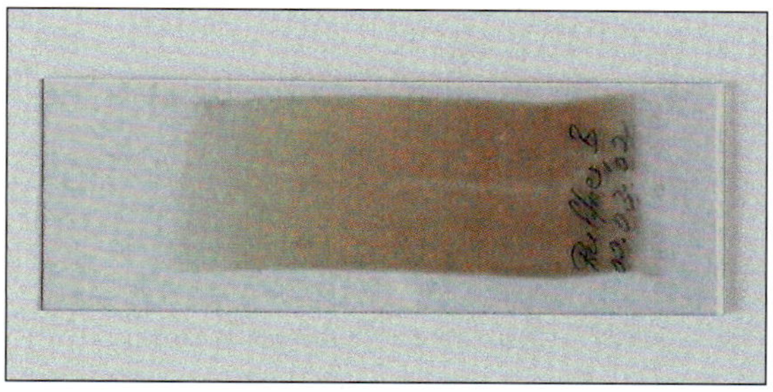

***Abb. 1:** Richtig angefertigter Blutausstrich*

Fehlermöglichkeiten bei der …

Blutausstrichanfertigung		
Ergebnis → Auswirkung	**Ursache**	**Aussehen des Blutausstriches**
Zu kurzer, normal dicker Blutausstrich → Fläche zur Differenzierung zu klein	Blutmenge zu gering und Ausstrichwinkel korrekt	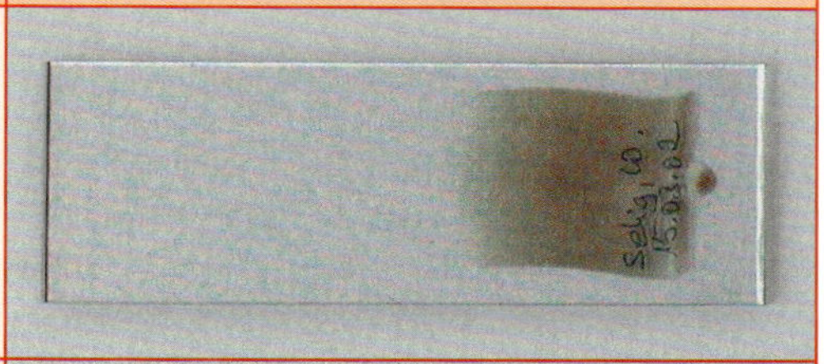
Zu dünner, normal langer Blutausstrich → mikroskopische Differenzierung erschwert	Blutmenge zu gering und Ausstrichwinkel zu klein	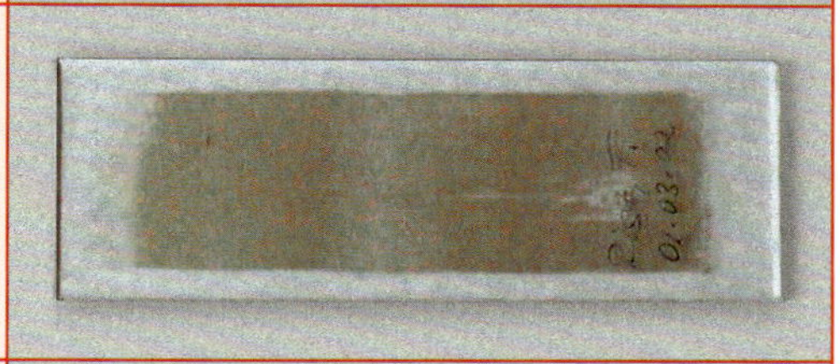
Zu dicker, normal langer Blutausstrich, dadurch übereinanderliegende Zellen (Geldrollenbildung bei den Erythrozyten) oder zu langsames Trocknen (Bildung von Stechapfelerythrozyten) → Erythrozytenbeurteilung unmöglich Leukozytendifferenzierung erschwert	Blutmenge und Ausstrichwinkel zu groß	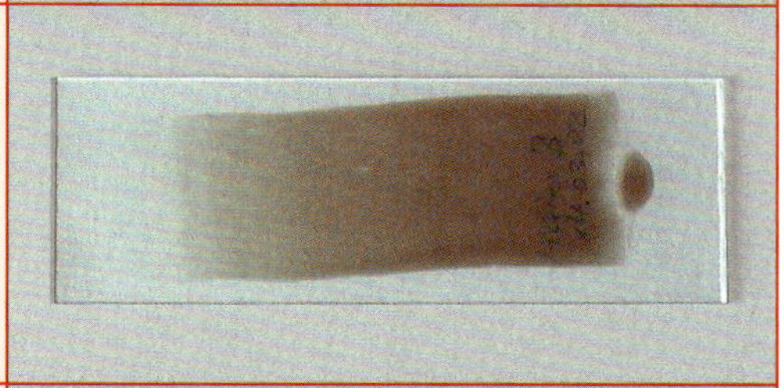
Stufenbildung → mikroskopische Differenzierung erschwert	Absetzen beim Ausstreichen	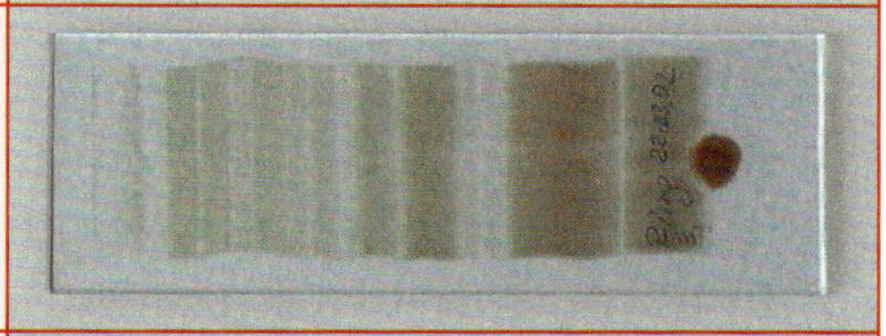
Löcher im Blutausstrich → mikroskopische Differenzierung erschwert bis unmöglich	Objektträger nicht fettfrei	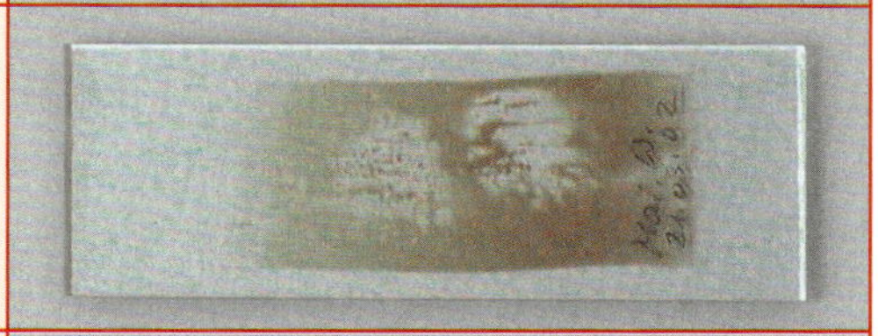
Keine Ausstrichfahne → mikroskopische Differenzierung erschwert	Schwierigkeiten bei der Ausstreichtechnik	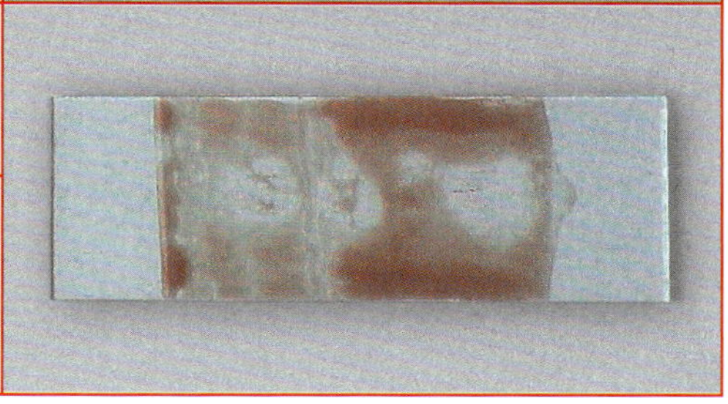
Blutausstrich unbeschriftet → Zuordnung zu einem Patienten nicht möglich	Beschriftung vergessen oder nicht mit Bleistift vorgenommen	

6.6.2 Färbung von Blutausstrichen

Ungefärbte Blutausstriche können nicht mikroskopisch beurteilt werden. Deshalb müssen die Zellbestandteile angefärbt werden. Dies ist mit verschiedenen Farbstoffen und unterschiedlichen Methoden möglich.

Prinzip

Die verschiedenen Zellbestandteile (s. Abb. 1) verbinden sich bei den unterschiedlichen Färbemethoden mit den sauren und basischen Farbstoffen eines Farbstoffgemisches, z. B. die sauren Zellkerne mit den basischen und das basisch reagierende Zellplasma mit den sauren Farbstoffanteilen.

Es werden folgende Färbungen erläutert:

1. Färbung nach Pappenheim
2. Hemafix-Schnellfärbung

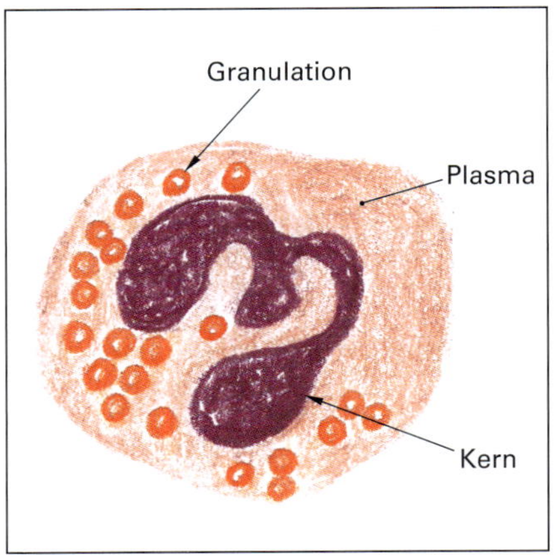

Abb. 1: Zellbestandteile

1. Färbung nach Pappenheim

Mit der Färbung nach Pappenheim erhält man die am besten zu beurteilenden Färbeergebnisse. Zum Einsatz kommen die **May-Grünwald-** und die **Giemsa-Lösung**. Die May-Grünwald-Lösung wird im ersten Arbeitsschritt unverdünnt verwendet, wobei der in ihr enthaltene Alkohol das luftgetrocknete Ausstrichpräparat fixiert. Erst nach Zugabe von Wasser diffundiert die Farbe in die Zellen und färbt sie an. Die Giemsa-Stammlösung muss unmittelbar vor der Färbung im Verhältnis 1:20 verdünnt werden. Bei der Zugabe von Wasser zur May-Grünwald-Lösung und zum Ansetzen und Abspülen der Giemsa-Lösung sollte pH-neutrales, kohlensäurefreies oder mit Puffertabletten (z. B. nach WEISE) auf einen pH-Wert von 6,8 bis 7,2 gepuffertes Wasser verwendet werden.

Arbeitsanleitung für die Färbung nach Pappenheim

Benötigte Materialien (s. Abb. 2)

① Luftgetrocknete Blutausstriche
② May-Grünwald-Lösung
③ Messzylinder mit Giemsa-Lösung
④ Wecker
⑤ Gepuffertes Wasser
⑥ Färbebank
⑦ Tupfer
⑧ Alkohol
⑨ Gestell zur Trocknung der gefärbten Ausstriche

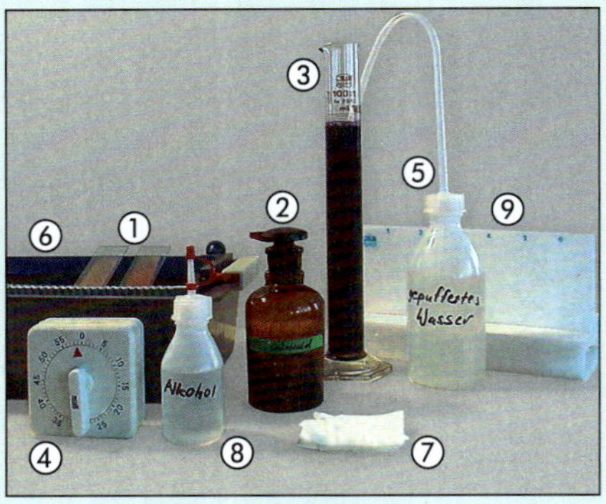

Abb. 2: Benötigte Materialien

Herstellung der verdünnten Giemsa-Lösung

1 Tropfen Giemsa-Stammlösung auf 1 mL pH-neutrales, destilliertes oder gepuffertes Wasser auffüllen.

Für einen Blutausstrich werden 5 mL verdünnte Giemsa-Lösung benötigt.

Durchführung

- ☐ Blutausstriche mit der Beschriftung nach oben waagrecht auf die Färbebank legen.
- ☐ Blutausstriche für 3 Minuten mit May-Grünwald-Lösung bedecken (s. Abb. 3).

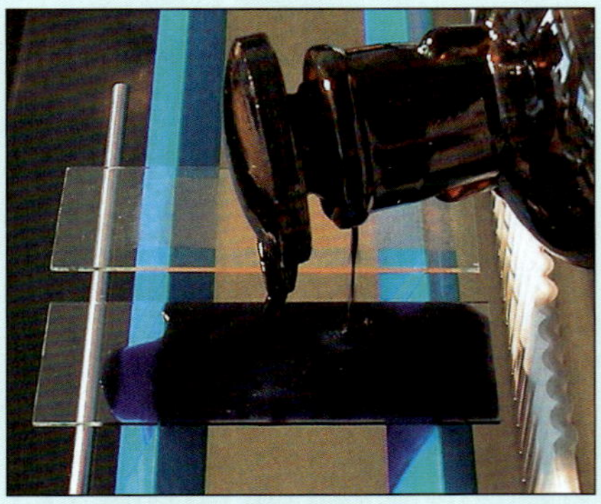

Abb. 3: Blutausstriche mit May-Grünwald-Lösung bedecken

- ▢ Der May-Grünwald-Lösung auf dem Blutausstrich die gleiche Menge gepuffertes Wasser zugeben (s. Abb. 1).
- ▢ 1 Minute einwirken lassen.
- ▢ Farblösung abkippen.
- ▢ Blutausstriche für 15 Minuten mit verdünnter Giemsa-Lösung bedecken (s. Abb. 2).
- ▢ Farblösung mit gepuffertem Wasser **abspülen, nicht abkippen**, da sich sonst während des Färbevorgangs ausgefallene Farbbestandteile auf dem Ausstrich absetzen (s. Abb. 3).
- ▢ Mit einem Tupfer (und evtl. Alkohol bei hartnäckigen Farbniederschlägen) Unterseite der Objektträger reinigen (s. Abb. 4).
- ▢ Blutausstriche zum Trocknen aufstellen (s. Abb. 5).

Die Färbung nach Pappenheim kann auch für Einzelpräparate in Färbeküvetten oder, bei mehreren Blutausstrichen gleichzeitig, in Färbetrögen durchgeführt werden (s. Abb. 6).

Durchführung

Einsatz mit getrockneten Blutausstrichen nacheinander in die vorbereiteten 200 mL fassenden Färbetröge stellen:

- ▢ 3 Minuten in May-Grünwald-Lösung
- ▢ 1 Minute in zu gleichen Teilen mit gepuffertem Wasser verdünnte May-Grünwald-Lösung

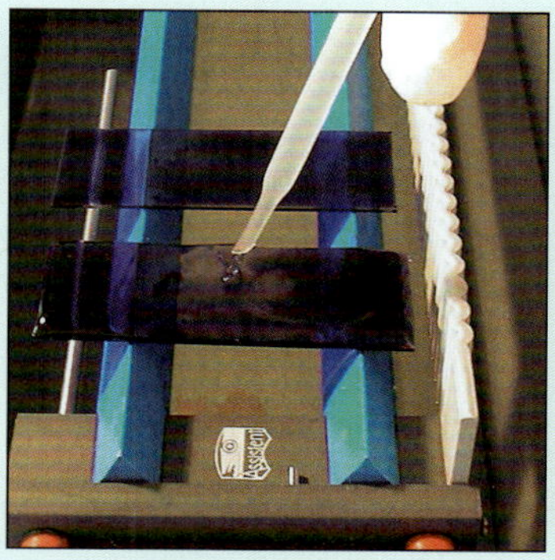

Abb. 1: ***Gepuffertes Wasser zugeben***

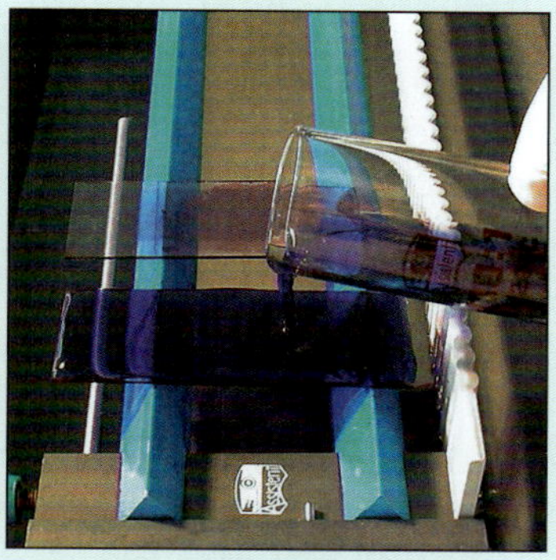

Abb. 2: ***Ausstriche mit verdünnter Giemsa-Lösung bedecken***

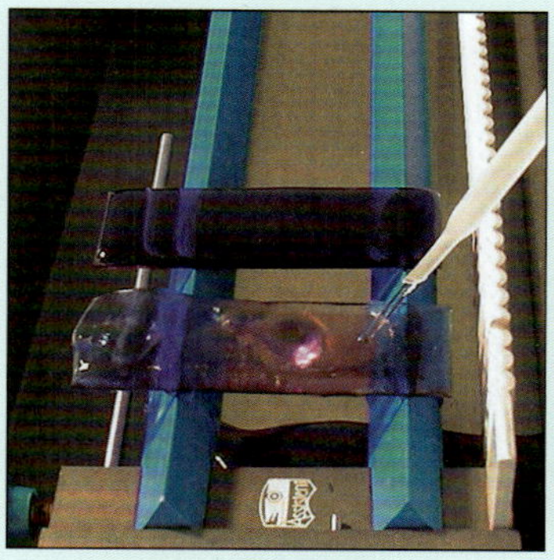

Abb. 3: ***Farblösung abspülen***

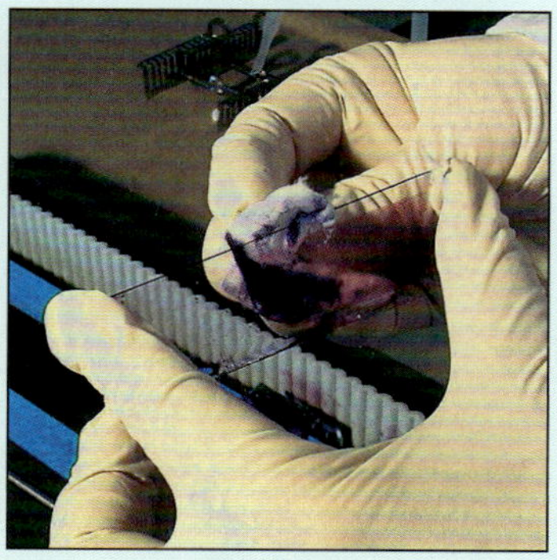

Abb. 4: ***Objektträgerunterseite reinigen***

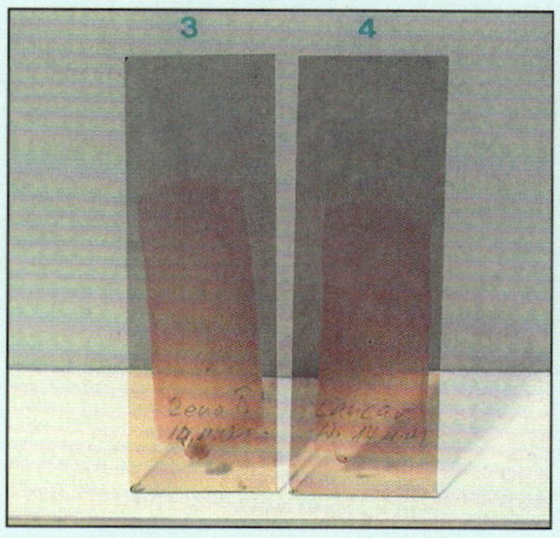

Abb. 5: ***Blutausstriche trocknen lassen***

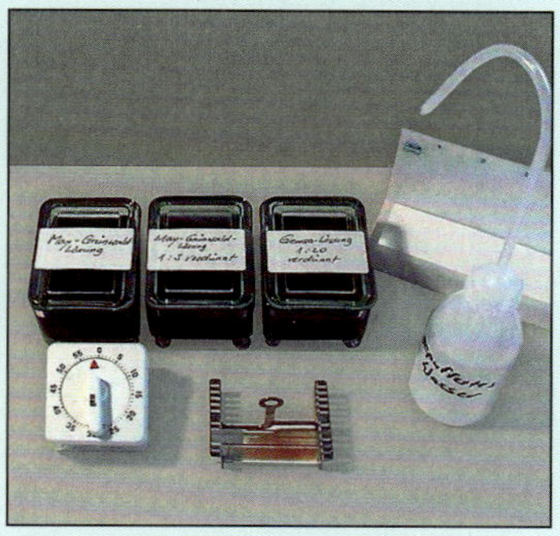

Abb. 6: ***Färben in Färbetrögen***

- ▢ 15 Minuten in 1:20 verdünnte Giemsa-Lösung (10 mL Giemsa-Stammlösung auf 200 mL mit gepuffertem Wasser auffüllen)
- ▢ Anschließend die Blutausstriche mit gepuffertem Wasser abspülen und zum Trocknen aufstellen.

Aus diesem Färbeverfahren ergeben sich folgende Vorteile:

- Die Blutausstriche sind durch das Eintauchen gleichmäßiger mit Farblösung bedeckt.
- Es entstehen keine Farbniederschläge durch Verdunstung an der Objektträgerunterseite.
- Die Farblösungen können mehrmals hintereinander verwendet werden.

Hinweis

Die nachfolgend beschriebene Färbemethode hat gegenüber der Färbung nach Pappenheim den Vorteil, dass sie nicht so zeitaufwendig ist. Das Färbeergebnis weicht jedoch z. T. von dem nach Pappenheim ab und erschwert die Beurteilung der Zellen. Deshalb wird häufig zur groben Überprüfung, ob ein pathologisches Ergebnis im Differenzialblutbild vorliegt, zuerst an einem Blutausstrich eine Schnellfärbung durchgeführt und zur sorgfältigen Auswertung anschließend der zweite Blutausstrich nach Pappenheim gefärbt.

2. Hemafix-Schnellfärbung

Diese Art der Färbung wird in Färbeküvetten oder Färbetrögen durchgeführt. Sie wird stellvertretend für andere ebenfalls nach dieser Methode durchgeführten Färbungen abgehandelt, z. B. Haemacolor oder Diff Quick. Sie besteht aus einem Färbeset mit einer Fixierlösung und zwei gepufferten Farbstofflösungen. Die Blutausstriche bleiben nicht eine vorgeschriebene Zeit, wie bei der Pappenheim-Färbung, in den einzelnen Lösungen stehen, sondern werden mehrmals hintereinander in die verschiedenen Lösungen eingetaucht.

Arbeitsanleitung für die Hemafix-Schnellfärbung

Benötigte Materialien (s. Abb. 1)

① Einsatz mit luftgetrockneten Blutausstrichen
② Fixierlösung
③ Farbstofflösung rot
④ Farbstofflösung blau
⑤ Destilliertes Wasser
⑥ Gestell zur Trocknung der gefärbten Ausstriche

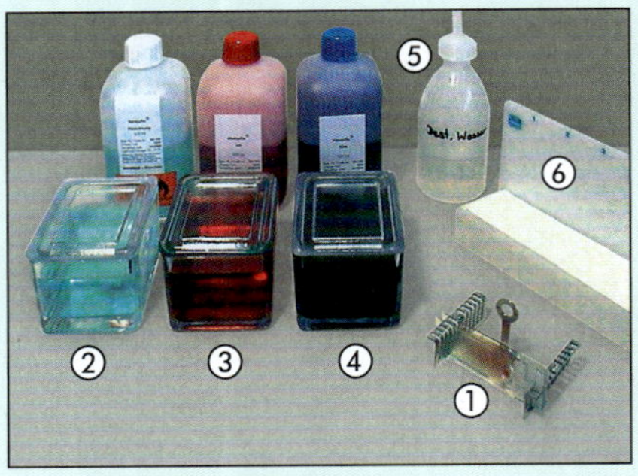

Abb. 1: Benötigte Materialien

Durchführung

- ▢ Blutausstriche 4- bis 10-mal jeweils ca. 1 Sekunde lang in die Fixierlösung tauchen.
- ▢ Anschließend 4- bis 20-mal 1 Sekunde lang zuerst in die rote, dann in die blaue Farblösung eintauchen (s. Abb. 2).
- ▢ Lösungen zwischendurch gut abtropfen lassen.
- ▢ Blutausstriche mit destilliertem Wasser abspülen und zum Trocknen aufstellen.

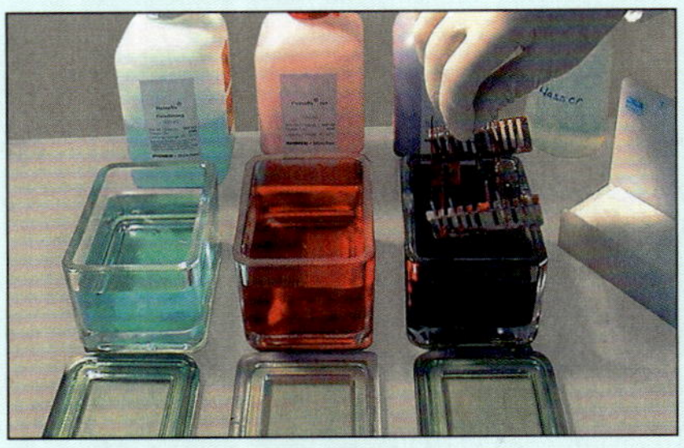

Abb. 2: Blutausstriche eintauchen

Bei allen Färbemethoden sollte der gefärbte Blutausstrich makroskopisch gleichmäßig rosa-violett aussehen (s. Abb. 3).

Die Vor- und Nachteile der aufgeführten Färbungen sind als Gegenüberstellung der folgenden Tabelle zu entnehmen.

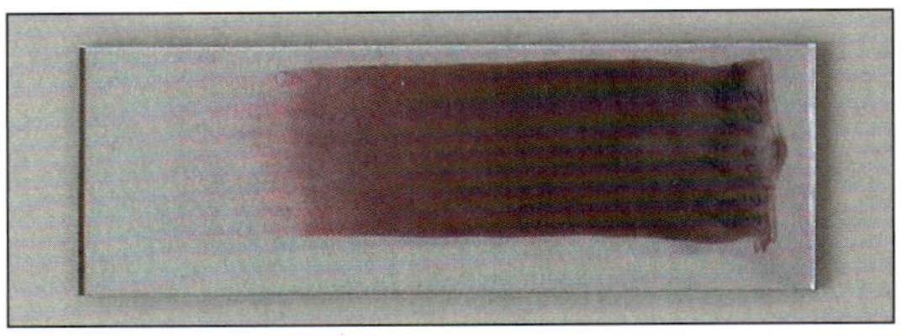

Abb. 3: Makroskopisches Färbeergebnis

Färbung	Vorteile	Nachteile
Pappenheim-Färbung	→ Brillante Farben → Gute Unterscheidungsmöglichkeit der Zellbestandteile → Gefärbte Präparate sehr lange ohne Veränderung haltbar	→ Zeitaufwendig → Viele Arbeitsschritte → Giemsa-Lösung muss immer frisch angesetzt werden → Färbeergebnis ist abhängig vom pH-Wert des verwendeten Wassers
Hemafix Schnell-färbung	→ Fertige Farblösungen → Kurze Färbezeit → Färbeergebnis nahezu vergleichbar mit der Pappenheim-Färbung → Färbeergebnis ist unabhängig vom pH-Wert des verwendeten Wassers	→ Großer Spielraum bei der Eintauchhäufigkeit vorgegeben. Bestes Färbeergebnis muss individuell ermittelt werden.

Fehlermöglichkeiten bei der ...

Färbung	
Auswirkung	**Ursache**
Farbniederschläge auf den Blutausstrichen	→ Giemsa-Lösung nicht abgespült, sondern abgekippt
Blutausstriche rotstichig	→ pH-Wert von Farblösungen und verwendetem Wasser zu sauer (< 6,8)
Blutausstriche blaustichig	→ pH-Wert von Farblösungen und verwendetem Wasser zu alkalisch (> 7,2) → Zu lange Färbezeit → Ausstrich ungefärbt zu lange liegen lassen
Blutausstriche ungleichmäßig angefärbt	→ Zur kurze Trocknungszeit vor der Färbung → Zeitüberschreitungen beim Färben → Unvorschriftsmäßige Eintauchhäufigkeit

6.6.3 Mikroskopische Auswertung des Blutausstriches

Die **Blutzellen** werden im **Knochenmark** und in den **Lymphknoten** gebildet (s. Abb. 1). Am Ende der Entwicklungsreihen stehen die ausgereiften Zellen, die ihre Aufgaben im Blut wahrnehmen. Im gefärbten Blutausstrich können folgende Zellarten gefunden werden: Leukozyten, Erythrozyten und Thrombozyten. Die Leukozyten werden bei der mikroskopischen Auswertung nach ihren Unterarten in **Granulozyten, Lymphozyten** und **Monozyten** unterschieden; die Granulozyten wiederum nach ihrer unterschiedlichen **Granulation** und nach ihrem **Kernalter**.

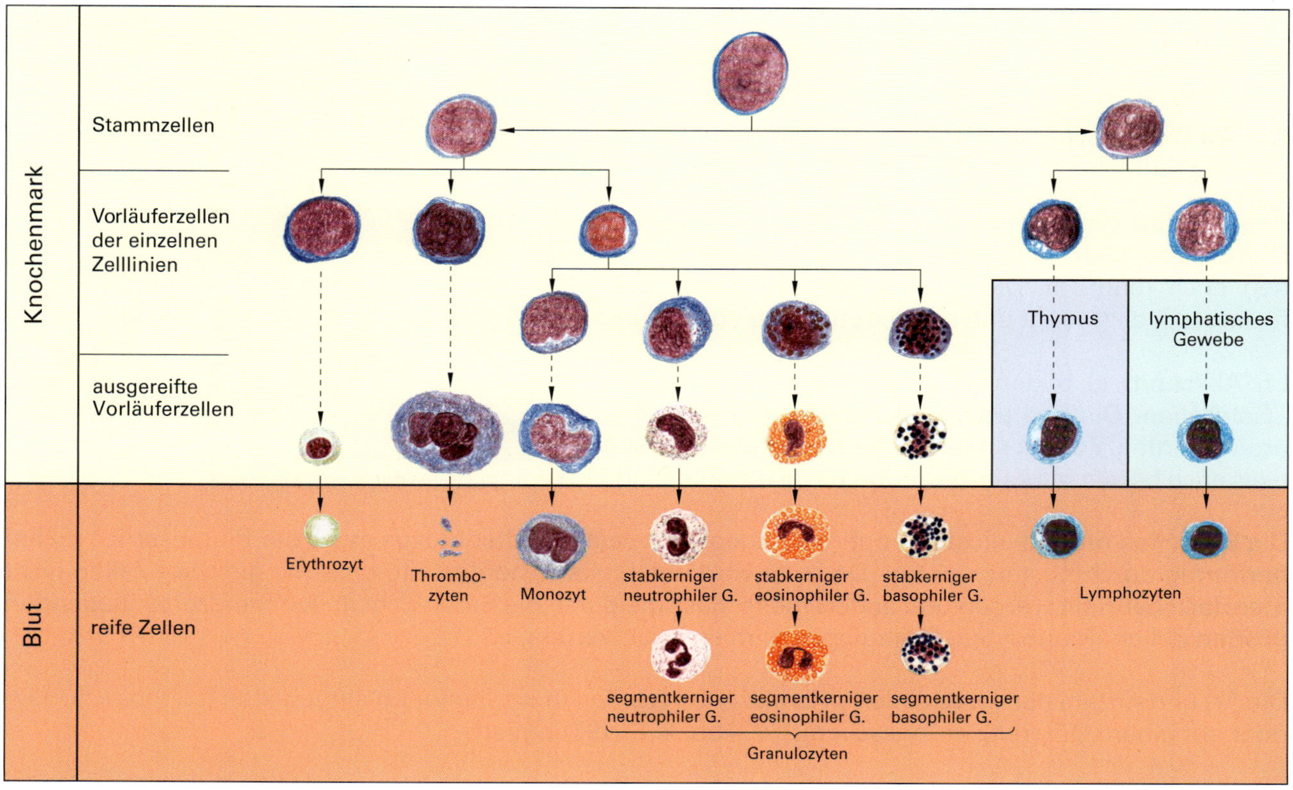

Abb. 1: Entwicklungsreihen der Blutzellen

Bei den beschriebenen Färbemethoden sind die einzelnen mikroskopisch sichtbaren Zellbestandteile (s. Abb. 1) angefärbt, wie in der unten stehenden Tabelle aufgeführt:

Nr. in Abb. 1/Zellbestandteil	Farbe
① Zellkerne aller Leukozyten	Rotviolett
② Zytoplasma der Granulozyten	Zart rosa
③ Zytoplasma der Lymphozyten	Hellblau bis mittelblau
④ Zytoplasma der Monozyten	Taubenblau bis schiefergrau
⑤ Eosinophile Granulation	Orangerot bis braunrot
⑥ Basophile Granulation	Blauschwarz
⑦ Neutrophile Granulation	Rotviolett
⑧ Erythrozyten	Orangerot
⑨ Thrombozyten	Hellblaues Plasma mit violetter Granulation

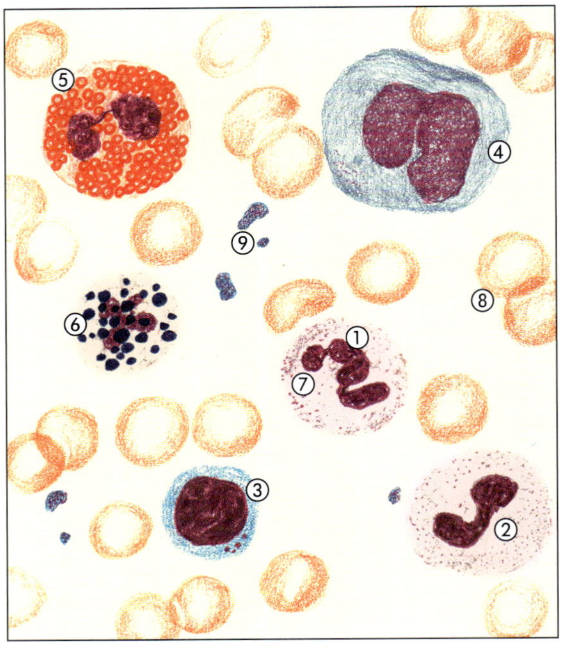

Abb. 1: Farben der Zellbestandteile

Hinweis

Zur Beurteilung der Blutbildzellen ist nicht die gesamte Fläche des Blutausstriches geeignet. Abbildung 2 zeigt, wodurch sich die verschiedenen Bereiche des Blutausstriches unterscheiden.

Im **Abschnitt a)**, an der Bürste oder Ausstrichfahne, ist der Ausstrich sehr dünn. Die Leukozyten liegen weit auseinander, sind meistens verformt und die Erythrozyten zeigen nicht mehr ihre bikonkave Form.

Abschnitt b) ist am besten zur Auswertung geeignet. Die Erythrozyten liegen nebeneinander und erscheinen noch räumlich. Die Leukozyten sind weder verformt noch eingeengt und somit optimal zu beurteilen.

Im **Abschnitt c)** bilden die Erythrozyten sogenannte „Geldrollen". Die Erythrozyten können daher nicht beurteilt werden. Zudem engen sie die Leukozyten ein, sodass auch bei diesen keine Einzelheiten erkennbar sind.

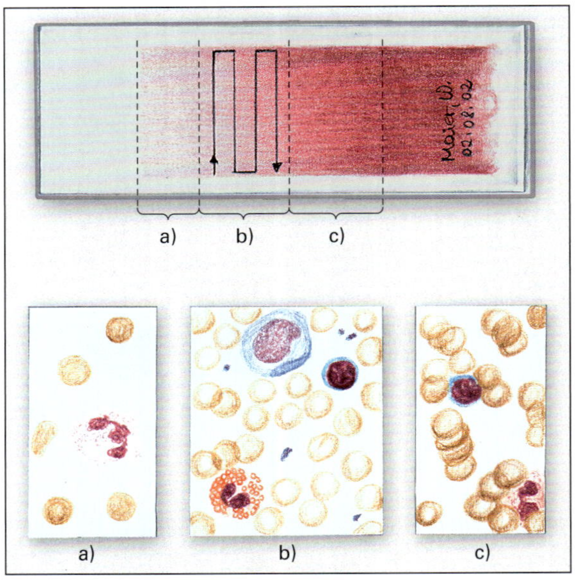

Abb. 2: Geeignete Differenzierungsfläche

Die Blutzellen müssen nicht nur optimal angeordnet sein, darüber hinaus muss der Blutausstrich **mäanderförmig** durchmustert werden. Dadurch wird einerseits sichergestellt, dass die gleichen Zellen nicht mehrfach beurteilt werden und andererseits, dass die durch die Randflucht in den Randzonen liegenden großen Zellen (Monozyten, Granulozyten) miterfasst werden.

Die Art und Anzahl der verschiedenen Leukozyten werden in ein Zählgerät eingegeben (s. Abb. 1, S. 197) oder auf einem Differenzierungsschema (s. Abb. 2, S. 197) notiert.

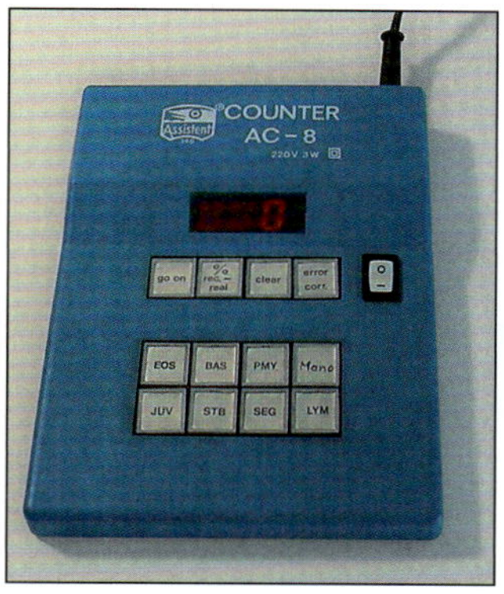

Abb. 1: Differenzierungsgerät

Name: Muster Hans — Datum: 26. 5. '24

	10	20	30	40	50	60	70	80	90	100	%	Referenzbereich
Basophile Granulozyten	/										1	0–1 %
Eosinophile Granulozyten		/		/			/			/	4	2–4 %
Stab. neutroph. Granuloz.	/		/		/			/			4	3–5 %
Seg. neutroph. Granuloz.	////	卌	卌 /	////	卌 /	////	卌 /	////	卌 /	卌 //	52	50–70 %
Lymphozyten	////	///	///	卌	///	卌	///	////	////	//	36	25–40 %
Monozyten		/				/		/			3	2–8 %

Leukozyten: 8 500/µl — Erythrozyten: — Thrombozyten:

Sonst. Zellen:

Abb. 2: Ausgefülltes Differenzierungsschema

Das **Differenzierungsschema** ist waagrecht in Zeilen und senkrecht in Spalten unterteilt. In die Zeilen werden die Leukozytenarten und die gezählten Zellen eingetragen. Die Spalten ermöglichen eine Unterteilung der **100 zu beurteilenden Leukozyten** in 10 mal 10 Zellen. Außerdem wird die **Beurteilung der Erythrozyten** und **der Thrombozyten** in dem Schema vermerkt. Zur Abrundung des Gesamtbildes bietet das Schema Platz zum Notieren von Befunden des roten Blutbildes. Üblicherweise werden 100 Leukozyten voneinander unterschieden.

Arbeitsanleitung für die mikroskopische Auswertung des Blutausstriches

Mikroskopische Beurteilung der Leukozyten

Benötigte Materialien (s. Abb. 3)

① Gefärbter Blutausstrich
② Mikroskop mit den Objektiven 10:1 und 100:1
③ Immersionsöl
④ Differenzierungsschema oder Zählgerät

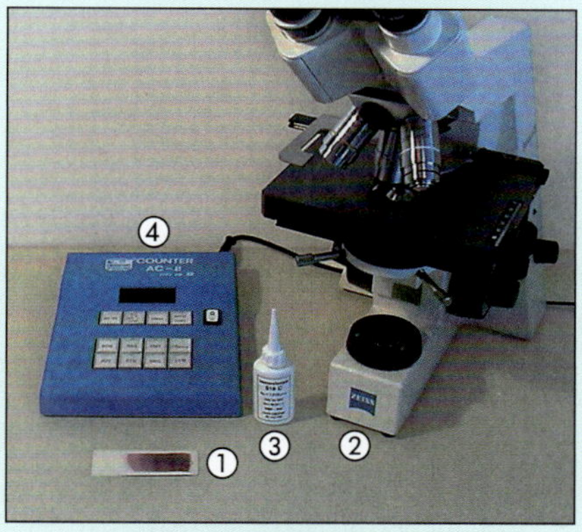

Abb. 3: Benötigte Materialien

Durchführung

- ☐ Blutausstrich mit der matten Seite nach oben auf dem Kreuztisch einspannen.
- ☐ Objektiv 10:1 in den Strahlengang drehen (s. Abb. 4).
- ☐ Kondensor abblenden oder nach unten stellen.
- ☐ Mit dem Objektiv 10:1 an einer geeigneten Stelle des Blutausstriches, an der die Erythrozyten nebeneinander liegen (siehe Hinweis zu Abb. 2 auf S. 196), die Bildebene einstellen (s. Abb. 5).
- ☐ Objektiv 10:1 aus dem Strahlengang drehen.
- ☐ Einen Tropfen Immersionsöl auf die von unten beleuchtete Stelle des eingespannten Blutausstriches geben (s. Abb. 6).
- ☐ Kondensorblende öffnen.
- ☐ Objektiv 100:1 in den Strahlengang drehen, wobei das Objektiv in das Immersionsöl eintaucht (s. Abb. 7).
- ☐ Am Rand beginnend den Blutausstrich mäanderförmig durchmustern (s. Abb. 2, S. 196).
- ☐ Leukozytenarten auf dem Differenzierungsschema – immer 10 Zellen pro Spalte – notieren (s. Abb. 2) und nach 100 ausgewerteten Leukozyten die Zellen pro Zeile für jeden Zelltyp addieren **oder** die Leukozytenarten in das Zählgerät eingeben, bei dem nach 100 Zellen das Ergebnis der ausgewerteten Zellen abgelesen werden kann.

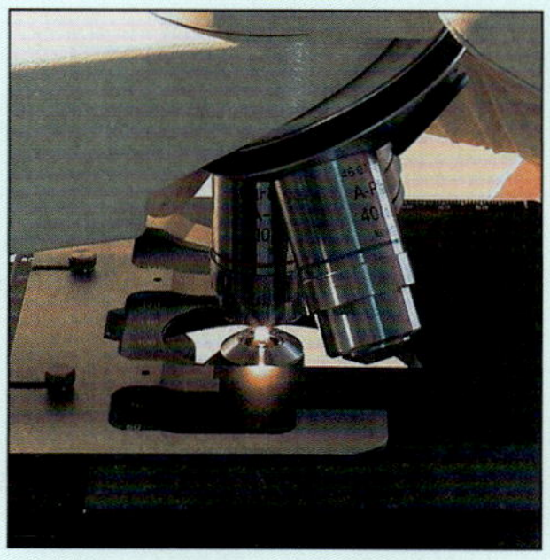

Abb. 4: Objektiv 10:1 einstellen

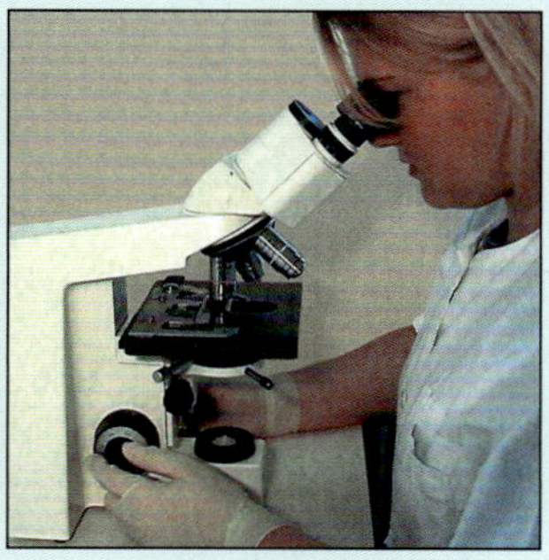

Abb. 5: Bildebene einstellen

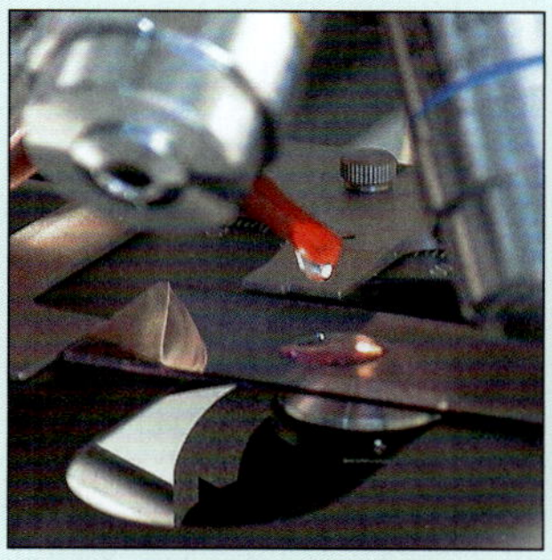

Abb. 6: Immersionsöl auftragen

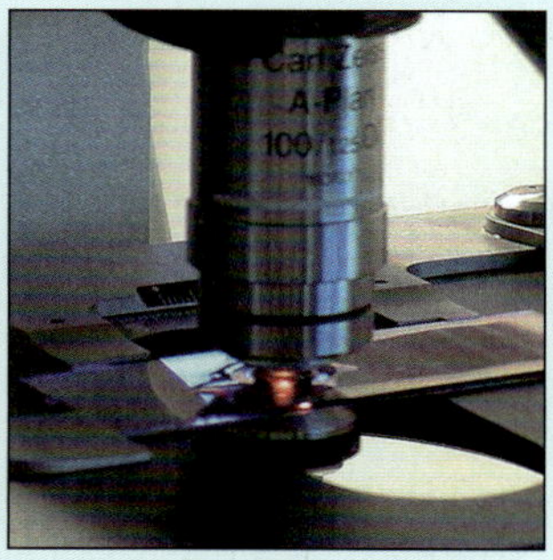

Abb. 7: Objektiv 100:1 in Immersionsöl eintauchen

6

Das Differenzierungsschema gibt einen Überblick über die Verteilung der verschiedenen Leukozytenarten. Zellen, die nicht identifiziert werden können, werden unter „atypische Zellen" notiert.

Blutausstriche mit mehr als drei atypischen Zellen müssen von hämatologisch speziell ausgebildetem Personal ausgewertet werden!

Relative und absolute Leukozytenzahlen

Bei einigen Erkrankungen ist es aussagekräftiger, die relativen Werte der Leukozytenunterarten, z. B. der Lymphozyten oder der neutrophilen Granulozyten, in absolute Werte umzurechnen.

Die absolute Leukozytenart wird nach der Formel berechnet:

$$\text{Absolute Leukozytenart} / \mu\text{L} = \frac{\text{Leukozyten} / \mu\text{L} \cdot \text{Leukozytenunterart in } \%}{100\ \%}$$

Beispiel:

Bei einem Patienten betrug die Leukozytenzahl 3000 / µL, im Differenzialblutbild wurden 30 % Lymphozyten gefunden. Die relative Lymphozytenzahl liegt im Referenzbereich von 25 % bis 40 %.

$$\text{Absolute Lymphozytenzahl} / \mu\text{L} = \frac{3000 / \mu\text{L} \cdot 30\ \%}{100\ \%} = 900 / \mu\text{L}$$

Die absolute Lymphozytenzahl ist erniedrigt. Lymphozytenwerte unter 1000 / µL deuten u. a. auf eine angeborene oder erworbene Immunschwäche, eine Autoimmunkrankheit oder die Auswirkung einer Chemo- oder Strahlentherapie hin.

Die unten stehende Tabelle zeigt, nach welchen Unterscheidungsmerkmalen die normalen Leukozyten beurteilt werden.

Unterscheidungsmerkmale	Beispiele für Beschreibungen
Größe der Zelle	Klein (ca. 8–12 µm), mittelgroß (ca. 12–16 µm), groß (ca. 16–20 µm)
Kernform Kernstruktur Kernfarbe	Rund, oval, gebuchtet, gelappt, segmentiert, stabförmig Landkartenförmig, aufgelockert, knotig-dicht Rotviolett
Plasmafarbe	Hellblau, rosa, schiefergrau, taubenblau
Farbe der Granulation	Orangerot, rotviolett, azur, blauschwarz
Größe und Anordnung der Granulation in der Zelle	Staubartig, fein, ungleichmäßig, gleichmäßig, über dem Zellkern liegend, den Zellkern freilassend

Außerdem wird auf Vakuolen (Hohlräume im Plasma), sonstige Plasmaeinschlüsse oder Nukleolen (Kernkörperchen) geachtet sowie auf die Kern-Plasma-Relation, d. h. ob der Zellkern von viel oder wenig Plasma umgeben ist.

Die nachfolgenden Tabelle zeigt mikroskopische Aufnahmen bei 1 000-facher Gesamtvergrößerung. Abgebildet und beschrieben sind Leukozyten, die in einem normalen Blutausstrich zu finden sind.

Mikroskopisches Bild	Zellbeschreibung	Mikroskopisches Bild	Zellbeschreibung
Eosinophiler Granulozyt		**Basophiler Granulozyt**	
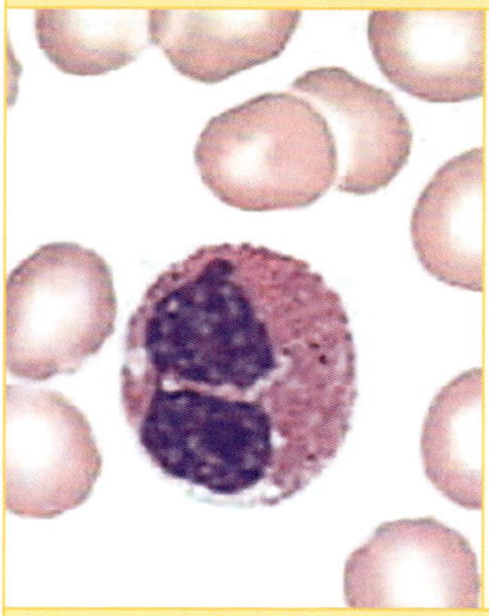	Größe: ca. 16 µm Kernform: stabförmig oder segmentiert Kernfarbe: rotviolett Kernstruktur: knotig-dicht Plasmafarbe: rosa Granulation: gleichmäßige, orangerote Körnchen, die den Kern meist freilassen	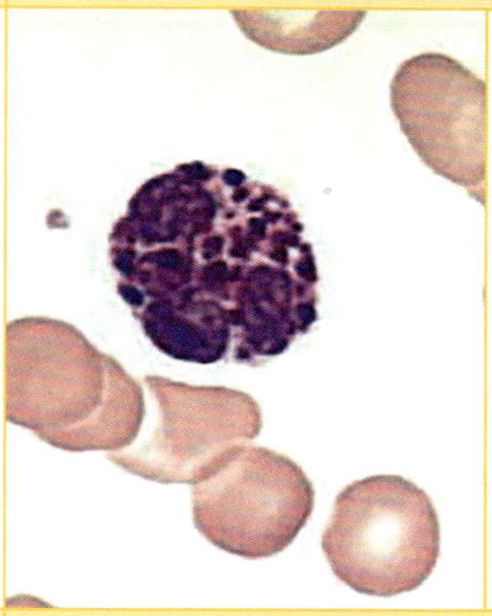	Größe: ca. 14 µm Kernform: stabförmig oder segmentiert, meist verdeckt von der Granulation Kernfarbe: rotviolett Kernstruktur: knotig-dicht Plasmafarbe: rosa Granulation: ungleichmäßige blau-schwarze Körnchen
Stabkerniger neutrophiler Granulozyt*		**Segmentkerniger neutrophiler Granulozyt**	
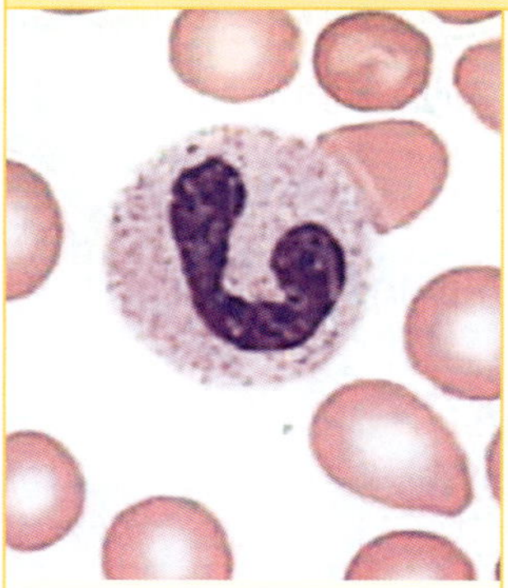	Größe: ca. 16 µm Kernform: stabförmig (Schnürfurche mindest. 1/3 der mittleren Kerndicke, sonst „segmentiert") Kernfarbe: rotviolett Kernstruktur: knotig-dicht Plasmafarbe: rosa Granulation: ganz fein, rotviolett	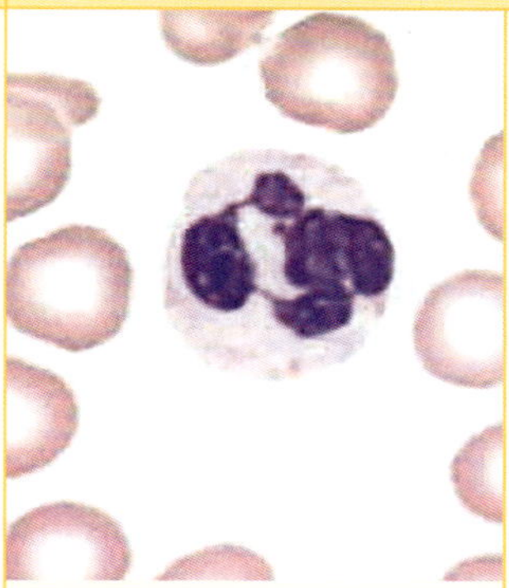	Größe: ca. 15 µm Kernform: segmentiert (2 bis 4 Segmente, sonst „übersegmentiert") Kernfarbe: rotviolett Kernstruktur: knotig-dicht Plasmafarbe: rosa Granulation: ganz fein, rotviolett
Lymphozyt		**Monozyt**	
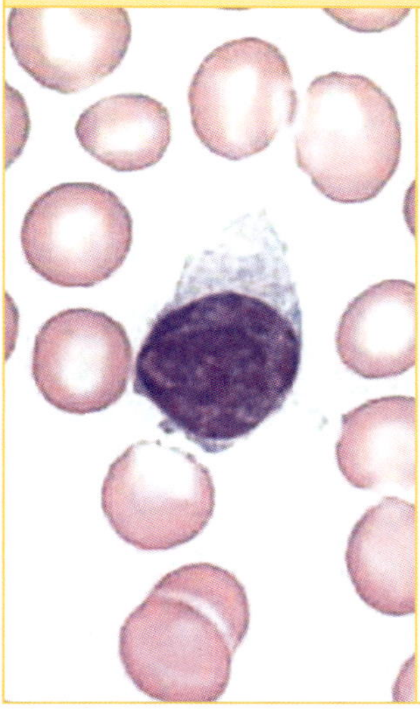	Größe: ca. 8 bis14 µm Kernform: rund, selten leicht oval oder gebuchtet Kernfarbe: dunkles Rotviolett Kernstruktur: knotig-dicht, landkartenförmig Plasmafarbe: hellblau, „nacktkernige" Lymphozyten, weil das Plasma z. T. bei alten Lymphozyten fast vollständig fehlt Granulation: vereinzelt rote Azurgranulation	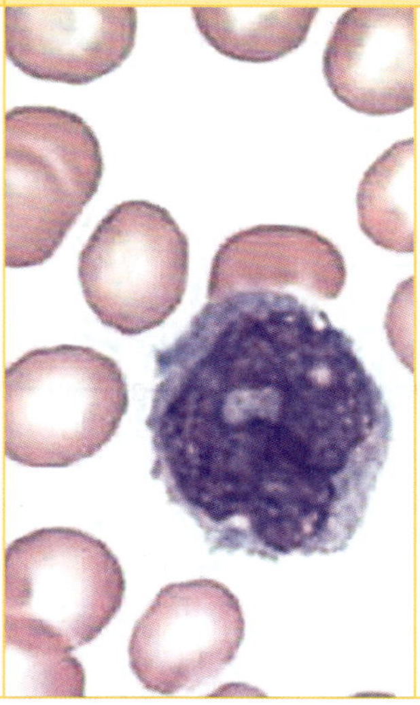	Größe: ca. 16 bis 20 µm Kernform: stabförmig, gebuchtet oder gelappt, vielgestaltig Kernfarbe: helleres Rotviolett Kernstruktur: aufgelockert Plasmafarbe: schiefergrau, taubenblau Granulation: z. T. ganz feine, rote Azurbestäubung Plasma z. T. vakuolisiert

* Zur Unterscheidung von stabkernigen und segmentkernigen neutrophilen Granulozyten kann auch die sogenannte „Fadenregel" angewendet werden. Dabei werden nur die Zellen, deren Kernsegmente durch „Fäden" verbunden sind, zu den Segmentkernigen gezählt. Dadurch ergeben sich andere Referenzbereiche: Stabkernige bis 16 %, Segmentkernige 40 bis 62 %.

Referenzbereiche der Leukozyten im Differenzialblutbild bei Erwachsenen:

Eosinophile Granulozyten	**2 bis 4 %**
Basophile Granulozyten	**0 bis 1 %**
Stabkernige neutrophile Granulozyten	**3 bis 5 %**
Segmentkernige neutrophile Granulozyten	**50 bis 70 %**
Lymphozyten	**25 bis 40 %**
Monozyten	**2 bis 8 %**

Abweichungen vom Referenzbereich bei den Leukozyten zeigen sich zum Teil als vermehrtes Auftreten einer Zellart. Außerdem sind Veränderungen an einzelnen Zellen möglich. Darüber hinaus ist Folgendes zu beachten:

> *Blutzellen, die nicht im peripheren Blut vorkommen dürfen, und Veränderungen, die nicht in diesem Kapitel behandelt werden, müssen von hämatologisch speziell geschultem Personal (MTA oder Arzt) beurteilt werden!*

Einige häufig auftretende Veränderungen, wie z. B. eine Links- oder eine Rechtsverschiebung, sowie die spezielle Leukozytenverteilung im Verlauf einer Infektion und weitere Abweichungen vom Referenzbereich werden nachfolgend beschrieben.

→ Linksverschiebung/Rechtsverschiebung

Werden die Leukozytenarten von jung nach alt, also ihrem Alter entsprechend von links nach rechts aufgelistet (s. Abb. 1), kommt es bei bestimmten Erkrankungen durch die vermehrte Ausschwemmung von jungen Granulozyten aus dem Knochenmark ins periphere Blut zu einer Verschiebung der Verteilung nach links, der sogenannten Linksverschiebung.

Man unterscheidet zwei Arten:

1. die **reaktive Linksverschiebung** als normale Abwehrreaktion des Körpers bei fast allen Infektionskrankheiten mit einer vorübergehenden Vermehrung von jugendlichen und stabkernigen neutrophilen Granulozyten im Blut,
2. die **pathologische Linksverschiebung**, die bei akuten und chronischen Leukämien vorkommt und bei der weitere noch unreifere Vorstufen der Granulozyten vermehrt sind.

Bei anderen Erkrankungen, z. B. bei der perniziösen Anämie und bei Störungen der Leukozytenneubildung, treten vermehrt alte und damit schon übersegmentierte Granulozyten mit mehr als fünf Segmenten auf. Dann spricht man von einer **Rechtsverschiebung**.

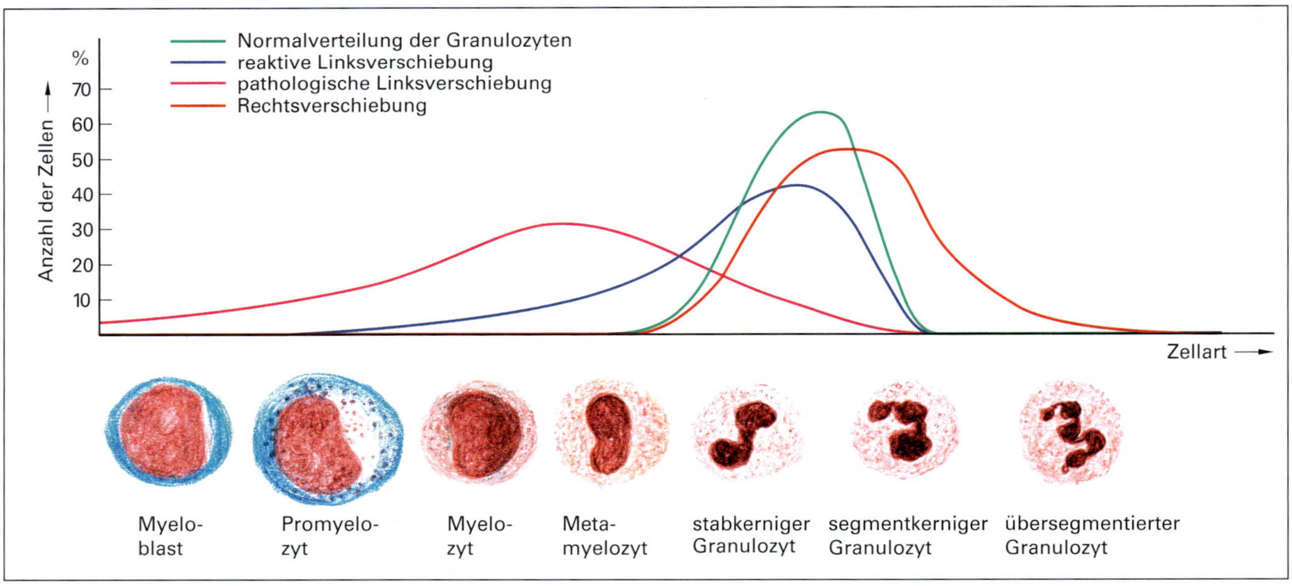

***Abb. 1:** Verteilung der Leukozytenarten*

→ Biologische Leukozytenverteilungskurve nach Schilling

Im Verlauf von infektiösen und toxischen Erkrankungen kommt es zu einer charakteristischen Abfolge von Abweichungen von der normalen Verteilung der Leukozytenarten (s. Abb. 1, S. 201). Der Abwehrvorgang verläuft in drei Phasen.

Während der ersten, der **neutrophilen Kampfphase**, vom ersten bis zum dritten Krankheitstag, wird zuerst der Knochenmarksspeicher entleert. Dadurch steigt die Gesamtleukozytenzahl im Blut an. Gleichzeitig werden im Knochenmark vermehrt neutrophile Granulozyten gebildet. Kommt es dann zur

Ausschwemmung dieser jugendlichen, stabkernigen und segmentkernigen Granulozyten ins Blut, so entsteht eine Linksverschiebung und die anderen Zellarten erscheinen relativ vermindert.

In der zweiten, der **monozytären Abwehr- und Überwindungsphase**, vom vierten bis zum siebten Krankheitstag, ist die Zahl der neutrophilen Granulozyten und die damit verbundene Linksverschiebung rückläufig und es werden vermehrt Monozyten gebildet.

In der dritten Phase, ab dem 8. Krankheitstag, in der **lymphozytären Heilphase**, geht die Zahl der Monozyten und der neutrophilen Granulozyten weiter zurück und die Lymphozytenzahl steigt an. Der Anstieg der Eosinophilenzahl in diesem Zeitraum hat dieser Phase zusätzlich den Beinamen **„Morgenröte der Genesung"** eingebracht.

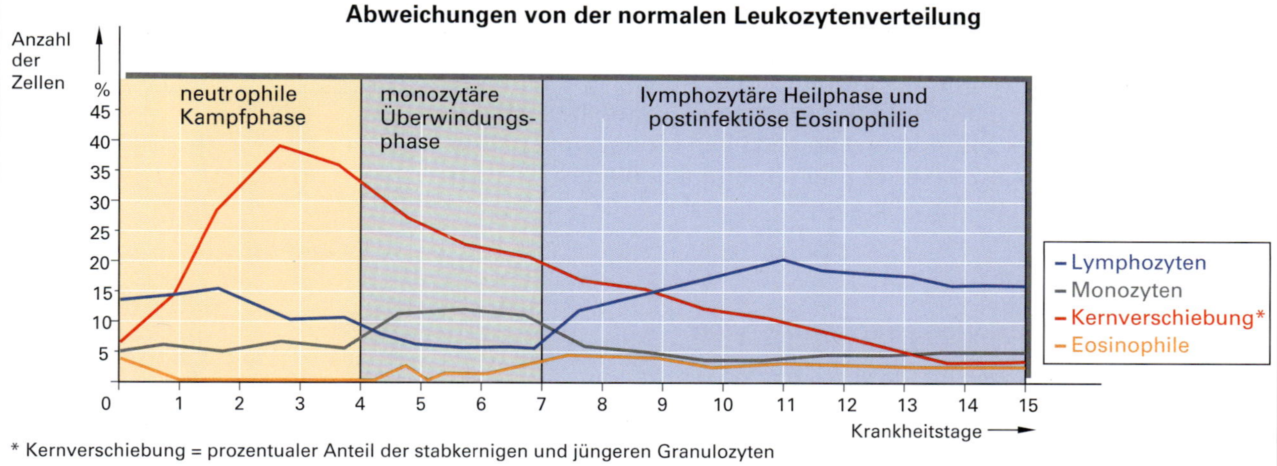

***Abb. 1:** Biologische Leukozytenverteilungskurve nach Schilling*

Einige weitere Abweichungen von der normalen Leukozytenverteilung und Erläuterungen, wann sie vorkommen, sind in der folgenden Tabelle zusammengefasst.

Abweichung vom Referenzbereich	Vorkommen
Starke Verminderung oder völliges Fehlen der neutrophilen Granulozyten (Agranulozytose)	→ Bei schweren Knochenmarksschädigungen bedingt durch Infekte mit toxischer Schädigung oder durch ionisierende Strahlen → Als Überempfindlichkeitsreaktion auf bestimmte Medikamente
Vermehrung der eosinophilen Granulozyten (Eosinophilie)	→ Bei einigen Infektionskrankheiten, z. B. Scharlach und Masern → Bei Allergien und Parasitenbefall → Bei Leukämien und anderen bösartigen Erkrankungen → Im Verlauf von Infektionen in der „Morgenröte der Genesung"
Vermehrung der basophilen Granulozyten (Basophilie)	→ Bei chronischen Leukämien und bestimmten Anämien → Als leichte Vermehrung bei Erkrankungen mit erhöhten Blutfettwerten, z. B. bestimmten Schilddrüsenerkrankungen, Diabetes mellitus, Nephrosen
Vermehrung der Monozyten (Monozytose)	→ Bei chronischen bakteriellen Infekten → Bei bösartigen Erkrankungen und nach Chemotherapie → In der „monozytären Abwehr- und Überwindungsphase" im Verlauf von infektiösen und toxischen Erkrankungen
Vermehrung der Lymphozyten (Lymphozytose)	→ Beim Pfeifferschen Drüsenfieber (infektiöser Mononukleose), bei anderen Virusinfektionen, z. B. bei Virushepatitis, Keuchhusten, Röteln → Bei akuter und chronisch lymphatischer Leukämie → In der „lymphozytären Heilphase" von Infektionen

6

Außer zur Verminderung der neutrophilen Granulozyten kann es im Rahmen von Erkrankungen mit starker Knochenmarksschädigung auch zu **Verminderungen der anderen Zellarten** kommen (Monozytopenie, Eosinopenie, Basophilopenie und Lymphozytopenie).

Zwei weitere typische Veränderungen an **einzelnen Zellen** sind häufiger anzutreffen: die toxische Granulation der neutrophilen Granulozyten und das Auftreten reaktiv veränderter Lymphozyten.

Bei der **toxischen Granulation** zeigen die neutrophilen Granulozyten bei schweren bakteriellen Infekten sowie Knochenmarksschädigungen, z. B. durch Medikamente, eine stark vergröberte und dunkelviolette Granulation (s. Abb. 1).

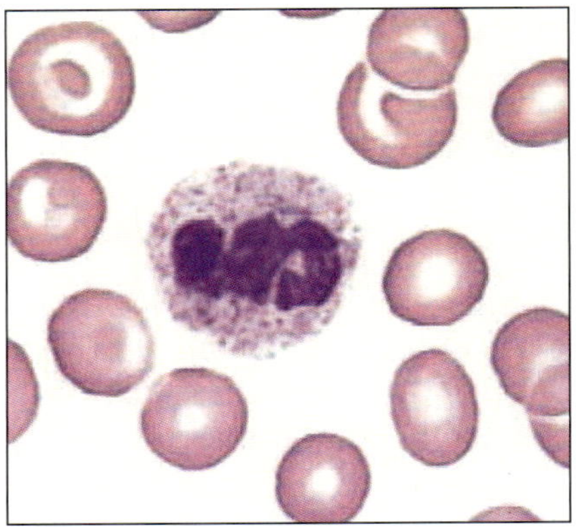

Abb. 1: Toxische Granulation

Reaktiv veränderte Lymphozyten, sogenannte lymphozytäre Reizformen oder lympho-monozytäre Übergangsformen, sind bei einigen Virusinfektionen, z. B. beim Pfeifferschen Drüsenfieber („Pfeiffer-Zellen"), zu finden. Sie sind fast so groß wie Monozyten, haben ebenfalls vielgestaltige Zellkerne und ein intensiv blaues Plasma, zum Teil mit Vakuolen (s. Abb. 2).

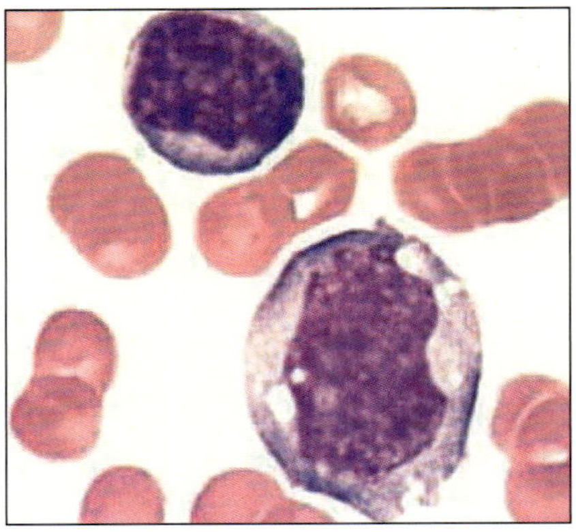

Abb. 2: Reaktiv veränderte Lymphozyten

Mikroskopische Beurteilung der Erythrozyten

Während der Differenzierung der Leukozyten werden auch die Erythrozyten in mehreren Blickfeldern des Blutausstriches qualitativ beurteilt. Abweichungen vom normalen Aussehen werden notiert.

Normal große Erythrozyten **(Normozyten)** haben einen Durchmesser von ca. 6 µm bis 8 µm, eine Dicke von ca. 2 µm und die Form runder, kernloser, rötlicher Scheibchen mit einer zentralen Delle (s. Abb. 3). Bei der Beurteilung der Größe orientiert man sich an Zellkernen der Lymphozyten, die ungefähr den gleichen Durchmesser haben.

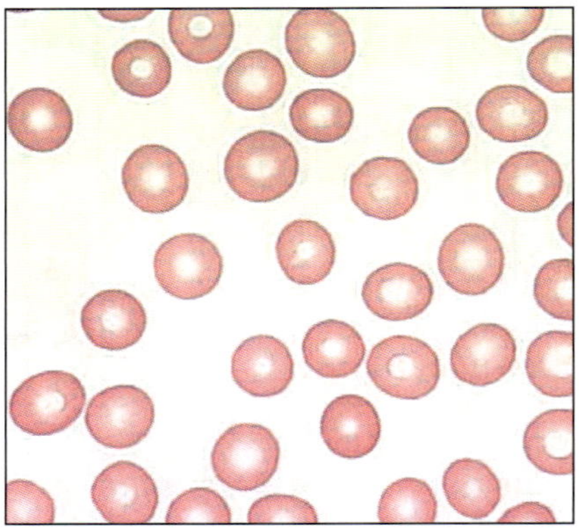

Abb. 3: Normozyten

Größere Abweichungen vom normalen Aussehen der Erythrozyten weisen z. B. auf Störungen der Erythrozyten- oder Hämoglobinneubildung hin. Die Beurteilung der Erythrozyten ist deshalb für die Diagnose und Unterscheidung von Anämien wichtig.

Die Erythrozyten werden beurteilt nach:

- Größe
- Form
- Farbe (z. B. Polychromasie)
- Hämoglobingehalt
- evtl. Einlagerungen

Dabei werden sowohl Einzelzellveränderungen, z. B. zu große Erythrozyten **(Makrozyten)** oder zu kleine Erythrozyten **(Mikrozyten)**, als auch die Veränderung des Blutausstrichgesamtbildes, z. B. eine auffällige Größenverschiedenheit der Erythrozyten **(Anisozytose)** angegeben. Protokolliert werden die Veränderungen je nach Schweregrad mit (+), +, ++, +++ auf dem Differenzierungsschema oder dem Befundbogen. Abbildung 4 zeigt ein Blutbild mit Anisozytose (+), Makrozyten (+) und Mikrozyten (+).

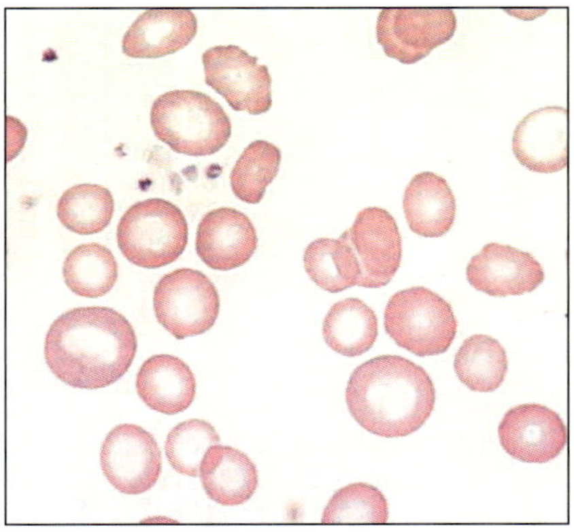

Abb. 4: Größenveränderte Erythrozyten

6

Weitere Fachbegriffe von **Erythrozytenveränderungen** und ihre Erklärungen sind in der folgende Tabelle zusammengestellt. Häufig sind mehrere dieser Veränderungen gleichzeitig bei einer Erkrankung und deshalb nachfolgend auch gemeinsam in einem mikroskopischen Bild zu finden. Andere Veränderungen wiederum sind charakteristisch für eine ganz bestimmte Erkrankung, beispielweise das Vorkommen von Megalozyten bei der perniziösen Anämie.

Mikroskopisches Bild	Fachbegriff/Erklärung	Vorkommen
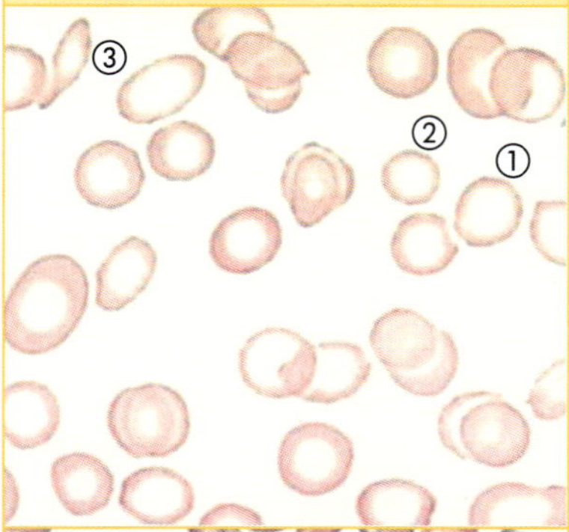	**Anulozyten** ①: Dünne Zellen, nur am Rand mit Hämoglobin gefüllt, große zentrale Aufhellung **Mikrozyten** ②: Erythrozyten < 6 µm, meist normaler Hämoglobingehalt **Anioszytose**: Erythrozyten von unterschiedlicher Größe **Poikilozytose**: Erythrozyten von unterschiedlicher Form, Birnen- oder Keulenform ③	→ Bei verschiedenen hypochromen Anämien, z. B. bei Eisenmangelanämie und nach Bluttransfusionen bei schweren Anämien
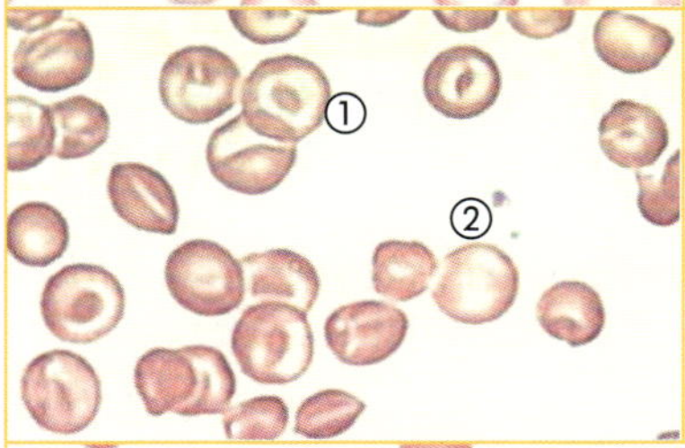	**Targetzellen** ①: (Schießscheibenzelle), dünne Zellen mit einer Hämoglobinanreicherung am Rand und in der Mitte **Hypochromasie:** Schwach angefärbte Erythrozyten mit niedrigem Hämoglobingehalt ② (außerdem zu sehen: Anisozytose)	→ Bei hypochromen Anämien z. B. bei Eisenmagelanämie, nach Milzentferung und bei Thalassämie (Mittelmeeranämie)
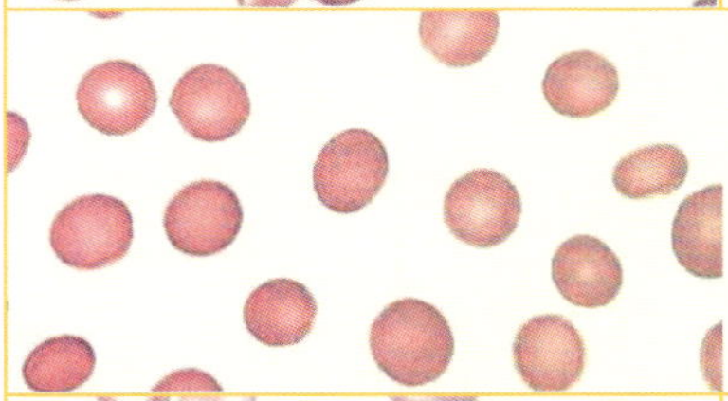	**Sphärozyten**: Kugelförmige Zellen, keine zentrale Delle, erscheinen hyperchrom **Hyperchromasie**: Stark angefärbte Erythrozyten mit hohem Hämoglobingehalt (außerdem zu sehen: Anisozytose)	→ Bei hämolytischen Anämien z. B. der Kugelzellenanämie
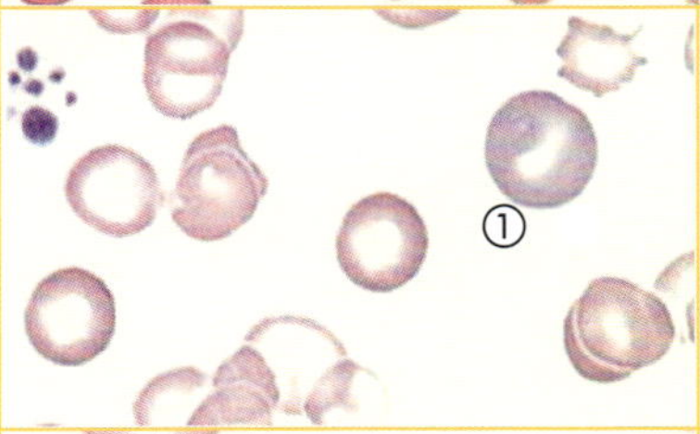	**Makrozyten**: Erythrozyten > 8 µm, häufig polychromatisch (Retikulozyten), normaler Hämoglobingehalt ① **Polychromasie**: Vermehrt bläulich angefärbte z. T. größere, junge, kernresthaltige Erythrozyten (Retikulozyten) ①	→ Bei hämolytischen Anämien und als Regenerationserscheinung nach starken Blutungen
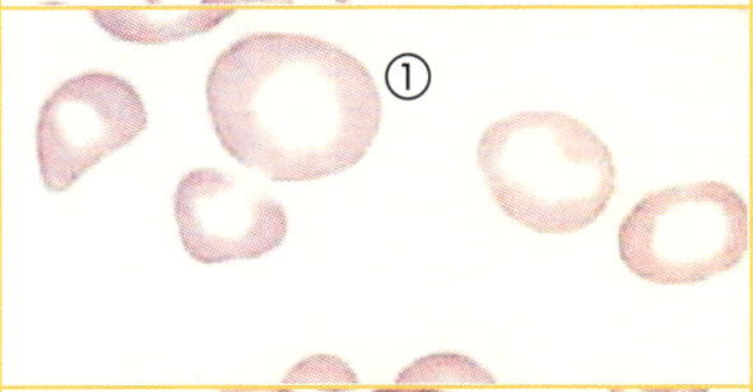	**Megalozyten** ①: Große, im Gegensatz zu den Makrozyten aber ovale Erythrozyten	→ Bei perniziöser Anämie oder Folsäuremangel
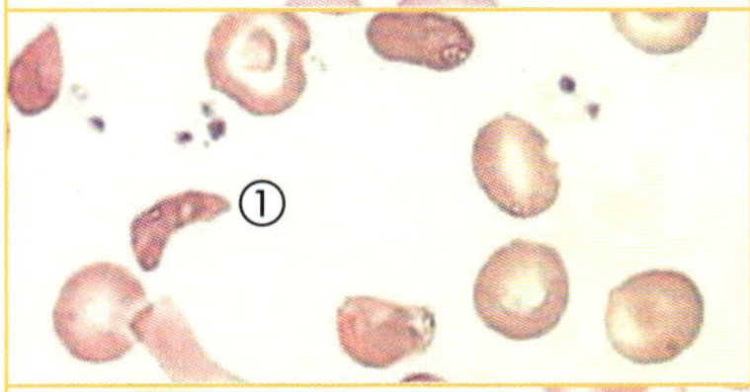	**Sichelzellen** ①: Erythrozyten in mehr oder weniger ausgeprägter Sichelform (außerdem zu sehen: Anisozytose und eine Targetzelle)	→ Bei Sichelzellanämie (genetisch bedingte Störung des Hämoglobinaufbaus)
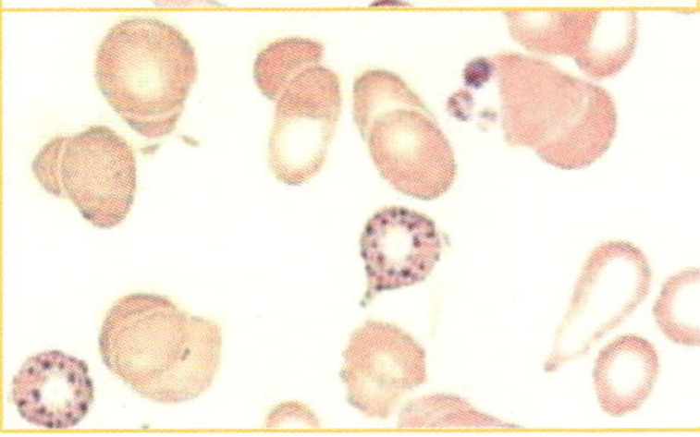	**Basophile Tüpfelung**: Feine bis grobe bläuliche Punkte in den Erythrozyten (außerdem zu sehen: Anisozytose, Poikilozytose und Hypochromasie)	→ Bei verschiedenen schweren Anämien, gestörter Erythrozytenregeneration und bei Bleivergiftung

Mikroskopische Beurteilung der Thrombozyten

Pro Blickfeld liegen einzeln oder in kleineren Ansammlungen ca. 2 bis 10 Thrombozyten zwischen den Erythrozyten und den Leukozyten. Die Thrombozyten haben einen Durchmesser von 2 bis 4 µm und bestehen aus bläulichem Plasma mit rötlicher Granulation (s. Abb. 1).

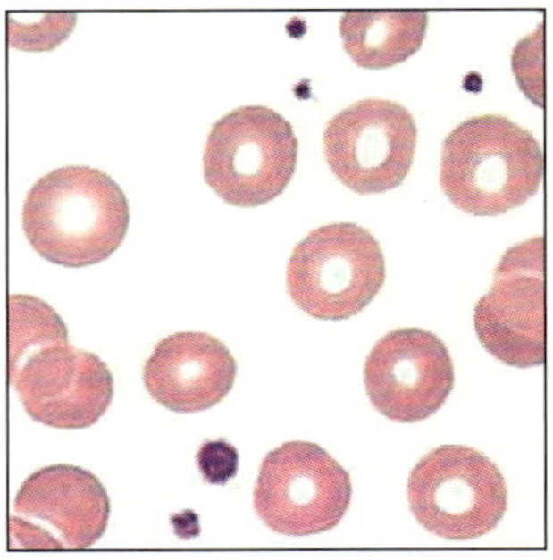

Abb. 1: Normale Thrombozyten

Bei einigen Krankheiten liegen die Thrombozyten in veränderter **Form** und **Größe** vor. Diese Abweichungen werden, im Gegensatz zur quantitativen Zählung der Thrombozyten, qualitativ beurteilt.

Eine grobe Orientierung über eine auffällige Anzahl der Thrombozyten bietet die **Thrombozytenzählung nach FONIO**. Dabei werden in zufällig gewählten Gesichtsfeldern in einem dünnen Abschnitt des Blutausstriches 1000 Erythrozyten und die dazwischen liegenden Thrombozyten ausgezählt und anschließend auf die Thrombozytenzahl pro µL umgerechnet. Da das Verfahren fehleranfälliger als die Zählung in der Zählkammer oder mit elektronischen Geräten ist, wird es nur zur groben Orientierung, ob eine augenfällige Thrombopenie oder Thrombozytose vorliegt, und nicht mehr zur Bestimmung der Thrombozytenzahl/µL angewandt.

Abweichung vom Referenzbereich	Vorkommen
Verminderte Anzahl (Thrombopenie)	→ Bei Schädigung des Knochenmarks durch Röntgenstrahlen, zellwachstumshemmende Mittel (Zytostatika) und sonstige Medikamente oder bei perniziöser Anämie → Bei angeborenen oder erworbenen Thrombopenien (z. B. Morbus Werlhof) mit verkürzter Lebensdauer und gesteigertem Abbau der Thrombozyten
Vermehrte Anzahl (Thrombozytose)	→ Nach Operationen, großen Blutverlusten, Milzentfernung und bei Polyzythämie
Riesenthrombozyten	→ Bei Morbus Werlhof

Fehlermöglichkeiten bei der ...

mikroskopischen Beurteilung von Blutausstrichen	
Auswirkung	**Ursache**
Verschwommenes Bild	→ Gefärbten Blutausstrich mit der matten Seite nach unten auf den Kreuztisch gelegt → Objektive verschmutzt → Kein Immersionsöl auf dem Blutausstrich
Kontrastarmes, dunkles Bild	→ Kondensor zu stark abgeblendet
Zellen nicht zu beurteilen	→ Falsche Stelle zum Differenzieren gewählt → Schlechte Färbung
Überwiegend Zellen einer Größe gefunden: → fast nur Lymphozyten → fast nur Granulozyten und Monozyten	→ Blutausstrich nicht mäanderförmig durchmustert, sondern: – in der Mitte, parallel zur Längskante des Objektträgers – am oberen oder unteren Rand, parallel zur Längskante des Objektträgers
Zusammengeklumpte Thrombozyten	→ Blutausstrich aus angeronnener Blutprobe angefertigt
Stechapfelförmige Erythrozyten	→ Zu langsames Trocknen bei zu dicken Blutausstrichen

6.7 Retikulozytenzählung

Retikulozyten sind Erythrozyten, die noch Zellkernreste in Form eines feinen Gespinnstes, der Substantia reticulo-filamentosa, enthalten. Sie kommen im peripheren Blut nur sehr vereinzelt vor.

Ihre Anzahl wird zur Kontrolle der Erythrozytenneubildung bei verschiedenen Anämien bestimmt.

Die Zellen können nicht in der Zählkammer gezählt werden, sondern müssen durch eine Spezialfärbung des frisch entnommenen Blutes sichtbar gemacht werden (s. Abb. 1). Da das Blut vor der Färbung nicht fixiert wird, nennt man diese Art der Färbung **Vitalfärbung**.

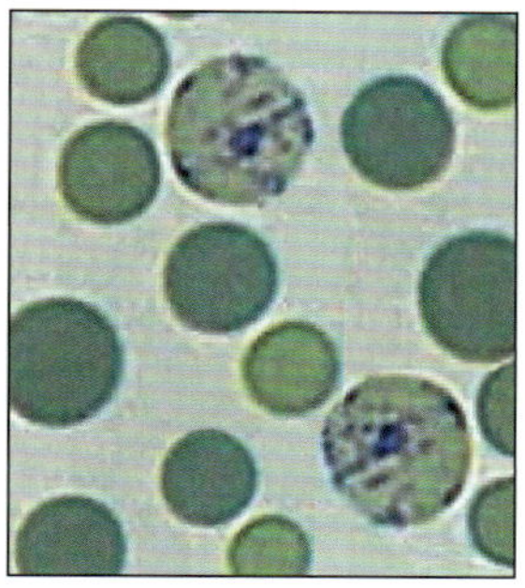

Abb. 1: Retikulozyten (Spezialfärbung)

Prinzip

Das Blut wird zu gleichen Teilen mit einem Farbstoff (Brillantkresylblau) zusammengebracht. Nach einer Färbezeit von 15 Minuten wird von dem Gemisch ein Blutausstrich angefertigt.

Anschließend werden 1000 Erythrozyten ausgezählt. Die dabei gefundenen Retikulozyten werden in Retikulozyten pro 1000 Erythrozyten angegeben.

Referenzbereich: 5 bis 15 Retikulozyten/1 000 Erythrozyten

Abweichung vom Referenzbereich	Vorkommen
Erniedrigte Werte (Retikulozytopenie)	→ Bei uneffektiver Erythrozytenneubildung bedingt durch Eisen-, Vitamin B_{12}- oder Folsäuremangel und bei aplastischer Anämie und Tumoranämie
Erhöhte Werte (Retikulozytose)	→ Bei gesteigerter Erythrozytenneubildung nach akuten Blutverlusten und im Rahmen der Anämiebehandlung

Auf die Beschreibung der Durchführung der Retikulozytenzählung wird an dieser Stelle verzichtet, da die Methode sehr aufwendig ist, es bei der Zählung leicht zu Fehlern kommt und sie deshalb in den Praxen kaum noch durchgeführt wird. Die Bestimmung der Retikulozytenzahl wird, falls sie erforderlich ist, Hämatologieautomaten in Großlabors überlassen.

6.8 QBC AUTOREAD Plus

Dieses zentrifugale Hämatologiesystem (s. Abb. 2) ermöglicht die Bestimmung von mehreren hämatologischen Messgrößen innerhalb kurzer Zeit und aus einem sehr kleinen Blutvolumen. Deshalb ist das System besonders geeignet für Kinderarztpraxen. Folgende Messgrößen können bestimmt werden:

- Hämatokritwert
- Hämoglobin
- MCHC
- Thrombozytenzahl
- Leukozytenzahl
- Granulozytenzahl
- Lymphozyten-/Monozytenzahl

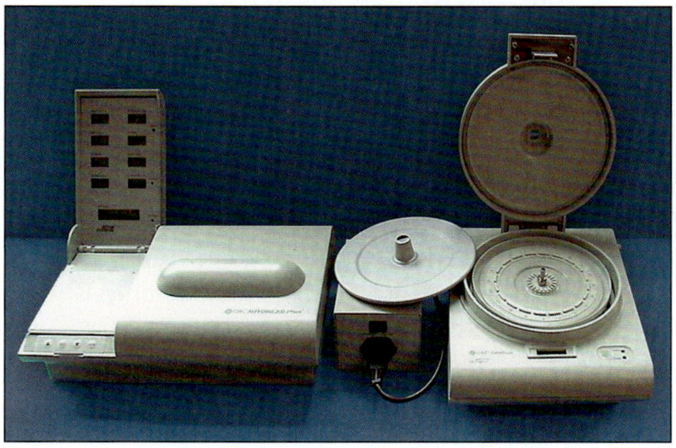

Abb. 2: Zentrifugales Hämatologiesystem

Die Referenzbereiche der Zellen sind nachfolgend für alle Altersklassen angegeben.

Alter / Geschlecht — Messgröße	Hämatokrit	Hämoglobin	MCHC	Leukozyten	Granulozyten	Lympho-/ Monozyten	Thrombozyten
Einheit	%	g/dL	g/dL	G/L	G/L	G/L	G/L
Männer	40,0–54,0	14,0–18,0	31,7–36,0	4,3–10,0	1,8–7,2	1,7–4,9	140–400
Frauen	37,4–47,0	12,0–16,0	31,7–36,0	4,3–10,0	1,8–7,2	1,7–4,9	140–400
> 6 Jahre	35,0–45,0	11,7–15,0	30,9–36,0	4,4–13,5	1,5–8,0	1,5–7,0	150–450
2–6 Jahre	34,0–40,0	11,3–13,3	30,9–37,0	5,9–16,0	1,5–8,5	3,0–9,0	150–450
6–24 Monate	33,0–39,0	11,0–13,0	30,0–36,0	5,9–17,0	1,5–8,5	3,9–11,0	150–450
2–6 Monate	29,0–42,0	9,7–14,0	32,6–36,5	5,9–17,5	1,5–8,5	4,5–14,5	150–450
4–8 Wochen	28,0–52,0	9,7–17,3	29,0–37,0	4,9–19,5	1,5–9,0	3,0–17,5	150–450
1–4 Wochen	30,0–60,0	10,0–20,0	28,0–35,0	4,9–20,0	1,8–6,0	2,5–16,0	150–450
2–7 Tage	41,0–60,0	13,7–20,0	28,0–36,0	4,9–21,0	3,5–10,0	2,5–20,0	150–450
24–48 h	51,6–61,0	17,2–20,3	29,0–35,0	9,3–34,0	4,5–11,0	2,4–14,0	150–600
12–24 h	51,6–61,0	17,2–20,3	29,0–35,0	9,3–34,0	7,5–15,0	2,4–14,0	150–600
0–12 h	51,6–61,0	17,2–20,3	29,0–35,0	8,9–38,0	3,0–15,0	2,4–14,0	150–600

Die Abweichungen von den Referenzbereichen entsprechen den bereits behandelten hämatologischen Parametern.

Prinzip

In Mikrohämatokritkapillaren, die mit dem Farbstoff Acridin-Orange und Antikoagulans präpariert sind, wird Blut hochtourig zentrifugiert. Dabei erfolgt eine Anfärbung der Leukozyten und Thrombozyten sowie eine Trennung zwischen Erythrozyten und den Zellschichten des Buffy Coats aufgrund ihres spezifischen Gewichtes. Anschließend werden die Zellschichten von einem elektrooptischen System automatisch ausgewertet.

Als Probenmaterial kann Kapillarblut und EDTA-Blut verwendet werden. Dazu sind unterschiedliche Kapillaren erforderlich. Abbildung 1 zeigt die getrennten Schichten in den beiden unterschiedlichen Kapillaren und zum Vergleich eine normale Hämatokritkapillare.

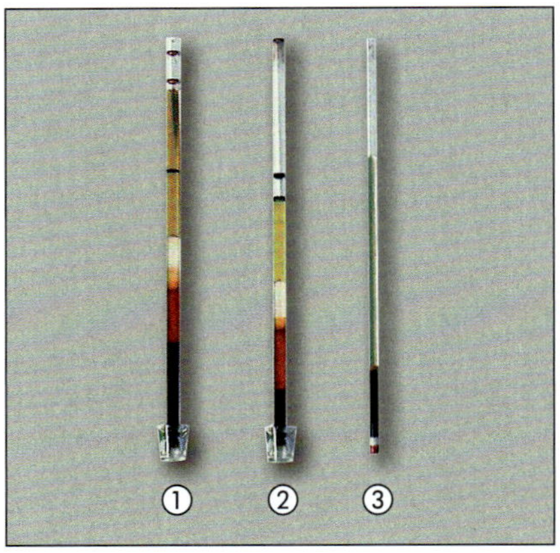

***Abb. 1:** Zellschichten in EDTA-Kapillare ①, Kapillarblutkapillare ②, und Hämatokritkapillare ③*

Arbeitsanleitung für das QBC AUTOREAD Plus System

Benötigte Materialien (s. Abb. 2)

① Kapillar- oder EDTA-Blut
② QBC AUTOREAD Plus Gerät
③ Kalibrierungsröhrchen zur täglichen Funktionsprüfung des Gerätes vor dem Testen der Patientenproben
④ Messkapillaren für Kapillarblut einschließlich Schwimmer und Verschlussstopfen
⑤ Messkapillaren für EDTA-Blut einschließlich Schwimmer und Verschlussstopfen
⑥ Pipettierhilfe
⑦ Spezialpinzette
⑧ QBC Zentrifuge

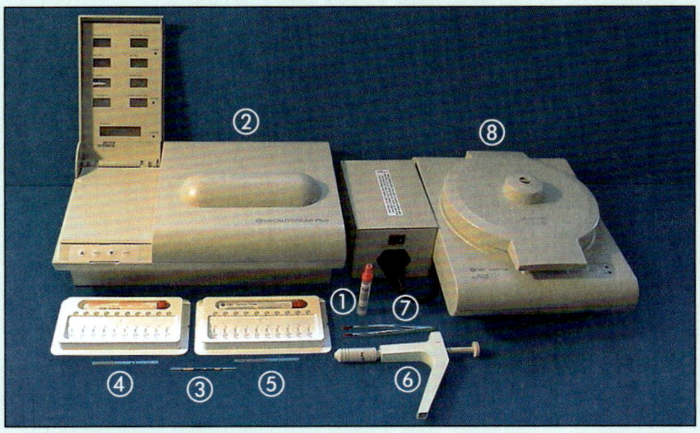

***Abb. 2:** Benötigte Materialien*

Durchführung

→ mit Kapillarblut

- ▢ Kapillarblut in die Kapillarblut-Messkapillare (s. Abb. 1) bis zwischen die beiden schwarzen Markierungen fließen lassen (s. Abb. 2).
- ▢ Kapillare außen abwischen.
- ▢ Zum Mischen die Kapillare mehrmals zwischen den Fingern rollen.
- ▢ Kapillare kippen, damit das Blut auf die mit Farbstoff beschichtete Seite bis 1 cm vor Ende der Kapillare fließt.
- ▢ Kapillare an der Seite, an der sich der Farbstoff befand, mit einer Verschlusskappe versehen.
- ▢ Mit der Spezialpinzette den Schwimmer in das offene Ende der Kapillare geben (s. Abb. 3).

> *Der Schwimmer darf nur mit der Pinzette und keinesfalls mit den Fingern angefasst werden.*
>
> *Die Verschlusskappe muss fest sitzen und darf nicht schief sein, sonst können die Zellschichtengrenzen verwischen und nicht abgelesen werden.*

→ mit EDTA-Blut

- ▢ Das Ende der Messkapillare für EDTA-Blut (rote Beschriftung) mit den roten Ringen in die Pipettierhilfe stecken (s. Abb. 4).
- ▢ Gut gemischtes EDTA-Blut aufziehen (s. Abb. 5).
- ▢ Kapillare, die sich noch in der Pipettierhilfe befindet, an der Seite mit den roten Ringen mit einer Verschlusskappe versehen.
- ▢ Mit der Spezialpinzette den Schwimmer in das offene Ende der Kapillare geben.

Zentrifugation

Kapillare möglichst sofort zentrifugieren. Zwischen dem Einführen des Schwimmers und dem Ende der Zentrifugation dürfen maximal 15 Minuten vergehen!

- ▢ Kapillare mit der Verschlusskappe nach außen in die Zentrifuge legen.
- ▢ Zum Austarieren der Zentrifuge eine zweite Probenkapillare oder eine leere Kapillare, mit Verschlusskappe versehen, gegenüber der Kapillare einlegen (s. Abb. 6).
- ▢ Den inneren Zentrifugendeckel auflegen und einrasten lassen und den äußeren Deckel schließen.

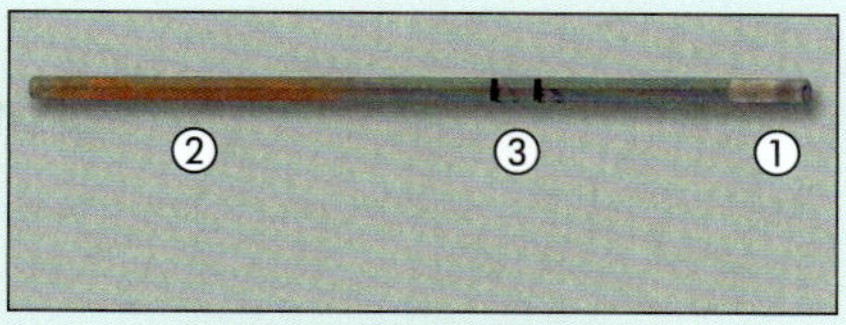

***Abb. 1:** Kapillarblut-Messkapillare*
1. EDTA
2. Acridin-Orange Farbstoff
3. Blutmengenmarkierungen

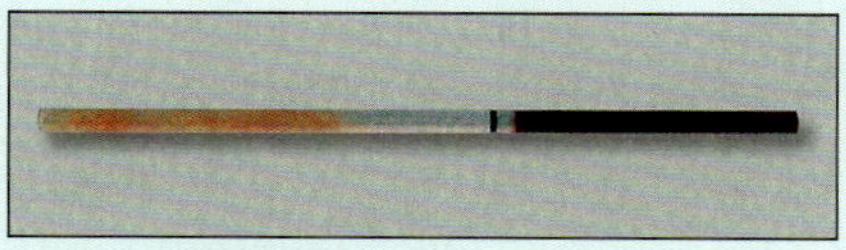

***Abb. 2:** Blut aufziehen*

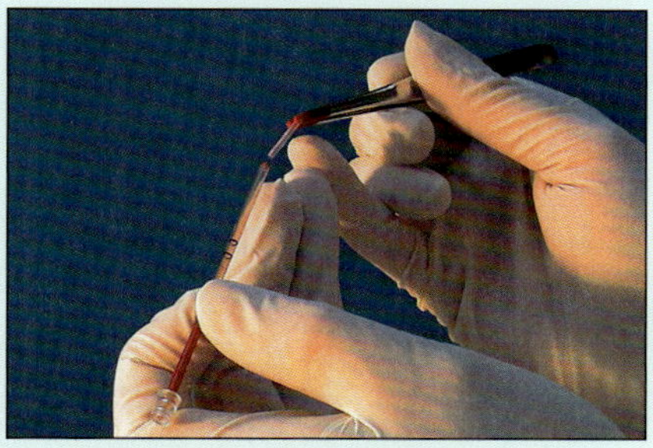

***Abb. 3:** Schwimmer einbringen*

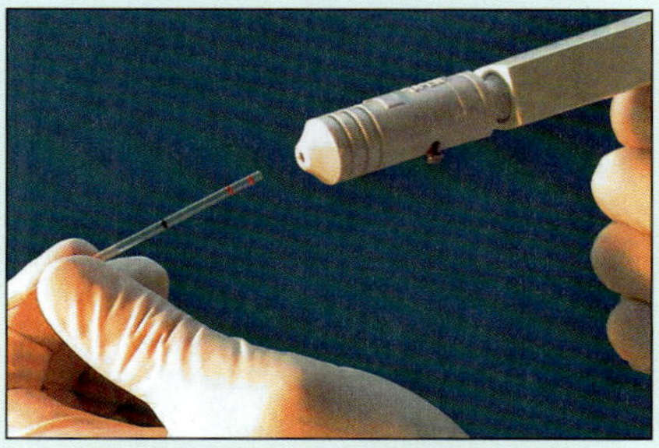

***Abb. 4:** Messkapillare für EDTA-Blut in Pipettierhilfe*

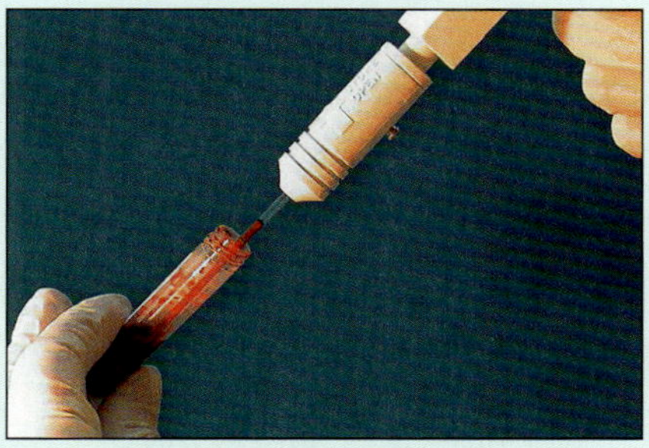

***Abb. 5:** EDTA-Blut aufziehen*

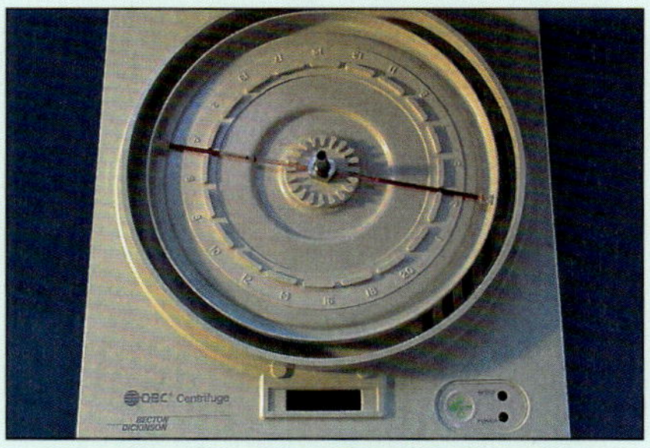

***Abb. 6:** Messkapillare und Kapillare zum Austarieren in der Zentrifuge*

6

- ▢ Zentrifuge am Ein-Aus-Schalter starten. (Die Zentrifuge läuft 5 Minuten lang bei einer Drehzahl von 12000 U/min).
- ▢ Nach dem Zentrifugieren die Kapillaren sofort aus der Zentrifuge nehmen (s. Abb. 1).

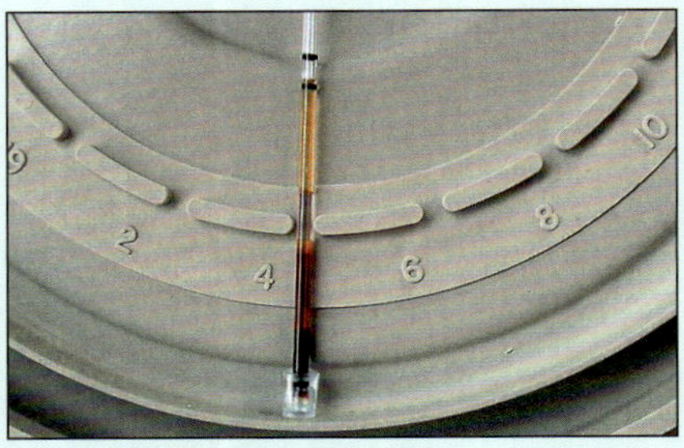

Abb. 1: Zentrifugierte Kapillare

> **!**
>
> – *Können die Röhrchen nicht sofort ausgewertet werden, müssen sie aufrecht im Probenständer stehend, licht- und wärmegeschützt aufbewahrt und innerhalb 4 Stunden ausgewertet werden.*
>
> – *Die zentrifugierten Röhrchen dürfen nicht unterhalb der Plasmasäule mit den Fingern berührt werden.*

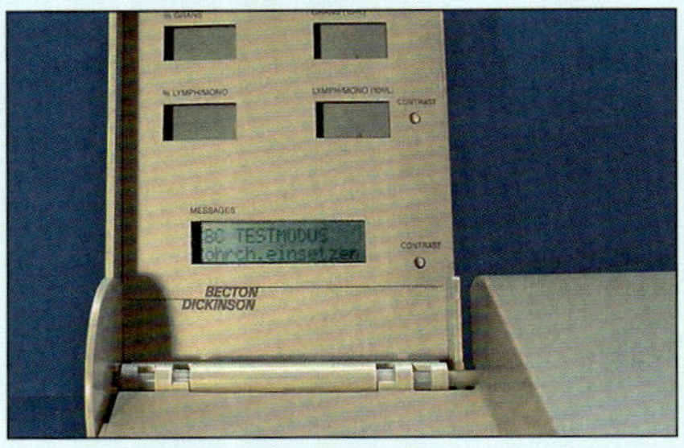

Abb. 2: Kalibrierungs-Testmodus wählen

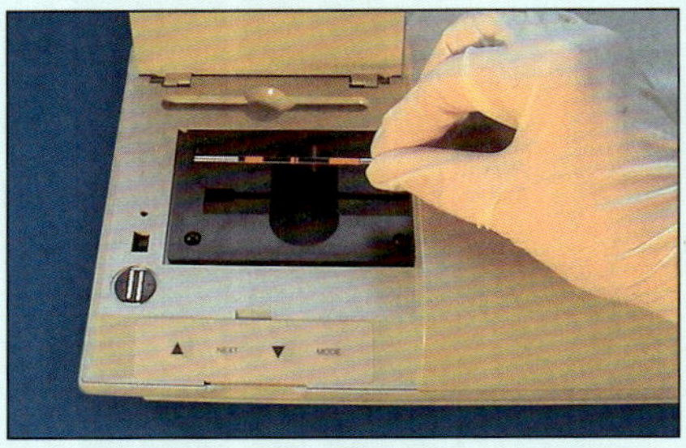

Abb. 3: Kalibrierungsröhrchen einsetzen

Auswertung am QBC AUTOREAD Plus Gerät

- ▢ Kontrollieren, ob die Ladeplattform des Gerätes leer ist, sonst erscheint eine Fehlermeldung beim nächsten Schritt.
- ▢ Gerät am Hauptschalter auf der Rückseite einschalten. Das Gerät führt automatisch eine Selbstkontrolle seiner elektronischen und optischen Systeme durch (System-Check-Phase).
- ▢ MODE-Taste drücken und KALIBRIERUNGS-TESTMODUS wählen (s. Abb. 2).
- ▢ Kalibrierungsröhrchen (s. Abb. 3) einsetzen.
- ▢ Ladeplattformtür schließen.
- ▢ Werte vergleichen (s. Abb. 4).
- ▢ CBC-Funktion an der MODE-Taste einstellen.
- ▢ Probenkapillare mit dem offenen Ende in Richtung des optischen Auswertegerätes einlegen (s. Abb. 5).
- ▢ Sofern ein Drucker angeschlossen ist, Referenzbereich des Patienten über die MODE-Taste auswählen.
- ▢ Zum Starten des Tests Ladeplattformtür schließen und geschlossen lassen, bis der Test beendet ist. Die Kapillare wird mit einem Schlitten in die optische Auswerteeinheit transportiert und dort mehrfach gescannt.
- ▢ Patientenwerte ablesen und notieren (s. Abb. 6).
- ▢ Kapillare entfernen.

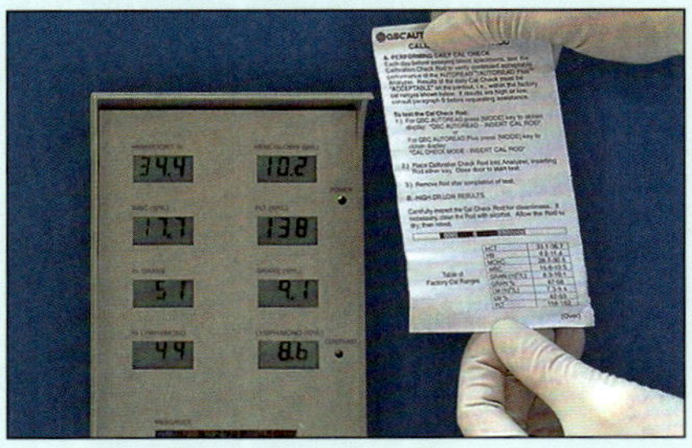

Abb. 4: Werte vergleichen

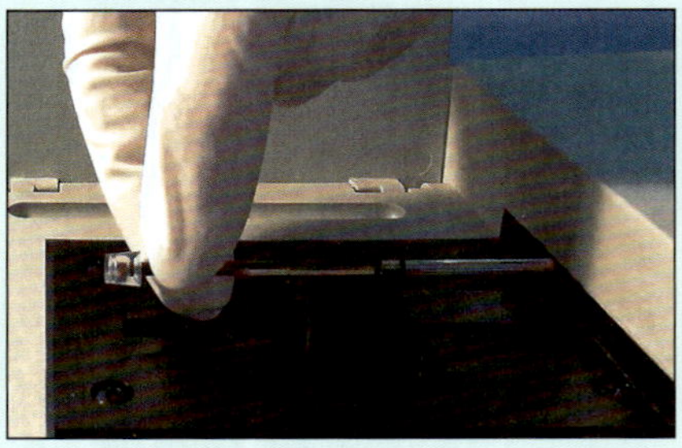

Abb. 5: Probenkapillare einsetzen

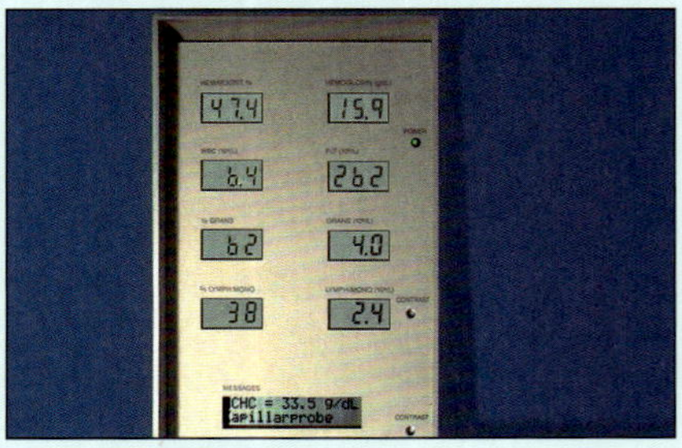

Abb. 6: Werte ablesen

Allgemeine Hinweise zum Umgang mit dem Gerätesystem

- Das Auswertegerät erschütterungsfrei und nicht dem direkten Sonnenlicht ausgesetzt aufstellen.
- Die Labortemperatur sollte bei der Arbeit und der Lagerung der verwendeten Röhrchen zwischen 20 und 32 °C liegen.
- Beim versehentlichen Öffnen der Ladeplattformtür während des Tests kommt es zum Testabbruch. Dann muss der Deckel wieder geschlossen und gewartet werden, bis das Röhrchen wieder auf die Ladeplattform gelangt. Zur Wiederholung der Auswertung muss man das Röhrchen herausnehmen und wieder neu einlegen.
- Die Bedeutungen möglicher Fehlermeldungen sind im Benutzerhandbuch aufgeführt.
- Messwerte außerhalb des Messbereichs des Gerätes blinken. Die Messung muss dann mit anderen Methoden wiederholt werden.
- Sollte ein Röhrchen im Auswertegerät zerbrechen, kann man es durch Herausziehen des Abfalltabletts unter der Ladeplattform entnehmen.
- Bei Glasbruch in der Zentrifuge den Röhrchenteller herausschrauben und ebenso wie das Gehäuseinnere gründlich desinfizieren und reinigen.
- Die Durchführung des Tests und die Lagerungszeit der zentrifugierten Röhrchen ist abhängig von der verwendeten Kapillarensorte und davon, ob die Werte im kapillaren oder venösen Blut bestimmt werden sollen.
- Bei der Verwendung von venösem Blut muss die Probe gut gemischt sein und Zimmertemperatur haben. Außerdem darf die Blutprobe nicht älter als 90 Minuten sein, damit eine verwertbare Thrombozytenzahl ermittelt werden kann.

Hinweis

Zur internen Qualitätssicherung reicht die Gerätekontrolle mit dem Kalibrierungsröhrchen aus. Die Teilnahme an Ringversuchen zur externen Qualitätssicherung ist nicht vorgeschrieben.

Fehlermöglichkeiten beim Umgang mit dem…

QBC AUTOREAD Plus System	
Auswirkung	**Ursache**
Werte nicht ablesbar	→ Kapillare vor dem Ablesen der Werte aus dem Auswertegerät entfernt → Verschlusskappe auf der falschen Seite aufgebracht
Test wurde abgebrochen	→ Ladeplattformtür während der Auswertung nicht verschlossen
Zentrifuge läuft nicht mehr an	→ Abkühlungszeit von mindestens 3 Minuten zwischen den einzelnen Zentrifugationen unterschritten
Anzeige: Buffy Coat unlesbar	→ Keine Zellschichten im Buffy Coat nachweisbar
Keine Anzeige	→ Zellschichten außerhalb des messbaren Bereichs des Gerätes
Glasbruch in der Zentrifuge	→ Innerer Deckel nicht eingerastet
Unplausible Werte	→ Verfallsdatum der Röhrchen überschritten → Röhrchen zur Bestimmung im venösen Blut für Kapillarblut verwendet

6.9 Fragen und Aufgaben: Alles klar?

1 Weshalb werden hämatologische Untersuchungen durchgeführt?

____

____

2 Bei einem Patienten soll ein großes Blutbild (ohne Thrombozyten und Retikulozyten) gemacht werden.

a) Erklären Sie dem Patienten, welche Aussage den einzelnen Untersuchungen zu entnehmen ist.

Untersuchung	Aussage

b) Der Patient wird angewiesen, am nächsten Morgen nüchtern zur Untersuchung zu kommen. Erklären Sie ihm, welche Untersuchung durch Nahrungsaufnahme in ihrer Aussage verfälscht werden könnte.

____

____

____

3 Abbildung 1 zeigt ein Hämatokritröhrchen einer Patientin nach der Zentrifugation. Sie können die Ablesevorrichtung nicht finden und müssen deshalb den Wert berechnen.

a) Berechnung:

Ergebnis: ______________________

b) Liegt das Ergebnis im Referenzbereich?

____

c) Welche Ursache kann dieser Wert haben?

____

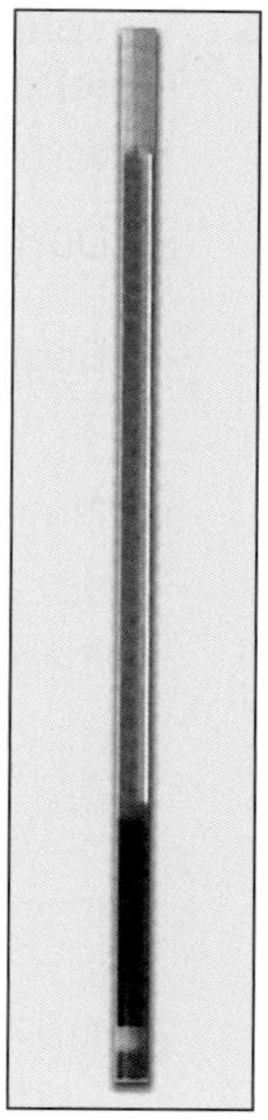

Abb. 1: Hämatokritröhrchen

4 Sie sollen zum ersten Mal selbstständig die Hämoglobinbestimmung einschließlich der kapillaren Blutentnahme durchführen. Notieren Sie stichwortartig:

a) welche Materialien Sie benötigen,

____

____

b) worauf Sie bei der kapillaren Blutentnahme und Weiterverarbeitung des Blutes achten müssen,

____

____

____

____

____

____

c) welche Fehler Sie bei der fotometrischen Auswertung vermeiden sollten (mit Begründung).

____

____

____

____

5 Versehentlich haben Ihre Kollegin und Sie den Hämoglobinwert beim selben Patienten bestimmt. Sie erhielten folgende Ergebnisse:

1. Wert: 13,7 g/dL 2. Wert: 14,8 g/dL

a) Dürfen Sie den Mittelwert aus diesen beiden Ergebnissen bilden? ______________________

Begründen Sie Ihre Antwort. ______________________

b) Nennen Sie mögliche Ursachen für diese unterschiedlichen Ergebnisse.

____

____

____

c) Um die Richtigkeit Ihres Ergebnisses zu kontrollieren, wiederholen Sie die Hämoglobinbestimmung und analysieren Sie zusätzlich ein Kontrollblut (Zielwert 12,3 g/dL). Sie erhalten folgende Ergebnisse: Patient: 13,9 g/dL; Kontrollblut: 12,6 g/dL.

Beurteilen Sie, ob der Kontrollblutwert den Vorgaben der Rili-BÄK genügt und ob Sie das Ergebnis der Hämoglobinbestimmung des Blutes des Patienten herausgeben dürfen.

____

____

____

____

6 Ein Patient bekommt wegen einer Krebserkrankung eine Chemotherapie. Seine Leukozyten- und Thrombozytenwerte müssen überprüft werden. Da der Patient auf das Ergebnis warten möchte, verwenden Sie zur Zählung Kapillarblut.

a) In den 4 Großquadraten der Neubauer-Zählkammer zählen Sie insgesamt 72 Leukozyten. Berechnen Sie die Leukozytenzahl und beurteilen Sie das Ergebnis.

Berechnung:

Beurteilung einschließlich Fachbegriff:

____

b) In allen 16 Gruppenquadraten der Neubauer-Zählkammer zählen Sie 148 Thrombozyten. Berechnen Sie die Thrombozytenzahl und beurteilen Sie das Ergebnis.

Berechnung:

Beurteilung einschließlich Fachbegriff:

____

7 Ihre Kollegin hat Blut zur Erythrozytenzählung verdünnt und findet bei der anschließenden Zählung keine Erythrozyten in der Zählkammer. Bei einem Blick in das Mikroskop stellen Sie fest, dass sowohl das Objektiv als auch die Ebene und die Beleuchtung richtig eingestellt sind, können aber auch keine Erythrozyten erkennen. Sie sehen sich das Röhrchen mit dem verdünnten Blut an und sehen eine glasklare rotbraune Flüssigkeit. Welcher Fehler ist der Kollegin unterlaufen?

____

8 Worauf ist a) bei der Vorbereitung und b) bei der Beschickung der Zählkammer zu achten?

a) ______________________________

____

b) ______________________________

____

9 Ihre neue Kollegin aus der Schweiz hat schon lange keine Zellzählungen mehr durchgeführt und bittet Sie daher, ihr ein Feld nachzuzählen. Da sie unterschiedliche Zählergebnisse herausbekommen haben, fragen Sie Ihre Kollegin, ob Sie denn auch in „L-Form" gezählt habe. Als Sie das bestätigt, bitten Sie Ihre Kollegin ein Leukofeld aufzuzeichnen und die Leukos zu markieren, die sie gezählt hat.

Mit einem Blick auf das Feld können Sie ihr erklären, warum Ihre beiden Zählergebnisse voneinander abgewichen sind und was Sie unter der Zählung in „L-Form" verstehen.

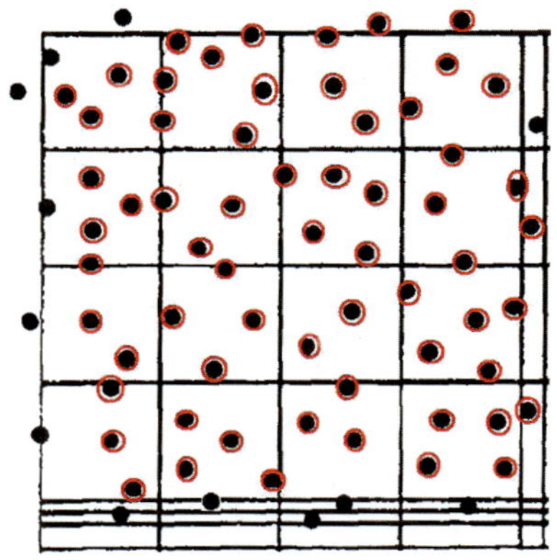

____

____

10 Kreuzen Sie die richtigen Aussagen an.

- ☐ a) Zur Leukozytenzählung muss das Blut mit einer isotonen Lösung verdünnt werden.
- ☐ b) Nicht luftblasenfrei aufgezogenes Blut bewirkt ein zu niedriges Ergebnis der Zellzählung.
- ☐ c) Die Türksche Lösung bewirkt eine Hämolyse der Erythrozyten.
- ☐ d) Die in vier Großquadraten gezählten Leukozyten werden mit 100 multipliziert, um die Leukozytenzahl/µL zu erhalten.
- ☐ e) Zur Erythrozytenzählung wird das Blut mit Hayemscher Lösung verdünnt.
- ☐ f) Eine erniedrigte Leukozytenzahl wird als Leukozytose bezeichnet.
- ☐ g) Die Thrombozyten sind die größten der Blutzellen und werden deshalb mit dem Objektiv 10 : 1 ausgezählt.
- ☐ h) Zur Erythrozytenzählung müssen die Thrombozyten und die Leukozyten zerstört werden.

6

11 a) Beschreiben Sie das Prinzip der fotometrischen Erythrozytenbestimmung.

b) Warum dürfen die auf diese Weise ermittelten Werte nicht zur Berechnung des MCV-Wertes herangezogen werden?

c) Ihre Kollegin bringt die fotometrische Hämoglobin- und die Erythrozytenbestimmung an einem Minifotometer ständig durcheinander. Sie zeigen ihr anhand einer Tabelle, was bei beiden Untersuchungen gleich ist und worin sie sich unterscheiden.

Beurteilungskriterien	Hämoglobinbestimmung	Erythrozytenbestimmung
Fotometrisches Prinzip		
Probenmaterialmenge		
Verdünnungslösung		
Mögliche Ablesezeit		
Messwellenlänge		
Besonderheiten		

12 a) Berechnen Sie für die 4 Patienten aus den nachfolgend aufgeführten Laborergebnissen alle Werte zur Beurteilung des roten Blutbildes soweit erforderlich.

b) Beurteilen Sie die einzelnen Ergebnisse. Geben Sie an, ob sie erhöht (↑), erniedrigt (↓) oder im Referenzbereich (✓) sind und nennen Sie den Fachbegriff für diese Veränderung.

c) Nennen Sie für jeden Patienten den aus den Einzelergebnissen zusammengeführten Gesamtbefund und eine vermutete Ursache für diese Befunde.

Patient 1

Bei der Bestimmung der Laborwerte eines 20-jährigen, kürzlich von der Unfallstation des Krankenhauses entlassenen Patienten ermitteln Sie folgende Ergebnisse:

- Die Hämoglobinkonzentration beträgt 9,0 g/dL.
- In 80 Kleinstquadraten zählen Sie 299 Erythrozyten (das Blut war 1 : 200 verdünnt).
- Der Hämatokrit-Wert beträgt 0,27 L/L.

	Untersuchung	a) Berechnung/Ergebnis	b) (↑ ↓ ✓)	Fachbegriff
1.	Hämoglobin			}
2.	Erythrozyten			
3.	MCH			
4.	MCV			
5.	MCHC			X
c)	Gesamtbefund			
	Vermutete Ursache			

Patient 2

Ein 80-jähriger, untergewichtiger Mann kommt in die Praxis und klagt darüber, nichts mehr essen zu können, da ihm seine Zunge so brenne. Die Untersuchung des roten Blutbildes ergibt folgende Werte:

- Hämoglobin: 6,2 mmol/L
- Sie zählen in den 80 Kleinstquadraten der einen Seite der Neubauerkammer 248 Erythrozyten und auf der anderen Seite 252 Stück. Das Blut hatten Sie 200-fach verdünnt.
- Hk-Wert: 30 %

	Untersuchung	a) Berechnung/Ergebnis	b) (↑ ↓ ✓)	Fachbegriff
1.	Hämoglobin	______ 6,2 mmol/L		}
2.	Erythrozyten			
3.	MCH			
4.	MCV			
5.	MCHC			X
c)	Gesamtbefund			
	Vermutete Ursache			

6

Patientin 3

Eine 29-jährige Frau kommt mit drei ihrer fünf noch nicht schulpflichtigen Kinder in die Praxis und klagt über ständige Müdigkeit und totale Erschöpfung.

Nachdem der Ansatz beim Pipettieren des Blutes zur Hämoglobinbestimmung ziemlich farblos erscheint und Sie sich zu einer Doppelbestimmung bei der Hämoglobinbestimmung entschlossen haben, verdünnen Sie vorausschauend das Blut zur Erythrozytenzählung nur 100-fach. Ihre Untersuchungsergebnisse:

- Sie haben richtig gesehen! Die Hämoglobinkonzentrationen betragen nur 7,2 g/dL und 6,9 g/dL.
- Sie zählen (als Mittelwert aus beiden Kammerseiten, also in 80 Kleinstquadraten) 598 Erythrozyten.
- Der Hk-Wert passt mit 0,23 L/L zu den übrigen Ergebnissen.

	Untersuchung	a) Berechnung/Ergebnis	b) (↑ ↓ ✓)	Fachbegriff
1.	Hämoglobin			}
2.	Erythrozyten			
3.	MCH			
4.	MCV			
5.	MCHC			
c)	Gesamtbefund			
	Vermutete Ursache			

Patient 4

Ein älterer Patient kommt kurzatmig und mit blauen Lippen zur Routineblutuntersuchung in die Praxis. Sie erhalten folgende Ergebnisse:

- Hämoglobinkonzentration: 19,9 g/dL
- Fotometrisch bestimmte Erythrozytenzahl: 6,02 Mio/µL
- Hämatokrit: 57 %

	Untersuchung	a) Berechnung/Ergebnis	b) (↑ ↓ ✓)	Fachbegriff
1.	Hämoglobin			}
2.	Erythrozyten			
3.	MCH			
4.	MCV			
5.	MCHC			
c)	Gesamtbefund			
	Vermutete Ursache			

6

13 Ergänzen Sie den Lückentext.

Zur diagnostischen Abklärung einiger Erkrankungen ist neben der ______________ der Blutzellen auch ihre mikroskopische Beurteilung im Differenzialblutbild von Bedeutung. Dabei werden die ______________ nach ihren ______________ unterschieden (______________) und die ______________ nach ihrer ______________, Form, ihrem Hämoglobingehalt und auf evtl. Einlagerungen hin beurteilt. Bei den ______________ wird außer auf ihre ______________ auch auf ihre ______________ und Verteilung zwischen den anderen Zellen geachtet.

(Lösungswörter: Gestalt, Leukozyten, differenziert, Zählung, Erythrozyten, Größe, Anzahl, Unterarten, Thrombozyten)

14 Ihre Auszubildende hatte in der Nachmittagssprechstunde bei einer Leukämiepatientin Blut für ein Blutbild abgenommen. Da der Laborfahrer erst am darauf folgenden Tag kommen würde, stellte sie das EDTA-Röhrchen in den Kühlschrank. Dort finden Sie das Röhrchen am nächsten Morgen und suchen die Blutausstriche, die aus dem Blut hätten angefertigt werden sollen. Ihre Auszubildende ist der Meinung, alles richtig gemacht zu haben. Erklären Sie ihr, welches die richtige Vorgehensweise gewesen wäre, um verwertbare Ergebnisse zu erhalten.

15 Ihre Kollegin hat einen Blutausstrich angefertigt. Sie weiß, dass er eigentlich randfrei sein sollte, hält das aber nicht für unbedingt notwendig und hat das Blut mit einem Objektträger ausgestrichen. Auch in anderer Beziehung weist der Blutausstrich erhebliche Mängel auf (s. Abb. 1).

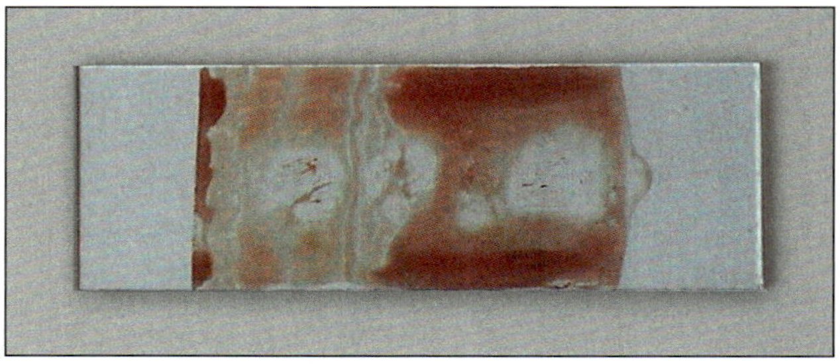

Abb. 1: Angefertigter Blutausstrich

a) Erklären Sie Ihrer Kollegin noch einmal, weshalb es wichtig ist, einen randfreien Blutausstrich anzufertigen.

b) Fertigen Sie eine Gegenüberstellung von den Fehlern an, die die Kollegin gemacht hat und wie es richtig hätte sein sollen.

Fehlerhaftes Verhalten	Richtiges Verhalten

16 Welche Farblösungen werden in welcher Konzentration bei der Pappenheim-Färbung verwendet?

-
-

17 Worauf ist bei der Durchführung der Pappenheim-Färbung zu achten?

-
-
-
-
-

18 Nennen Sie jeweils zwei Vorteile und zwei Nachteile der Schnellfärbung im Vergleich zur Pappenheimfärbung.

Vorteile:

Nachteile:

19 Beschreiben Sie in Stichpunkten die Vorgehensweise bei der mikroskopischen Auswertung des Blutausstriches.

- ______________________
- ______________________
- ______________________
- ______________________
- ______________________
- ______________________
- ______________________
- ______________________
- ______________________
- ______________________
- ______________________

20 Sie stellen das Mikroskop zum Differenzieren eines Blutausstriches ein. Nachdem Sie am Objektivrevolver das richtige Objektiv in den Lichtweg gedreht haben und durch die Okulare blicken, ist das vorher gut sichtbare Bild schwarz. Welche Ursache vermuten Sie?

____

21 Sie differenzieren einen Blutausstrich. Beim Eintragen Ihrer Ergebnisse ins Laborbuch stellen Sie fest, dass Ihre Kollegin den Ausstrich ebenfalls bereits differenziert hat. Die Ergebnisse weichen stark voneinander ab (s. Abb. 1). Wodurch kann dies verursacht worden sein?

____

____

____

____

____

____

____

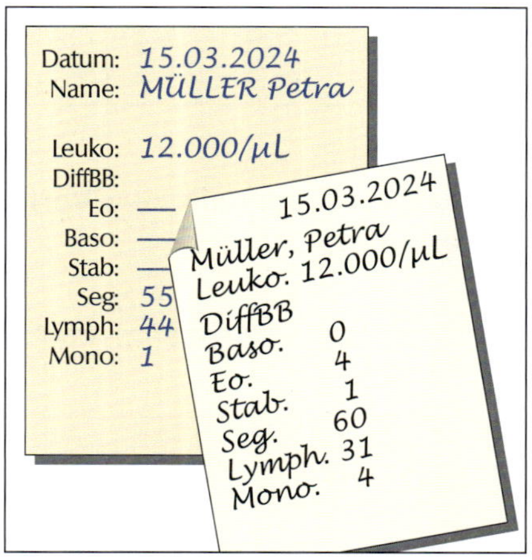

Abb. 1: Unterschiedliche Ergebnisse

22 Notieren Sie in der nachfolgenden Tabelle, welche Zelle des Differenzialblutbildes jeweils beschrieben wird und wie viele von dieser Zellart sich in einem Blutausstrich eines gesunden Menschen befinden dürfen.

	Beschreibung	Name der Blutbildzelle/Referenzbereich
a)	Eine etwa 12 µm große, runde Zelle hat einen kreisrunden, knotig-dichten Kern, der von hellblauem Plasma umgeben ist.	
b)	Eine etwa 14 µm große, runde Zelle, deren Kern und das rosa Plasma von blauschwarzer ungleichmäßiger Granulation bedeckt sind.	
c)	Der stabförmige, knotig-dichte rotviolette Kern ist von rosa Plasma umgeben, in das gleichmäßig orangerote Granulation eingelagert ist.	
d)	Im rosa Plasma der Zelle befindet sich ein in drei Segmente unterteilter, rotvioletter Kern. Die feine, rotviolette Granulation ist kaum sichtbar.	

23 Nennen und beschreiben Sie zwei weitere nicht in Aufgabe 22 beschriebene Leukozytenarten.

1.

2.

24 Erklären Sie den Unterschied zwischen einer reaktiven und einer pathologischen Linksverschiebung.

25 Was ist eine Rechtsverschiebung und wann kann es dazu kommen?

26 a) Nennen Sie eine Ursache für das Auftreten von reaktiv veränderten Lymphozyten.

b) Wodurch unterscheiden sich diese Zellen von normalen Lymphozyten?

27 Nennen Sie die Fachbegriffe für die Phasen der biologischen Leukozytenverteilung, die im Rahmen einer infektiösen Erkrankung ablaufen und ordnen Sie die unter a) bis c) aufgeführten Erklärungen den Phasen zu.

a) Rückgang der Granulozyten und der Monozyten und Anstieg der Lymphozyten.

b) Rückläufige Zahl der Granulozyten und vermehrte Bildung von Monozyten.

c) Die Gesamtleukozytenzahl im Blut ist erhöht durch die Entleerung des Knochenmarkspeichers. Es überwiegen die stabkernigen und segmentkernigen Granulozyten.

	Fachbegriff	Erklärung
1.		
2.		
3.		

28 Erklären Sie die unter a) bis c) aufgeführten Fachbegriffe. Wann kommen diese Veränderungen vor?

a) Agranulozytose:

b) Toxische Granulation:

c) Eosinophilie:

29 a) Beschreiben Sie einen Megalozyten.

b) Kreuzen Sie an, welchen MCV-Wert Sie bei dieser Zelle erwarten.

☐ im Referenzbereich ☐ erhöht ☐ erniedrigt

30 Erklären Sie Ihrer Kollegin, in welcher Weise die Beurteilung der Erythrozyten im Blutausstrich Schritt für Schritt durchzuführen ist.

-
-
-

31 Benennen Sie die Erythrozytenveränderungen in Abbildung 1.

①

②

③

④

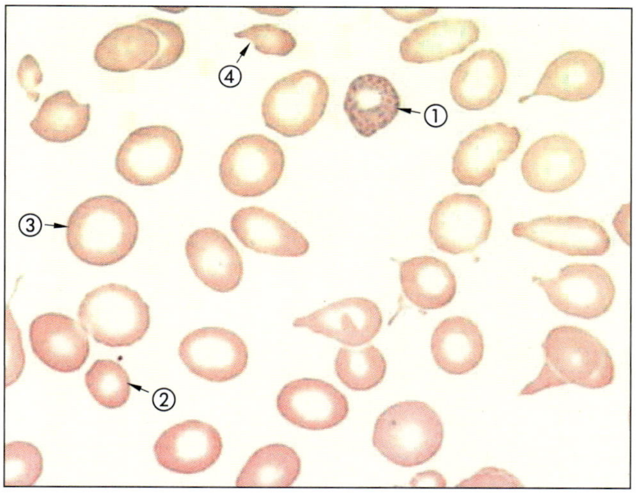

Abb. 1: Erythrozytenveränderungen

32 Erklären Sie die unter a) bis d) aufgeführten Begriffe. Gehen Sie darauf ein, in welchen Fällen es zu diesen Veränderungen kommt:

a) Hypochromasie:

b) Anisozytose:

c) Poikilozytose:

d) Polychromasie:

33 Nach welchen Kriterien werden die Thrombozyten im Differenzialblutbild beurteilt?

-
-
-

34 a) Was sind Retikulozyten?

b) In welchen Fällen werden sie gezählt?

35 a) Beschreiben Sie das Prinzip des zentrifugalen Hämatologiesystems.

b) Nennen Sie zwei Vorteile des zentrifugalen Hämatologiesystems gegenüber den Einzeluntersuchungen.

c) Welche hämatologischen Parameter können nicht damit bestimmt werden?

-
-
-
-

6

7 Weitere Untersuchungen

Abbildung 1 vermittelt einen Überblick über weitere wichtige Untersuchungen, über die eine Praxismitarbeiterin informiert sein sollte.

Dazu zählen sowohl klinisch-chemische Bestimmungen von verschiedenen Substraten und Enzymen, als auch Untersuchungen, die zum Teil nur in Facharztpraxen durchgeführt werden, wie z. B. Schwangerschaftstests bei Gynäkologen. Auch andere Untersuchungen haben Einzug in verschiedene Fachgebiete gehalten, z. B. die Bestimmung des C-reaktiven Proteins (CRP) zur Feststellung, ob eine akute Entzündung vorliegt.

Eine Reihe weiterer Bestimmungen basieren auf dem immunologischen Testprinzip. Allerdings werden unterschiedliche Probenmaterialien verwendet.

Weitere in diesem Kapitel behandelte Tests gehören weder zu den Harnuntersuchungen noch zu den hämatologischen Untersuchungen, wie beispielweise die Untersuchung auf verstecktes (okkultes) Blut im Stuhl.

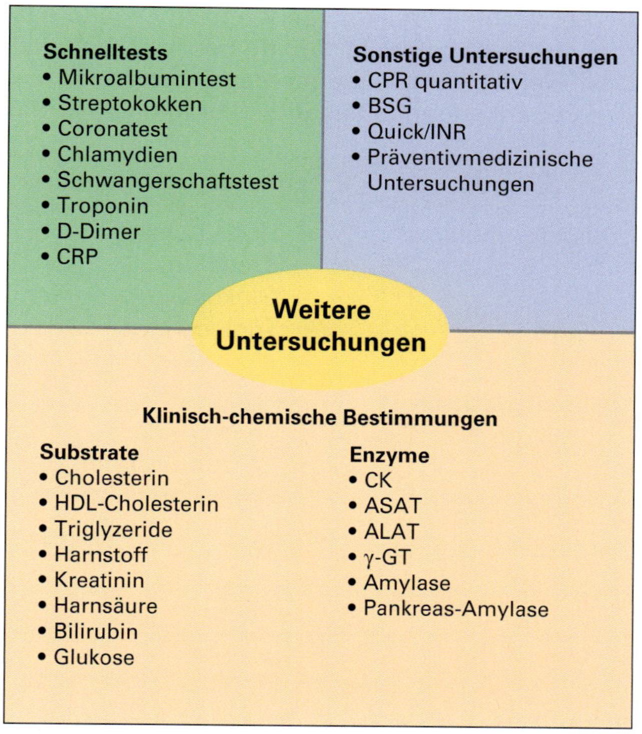

Abb. 1: Weitere Untersuchungen

7.1 Klinisch-chemische Bestimmungen

Klinisch-chemische Laboranalysen dienen dazu, einzelne im Probenmaterial vorhandene Stoffe quantitativ zu erfassen. Sie können nach unterschiedlichen Methoden durchgeführt werden. Bei den hämatologischen Untersuchungen wurden die chemische Umwandlung des Hämoglobins in einen stabilen Farbstoff und die anschließende absorptionsfotometrische Bestimmung der Hämoglobinkonzentration sowie die Bestimmung der Erythrozytenzahl durch eine Trübungsmessung erläutert. Bei zwei weiteren, häufig angewandten Methoden kommen Enzyme zum Einsatz (s. Abb. 2).

Bei **enzymatischen Substratbestimmungen** wird die Konzentration der Substrate bezogen auf einen Volumenanteil von Serum oder Plasma ermittelt, z. B. die Glukosekonzentration in mg pro 100 mL Serum oder Blut (mg/dL) oder als Stoffmengenkonzentration in Millimol pro Liter (mmol/L) angegeben.

Dabei wird dem Substrat das Enzym beigegeben, welches das Substrat abbaut. Beim Blutzuckertest wird beispielweise der Glukose das Enzym Glukoseoxidase (GOD) zugesetzt. Die nach Ablauf der Reaktion entstandene Farbe des Reaktionsproduktes ist proportional zur Konzentration des Substrates und kann fotometrisch gemessen werden (Endpunktbestimmung). Die Bestimmungen sind **spezifisch**, d. h. das Enzym reagiert ausschließlich mit der zu bestimmenden Substanz.

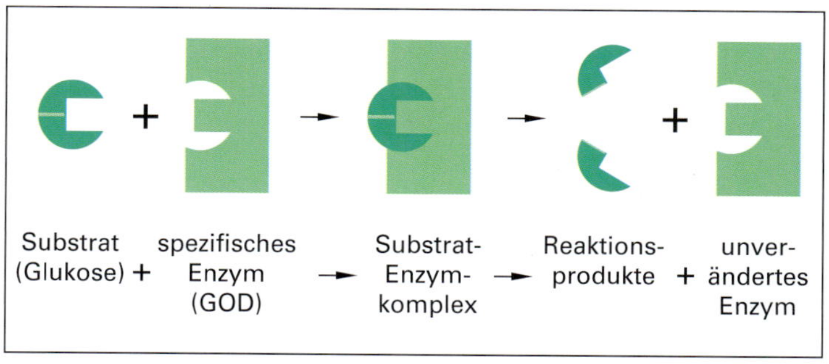

Abb. 2: Enzymatische Reaktion

Die Konzentration von Enzymen lässt sich schwer bestimmen, da sie im Serum oder Plasma nur in sehr geringen Mengen vorkommen. Deshalb bestimmt man ihre **Aktivität**.

Bei der **enzymatischen Aktivitätsbestimmung** wird dem zu bestimmenden Enzym das passende Substrat beigegeben. Unter genau festgelegten, standardisierten Bedingungen wird der Substratumbau während einer Minute bei 25 °C oder 37 °C fotometrisch gemessen und in Mikrokatal pro Liter (µkat/L) oder in **internationalen Einheiten** (Units) pro Liter Serum oder Plasma angegeben (U/L).

Weil während des Substratumbaus gemessen wird, wird diese Bestimmungsart auch als **kinetische Messung** bezeichnet, im Gegensatz zur **Endpunktbestimmung**.

Da bei vielen Erkrankungen mehrere Organe oder ganze Organsysteme betroffen sind, werden meist mehrere Parameter gleichzeitig bestimmt. Die folgende Tabelle gibt einen beispielhaften Überblick darüber, welche klinisch-chemischen Parameter je nach diagnostischer Fragestellung oder Verlaufskontrolle von Erkrankungen miteinander kombiniert werden können.

Erkrankung	Untersuchte Parameter	Erkrankung	Untersuchte Parameter
Diabetes mellitus	→ HDL-Cholesterin → Kreatinin → Glukose → Triglyceride	Bauchspeicheldrüsenentzündung	→ Amylase → Pankreas-Amylase
		Herzinfarkt	→ CK → ASAT → PT → Troponin
Fettstoffwechselstörungen	→ Glukose → Triglyceride → HDL-Cholesterin → Cholesterin	Nierenerkrankungen	→ Harnstoff → Kreatinin → Harnsäure → Kalium
Lebererkrankungen	→ ASAT → ALAT → γ-GT → Bilirubin	Gicht	→ Harnstoff → Kreatinin → Harnsäure

7.1.1 Klinische Bedeutung einiger Parameter

Die klinische Bedeutung der oben aufgeführten Parameter (Enzyme und Substrate) kann nur richtig beurteilt werden, wenn ihre Funktion im Stoffwechsel, der Referenzbereich und die Gründe für Abweichungen vom Referenzbereich bekannt sind.

Enzymatische Aktivitätsbestimmungen

Enzyme lassen sich grob in drei Gruppen unterteilen in:

1. plasmaspezifische Enzyme (dazu zählen die Gerinnungsfaktoren),
2. Enzyme exkretorischer Drüsen (wie z. B. die Amylase der Bauchspeicheldrüse),
3. intrazelluläre Enzyme (wie z. B. die ALAT in der Leberzelle).

Intrazelluläre Enzyme sind normalerweise in sehr niedrigen Aktivitäten im Plasma nachweisbar. Erst bei Erkrankungen, die mit einer Zellschädigung einhergehen, werden höhere Aktivitäten gemessen. Da viele Organe über ein charakteristisches **Enzymmuster** verfügen, d. h. je nach Organ viel oder wenig von einem bestimmten Enzym aufweisen (s. Abb. 1), können Erkrankungen u. a. anhand des veränderten Enzymmusters diagnostiziert werden.

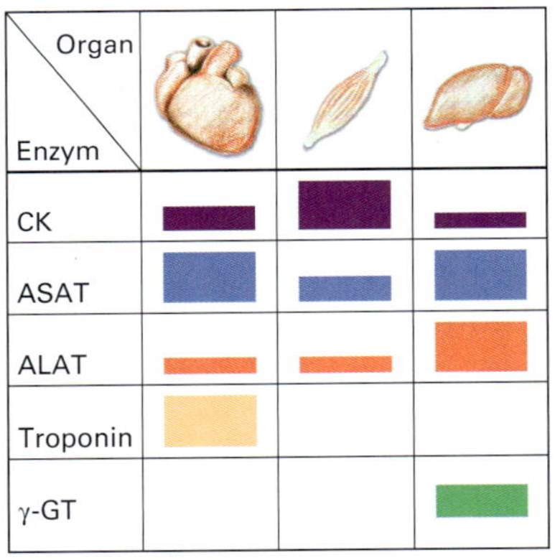

***Abb. 1:** Enzymmuster gesunder Organe*

Kreatinkinase (CK, CPK)

Die Kreatinkinase (CK) oder Kreatinphosphokinase (CPK) kommt vorwiegend im Skelett- und im Herzmuskel vor. Ihre Bestimmung dient zur Diagnose und Verlaufsbeurteilung bei Herzinfarkt und anderen Herzerkrankungen sowie zur Diagnostik von Erkrankungen der Skelettmuskulatur.

Referenzbereich im Serum bei 37 °C **für Frauen: < 140 U/L ≙ 2,3 µkat/L**
für Männer: < 174 U/L ≙ 2,9 µkat/L

Abweichung vom Referenzbereich	Vorkommen
Erhöhte Kreatinkinase-Aktivität	→ Bei akutem Herzinfarkt (Anstieg innerhalb von 4 Stunden nach Symptombeginn) → Bei Skelettmuskelerkrankungen

Aspartat-Amino-Transferase (ASAT)

Die Aspartat-Amino-Transferase (ASAT) (frühere Bezeichnung: GOT) ist hauptsächlich in den Zellen von Leber, Herz und der Skelettmuskeln zu finden und zwar zu 70 % in den Mitochondrien und zu 30 % im Zytoplasma (s. Abb. 1). Bei einer leichten Zellschädigung wird also zuerst die zytoplasmatische ASAT freigesetzt.

Referenzbereich im Serum bei 37 °C für Frauen: 10 – 35 U / L ≙ 0,17 – 0,58 µkat/L
für Männer: 10 – 50 U / L ≙ 0,17 – 0,83 µkat/L

Abweichung vom Referenzbereich	Vorkommen
Erhöhte ASAT-Aktivität	→ Bei akuten und chronischen Leber- und Gallenerkrankungen → Bei akutem Herzinfarkt (Anstieg ca. 4 Stunden nach Symptombeginn) → Bei Skelettmuskelerkrankungen

Zur Abgrenzung von Herz- und Skelettmuskelerkrankungen wird der Quotient aus den Aktivitäten von CK und ASAT gebildet.

Bewertung: CK/ASAT unter 10 spricht für eine Herzmuskelschädigung.
CK/ASAT über 10 gilt als skelettmuskeltypisch.

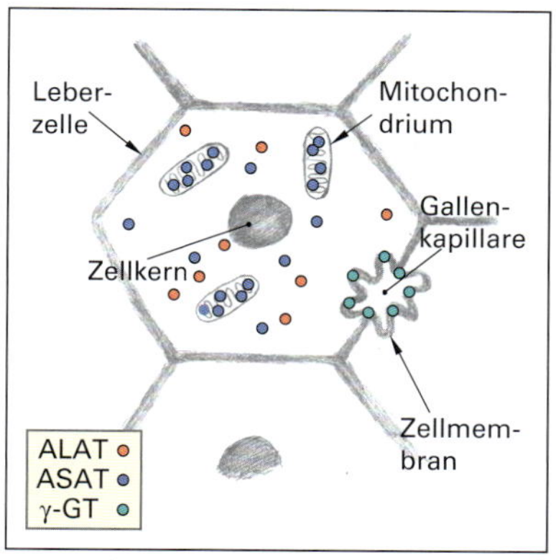

Abb. 1:* *Lokalisation verschiedener Leberenzyme

Alanin-Amino-Transferase (ALAT)

Die Alanin-Amino-Transferase (ALAT) (frühere Bezeichnung: GPT) befindet sich hauptsächlich im Zytoplasma der Leberzellen, geringe Aktivitäten sind auch im Herzmuskel und in der Skelettmuskulatur nachweisbar.

Referenzbereich im Serum bei 37 °C
für Frauen: 10 – 35 U / L ≙ 0,17 – 0,58 µkat/L
für Männer: 10 – 50 U / L ≙ 0,17 – 0,83 µkat/L

Abweichung vom Referenzbereich	Vorkommen
Erhöhte ALAT-Aktivität	→ Bei akuten und chronischen Leber- und Gallenwegserkrankungen

Zur Abgrenzung von leichteren und schwereren Leberzellschädigungen wird der Quotient aus den Aktivitäten von ASAT und ALAT gebildet.

Bewertung: ASAT/ALAT unter 1 spricht für eine leichtergradige Schädigung (zytoplasmatische ASAT).
ASAT/ALAT über 1 bis 2 weist auf eine schwerergradige Leberzellschädigung (zytoplasmatische und mitochondrale ASAT) hin.

Gamma-Glutamyl-Transferase (γ-GT)

Die γ-GT kommt fast ausschließlich in der Leber vor. Da das Enzym an die Zellmembran der Leberzellen angelagert ist, kann es leicht freigesetzt werden.

Referenzbereich im Serum bei 37 °C für Frauen: < 39 U / L ≙ < 0,83 µkat/L
für Männer: < 66 U / L ≙ < 1,10 µkat/L

Abweichung vom Referenzbereich	Vorkommen
Erhöhte γ-GT-Aktivitäten	→ Bei akuten und chronischen Leber- und Gallenwegserkrankungen → Bei Alkoholmissbrauch

7

Amylase

Die Amylase ist ein Stärke abbauendes Enzym, das in den **Mundspeicheldrüsen** und in der **Bauchspeicheldrüse** gebildet und über die jeweiligen Drüsengänge abgesondert wird. Die Amylase wird meist im Serum, aber auch im Urin, bei unklaren Oberbauchbeschwerden bestimmt.

Referenzbereich im Serum bei 25 °C: < 100 U / L ≙ < 1,67 µkat/L

Abweichung vom Referenzbereich	Vorkommen
Erhöhte Amylase-Aktivitäten	→ Bei akuter und chronischer Bauchspeicheldrüsenentzündung (Pankreatitis) und sonstigen Bauchspeicheldrüsenerkrankungen → Bei entgleistem Diabetes (Ketoazidose) → Bedingt durch Medikamente und Vergiftungen (z. B. durch Alkohol oder Opiate) → Bei Speicheldrüsenerkrankungen, wie z. B. Mumps

Pankreas-Amylase

Die Pankreas-Amylase stammt aus der Bauchspeicheldrüse. Die Bestimmung ermöglicht eine organbezogenere Diagnose.

Referenzbereich im Serum bei 25 °C: < 53 U / L ≙ < 0,88 µkat/L

Abweichung vom Referenzbereich	Vorkommen
Erhöhte Pankreas-Amylase-Aktivitäten	→ Bei akuten und chronischen Bauchspeicheldrüsenerkrankungen

Substratbestimmungen

Cholesterin

Cholesterin gehört zu den **Fetten** (Lipiden). Es ist ein Bestandteil von Zellmembranen, ein **Vorläufer vieler Hormone** und Gallensäuren. Es wird zum größten Teil in der Leber produziert. Nur ein kleiner Teil stammt aus der aufgenommen Nahrung. Angeregt wird die Produktion von Cholesterin durch die Aufnahme von Triglyceriden (Neutralfette) und Kohlenhydraten sowie durch Insulinmangel. Der Cholesterinaufbau wird von Schilddrüsen- und bestimmten Sexualhormonen gehemmt. Cholesterin wird im Plasma an spezielle Eiweiße gebunden transportiert. Die Cholesterinkonzentration im Blut wird bestimmt, um das **Risiko der Arterioskleroseentstehung**, bedingt durch den Elastizitätsverlust der Arterien durch Ablagerung von Fettstoffen, abzuschätzen. Außerdem dient die Bestimmung zur Therapiekontrolle bei zu hohem Cholesterinspiegel (Hypercholesterinämie).

Referenzbereich im Serum: < 200 mg / dL ≙ < 5,2 mmol / L

Abweichung vom Referenzbereich	Vorkommen
Erhöhter Cholesterinwert (Hypercholesterinämie)	→ Nahrungsbedingt → Bei Diabetes mellitus → Bei Nieren- oder Lebererkrankungen → Bei Schilddrüsenunterfunktion (Hypothyreose) → In der Schwangerschaft → Selten familiär bedingt → Durch Medikamente bedingt
Erniedrigter Cholesterinwert (Hypocholesterinämie)	→ Selten bei Lipoproteindefekten → Bei konsumierenden (zehrenden) Erkrankungen, z. B. bei bösartigen Tumoren → Bei Schilddrüsenüberfunktion (Hyperthyreose) → Bei Überfunktion der Nebenschilddrüse (Hyperparathyreodismus)

HDL-Cholesterin

Cholesterin wird im Plasma an zwei verschiedene Eiweißfraktionen gebunden transportiert und wird so zum Lipoprotein. Man unterscheidet LDL (low densitiy lipoprotein) und HDL (high density lipoprotein). Als LDL-gebunden wird das Cholesterin zu den Zellen transportiert. Hohe LDL-Cholesterinwerte gelten deshalb als Risikofaktor für die Entstehung arteriosklerosebedingter Erkrankungen, wie die koronare Herzkrankheit, Schlaganfall oder Gefäßverschluss. An HDL gebundenes Cholesterin ist gewissermaßen der Gegenspieler des LDL. HDL transportiert das Cholesterin aus den peripheren Zellen und Gefäßwänden zur Leber, wodurch dem HDL eine **Schutzfunktion** gegen oben genannte Erkrankungen zugesprochen wird. Ab Werten über 200 mg/dL Cholesterin sollte deshalb zusätzlich der Anteil von HDL bestimmt werden.

Referenzbereich im Serum: > 35 mg / dL ≙ > 0,9 mmol / L

Die Abweichung von diesem Bereich wird für Männer und Frauen getrennt als Risikobewertung angegeben

Abweichung vom Referenzbereich	Bewertung		
	Niedriges Risiko	**Mäßiges Risiko**	**Hohes Risiko**
Bei Frauen	HDL > 65 mg/dL (>1,68 mmol/L)	HDL 65 bis 45 mg/dL (1,68 bis 1,16 mmol/L)	HDL < 45 mg/dL (< 1,16 mmol/L)
Bei Männern	HDL > 55 mg/dL (>1,42 mmol/L)	HDL 55 bis 35 mg/dL (1,42 bis 0,91 mmol/L)	HDL < 35 mg/dL (< 0,91 mmol/L)

Wichtiger als die absolute Konzentration von HDL ist das Verhältnis von LDL zu HDL. Die Konzentration des LDL wird aus dem Cholesterin, den Triglyceriden und dem HDL berechnet.

Triglyceride

Triglyceride sind chemische Verbindungen, die aus einem Molekül Glycerin und drei Fettsäuremolekülen bestehen. Die im Plasma vorkommenden Triglyceride werden hauptsächlich **mit der Nahrung aufgenommen**. Ein kleiner Teil kann aber auch vom Körper selbst gebildet werden. Erhöhte Triglyceridwerte bei gleichzeitig erhöhten Cholesterinwerten gelten ebenfalls als Risikofaktoren für arteriosklerosebedingte Erkrankungen. Erniedrigte Werte haben keine Bedeutung.

Referenzbereich im Serum: < 200 mg / dL ≙ < 2,3 mmol / L

Abweichung vom Referenzbereich	Vorkommen
Erhöhter Triglyceridwert (Hypertriglyceridämie)	→ Nahrungsbedingt → Bei Diabetes mellitus → Bei Nieren- oder Lebererkrankungen → Bei Schilddrüsenunterfunktion (Hypothyreose) → In der Schwangerschaft und durch Medikamente → Selten familiär bedingt → Durch Medikamente bedingt

Kreatinin

Kreatinin stammt zu einem kleinen Teil aus der aufgenommenen Nahrung (Fleisch), jedoch überwiegend aus dem Stoffwechsel der Muskelzellen. Als **stickstoffhaltiges Stoffwechselendprodukt** muss es über die Nieren ausgeschieden werden, damit es nicht zu einer Selbstvergiftung des Körpers (**Urämie**) kommt. Um abzuklären, ob erhöhte Kreatininwerte von einer eingeschränkten Nierenfunktion oder von einer vermehrten Bildung von Kreatinin durch einen gesteigerten Muskelstoffwechsel herrühren, kann das Kreatinin sowohl im Serum als auch im Sammelurin bestimmt werden. Aus den beiden Werten kann die Ausscheidungsfähigkeit (glomeruläre Filtrationsrate) der Niere berechnet werden.

Referenzbereich im Serum für Frauen: < 0,9 mg / dL ≙ < 80 µmol / L
für Männer: < 1,1 mg / dL ≙ < 97 µmol / L

Abweichung vom Referenzbereich	Vorkommen
Erhöhter Kreatininwert	→ Bei akutem Muskelzerfall → Bei übermäßigem Verzehr von gekochtem Fleisch → Bei eingeschränkter Nierenfunktion

Harnstoff

Harnstoff ist ein **Endprodukt des Eiweißstoffwechsels** und wird in der Leber gebildet. Die Höhe des Harnstoffspiegels im Serum hängt von der aufgenommenen Eiweißmenge, der Abbaurate des Eiweißes in der Leber, der Ausscheidungsfähigkeit der Niere und der Wasserausscheidung ab.

Referenzbereich im Serum: 10 bis 50 mg / dL ≙ 1,7 bis 8,3 µmol / L

Abweichung vom Referenzbereich	Vorkommen
Erhöhter Harnstoffwert (Azotämie)	→ Bei chronisch eingeschränkter Nierenfunktion → Bei akutem Nierenversagen → Bei übermäßiger Eiweißzufuhr oder vermehrtem Eiweißabbau
Erniedrigter Harnstoffwert	→ Bei schweren Leberkrankungen → Bei eiweißarmer Ernährung → In der Schwangerschaft

Harnsäure

Harnsäure wird aus Purinen gebildet. Diese werden zum Teil mit der Nahrung aufgenommen und im Körper zu Harnsäure umgewandelt. Purine sind aber auch in Zellkernen enthalten und fallen, zu Harnsäure umgebaut, beim normalen Absterben und Neubildungsprozess von Zellen (Zellmauserung) als **Endprodukt des Zellkernstoffwechsels** an. Harnsäure wird zu ca. 80 % über die Nieren und zu 20 % über den Darm ausgeschieden. Normalerweise wird im Körper genau so viel Harnsäure gebildet, wie ausgeschieden wird. Der Harnsäurespiegel im Serum hängt von der Purinaufnahme mit der Nahrung, dem Abbau von Zellkernsubstanz sowie von der Ausscheidungsfähigkeit der Nieren ab. Bei vermehrter Purinzufuhr mit der Nahrung, erhöhtem Zellzerfall oder verminderter Ausscheidung kommt es zu einem erhöhten Harnsäurespiegel im Serum. Dies führt zu Ablagerung von Harnsäurekristallen in den Gelenken, d. h. zur Gicht, und zur Nierensteinbildung.

Referenzbereich im Serum für Frauen: 2,3 bis 6,1 mg / dL ≙ 137 bis 363 µmol / L
für Männer: 3,6 bis 8,2 mg / dL ≙ 214 bis 488 µmol / L

Abweichung vom Referenzbereich	Vorkommen
Erhöhter Harnsäurewert (Hyperurikämie)	→ Bei Gicht → Bei Nierenfunktionsstörungen → Bei Chemo- und Strahlentherapie bei bösartigen Erkrankungen → Bei Vergiftungen, die zu verminderter renaler Ausscheidung führen → Bei Hungerzuständen → Bei Diabetes mellitus
Erniedrigter Harnsäurewert (Hypourikämie)	→ Bedingt durch Medikamente (Harnsäure senkende und entzündungshemmende Mittel) → Bei schweren Lebererkrankungen → Bei erhöhter Ausscheidung über die Niere

Bilirubin

Bilirubin entsteht beim **Abbau** des Hämoglobinbestandteiles **Häm**. Es ist zunächst wasserunlöslich und wird an Albumin angelagert als „indirektes" Bilirubin zur Leber transportiert und dort zu wasserlöslichem, „direkten" Bilirubin umgewandelt. Über den Gallengang gelangt es in den Darm, wird von Darmbakterien zu Urobilinogen und zu Stercobilinogen umgebaut und zum größten Teil über den Stuhl ausgeschieden. Trockenchemisch wird im Serum das **Gesamtbilirubin** nachgewiesen.

Referenzbereich im Serum: < 1 mg / dL ≙ < 17,1 µmol / L

Abweichung vom Referenzbereich	Vorkommen
Erhöhte Bilirubinwerte (Hyperbilirubinämie)	→ Bei Leber- und Gallenerkrankungen verbunden mit Gelbsucht (Ikterus) → Bei hämolytischen Anämien → Bei Nierenfunktionsstörungen, die mit einer Urämie einhergehen → Angeboren (z. B. Morbus Meulengracht)

Glukose

Die mit der Nahrung aufgenommenen Kohlenhydrate werden im Körper zu Glukose abgebaut. Glukose dient den Zellen als Hauptenergielieferant. Der nicht benötigte Teil der Glukose wird in Form von **Glykogen** (Speicherform der Glukose) in der Leber und in den Muskelzellen gespeichert. Übersteigt der Glukosespiegel im Blut (s. Abb. 1) eine bestimmte Höhe, die sogenannte **Nierenschwelle,** so wird die Glukose über die Nieren im Harn ausgeschieden. Die Höhe des Glukosespiegels im Blut wird hauptsächlich durch die beiden in den Langerhans'schen Inseln der Bauchspeicheldrüse gebildeten Hormone **Insulin** und **Glukagon** gesteuert.

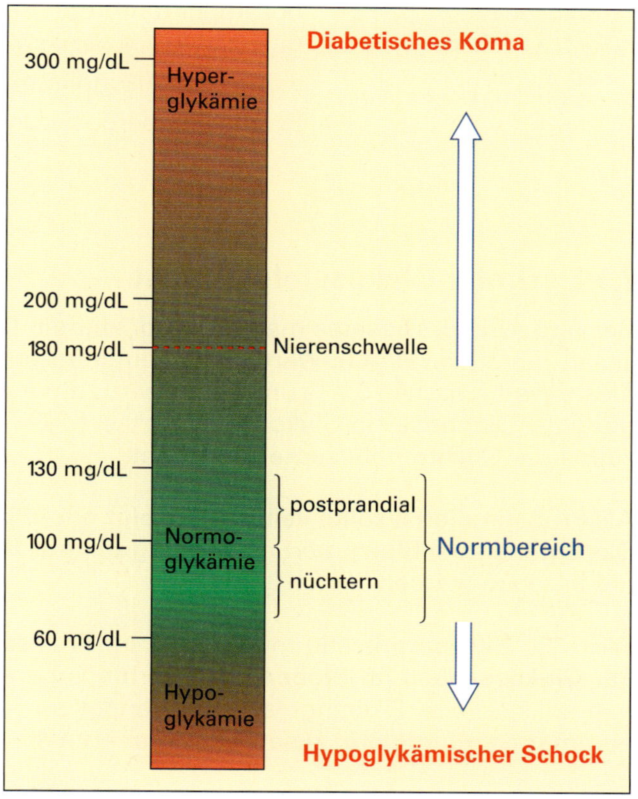

Abb. 1: Unterschiedliche Glukosekonzentrationen

Insulin bewirkt die Einschleusung der Glukose in die Zellen und damit die Senkung des Blutzuckerspiegels. Außerdem fördert es die Umwandlung der Glukose in Glykogen und verhindert den Abbau von Fetten.

Glukagon bewirkt eine Anhebung des Blutzuckerspiegels durch den Abbau von Glykogen.

Ist die Insulinproduktion vermindert, fehlt sie ganz oder ist die Aufnahme der Glukose in die Zellen aus anderen Gründen behindert, kann die Glukose nicht mehr in die Zellen eingeschleust werden. Der Blutzuckerspiegel steigt an und es kommt zur Blutzuckerkrankheit **(Diabetes mellitus)**.

Kennzeichen des Diabetes mellitus sind u. a.:

- Durstgefühl, erhöhte Flüssigkeitsaufnahme und Flüssigkeitsabgabe (Polyurie),
- Gewichtsabnahme durch Abbau der Fettdepots und der Muskelmasse,
- Ausscheidung von Ketonkörpern im Urin (Ketonurie) durch die Verwertung des Körperfettes zur Energiegewinnung,
- erhöhter Blutzuckerspiegel, dadurch Überschreiten der Nierenschwelle und Ausscheidung von Glukose im Harn (Glukosurie).

7

Die Höhe des Blutzuckerspiegels schwankt stark, je nach körperlicher Betätigung und den Abständen zwischen den Nahrungsaufnahmen. Bei Diabetikern werden deshalb zur Kontrolle des Blutzuckerspiegels nicht nur der **Nüchternwert**, sondern auch die Blutzuckerkonzentrationen eine oder zwei Stunden nach einer Mahlzeit **(postprandial)** sowie weitere Werte über den Tag hin verteilt bestimmt **(Tagesprofil)**.

Referenzbereich gemäß den Leitlinien der Deutschen Diabetes Gesellschaft:

	nüchtern:	**< 100 mg / dL ≙ < 5,6 mmol / L**
2 Std. nach dem Essen (postprandial):	**kapillar:**	**< 140 mg / dL ≙ < 7,8 mmol / L**
	venös:	**< 120 mg / dL ≙ < 7,0 mmol / L**

Abweichung vom Referenzbereich	Vorkommen
Erhöhter Glukosewert (Hyperglykämie)	→ Bei Diabetes mellitus (mit stark erhöhten Werten im diabetischen Koma) → Bei Leber- und Pankreaserkrankungen → Bei Schilddrüsenüberfunktion (Hyperthyreose) → Bei Nebennierenrindenüberfunktion → Bei einem frischen Herzinfarkt
Erniedrigter Glukosewert (Hypoglykämie) < 60 mg/dL	→ Bei gesteigerter Glukoseverwertung aufgrund gutartiger (Insulinom) oder bösartiger Tumoren → Bei verminderter Glukoseproduktion bedingt durch Leberfunktionsstörungen, Alkoholintoxikation oder Mangel an Glukagon → Bei Insulinüberdosierung (führt zum hypoglykämischen Schock)

7.1.2 Oraler Glukosetoleranztest

Bei Verdacht auf Diabetes mellitus empfiehlt die Deutsche Diabetes-Gesellschaft zuerst den **HbA1c-Wert** des Patienten zu bestimmen (s. S. 236). Liegt dieser Wert zwischen 5,7 % und 6,4 %, wird zum Ausschluss oder zur Bestätigung der Diagnose ein Glukosetoleranztest (oGTT) durchgeführt. Dazu wird zuerst der Nüchternblutzucker bestimmt.

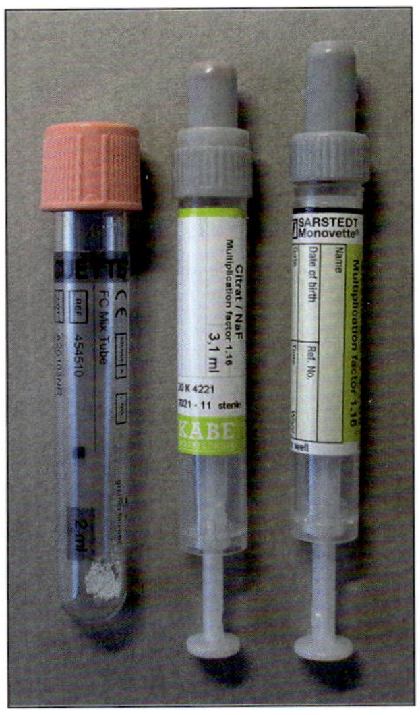

Abb. 1: Spezielle Probengefäße

Als Probenmaterial sollte **venöses Vollblut** oder **Plasma** verwendet werden. Das Ergebnis der Blutzuckerbestimmung sollte auf die Konzentration im Plasma bezogen werden.

Wird die Blutzuckerbestimmung nicht im Praxislabor durchgeführt, muss der **Glukoseabbau im Probengefäß** verhindert werden, indem zur Blutentnahme spezielle Probengefäße verwendet werden, die zum Glykolysehemmer **Natriumfluorid zusätzlich Citrat** enthalten (s. Abb. 1).

Anschließend bekommt der Patient einen Belastungstrunk, der 75 g Glukose enthält, verabreicht. Nach 120 Minuten wird der Glukosespiegel erneut bestimmt, bei Schwangeren zur Abklärung eines Gestationsdiabetes zwei Mal: nach 60 Minuten und nach weiteren 60 Minuten.

7

Hinweis zur Diagnostik des Gestationsdiabetes

Das **Screening auf Gestationsdiabetes** und gegebenenfalls der **orale Glukosetoleranztest** gehören seit 2012 zur Mutterschaftsvorsorge. Das Screening sollte im Zeitraum zwischen der 24. und 27. Schwangerschaftswoche, bis maximal zur 33. Schwangerschaftswoche durchgeführt werden.

Zum Test muss die Schwangere nicht nüchtern sein. Sie bekommt einen Belastungstrunk mit 50 g Glukose verabreicht. Nach einer Stunde wird die Blutzuckerkonzentration gemessen. Liegt der Wert zwischen 135 mg/dL und 200 mg/dL, wird ein **oraler Glukosetoleranztest** durchgeführt.

Vorbereitung auf den Test

- Der Arzt entscheidet, welche Medikamente der Patient 3 Tage vor dem Test absetzen muss.
- Der Patient muss in den 3 Tagen bis zum Test kohlenhydratreiche Nahrung zu sich nehmen und eine normale körperliche Betätigung ausüben.
- Der Patient muss zum Test nüchtern sein, d. h. er darf 10 bis 16 Stunden vor Testbeginn nichts gegessen und nichts getrunken haben, einschließlich Alkohol, mit Ausnahme von geringen Mengen reinen Wassers. Außerdem darf er nicht rauchen.

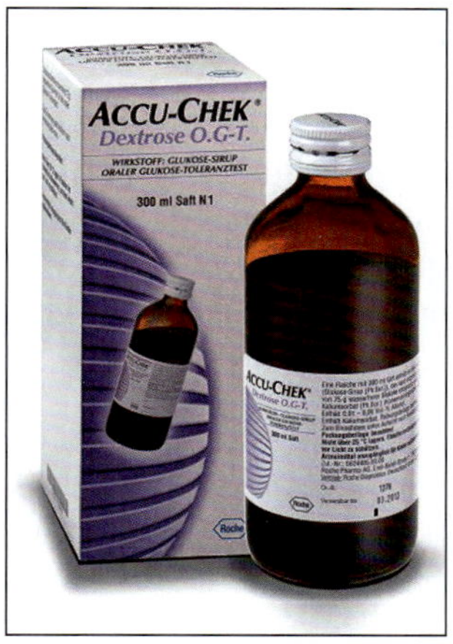

Abb. 1: Belastungstrunk

Durchführung

- ☐ Belastungstrunk (s. Abb. 1) auf Raumtemperatur temperieren.
- ☐ Nüchternblutzuckerbestimmung mit einer qualitätsgesicherten Methode durchführen (s. Abb. 2).
- ☐ Patienten innerhalb von 5 Minuten den Belastungstrunk trinken lassen.
- ☐ Nach 120 Minuten (bei Schwangeren auch nach 60 Minuten) nochmals den Blutzucker bestimmen.
- ☐ Nach der letzten Blutentnahme kann zusätzlich der Harnzucker bestimmt werden.

> *Der Patient darf sich während des Tests nicht körperlich betätigen, nichts essen, nichts trinken und nicht rauchen.*

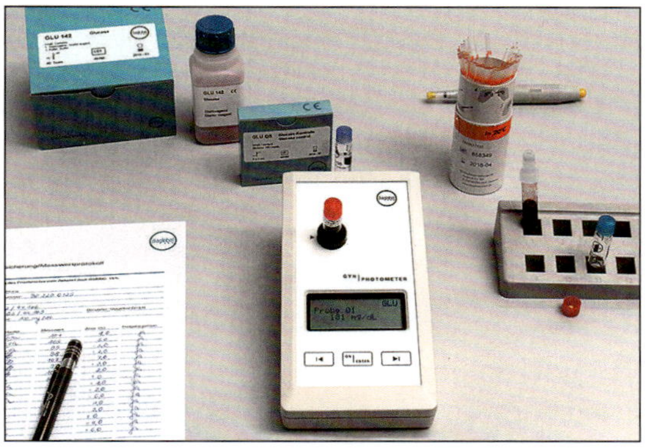

Abb. 2: Fotometer zur Blutzuckermessung

Beurteilung

Tabelle 1 zeigt, wie die Ergebnisse des oralen Glukosetoleranztests bei Erwachsenen und Kindern beurteilt werden.

Bei einem Ergebnis im Grenzbereich, sollte der Glukosetoleranztest nach einigen Wochen evtl. mit häufigeren Blutzuckerbestimmungen während des Tests wiederholt werden.

Ein Gestationsdiabetes liegt vor, wenn einer der in Tabelle 2 angegebenen Grenzwerte überschritten wird.

Um eine Fehlbeurteilung der Untersuchungsergebnisse auszuschließen, muss berücksichtigt werden, dass der Test u. a. durch folgende Faktoren beeinflusst werden kann:

- Akute Stresssituationen (fieberhafte Erkrankung, Trauma, Operation)
- Medikamente, längere Bettlägerigkeit
- Nichteinhaltung der Nahrungskarenz oder kohlenhydratarme Ernährung
- Schwangerschaft, Menstruation
- Magen-Darm-, Leber-, Nieren- und Schilddrüsenerkrankungen, Kalium- oder Magnesiummangel

Glukosewerte im Plasma für Erwachsene und Kinder		
	nüchtern mg/dL (mmol/L)	120 Minuten mg/dL (mmol/L)
normal	< 100 (< 5,6)	< 140 (< 7,8)
gestörte Glukosetoleranz	100 bis 125 (5,6 bis 6,9)	140 bis 199 (7,8 bis 11,0)
Diabetes mellitus	≥ 126 (≥ 7,0)	≥ 200 (≥ 11,1)

Tabelle 1: Beurteilung bei Erwachsenen und Kindern

Glukosegrenzwerte im Plasma für Schwangere	
nüchtern	≥ 92 mg/dL (5,1 mmol/L)
60 Minuten	≥ 180 mg/dL (10,0 mmol/L)
120 Minuten	≥ 153 mg/dL (8,5 mmol/L)

Tabelle 2: Beurteilung bei Schwangeren

7.1.3 Glukosebestimmung an Kleingeräten

Die Höhe des Blutzuckerwertes hängt von vielen verschiedenen Faktoren ab. Sie werden beim gesunden Menschen durch die normalen Stoffwechselvorgänge im Gleichgewicht gehalten. Bei einer Störung dieses Gleichgewichtes kommt es zur Blutzuckerkrankheit (Diabetes mellitus). Diabetiker müssen lernen, welche Auswirkungen Faktoren wie Stress, Bewegung, fiebrige Erkrankungen aber auch ihre Diät oder die Insulinzufuhr auf ihren Blutzuckerspiegel haben, um eine optimale Einstellung ihres Blutzuckers zu gewährleisten. Sie sollten weder in eine Hypoglykämie, mit gefährlich niedrigem Blutzuckerwert, noch in eine Hyperglykämie, mit sehr hohem Blutzuckerwert und der Gefahr des Komas, geraten. Deshalb führen viele Diabetiker zur Selbstkontrolle die Glukosebestimmung an Kleingeräten durch.

Diese Geräte funktionieren entweder nach dem **reflexionsfotometrischen** oder nach einem **elektrochemischen Prinzip**. Sie sind meistens auf die Verwendung von Kapillarblut eingestellt und das Probenmaterial muss nicht pipettiert werden. Bei den neueren Geräten entfällt bei Anbruch einer neuen Teststreifenpackung die Codierung des Geräts mit einem Code-Chip.

Ein weiterer Vorteil für die Patienten sind die minimalen Blutmengen, die pro Test benötigt werden. Diabetiker müssen bei der Selbstkontrolle die Einstichstelle am Finger nicht desinfizieren, sondern sollen vor der Messung die Hände gründlich waschen und abtrocknen. Der Blutzucker wird dann aus dem ersten Blutstropfen bestimmt, der nach dem Einstich mit der Stechhilfe aus der Fingerbeere austritt.

Für die **Blutzuckerbestimmung in der Praxis** gelten hinsichtlich der Desinfektion andere Regeln. Der **Hygieneplan** schreibt vor, dass die Haut eines Patienten, bevor sie verletzt wird, **desinfiziert** werden **muss**. Um die Analytik des Tests durch die Verwendung von Desinfektionsmittel nicht zu stören, müssen bei dieser Vorgehensweise zusätzlich die ersten austretenden Blutstropfen abgewischt werden. Erst dann darf die Blutzuckerbestimmung durchgeführt werden.

Referenzbereiche und Abweichungen vom Referenzbereich s. S. 232

Die nachfolgende Beschreibung bezieht sich auf die **Bestimmung der Blutzuckerkonzentration in der Praxis** am Contour® Blutzuckergerät.

Arbeitsanleitung für die Glukosebestimmung an einem Kleingerät

Benötigte Materialien (s. Abb. 1)

① Blutzuckermessgerät

② Teststreifen

③ Blutentnahmeutensilien

Durchführung

- ▢ Fingerbeere des Patienten desinfizieren.
- ▢ Desinfektionsmittel die vorgeschriebene Zeit einwirken lassen.
- ▢ Teststreifen aus der Teststreifendose nehmen und diese sofort wieder verschließen.
- ▢ Teststreifen in das Gerät schieben (s. Abb. 2). Das Gerät schaltet sich automatisch ein und führt die zur **internen Qualitätssicherung** vorgeschriebene **Gerätekontrolle** durch.
- ▢ Sobald die Aufforderung zum Blutauftrag erfolgt (s. Abb. 3), seitlich in die Fingerbeere des Patienten stechen.
- ▢ Erste austretende Blutstropfen abwischen.

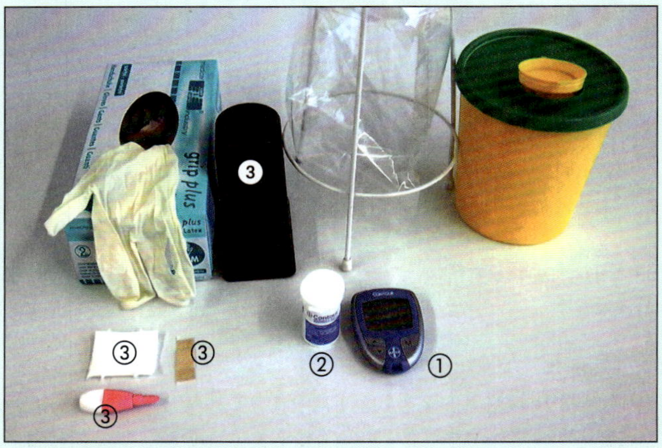

Abb. 1: Benötigte Materialien

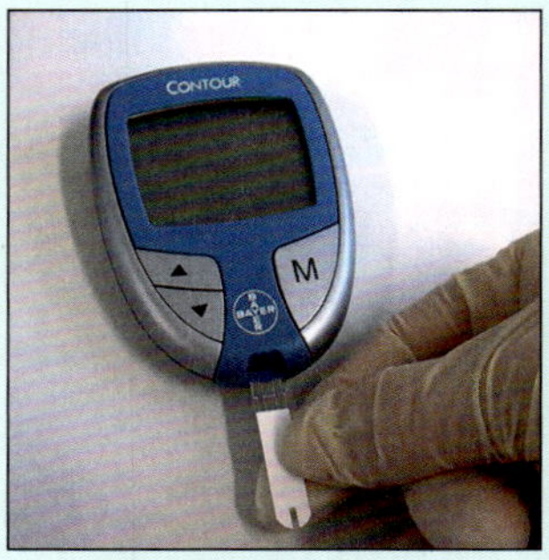

Abb. 2: Teststreifen einschieben

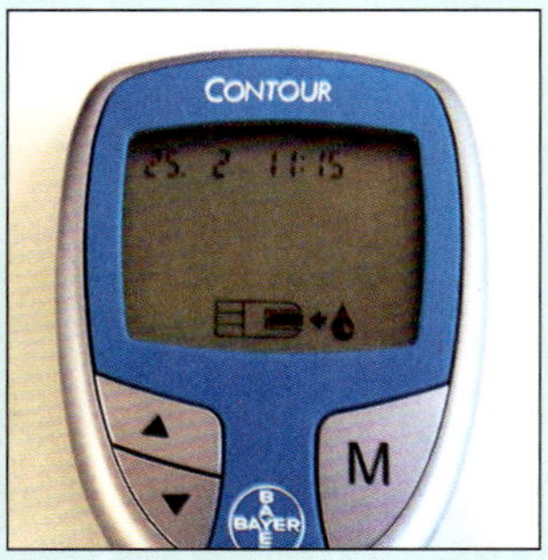

Abb. 3: Aufforderung zum Blutauftrag

- Nächsten Tropfen vom Teststreifen aufsaugen lassen (s. Abb. 1).
- Angezeigten Blutzuckerwert ablesen (s. Abb. 2).

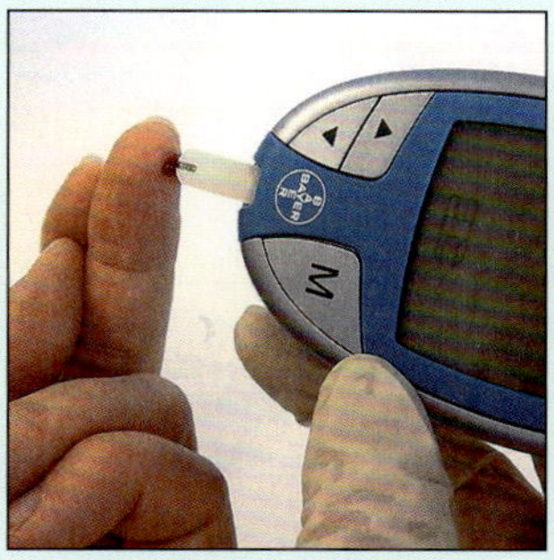

Abb. 1: Blut aufsaugen lassen

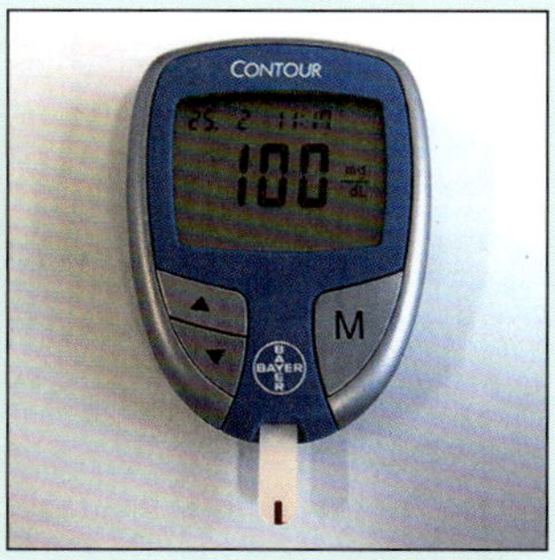

Abb. 2: Blutzuckerwert ablesen

Qualitätssicherung

Zur **Richtigkeitskontrolle** muss nach der Ausnahmeregelung für die patientennahe Sofortdiagnostik **einmal pro Woche**, in der Blutzuckerbestimmungen bei Patienten durchgeführt werden, die Blutzuckerkonzentration von Kontrolllösungen (s. Abb. 3) abwechselnd im **normalen** und **abnormalen** Bereich bestimmt und dokumentiert werden.

Abbildung 4 zeigt die Zielwerte, die auf der Teststreifendose und der Verpackung angegeben sind. Die Abweichung vom Zielwert darf nicht mehr als 11 % betragen.

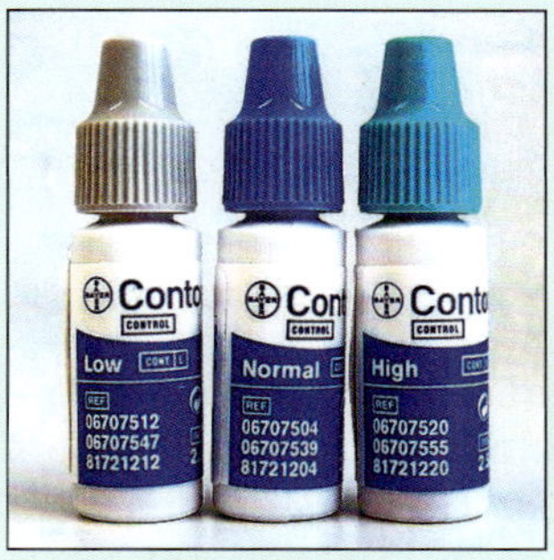

Abb. 3: Kontrolllösungen

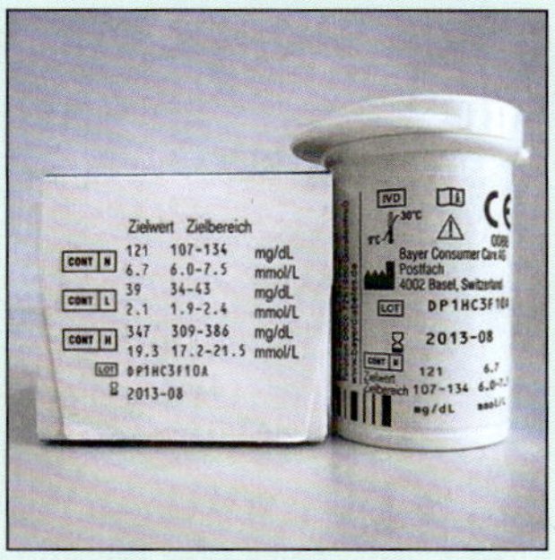

Abb. 4: Zielwerte

Durchführung der Richtigkeitskontrolle

- Teststreifen in das Gerät schieben und abwarten bis das Gerät die Gerätekontrolle durch geführt hat.
- Einen Tropfen gut gemischte Kontrolllösung auf eine wasserabweisende Fläche, z. B. einen Streifen Parafilm, auftragen (s. Abb. 5).
- Nach Aufforderung zum Auftragen des Probenmaterials den Teststreifen an den Kontrolllösungstropfen heranführen und den Tropfen aufsaugen lassen.

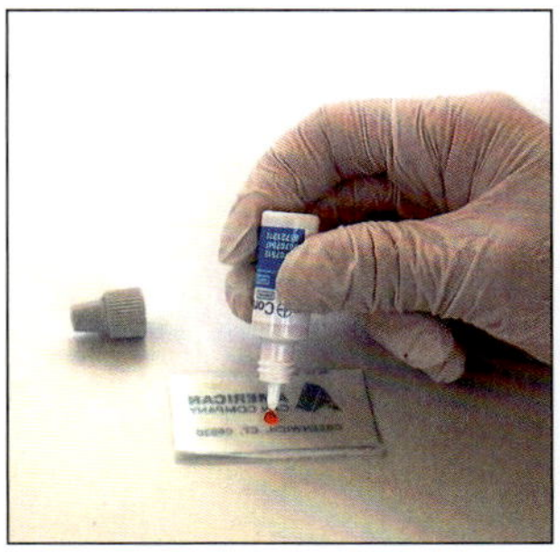

Abb. 5: Kontrolllösung

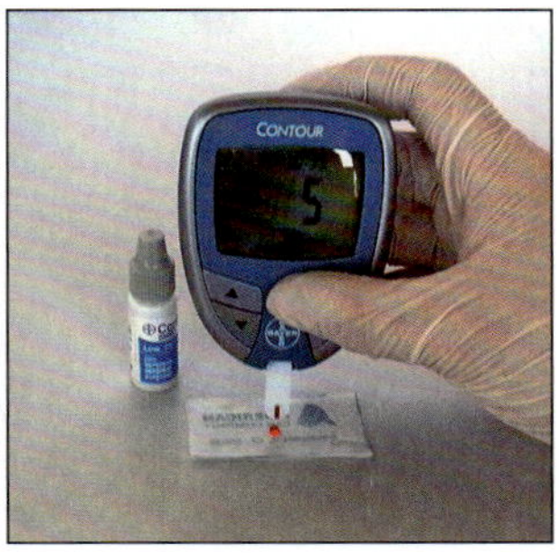

Abb. 6: Kontrolllösung aufsaugen

- Den angezeigten Wert mit dem Zielwert auf der Packung vergleichen und dokumentieren (s. S. 112).

> **!** *Werden in einer Praxis mehrere Blutzuckerkleingeräte verwendet, muss für jedes Gerät ein separater Dokumentationsbogen geführt werden.*

Zusätzlich sollte die **Richtigkeitskontrolle** mit den Kontrolllösungen in folgenden Fällen durchgeführt werden:

- vor der ersten Benutzung des Gerätes,
- beim Anbruch einer neuen Teststreifendose,
- wenn Handhabungsfehler (offen stehen gelassene Teststreifendose, versehentliches Fallenlassen des Gerätes) sich auf die Funktion des Gerätes ausgewirkt haben könnten,
- wenn die ermittelten Werte unplausibel erscheinen und nicht dem subjektiven Empfinden des Patienten entsprechen,
- zur Überprüfung, ob die Bestimmung korrekt durchgeführt wurde.

Hinweis

Ein Vergleich von Ergebnissen, die mit Kleingeräten ermittelt werden, mit Werten aus einem Labor ist nur möglich, wenn das gleiche Probenmaterial für beide Untersuchungen (Kapillarblut) verwendet wird und die Probengewinnung für beide Untersuchungen zum selben Zeitpunkt stattgefunden hat.

Fehlermöglichkeiten bei Glukosebestimmungen mit Kleingeräten

Auswirkung	Ursache
Unplausible Werte	➔ Unsachgemäße Lagerung der Teststreifen und Kontrolllösungen ➔ Gerät außerhalb der empfohlenen Temperatur gelagert ➔ Teststreifen oder Kontrolllösungen nach Ablauf des Verfallsdatums verwendet ➔ Verschmutztes Gerät verwendet

Mögliche Gründe bei sonstigen Fehlermeldungen auf dem Display sind der Gebrauchsanweisung des Gerätes zu entnehmen.

7.1.4 HbA1c

HbA1c ist eine Untereinheit des Hämoglobins, die sich dauerhaft mit Glukose zu Glykohämoglobin verbindet. Die Verbindung bleibt während der gesamten Lebensdauer der Erythrozyten, etwa 100 bis 120 Tage lang, erhalten. Wie viel Glukose an das HbA1c gebunden wird, hängt von der Höhe des Blutzuckers ab. Normalerweise liegen nur weniger als 6,5 % des Gesamthämoglobins abhängig von der Labormethode als HbA1c-Glykohämoglobin vor. Je länger und stärker der Blutzuckerspiegel erhöht ist, umso mehr Glukose wird an die Hämoglobinfraktion HbA1c gebunden. Der HbA1c-Wert ist demzufolge unabhängig von der momentanen Stoffwechsellage des Patienten. Er gibt vielmehr Auskunft über die mittleren Blutzuckerwerte der zurückliegenden acht bis zwölf Wochen. Die nachfolgende Tabelle soll verdeutlichen, wie die momentane Stoffwechsellage des Patienten im Zusammenhang mit der Situation in den vorausgegangen Wochen, dargestellt durch den HbA1c-Wert, beurteilt werden kann.

Momentane Blutzuckerkonzentration	HbA1c	Interpretation
Normal	< 8 % ≙ 63,9 mmol/mol	➔ Optimale Einstellung des Diabetes
Normal	> 8 % ≙ 63,9 mmol/mol	➔ Unbefriedigende Diabeteseinstellung ➔ Verdacht auf Änderung des Diabetesverlaufs, die neue Diabeteseinstellung erfordert
Erhöht	< 8 % ≙ 63,9 mmol/mol	➔ Hoher Blutzucker z. B. als Stressreaktion bei einem frischen Herzinfarkt
Erhöht	> 8 % ≙ 63,9 mmol/mol	➔ Verdacht auf Änderung des Diabetesverlaufs, die eine neue Diabeteseinstellung erfordert

Der HbA1c-Wert kann mit verschiedenen Methoden bestimmt werden, u. a. mit dem NycoCard-Reader II (s. S. 251). Daher werden sie an dieser Stelle nicht aufgeführt. Als Probenmaterial wird je nach Methode Kapillarblut oder EDTA-Blut verwendet. Der Referenzbereich richtet sich ebenfalls nach der verwendeten Methode und muss bei der Beurteilung der Ergebnisse unbedingt berücksichtigt werden.

Die Tabelle zeigt die Interpretation der HbA1c-Werte gemäß den Leitlinien der Deutschen Diabetes Gesellschaft (Stand: Dezember 2012).

HbA1c		
Normale Werte	< 6,5 %	< 47,5 mmol/mol
Verdacht auf Diabetes mellitus	6,5 bis 7,5 %	47,5 bis 58,5 mmol/mol
Diabetes mellitus	> 7,5 %	> 58,5 mmol/mol

7.2 Immunologische Schnelltests

In den Praxen werden immer häufiger Schnelltests durchgeführt. Viele basieren auf **Antigen-Antikörperreaktionen. Antigene** sind Substanzen, die im Körper eine Immunreaktion, unter anderem die Bildung von speziell gegen das Antigen gerichteten **Antikörpern** auslösen.

Bei immunologischen Untersuchungen werden Komplexe aus Antigenen und den dazu passenden Antikörpern nachgewiesen und anschließend durch verschiedene Verfahren gemessen oder sichtbar gemacht. Meist handelt es sich um sehr einfach durchzuführende **qualitative** und **semiquantitative Teststreifen-** oder **Kassettentests**, die deshalb eine immer größere Verbreitung erfahren.

Prinzip

Das Prinzip wird anhand von zwei verschiedenen Testabläufen, auf denen die meisten in den Praxen verwendeten immunologischen Untersuchungen basieren, erläutert.

Testablauf 1 (s. Abb. 1)

Das zu untersuchende Antigen im Probenmaterial wandert durch das Flüssigkeitsreservoir des Teststreifens zu einem speziellen Vlies (Konjugatvlies), in dem sich mit Gold verbundene Antikörper, ein sogenanntes **Antikörper-Goldkonjugat**, befinden (Phase 1).

Das Antigen verbindet sich mit dem Antikörper-Goldkonjugat zu einem **Antigen-Antikörper-Komplex**. Überschüssiges Antikörper-Goldkonjugat bleibt in der Abfangzone an dem am Vlies angelagerten unbeweglichen, immobilisierten Antigen hängen (Phase 2).

So wandert nur noch der Antigen-Antikörper-Komplex bis zum Nachweisfeld weiter (Phase 3). Dieses nimmt je nach Antigenkonzentration eine Farbe an, die eine **semiquantitative** Konzentrationsbestimmung ermöglicht.

Beispiel: Der Test auf Mikroalbuminurie (s. S. 239)

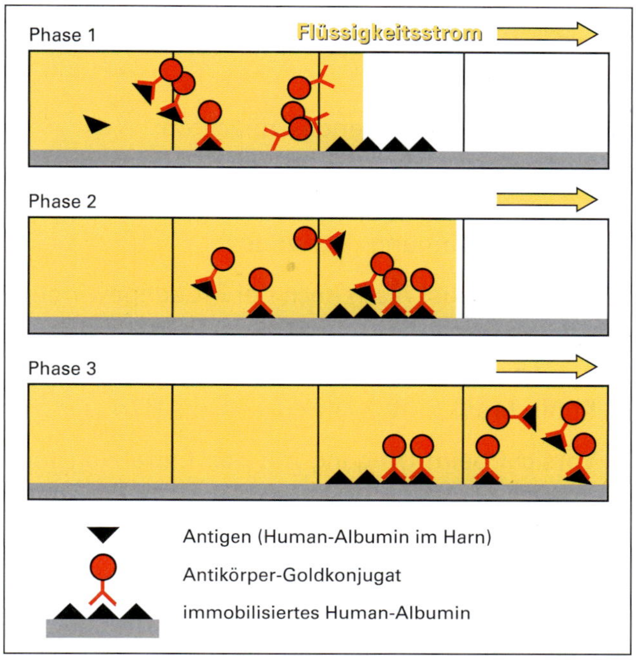

***Abb. 1:* Phasen des Testablaufs 1**

Testablauf 2 (s. Abb. 2)

Auf dem Teststreifen oder der Membran der Testkassette befinden sich meist mit Gold **farbmarkierte** und **unmarkierte** Antikörper. Die unmarkierten Antikörper sind an den Teststreifen angelagert (immobilisiert).

Das gesuchte **Antigen** (Phase) verbindet sich mit dem farbmarkierten Antikörper zu einem **Antigen-Antikörper-Komplex** (Phase 2).

Dieser bleibt an dem immobilisierten Antikörper in der Reaktionszone hängen (Phase 3) und ist als **Testlinie** erkennbar. Weitere farbmarkierte Antikörper werden in der Kontrollzone festgehalten (Phase 4) und bilden die **Kontrolllinie**.

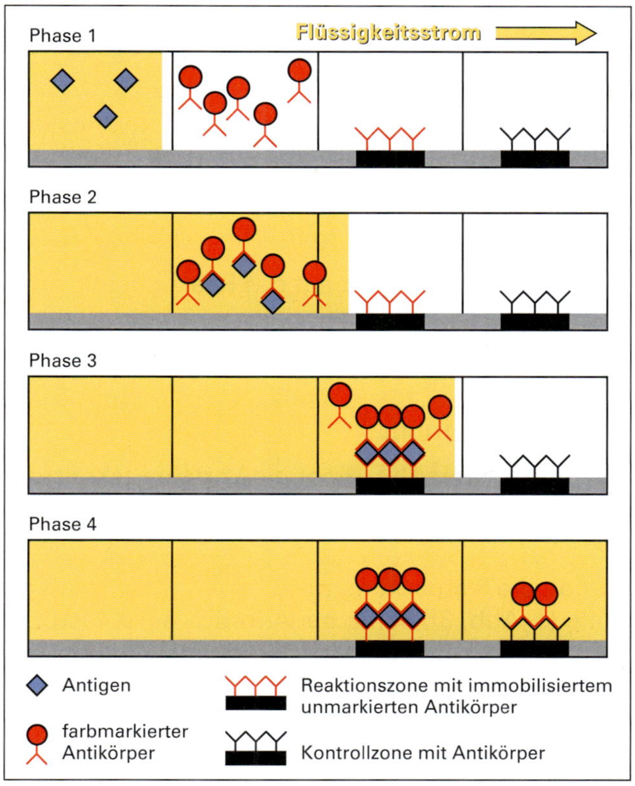

***Abb. 2:* Phasen des Testablaufs 2**

Beurteilung

- Bei zwei Linien, der Testlinie (T) und der Kontrolllinie (C), ist das Ergebnis positiv.
- Ist nur eine Linie sichtbar, nämlich die Kontrolllinie, ist das Ergebnis negativ.

Beispiele, bei denen der Testablauf 2 zugrunde liegt, folgen ab Seite 241.

Durchführung von Schnelltests

Die verschiedenen Tests werden nahezu identisch durchgeführt. Sie unterscheiden sich lediglich in der Verwendung **spezifischer Reagenzien** pro Test und im verwendeten **Probenmaterial**. Bei manchen Tests muss in einem zusätzlichen Arbeitsschritt das Antigen zuerst aus dem Probenmaterial herausgezogen (extrahiert) werden.

> **!** *Grundsätzlich sind die Herstellerangaben zu Besonderheiten bei der Probengewinnung, Testdurchführung und Fehlermöglichkeiten zu beachten!*

Nachfolgend werden die Gemeinsamkeiten der Tests beschrieben, die bei den einzelnen Tests nicht mehr ausgeführt werden.

Prinzipiell ist auf Folgendes zu achten:

- Bei den Tests, bei denen das Antigen aus dem Probenmaterial extrahiert werden muss, nur den Watteträger aus der jeweiligen Testpackung zur Probengewinnung verwenden.
- Test möglichst rasch nach der Probengewinnung durchführen.
- Falls der Test nicht gleich durchgeführt werden kann, Watteträger mit dem Probenmaterial in einem sterilen Röhrchen gut verschlossen im Kühlschrank aufbewahren → siehe Herstellerangaben.
- Vorsicht beim Umgang mit den Extraktionslösungen. Manche sind ätzend oder giftig. Abbildung 1 zeigt einen Watteträger mit nasal gewonnenem Probenmaterial für den Corona-Test.

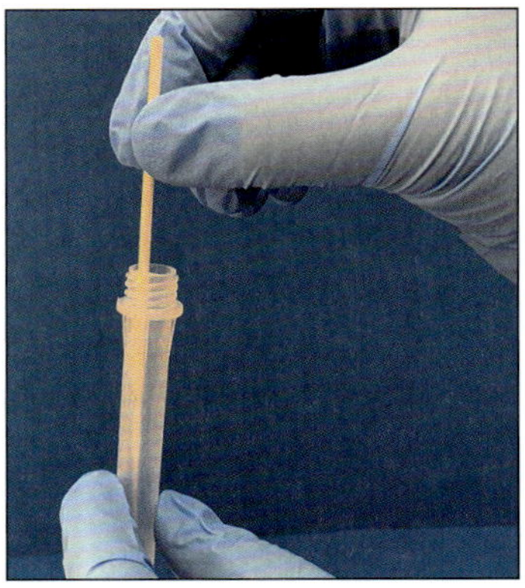

Abb. 1: ***Extraktionslösung mit Watteträger***

> **!** *Testreagenzien und Probenmaterial vor Testbeginn auf Raumtemperatur bringen, falls sie im Kühlschrank gelagert wurden.*

- Testkassette erst unmittelbar vor Gebrauch aus der Folienverpackung nehmen. Das Testmaterial ist feuchtigkeitsempfindlich.
- Reagenziendeckel nicht vertauschen und Reste von Reagenzien nicht für eine neue Testpackung verwenden.
- Auftrags- und Reaktionsfelder (s. Abb. 2) nicht berühren, um sie nicht zu verunreinigen.
- Probenmaterial nicht auf das Reaktionsfeld auftragen.
- Reaktionszeit einhalten.

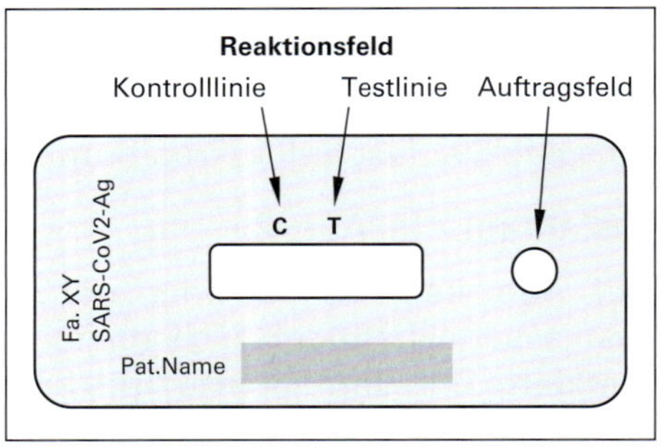

Abb. 2: ***Testkassette***

Qualitätssicherung

Die **Kontrolllinie C** ① dient als **Verfahrenskontrolle** zur **internen Qualitätssicherung**. Sie bestätigt die korrekte Durchführung des Tests.

Enthält die Testpackung noch eine Positiv- und eine Negativkontrolle (s. Abb. 3), sollte bei Anbruch einer Testpackung die **Positiv- und Negativkontrolle** als **Richtigkeitskontrolle** durchgeführt werden.

Nachstehend werden für jeden der zwei Testabläufe Untersuchungen ausführlich als Beispiel abgehandelt, ohne erneut auf die oben erwähnten allgemeinen Hinweise einzugehen. Daran anschließend wird die klinische Bedeutung einiger Tests beschrieben.

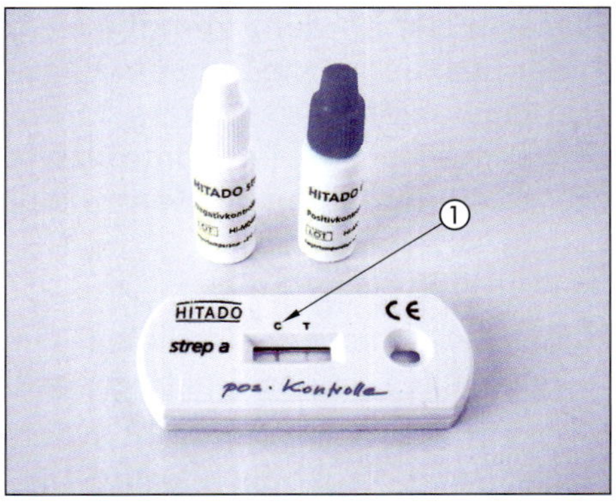

Abb. 3: ***Positiv- und Negativkontrolle***

7.2.1 Test auf Mikroalbuminurie

Der Test dient zur Erkennung von minimalen Mengen an Albumin im Urin und ist ein früher Nachweis von Nieren- und das Herz und das Gefäßsystem betreffenden (kardiovaskulären) Erkrankungen. Nierenfunktionsstörungen, bis hin zum totalen Nierenversagen, sind gefürchtete Spätfolgen der Blutzuckerkrankheit und des Bluthochdruckes. Die damit verbundene Selbstvergiftung des Körpers (Urämie) kann dann nur noch durch eine Blutwäsche (Dialyse) oder eine Nierentransplantation umgangen werden. Es ist überaus wichtig, bei den ersten Anzeichen einer Nierenschädigung durch Behandlung der Grundkrankheiten Spätfolgen zu vermeiden. Ein solches frühes Anzeichen ist die Ausscheidung der erwähnten minimalen Mengen an Albumin im Harn (Mikroalbuminurie). Diese können mit dem Test auf Mikroalbuminurie nachgewiesen werden.

Referenzbereich: < 20 mg/L Harn

Abweichung vom Referenzbereich	Vorkommen
20 bis 200 mg/L (Mikroalbuminurie)	→ Im Frühstadium von Diabetes mellitus und Hypertonie
> 200 mg/L (Makroalbuminurie)	→ Bei fortgeschrittenem Diabetes mellitus und Hypertonie → Bei beginnendem Nierenversagen

Prinzip: siehe Testablauf 1, Seite 237

Arbeitsanleitung für den Test auf Mikroalbuminurie

Hinweis

Um eine unnötige Untersuchung des Harns auf Mikroalbuminurie zu vermeiden, empfiehlt es sich, zuerst auf eine Proteinurie zu testen (s. S. 134). Bei einem positiven Ergebnis entfällt der MICRAL-TEST®.

Benötigte Materialien (s. Abb. 2)

① MICRAL-TEST® II

② Frischer Mittelstrahlurin

③ Stoppuhr

Es sollte der erste Morgenurin verwendet werden, damit das Ergebnis nicht durch Albuminausscheidungen während des Tages, verursacht durch körperliche Aktivität, verfälscht wird.

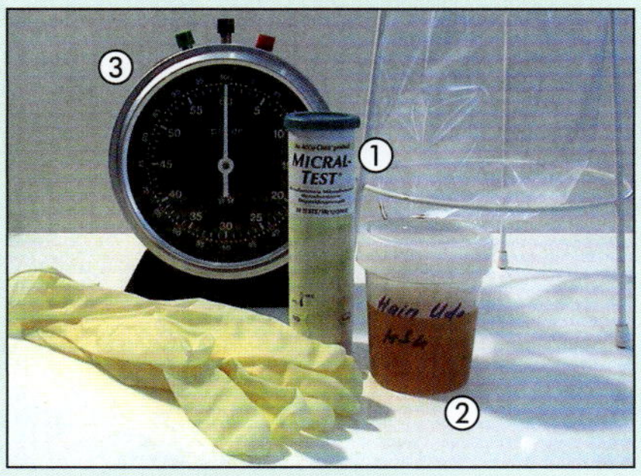

***Abb. 1:* Benötigte Materialien**

Durchführung

- ▢ Harn innerhalb von 3 Tagen untersuchen, ansonsten bis zu 2 Wochen im Kühlschrank aufbewahren.
- ▢ Harn und Teststreifen müssen, falls sie im Kühlschrank aufbewahrt wurden, vor der Testung 30 min bei Zimmertemperatur gelagert werden.
- ▢ Teststreifen genau 5 Sekunden in den Harn tauchen, ohne das Harngefäß zu berühren. Der Flüssigkeitsspiegel sollte sich zwischen den beiden schwarzen Markierungen befinden (s. Abb. 2).

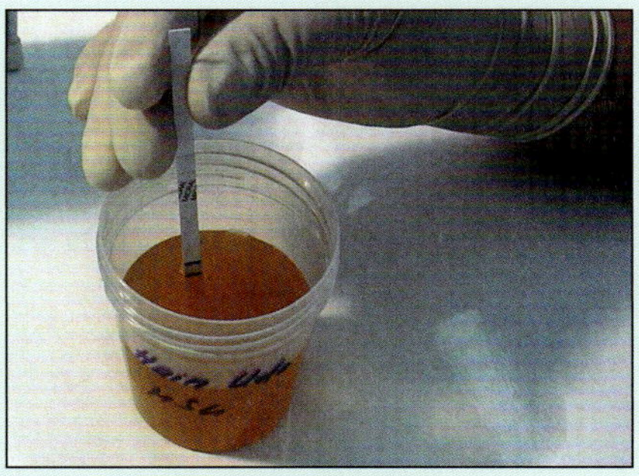

***Abb. 2:* Teststreifen eintauchen**

- Teststreifen herausziehen, ohne die Harngefäßwand zu berühren.
- Teststreifen auf eine nicht saugende, ebene Unterlage oder auf das Harngefäß legen (s. Abb. 1).
- Frühestens nach 1 Minute (maximal nach 5 Minuten) die entstandene Farbe mit den Feldern des Etiketts der Teststreifendose vergleichen (s. Abb. 2).

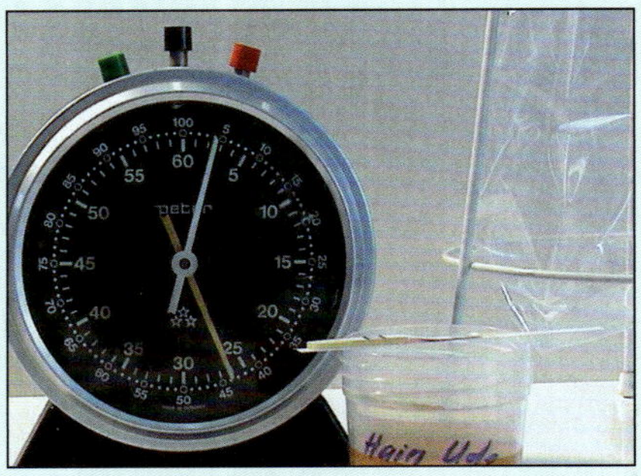

Abb. 1: Teststreifen ablegen

Beurteilung

Bei einem negativen Testergebnis findet keine Farbveränderung statt. Der Harn enthält weniger als 20 mg Albumin pro Liter Harn.

Ein Farbumschlag nach rot zeigt ein positives Ergebnis an und kann **semiquantitativ** abgelesen werden.

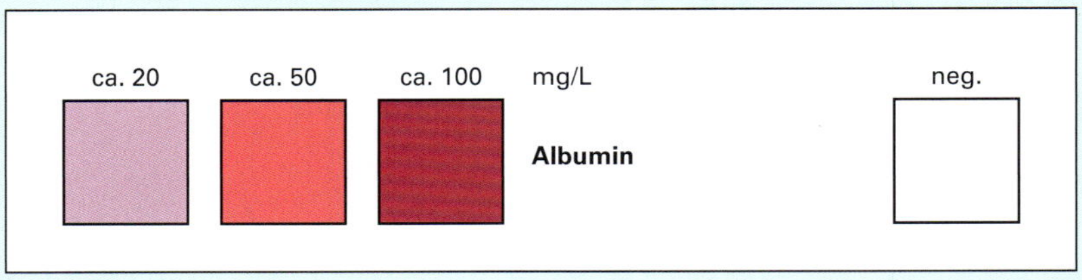

Abb. 3

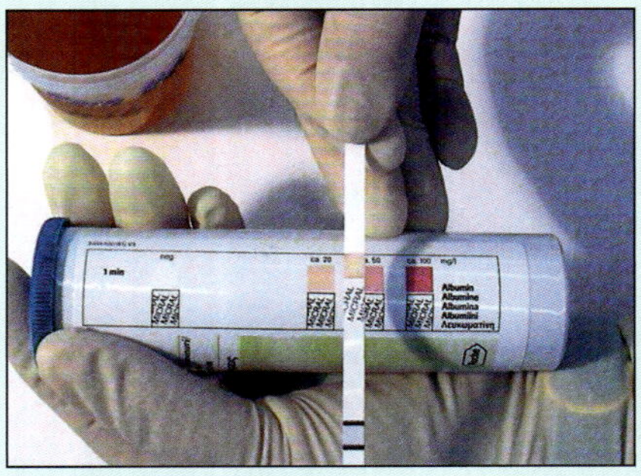

Abb. 2: Ergebnis ablesen

> *Eine Mikroalbuminurie liegt vor, wenn mindestens 2 von 3 Morgenurinproben eines Patienten eine Albuminkonzentration von 20 mg/L oder mehr aufweisen.*

Fehlermöglichkeiten beim Test auf Mikroalbuminurie

Auswirkung	Ursache
Zu niedrige oder zu hohe Ergebnisse	→ Handhabungsfehler, wie z. B.: Harnprobe zu kalt, Eintauchtiefe des Teststreifens nicht beachtet → Eintauchzeit unter- oder überschritten → Ablesezeit nicht eingehalten → Oxidierende Reinigungsmittel im Harnauffanggefäß
Aussagefähigkeit des Ergebnisses eingeschränkt	→ Akute Erkrankungen und Harnwegsinfekte → Harnproben, die Leukozyten, Blut oder Nitrit enthalten → Schwangerschaft → Stoffwechselentgleisungen bei Diabetes mellitus → Körperliche Anstrengung während der Zeit der Harnsammlung in der Blase → Nach der Niere entstandenes (postrenales) Albumin

Es folgen Tests, die auf dem Testablauf 2 basieren und bei denen eine **Vorbehandlung des Probenmaterials** erforderlich ist.

7.2.2 Streptokokken-A-Test

Streptokokken sind kugelförmige Bakterien, die sich in Kettenform aneinanderlagern. Sie können die verschiedensten Krankheiten verursachen. Nach ihren serologischen Eigenschaften werden sie in Gruppen A bis Q eingeteilt. Nach Art der Hämolyse, die sie auf bluthaltigen Nährböden verursachen, werden alpha-, beta- und gammahämolysierende Streptokokken unterschieden. Die betahämolysierenden **Streptokokken der Gruppe A** verursachen am häufigsten Entzündungen im Respirationstrakt, wie Streptokokkenanginen, aber auch Zellgewebsentzündungen (Phlegmone), Wundrose (Erysipel) und andere Entzündungen. Sie sind außerdem bei Scharlacherkrankungen zu finden und dort für die auftretenden Komplikationen, wie beispielsweise rheumatische Erkrankungen, Herzklappen-, Ohren- und Nierenentzündungen verantwortlich.

Um diesen Komplikationen vorzubeugen und möglichst bald eine Therapie mit Antibiotika einleiten zu können, sollte die Art des Erregers innerhalb kurzer Zeit ermittelt werden. Diese Möglichkeit bietet der Strep A Test.

Prinzip: Nachdem in einem ersten Arbeitsschritt das Streptokokken A-Antigen aus dem Probenmaterial herausgelöst (extrahiert) wurde, entspricht das Testprinzip dem Testablauf 2, Seite 237.

Hinweis zum Probenmaterial und zur Probengewinnung

- Vor der Probengewinnung darf der Patient nichts gegessen, getrunken oder gegurgelt haben.
- Das Probenmaterial soll ausschließlich vom Ort der Infektion gewonnen werden, vom Rachen oder den Gaumenmandeln, nicht aber aus der Mundhöhle!

Arbeitsanleitung für den Streptokokken-A-Test

Benötigte Materialien (s. Abb. 1)

① Teststreifen
② Extraktionsgefäß für Patient (P)
③ Extraktionsgefäß für Kontrolle (K)
④ Reagenz A
⑤ Reagenz B
⑥ Reagenz C
⑦ Rachenabstrichtupfer

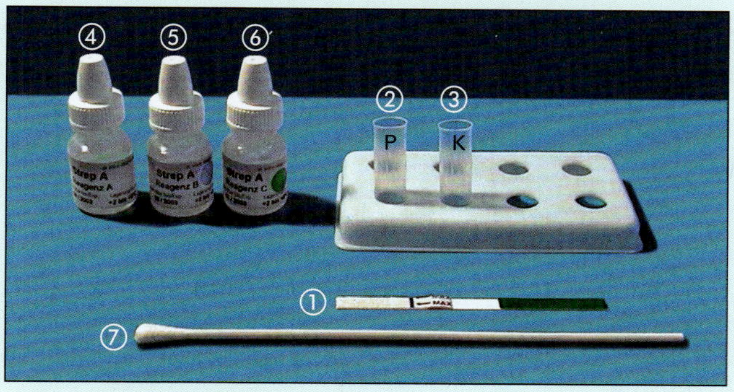

Abb. 1: Benötigte Materialien

Durchführung

- ☐ Probenmaterial gewinnen (s. Abb. 2).
- ☐ Nacheinander die vorgeschriebene Anzahl von Tropfen der Reagenzien A und B in das Extraktionsgefäß für den Patienten geben.
- ☐ Die Reagenzien mit dem Rachenabstrichtupfer gut vermischen (s. Abb. 3).
- ☐ Die Extraktionszeit abwarten.
- ☐ Reagenz C zugeben und erneut mit dem Tupfer mischen.
- ☐ Den Tupfer vorsichtig herausziehen (s. Abb. 4).
- ☐ Versiegelte Testpackung öffnen. Teststreifen erst unmittelbar vor Gebrauch entnehmen und bis zur Eintauchzone ins Gefäß stellen (s. Abb. 5).
- ☐ Nach der vorgeschriebenen Zeit (meist 6 – 8 Minuten) das Ergebnis auf dem Teststreifen ablesen.

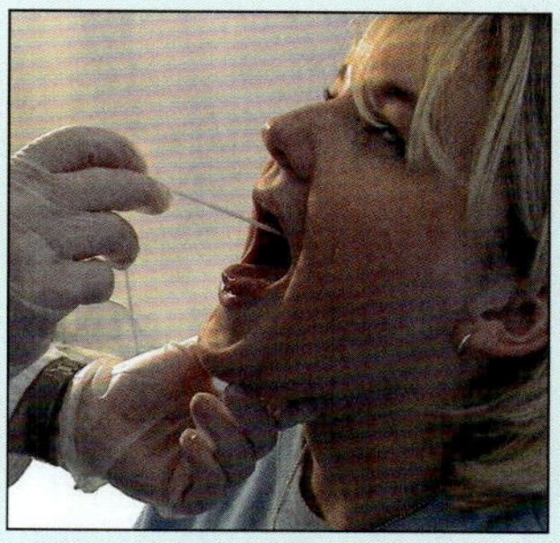

Abb. 2: Probenmaterial gewinnen

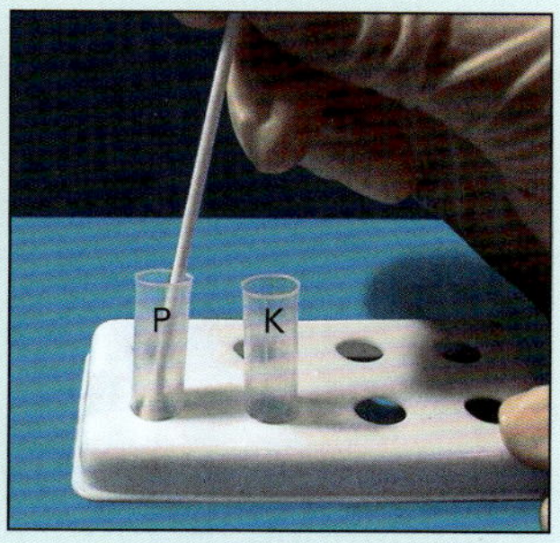

Abb. 3: Reagenzien vermischen

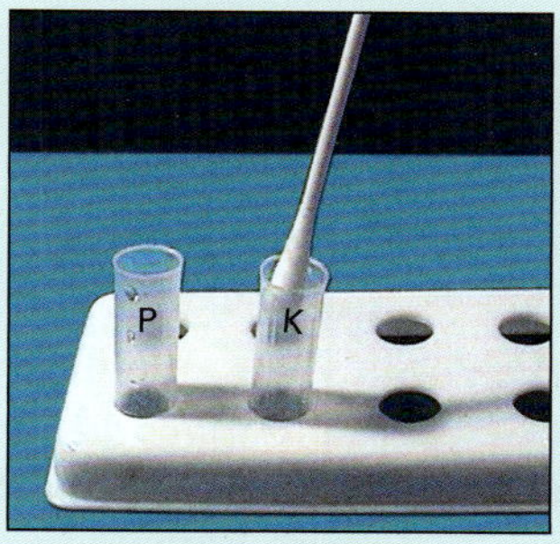

Abb. 4: Tupfer herausziehen

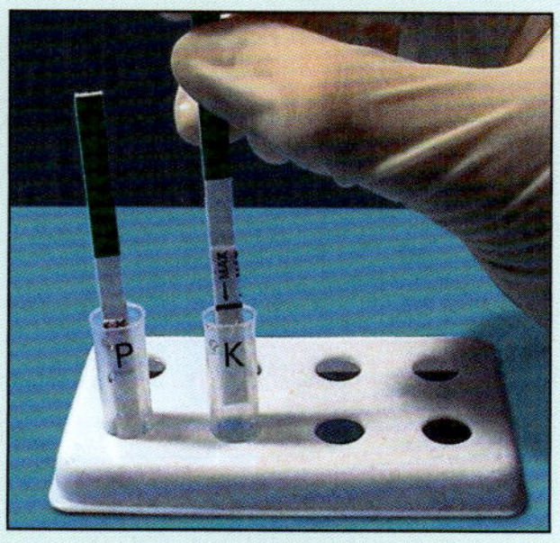

Abb. 5: Teststreifen im Extraktionsgefäß

Beurteilung

Das Ergebnis ist **positiv**, wenn oben die Kontrolllinie und unterhalb die Ergebnislinie zu sehen sind. In diesem Fall ist Streptokokken-A-Antigen vorhanden (s. Abb. 1).

Bei einem **negativem** Ergebnis ist nur die Kontrolllinie zu sehen. Demnach ist kein Streptokokken-A-Antigen vorhanden oder die Menge liegt unterhalb der Nachweisgrenze des Tests (s. Abb. 2).

Erscheint **keine Linie** auf dem Teststreifen, ist das Ergebnis **ungültig** und der Test muss wiederholt werden.

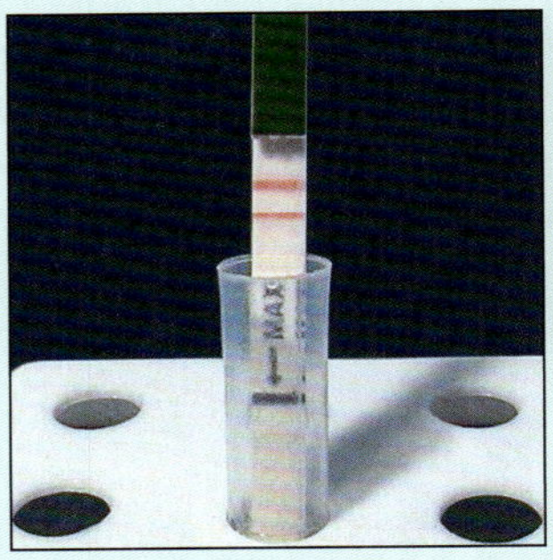

Abb. 1: Positives Ergebnis

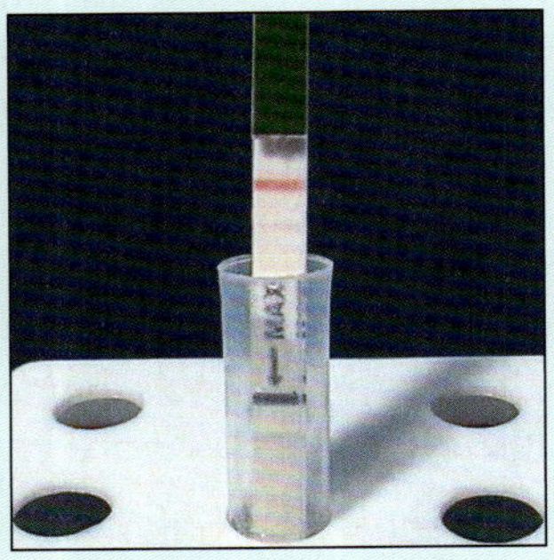

Abb. 2: Negatives Ergebnis

Hinweis zur Qualitätskontrolle

Um die Qualität des Tests zu überprüfen, sollte parallel eine Positiv-Kontrolle mit einer Kontrolllösung, die Streptokokken-Antigen enthält, durchgeführt werden. Dabei werden ebenfalls Reagenz A und B in ein Extraktionsgefäß (Extraktionsgefäß (K) in den Abbildungen) und dazu 2 Tropfen der gut gemischten Kontrolllösung gegeben. Mit einem frischen Tupfer werden die Flüssigkeiten vermischt. Nach der Reaktionszeit wird Reagenz C zugegeben, mit dem Tupfer gemischt, der Tupfer entfernt und ein Teststreifen in das Gefäß gestellt. Nach der vorgeschriebenen Zeit wird das Ergebnis abgelesen.

Fehlermöglichkeiten beim Streptokokken-Schnelltest

Auswirkung	Ursache
Falsch positive Ergebnisse	→ Hohe Konzentrationen von Protein A einer anderen Bakterienart (Staphylokokkus aureus) → Vorhandensein nicht mehr vermehrungsfähiger Streptokokken der Gruppe A
Falsch negatives Ergebnis	→ Falsche Probenmaterialgewinnung
Keine Kontrolllinie sichtbar	→ Test nicht ordnungsgemäß durchgeführt → Reagenzverwechslung → Testmaterialien zu früh aus der versiegelten Packung genommen und der Luftfeuchtigkeit ausgesetzt, falsch gelagert oder verfallen

7.2.3 Corona-Test

Coronaviren sind umhüllte RNA-Viren. Der Name Corona leitet sich von den Ausstülpungen (Epitope oder Spikes) an der Außenhülle ab, die das Virus wie eine Krone umgeben. Die verschiedenen Arten von Coronaviren verursachen Erkältungs- sowie Magen- und Darmerkrankungen.

Ein weiteres Coronavirus, SARS-CoV-2 (engl.: severe acute respiratory syndrom CoronaVirus 2) ist verantwortlich für die Lungenkrankheit COVID-19 (engl.: Corona Virus Disease 2019), die sich weltweit stark ausbreitete und dadurch 2020 zur Pandemie entwickelte.

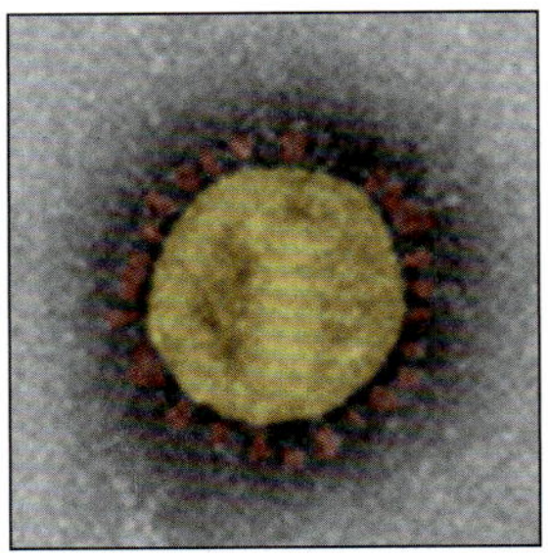

Abb. 3: Coronavirus

In der Anfangsphase der Erkrankung kann die Virus-RNA aufwändig mittels **PCR** identifiziert oder das Virusantigen inzwischen mit **Schnelltests** nachgewiesen werden. Die Schnelltests können sowohl von medizinischem Personal als auch von angeleiteten Laien durchgeführt werden. Das zu verwendende Probenmaterial variiert je nach Test. Zum Einsatz kommen z. B. Nasenrachen-Abstrich, Nasen-Abstrich, Rachen-Abstrich oder mittels testzugehöriger Gurgellösung gewonnenes Rachenspülwasser. Die genaue Durchführung der Probenentnahme ist jeweils in der Packungsbeilage beschrieben.

7

Prinzip: Nachdem das SARS-CoV-2-Antigen aus dem Probenmaterial herausgelöst (extrahiert) wurde entspricht das Testprinzip dem Testablauf 2, Seite 237.

Hinweis zum Probenmaterial und zur Probennahme

- Der Patient sollte vor der Probennahme schneuzen.
- Das Probenmaterial kann bei dem nachfolgend beschriebenen Test als Nasen-Abstrich gewonnen werden.
- Die Abstrichprobe sollte unmittelbar nach der Entnahme getestet werden. Eine Aufbewahrung des Abstrichtupfers in einem mit 300 µL gefüllten Extraktionsröhrchen ist bei Zimmertemperatur (15 – 30 °C) bis zu zwei Stunden möglich.

Arbeitsanleitung zur Probennahme und dem Corona-Test

Benötigte Materialien (s. Abb. 1)

① Extraktionsröhrchen
② steriler Abstrichtupfer
③ Puffer
④ Ständer für Extraktionsröhrchen
⑤ Deckel für Extraktionsröhrchen
⑥ Positivkontrolltupfer
⑦ Negativkontrolltupfer
⑧ Abfallbehälter für biologische Gefahrstoffe
⑨ Testkassette

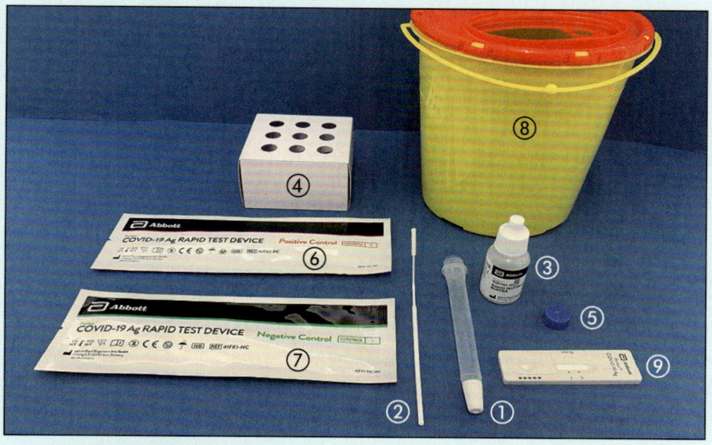

Abb. 1: Benötigte Materialien

Vorbereitung

- ▢ Testkit bei Aufbewahrung im Kühlschrank 30 Minuten vor der Testdurchführung auf Zimmertemperatur bringen.
- ▢ Testkassette mit dem Patientennamen beschriften.
- ▢ Extraktionsröhrchen aus dem senkrecht gehaltenen Pufferfläschchen mit 300 µL Pufferflüssigkeit bis zur Fülllinie auffüllen. (s. Abb. 2)

> **!** *Zu hohe oder zu niedrige Puffermenge führt zum falschen Ergebnis!*

- ▢ Röhrchen in den Ständer stellen (s. Abb. 3).

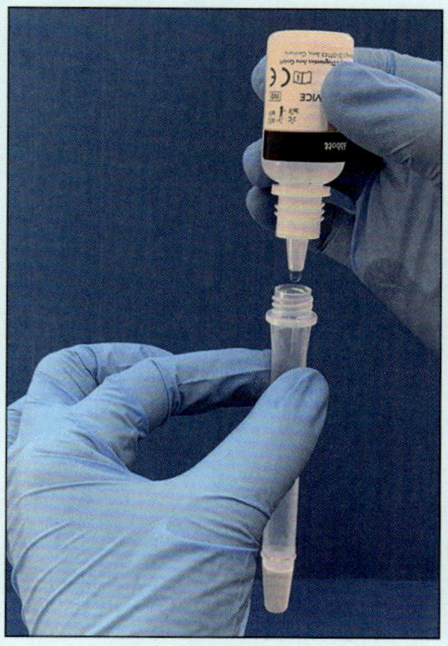

Abb. 2: Puffer einfüllen

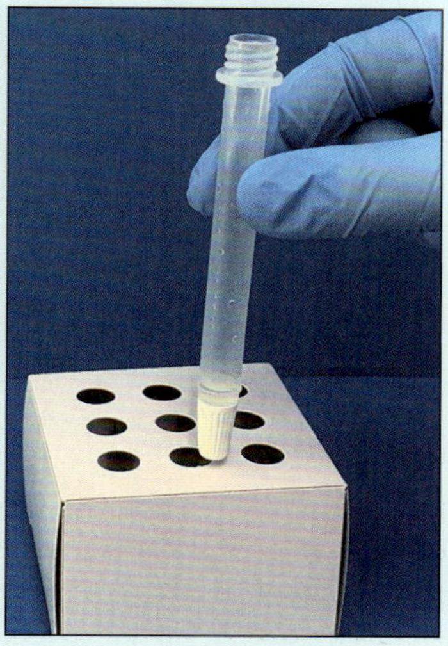

Abb. 3: Röhrchen in Ständer stellen

Probennahme

- ▢ Die zu testende Person soll den Kopf ca. 45° bis 70° nach hinten neigen.
- ▢ Abstrichtupfer unter sanftem Drehen ca. 2 cm tief in ein Nasenloch einführen (s. Abb. 4).
- ▢ Tupfer fünfmal gegen die Nasenwand, dann langsam aus dem Nasenloch entfernen.
- ▢ Vorgang im zweiten Nasenloch wiederholen.

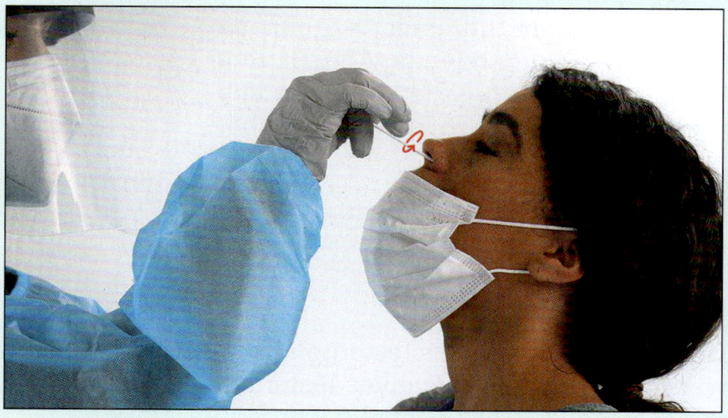

Abb. 4: Probennahme

Durchführung

- ▢ Tupfer in das Extraktionsröhrchen geben und die Tupferspitze in der Pufferflüssigkeit schwenken (s. Abb. 1) und mindestens fünfmal an sie Röhrchenwand drücken. Flüssigkeit aus dem Tupfer durch Zusammendrücken des Röhrchens entfernen.
- ▢ Tupferstiel an der Bruchstelle abbrechen (s. Abb. 2).
- ▢ Röhrchen mit Deckel verschließen (s. Abb. 3).
- ▢ Kappe der Dosieröffnung am Boden des Röhrchens öffnen (s. Abb. 4).
- ▢ 5 Tropfen der extrahierten Probe in die Probenvertiefung (S) der Testkassette geben (s. Abb. 5). Röhrchen dabei senkrecht halten!

> **!** *Ist keine Tropfenbildung möglich, Röhrchen leicht schütteln um eine evtl. Verstopfung der Dosieröffnung zu lösen.*

- ▢ Dosieröffnung verschließen und Röhrchen vollständig verschlossen entsorgen (s. Abb. 6).
- ▢ Während der Reaktionszeit die Testkassette nicht bewegen. Ergebnis des Tests im Zeitraum von 15 bis 20 Minuten ablesen.
- ▢ Testkassette ebenfalls im Abfallbehälter entsorgen.

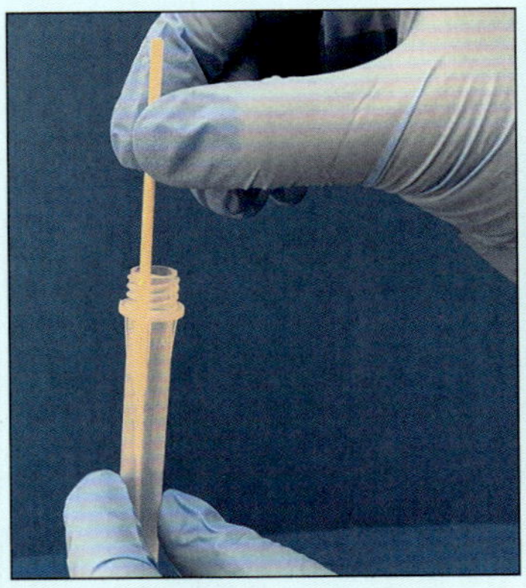

***Abb. 1:** Tupfer in Pufferlösung*

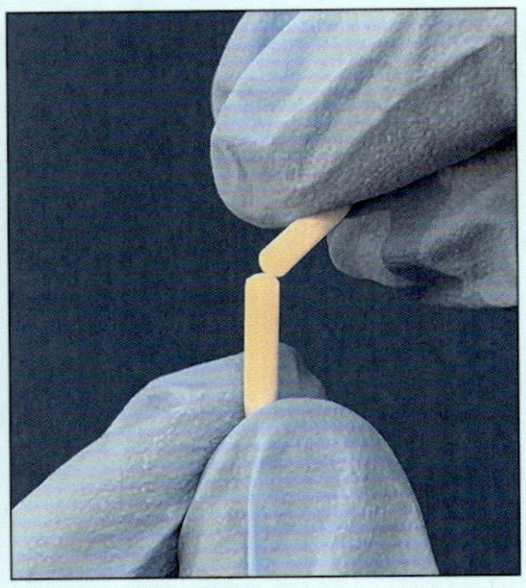

***Abb. 2:** Tupferstiel abbrechen*

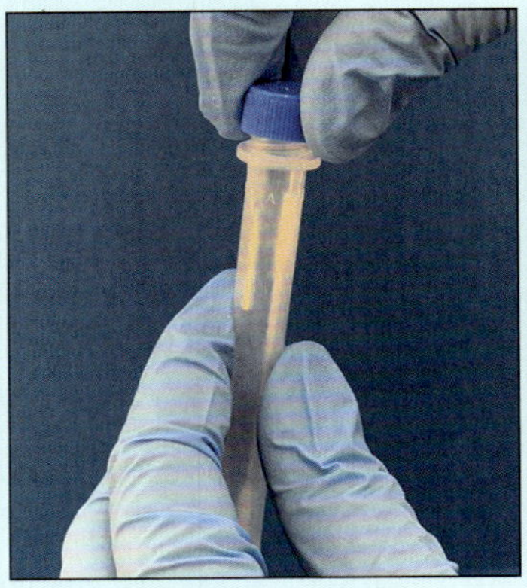

***Abb. 3:** Röhrchen verschließen*

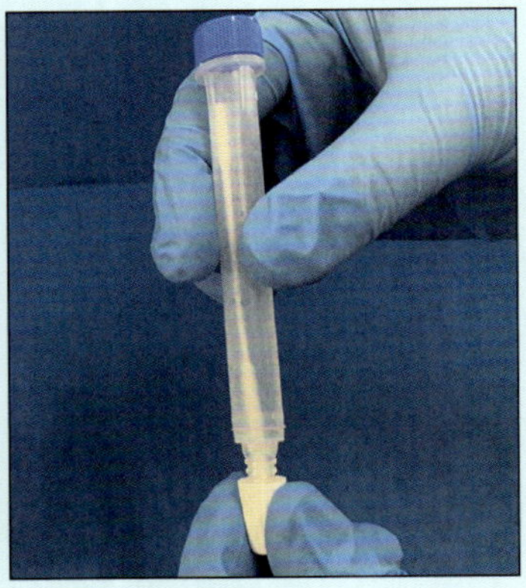

***Abb. 4:** Dosieröffnung*

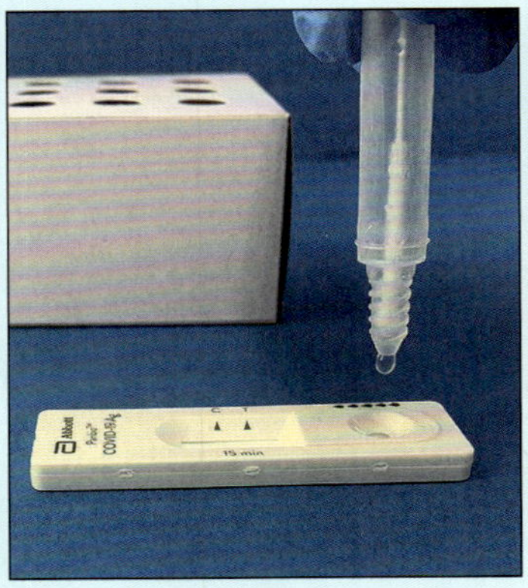

***Abb. 5:** Probe auftropfen*

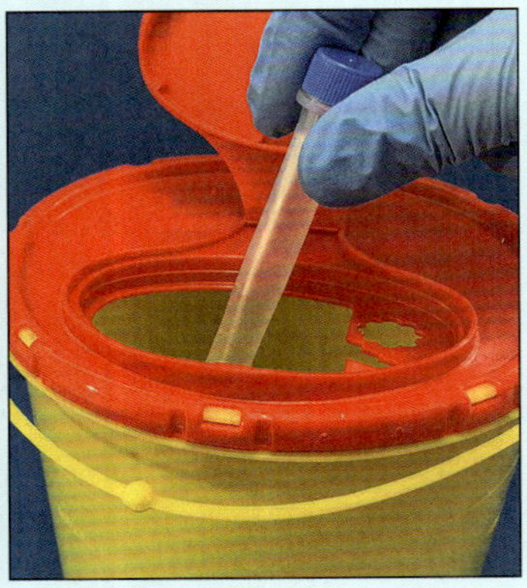

***Abb. 6:** Röhrchen entsorgen*

Beurteilung

Das Ergebnis ist **positiv**, wenn die Testlinie, auch wenn sie nur schwach ausgeprägt ist, und die Kontrolllinie sichtbar werden. SARS-CoV-2 ist vorhanden (s. Abb. 7).

Beim **negativen** Ergebnis ist nur die Kontrolllinie vorhanden (s. Abb. 8). Eine COVID-19 Infektion ist jedoch nicht auszuschließen und durch PCR-Test zu überprüfen.

Erscheint keine Linie oder nur die Testlinie, ist der Test ungültig.

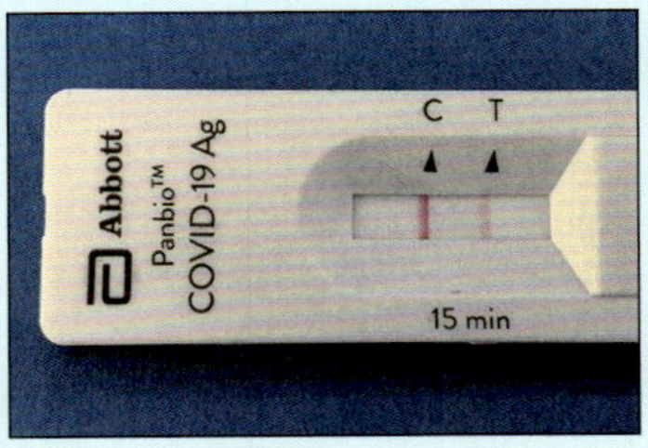

***Abb. 7:** Ergebnis positiv*

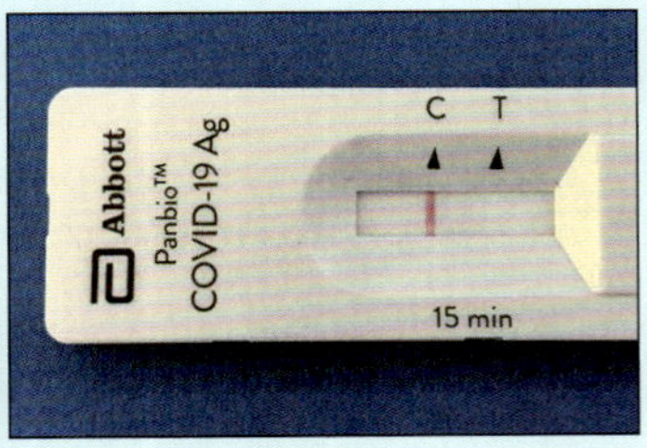

***Abb. 8:** Ergebnis negativ*

Hinweis

Grundsätzlich muss das Testergebnis in Verbindung mit anderen klinischen Daten des Patienten bewertet werden. Ein negatives Testergebnis schließt eine SARS-CoV-2-Infektion nicht aus und sollte durch einen PCR-Test bestätigt werden.

Qualitätssicherung

Als Verfahrenskontrolle dient die Kontrolllinie. Ihr Erscheinen sagt aus, dass die Reaktion ordnungsgemäß abgelaufen ist.

Die nach Herstellerangaben durchzuführenden Positiv- und Negativkontrollen bestätigen, dass der Anwender den Test korrekt durchgeführt und interpretiert hat. Diese Kontrollen sollten immer beim Anbruch einer neuen Testpackung durchgeführt werden.

Fehlermöglichkeiten beim Corona-Test

Auswirkung	Ursache
Ergebnisse ungültig, keine Kontrolllinie	→ Nicht ausreichend Puffer aufgebracht (z. B. wegen Blasenbildung oder nicht vollständig senkrecht gehalten)
Falsch negative Ergebnisse	→ Zu wenig oder falsches Probenmaterial → Falsche Probengewinnung und Testdurchführung → Virusmenge unterhalb der Nachweisgrenze
Falsch positives Ergebnis	→ Infektion mit einem anderen SARS-Erreger ist nicht auszuschließen.

7.2.4 Chlamydien-Test

Chlamydien sind intrazellulär wachsende kleinste Bakterien. Ihre verschiedenen Unterarten verursachen unterschiedliche Erkrankungen bei Mensch und Tier. Eine Unterart, **Chlamydia trachomatis**, verursacht **Urogenitalinfektionen** bei Mann und Frau und führt häufig zu Sterilität. Ernsthafte Komplikationen können während der Schwangerschaft vorkommen. Auf dem Geburtsweg sind Übertragungen der Erreger auf das Neugeborene möglich. Bindehautentzündungen oder Lungenentzündungen sind mögliche Folgen. Deshalb wird bei den Vorsorgeuntersuchungen in der Schwangerschaft ein Chlamydien-Test durchgeführt.

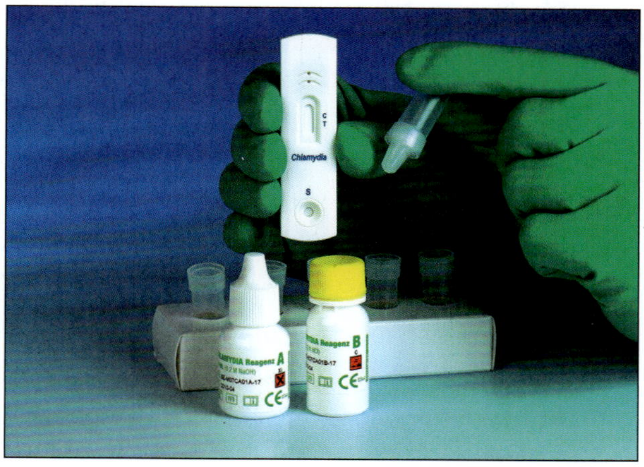

Abb. 1: Chlamydien-Test

Probengewinnung

Besondere Sorgfalt muss auf die Probengewinnung **durch den Arzt** gelegt werden! Die Testpackungen enthalten für männliche und für weibliche Patienten unterschiedliche Abstrichtupfer.

Bei weiblichen Patienten ist darauf zu achten, dass mit einem Tupfer überschüssiger Schleim aus dem Endozervixkanal entfernt wird. Mit dem speziellen Abstrichtupfer aus der Testpackung ist durch drehende Bewegung Zellmaterial aus der Zervixkanalwand zu gewinnen und ohne Kontakt mit der vaginalen Oberfläche herausnehmen.

Bei männlichen Patienten wird ein dünner, steriler Abstrichtupfer mit Metallschaft in die Harnröhre eingeführt. Der Tupfer muss mit genügend Druck gedreht werden und vor dem Herausziehen einige Sekunden in die Harnröhre verweilen.

Die Durchführung des Chlamydien-Schnelltests dieses Herstellers ähnelt dem Strep-A-Test. Nach der Extraktion des Antigen aus dem Probenmaterial läuft die Reaktion nicht entlang eines Teststreifens, sondern in einer Kassette ab (s. Abb. 1). Das Testprinzip entspricht dem Testablauf 2, S. 237.

7.2.5 Schwangerschaftstest

Schwangerschaftstests beruhen auf dem Nachweis des Hormons HCG (Humanes Choriongonatropin), das zu Beginn einer Schwangerschaft gebildet wird und der Aufrechterhaltung der Schwangerschaft dient. Bei den früher üblichen **biologischen Tests** wurde z. B. Kröten der Urin von Patientinnen gespritzt und an den Veränderungen, die meistens an den Geschlechtsorganen der Tiere erfolgten, auf eine Schwangerschaft geschlossen. Die Tests zeigten eine Schwangerschaft erst einige Tage nach Ausbleiben der Menstruation an. Sie wurden durch **immunologische Tests** abgelöst, die zum Teil schon vor dem Ausbleiben der Menstruation ca. sieben Tage nach der Empfängnis bei einem geringen Anstieg des HCG durchgeführt werden können.

Bei diesen Tests unterscheidet man zwei Methoden:

- Latextests, bei denen Antigen-Antikörperkomplexe, denen weiße Latexpartikel anhaften, gegen einen schwarzen Untergrund beurteilt werden,
- Kassettentests, bei denen die Reaktion durch einen Farbkomplex angezeigt wird. Diese reagieren früher als die Latexteste und haben diese weitgehend verdrängt. Deshalb wird nachfolgend exemplarisch ein Kassettentest beschrieben.

Prinzip: Der Test basiert auf dem Testablauf 2, S. 237. Eine Vorbehandlung des Probenmaterials ist nicht erforderlich.

> **!** *Es sollte der erste Morgenurin verwendet werden, weil darin die HCG-Konzentration am höchsten ist.*

Arbeitsanleitung für den Schwangerschaftstest

Benötigte Materialien (s. Abb. 1)

① Kassettentest

② Erster Morgenurin

③ Pipette

Durchführung

- ☐ Kassettentest und Urin auf Raumtemperatur bringen.
- ☐ Kassettentest aus der Hülle nehmen und auf eine flache, trockene Unterlage legen.
- ☐ Mit der mitgelieferten Pipette die vorgeschriebene Menge Urin in das Auftragsfeld tropfen (s. Abb. 2).
- ☐ Nach ungefähr 5 Minuten, unmittelbar nach dem Erscheinen einer blauen Linie im Kontrollfeld, das Testergebnis ablesen.

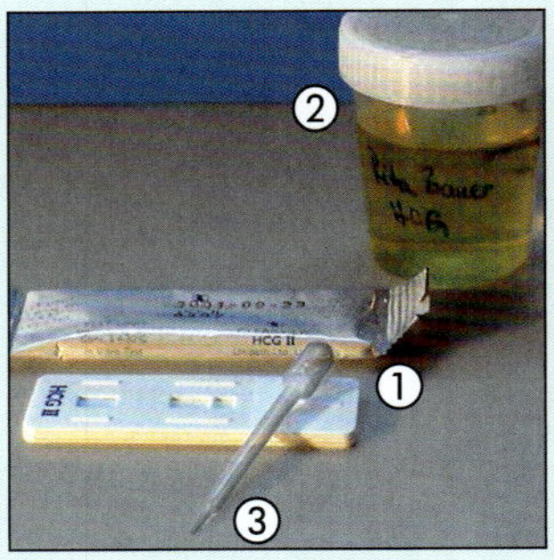

Abb. 1: Benötigte Materialien

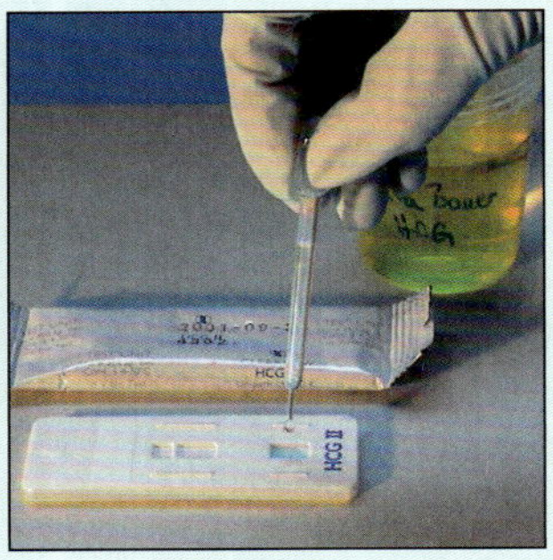
Abb. 2: Urin auftropfen

Beurteilung

Eine Linie im Ergebnisfeld und eine im Kontrollfeld zeigen an, dass das Ergebnis **„positiv"** ist, d. h. es liegt eine Schwangerschaft vor (s. Abb. 3).

Eine blaue Linie lediglich im Kontrollfeld zeigt an, dass der Test vorschriftsmäßig abgelaufen und das Ergebnis **„negativ"** ist. Es liegt also keine Schwangerschaft vor (s. Abb. 4).

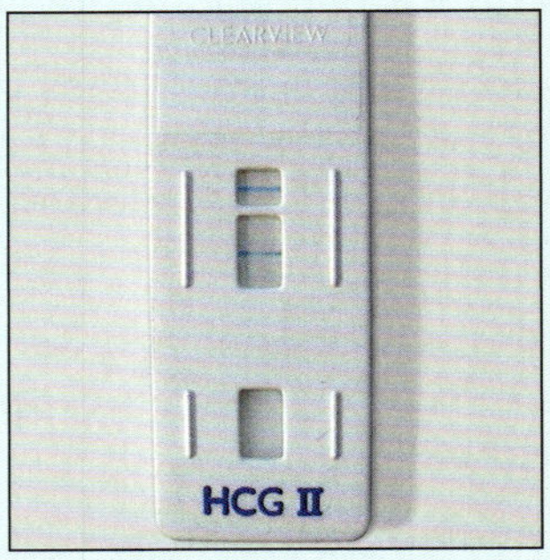

Abb. 3: Positives Ergebnis

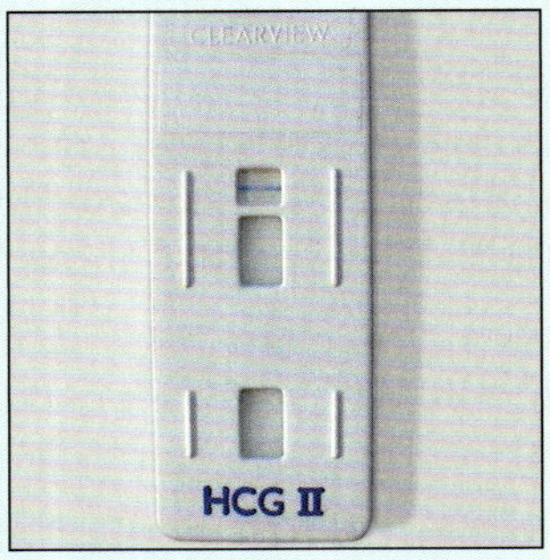

Abb. 4: Negatives Ergebnis

Fehlermöglichkeiten beim Kassettentest

Auswirkung	Ursache
Falsch negatives Ergebnis	➔ HCG-Konzentration zu gering (kein Morgenurin) ➔ Test zu früh durchgeführt
Falsch positives Ergebnis	➔ Blasenmole (gutartiger Tumor des Chorionepithels, des fetalen Anteils der Plazenta, in der Frühschwangerschaft) ➔ Chorionepitheliom (bösartiger Tumor der Chorionzotten, die nach der Geburt in der Gebärmutter zurückggeblieben sind; kann sich aus einer Blasenmole entwickeln)
Uneindeutige Verfärbung der Linie im Auftragsfeld	➔ Ablesezeit überschritten ➔ Starke Verfärbung des Harns
Keine Kontrolllinie sichtbar	➔ Verfallene Reagenzien ➔ Zu wenig Urin aufgetragen

7.2.6 Troponin-Test

Troponine sind Eiweißkomplexe, die in der Skelett- und in der Herzmuskulatur vorkommen. Sie regulieren die Verschiebung von zwei Arten von Eiweißfäden, Aktin und Myosin, wenn sich diese zusammenziehen. Die Troponine bestehen aus drei Untereinheiten, dem **Troponin T, Troponin C** und **Troponin I** (s. Abb. 1).

Von diagnostischer Bedeutung sind das kardiale Troponin T (abgekürzt: cTnT) und das kardiale Troponin I (cTnI). Sie werden infolge einer Schädigung der Herzmuskelzellen ca. vier bis sechs Stunden nach dem Auftreten der Symptome, z. B. Brustschmerz, freigesetzt und bleiben je nach dem Grad der Schädigung mehrere Tage erhöht.

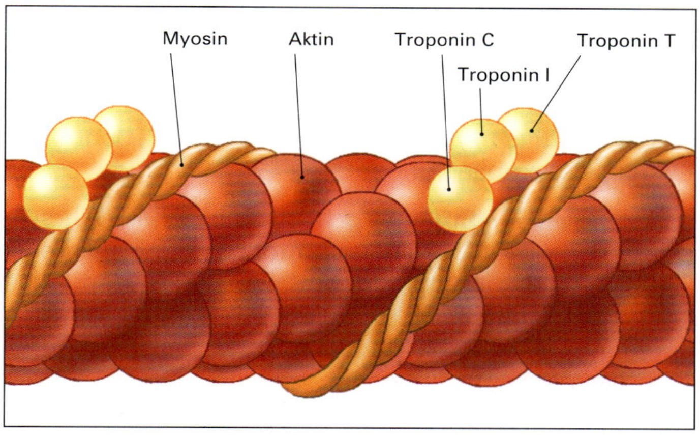

Abb. 1: Troponine

Die Bestimmung dieser kardialen Troponine dient deshalb hauptsächlich zur Abklärung eines **akuten Herzinfarktes.**

Referenzbereich: < 0,1 ng/L (methodenabhängig). Bei den qualitativen Tests: **negativ**

Prinzip: Der Test basiert auf dem Testablauf 2, S. 237.

Probenmaterial: je nach Hersteller: Vollblut, als **Venenblut** gewonnen und mit Antikoagulanzien versetzt, **Kapillarblut**, dem evtl. eine Pufferlösung beigegeben werden muss, **Serum** oder **Plasma**.

Beurteilung:

- Ein positives Ergebnis deutet auf das Vorliegen eines akuten Herzinfarktes hin.
- Ein negatives Ergebnis zeigt an, dass die Troponinkonzentration unterhalb der Nachweisegrenze des Tests liegt. Bei weiterbestehenden Symptomen ist ein Herzinfarkt jedoch nicht auszuschließen. Der Test sollte nach einigen Stunden wiederholt werden.

7

7.2.7 D-Dimer-Test

Im Körper herrscht normalerweise ein Gleichgewicht zwischen gerinnungsfördernden und gerinnungshemmenden Stoffen. Überwiegen gerinnungsfördernde Stoffe, werden die einzelnen Fibrinmoleküle zu langen **Fibrinfasern** vernetzt und bilden damit ein Gerinnsel innerhalb des Körpers. Dies führt zum Verschluss eines Blutgefäßes, zu einer Thrombose. Diesem Prozess wirkt der Körper entgegen, indem er mithilfe des Enzyms **Plasmin** die Fibrinfasern in kleine Teile aufspaltet. Zu diesen Spaltprodukten zählen die **D-Dimere** (s. Abb. 1).

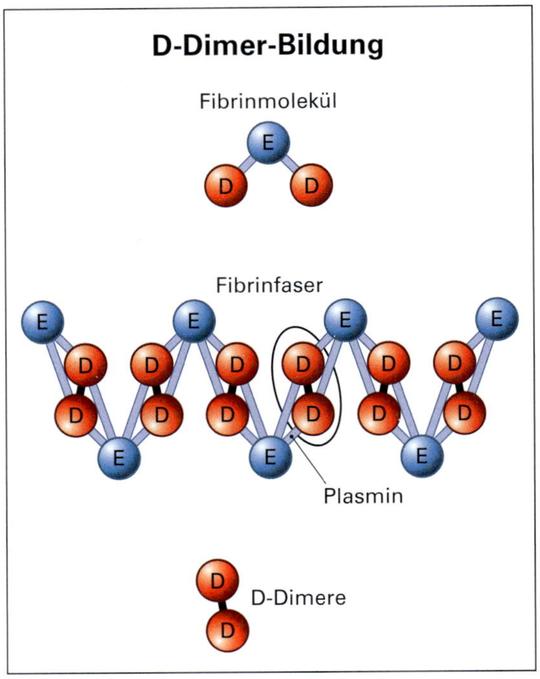

Abb. 1: D-Dimer-Bildung

D-Dimere kommen immer vor, wenn solch ein Auflösungsprozess im Gange ist. Er kann beispielsweise hervorgerufen werden durch eine **tiefe Venenthrombose**, eine **Lungenembolie** oder eine Bildung kleinster Gerinnsel in den kleinen Blutgefäßen, eine sogenannte **disseminierte intravasale Gerinnungsstörung** (DIC). Doch auch bei bösartigen Tumoren, Leberkrankungen, in der Schwangerschaft oder kürzlich durchgeführten Operationen kann die D-Dimerkonzentration erhöht sein.

Referenzbereich: methodenabhängig. Bei qualitativen Tests: **negativ**

Prinzip: Der Test basiert auf dem Testablauf 2, S. 237.

Probenmaterial: Je nach Hersteller: Vollblut, als mit Antikoagulanzien versetztes **Venenblut, Kapillarblut**, dem evtl. eine Pufferlösung beigegeben werden muss, oder **Plasma**.

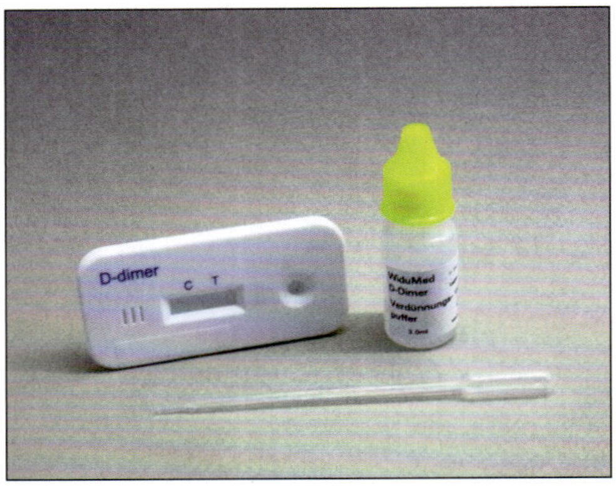

Abb. 2: Testmaterial für den D-Dimer-Test

Beurteilung:

- Ein **positives Ergebnis** kann auf verschiedene Erkrankungen, siehe oben, hindeuten.
- Ein **negatives Ergebnis** schließt mit hoher Wahrscheinlichkeit eine tiefe Beinvenenthrombose, eine Lungenembolie oder eine disseminierte intravasale Gerinnungsstörung (DIC) aus.

7.2.8 CRP-Test semiquantitativ

Das CRP (**C**-**r**eaktives **P**rotein) ist ein Eiweiß, das im Plasma von gesunden Menschen in sehr niedriger Konzentration vorkommt (< 6 mg/L). Es wird in der Leber als unspezifische Reaktion des Körpers auf eingedrungene Bakterien, aber auch auf Zellabbauprodukte und zugrunde gegangenes Zellkernmaterial gebildet. Die CRP-Konzentration wird demzufolge bestimmt, um **akute Entzündungen** zu diagnostizieren und deren Verlauf zu beobachten, aber auch, um postoperative Komplikationen oder die Wirksamkeit einer Antibiotikatherapie zu überprüfen. Außerdem können anhand der Höhe der CRP-Konzentration **bakterielle** von **viralen Infektionen** unterschieden werden (s. S. 249).

Referenzbereich: < 6 mg/L. Bei qualitativen Tests: **negativ**

Prinzip: Der Test basiert auf dem Testablauf 2, S. 237.

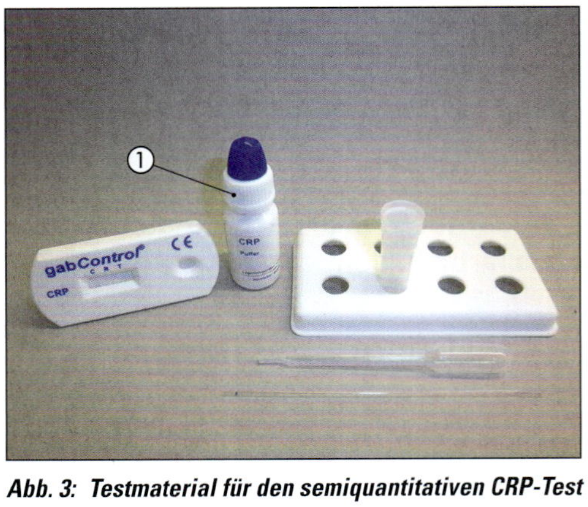

Abb. 3: Testmaterial für den semiquantitativen CRP-Test

Hinweis:

In Abbildung 3 handelt es sich um einen semiquantitativen Test, bei dem das Probenmaterial in einer Pufferlösung ① vorverdünnt werden muss.

Probenmaterial: Je nach Hersteller: Vollblut, als **Venenblut** gewonnen und mit Antikoagulanzien versetzt, **Kapillarblut**, **hämolysefreies Serum** oder **Plasma**.

Beurteilung:

Ergebnis **negativ:** die CRP-Konzentration ist bei diesem Hersteller unter 10 mg/L (s. Abb. 1).

Für das **positive** Ergebnis sind drei Interpretationen möglich. Als Orientierung dient die **Referenzlinie** (R), die eine CRP-Konzentration von ca. 60 mg/L repräsentiert:

- Das Ergebnis liegt **zwischen 10 und 60 mg/L** und weist auf eine leichte Entzündung oder einen viralen Infekt hin (s. Abb. 2).
- Die CRP-Konzentration beträgt **ca. 60 mg/L**. Werte über 50 mg/L lassen auf eine schwere Entzündung schließen (s. Abb. 3).
- Die CRP-Konzentration ist **höher als 60 mg/L**. Werte über 100 mg/L sind u.a. bei schweren Erkrankungen, Sepsis und bakteriellen Hirnhautentzündungen zu finden (s. Abb. 4).

Fehlermöglichkeiten:

- Extrem hohe CRP-Werte (>100 mg/L) können zu einer schwächeren Entwicklung der T-Linie führen.
- Hoch konzentrierte rheumatische Faktoren können zu falsch erhöhten Ergebnissen führen.

Die bereits vorgestellten immunologischen Tests sind sehr kostenintensiv. Eine preiswertere Alternative, immunologische Reaktionen sichtbar zu machen, ist es, das Antigen oder den Antikörper an **Latexpartikel** zu binden. Als Probenmaterial wird jedoch Serum benötigt, wodurch eine Probenvorbereitung erforderlich wird, die eine Zentrifuge erfordert.

Tabelle 1 zeigt eine Zusammenstellung 1. der **qualitativen** und 2. der **semiquantitativen** Schnelltests. Es wird beschrieben, was ein positives bzw. ein negatives Ergebnis aussagt, welches Probenmaterial bei den Tests verwendet werden kann und welche Besonderheiten zu beachten sind.

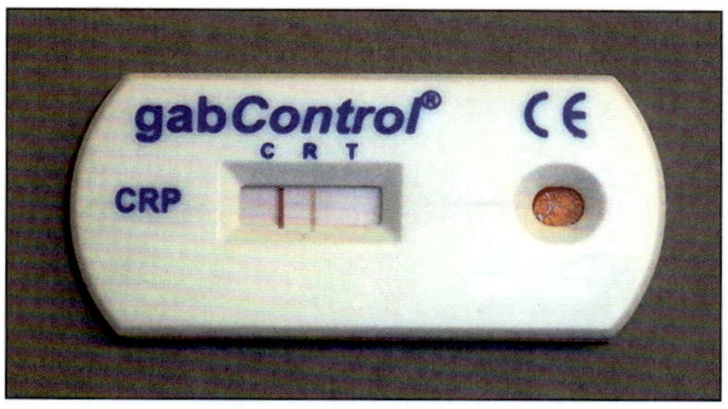

Abb. 1: Ergebnis negativ

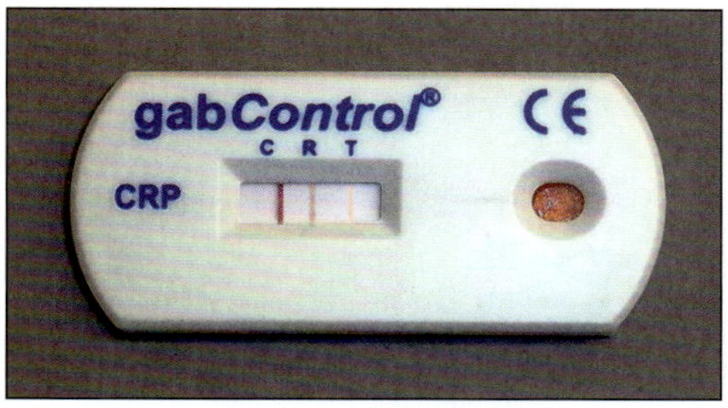

Abb. 2: Ergebnis zwischen 10 und 60 mg/L

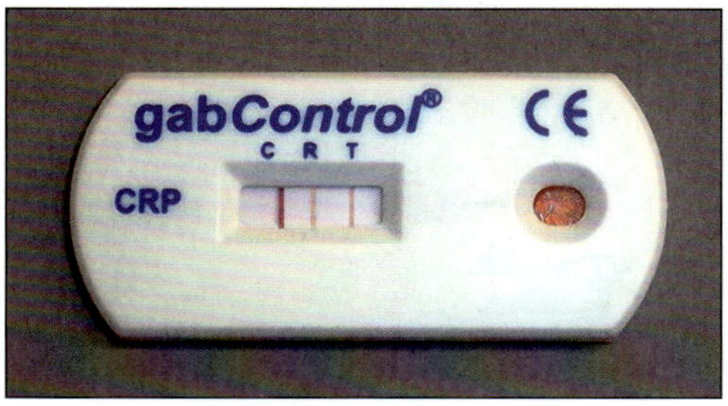

Abb. 3: Ergebnis ca. 60 mg/L

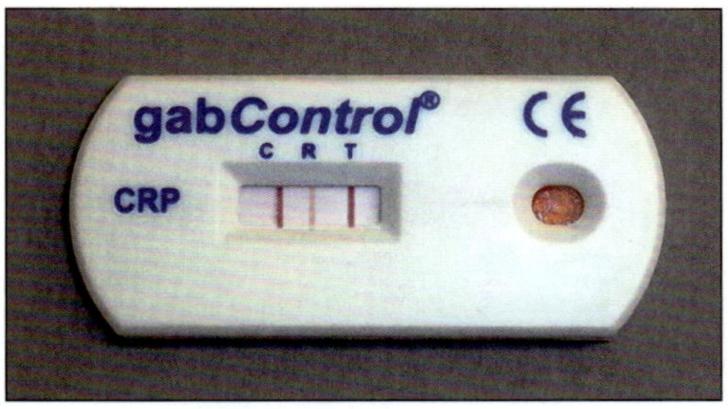

Abb. 4: Ergebnis über 60 mg/L

1. Zusammenstellung immunologischer qualitativer Schnelltests

Immuno-logischer Schnelltest	**positiv** 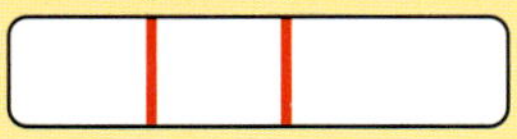	**negativ** 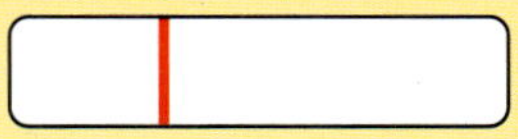	**Probenmaterial**	**Besonderheiten**
Strep-A	Scharlachinfektion bestätigt	Anderer Erreger ist für die Symptome verantwortlich	Rachenabstrich vom Ort der Entzündung	Watteträger darf Zunge und Zähne nicht berührten
Corona	Eine Infektion mit SarsCoV2 ist wahrscheinlich	keine Infektion mit SarsCoV2 oder Viruslast noch zu gering	Nasen- oder nasopharyngealer Abstrich	Positives Ergebnis sollte mit PCR bestätigt werden

7

Chlamydien	Infektion mit Chlamydia trachomatis bestätigt	Keine Infektion mit Chlamydia trachomatis	Bei Frauen: Cervix- oder Vaginalabstrich Bei Männern: Harnröhrenabstrich	Probengewinnung durch Arzt mit unterschiedlichen Watteträgern für Frauen und Männer
HCG	Schwangerschaft bestätigt	Keine Schwangerschaft	Erster Morgenurin	
Troponin	Akuter Herzinfarkt **bestätigt**	akuter Herzinfarkt **nicht auszuschließen**. Troponin-Konzentration evtl. noch zu niedrig. Bei Weiterbestehen der Symptome Test in angemessenen Abständen wiederholen	frisches mit EDTA, Citrat- oder Heparin antikoaguliertes Vollblut / Serum / Plasma	kein ikterisches, hämolytisches oder lipämisches Plasma oder Serum
D-Dimere	**Keine Bestätigung** der vermuteten Erkrankung. Alle möglichen anderen Erkrankungen führen ebenfalls zu einem positiven Ergebnis	Mit hoher Wahrscheinlichkeit ist eine tiefe Venenthrombose, eine Lungenembolie oder eine disseminierte intravasale Gerinnungsstörung **auszuschließen**.	Kapillarblut / Serum / Plasma oder mit EDTA-, Citrat- oder Heparin antikoaguliertes Vollblut	Plasma oder Serum müssen klar und dürfen nicht hämolytisch sein

2. Zusammenstellung immunologischer semiquantitativer Schnelltests				
Test	**positiv**	**negativ**	**Probenmaterial**	**Besonderheiten**
CRP	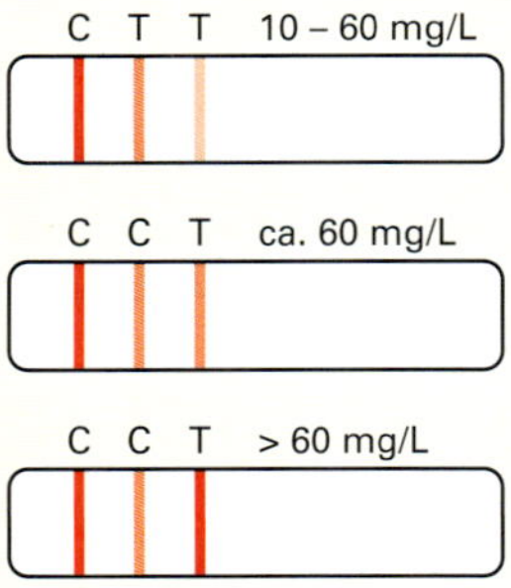	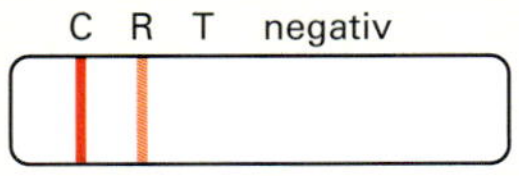 Ergebnis des CRP ist < 10 mg/L. Keine Entzündung	Kapillarblut / hämolysefreies Serum oder Plasma	CRP-Werte > 100 mg/L können eine schwächere T-Linie anzeigen. Erhöhte Rheumafaktoren können falsch erhöhte Werte anzeigen. CRP kann zwischen 10 und 60 mg/l anhand einer Referenzlinie abgeschätzt werden.
Mikroalbumin	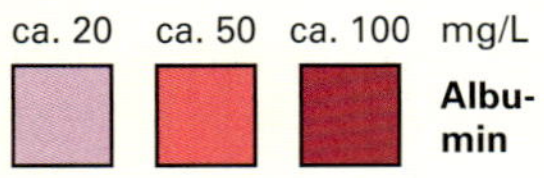 Beginnende Nierenschädigung	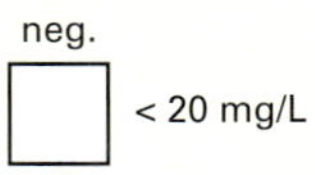 Noch keine Nierenschädigung	Morgenurin als Mittelstrahlurin gewonnen	Aussagefähigkeit des Ergebnisses ist u.a. durch Harnwegsinfekt, Schwangerschaft und körperliche Anstrengung eingeschränkt

7.3 Sonstige Untersuchungen

Es folgen einige Untersuchungen, die sich hinsichtlich des Durchführungsaufwandes und der Testprinzipien unterscheiden.

7.3.1 CRP-Test quantitativ

Zuerst wird eine weitere verbreitete Methode beschrieben, die **quantitative Bestimmung des CRP** mit dem NycoCard-Gerät. Vorteilhaft ist bei diesem Test, dass als Probenmaterial neben Serum und Plasma auch Vollblut (als Kapillar- oder Venenblut gewonnen mit und ohne Zusätze von EDTA, Heparin oder Citrat) verwendet werden kann. Beim Einsatz von Vollblut werden die Erythrozyten in einem ersten, vorbereitenden Schritt hämolysiert.

Prinzip des NycoCard-CRP-Tests

Eine Membran auf dem Testfeld enthält gegen CRP gerichtete Antikörper, an die das CRP aus dem Probenmaterial bindet. Durch Zugabe von Antikörper-Goldkonjugat wird das CPR angefärbt. Überschüssiges Konjugat wird durch eine Waschlösung entfernt. Die CRP-Konzentration kann dann semi-quantitativ mithilfe einer Farbreferenzkarte oder quantitativ über ein Ablesegerät ermittelt werden.

Referenzbereich für Erwachsene und Kinder: negativ (≙ < 6 mg/L)

Abweichung vom Referenzbereich: siehe Beurteilung, S. 249.

Der Test kann sowohl mit Einzelproben (CRP-Single-Test) quantitativ, als auch mit einer Mehrfachtestkarte für sechs Proben (CRP visual) semiquantitativ durchgeführt werden. Die Durchführung ist im Prinzip gleich bis auf die unterschiedlichen Probenmengen, die zum Einsatz kommen.

Arbeitsanleitung für den NycoCard-CRP-Test

Benötigte Materialien (s. Abb. 1)

① Ablesegerät
② Kapillarhalter und 5 µL-Einmalkapillaren
③ Röhrchenständer mit Teströhrchen
④ Reagenzlösungen
⑤ Pipettenständer mit 50 µL-Pipetten
⑥ Testscheibe
⑦ Graues Lesepad

ohne Abb.: Proben- und Kontrollmaterial, Farbreferenzkarte

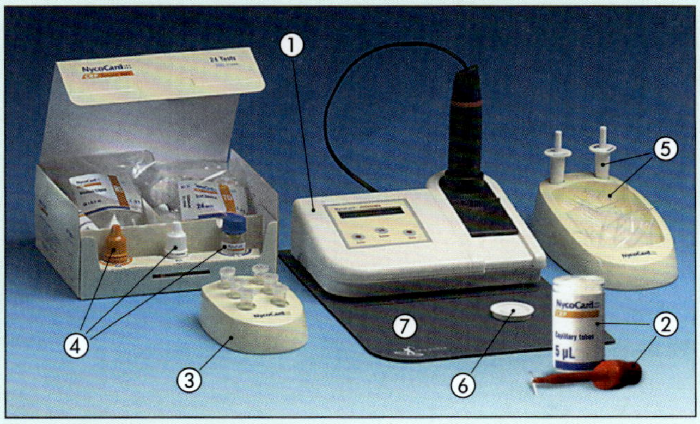

Abb. 1: Benötigte Materialien

Reagenzien und Probenmaterial sind vor Beginn des Tests auf Raumtemperatur zu bringen.

Durchführung des Einzeltests (Single Test)

- ☐ 5 µL Probenmaterial (Vollblut, Serum oder Plasma) in Einmalkapillare aufziehen und außen sorgfältig von Probenmaterialresten befreien.
- ☐ Einmalkapillare in das mit Verdünnungslösung (R1) gefüllte Reaktionsgefäß geben (s. Abb. 2).

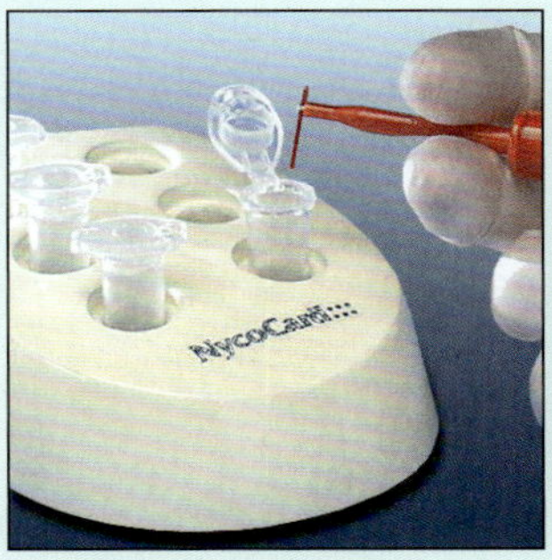

Abb. 2: Probe verdünnen

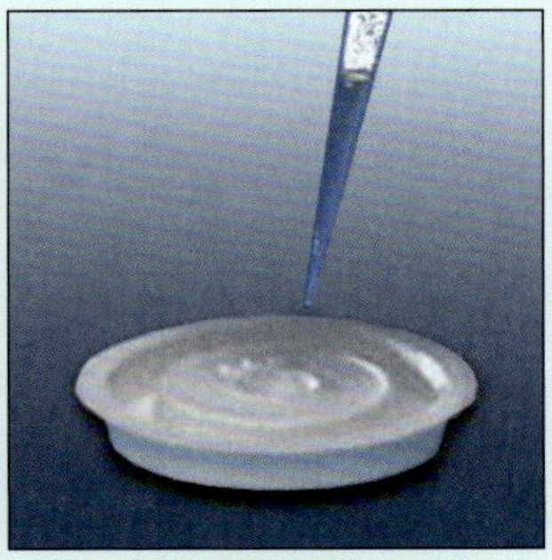

Abb. 3: Proben auftragen

- ▢ 10 Sekunden kräftig mischen und anschließend mindestens 45 Sekunden stehen lassen.
- ▢ 50 µL der verdünnten Probe auf das Testfeld auftragen, ohne das Testfeld zu berühren und vollständig einziehen lassen (s. , S. 251).
- ▢ Einen Tropfen (ca. 50 µL) Konjugat (R2) aus der senkrecht gehaltenen Reagenzflasche zugeben und vollständig einziehen lassen (s. Abb. 1).
- ▢ Einen Tropfen (ca. 50 µL) Waschlösung (R3) zugeben und vollständig einziehen lassen (s. Abb. 2).
- ▢ Ergebnis innerhalb von 5 Minuten quantitativ am Ablesegerät bestimmen (s. Abb. 3).

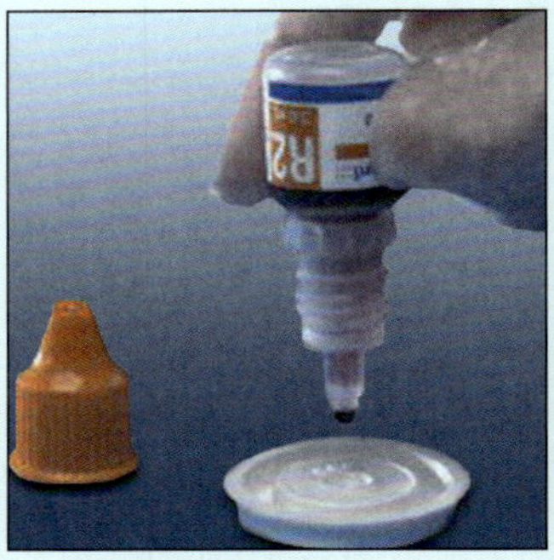

Abb. 1: Konjugat auftragen

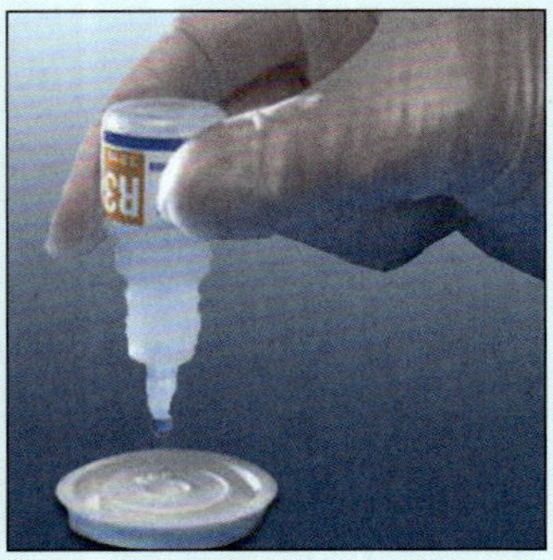

Abb. 2: Waschlösung auftragen

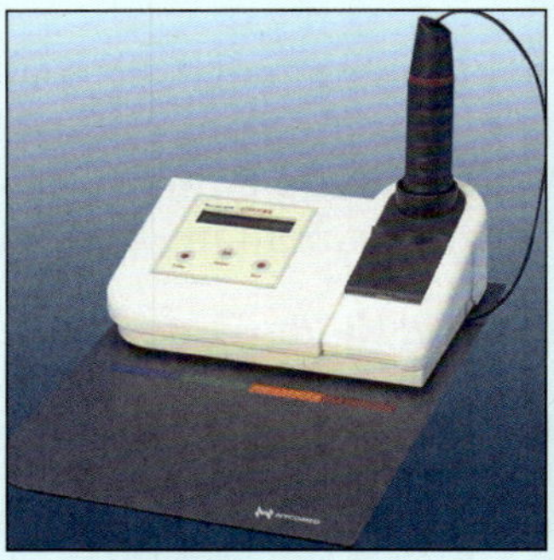

Abb. 3: Ablesegerät

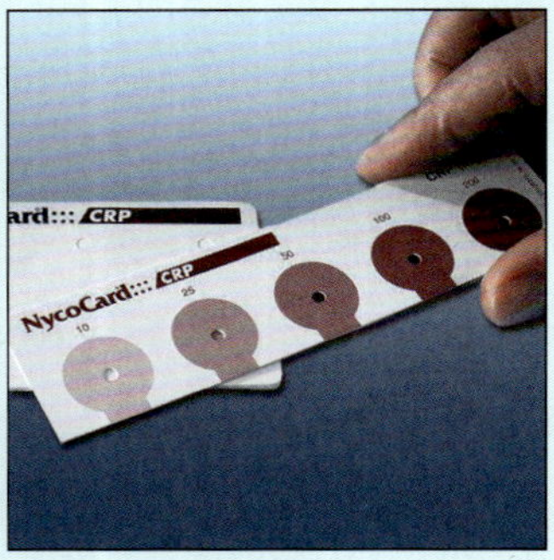

Abb. 4: Ablesen an Farbreferenzkarte

Semiquantitative Bestimmung

Der Einzeltest kann nur quantitativ mit einem Ablesegerät ausgewertet werden, die **Mehrfachtestkarte** nur **semiquantitativ** durch Vergleich mit einer Farbreferenzkarte (s. Abb. 4).

Quantitative Bestimmung

- ▢ Schwarze Schutzkappe vom Lesestift entfernen und Stift im Gerät platzieren (s. Abb. 3).
- ▢ „On" drücken. Im Display erscheint „Justierung". Warten bis ein Piepton ertönt und im Display „Eichung" angezeigt wird.
- ▢ „Enter" drücken und schwarze Klappe öffnen. Stift auf die weiße Eichscheibe aufsetzen, sodass er auf der Eichscheibe rundum aufliegt (s. Abb. 5).

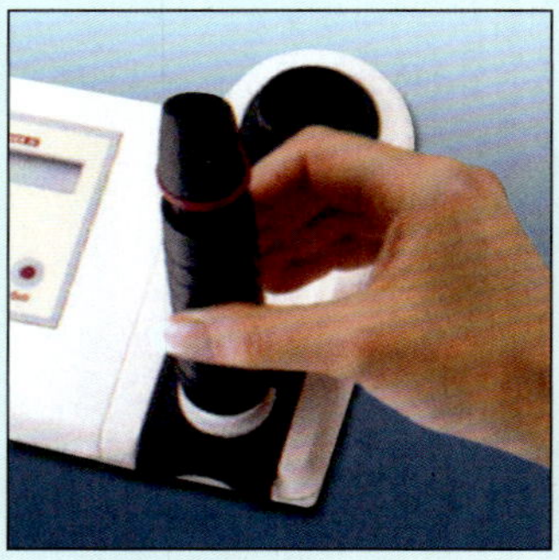

Abb. 5: Gerät eichen

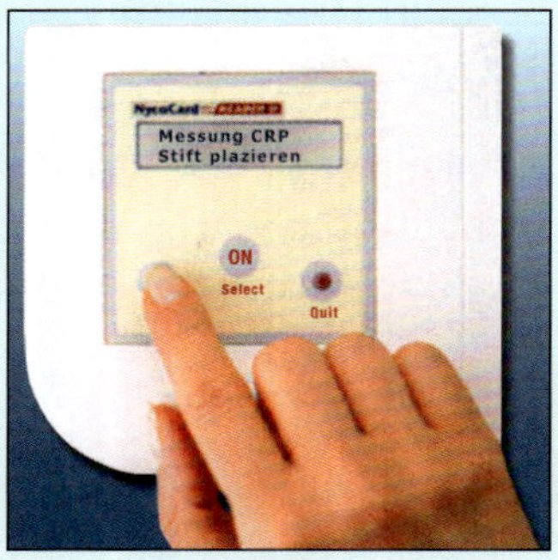

Abb. 6: Test auswählen

- ▢ Warten bis zum Piepton und der Anzeige von „geeicht/Test auswählen" im Display. „Enter" drücken und über „Select" den gewünschten Test und die Art des Probenmaterials, das untersucht wird (Serum, Plasma, Vollblut) auswählen. (An dem Gerät können mehrere Parameter bestimmt werden z. B. HbA1C, D-Dimere, Urinalbumin; s. Abb. 6).
- ▢ Testauswahl mit „Enter" bestätigen. Display zeigt „Stift platzieren" an. Testscheibe auf das graue Lesepad legen. Stift senkrecht auf die Testscheibe aufsetzen und den Schaft fest herunterdrücken (s. Abb. 7).
- ▢ Ergebnis im Display ablesen.

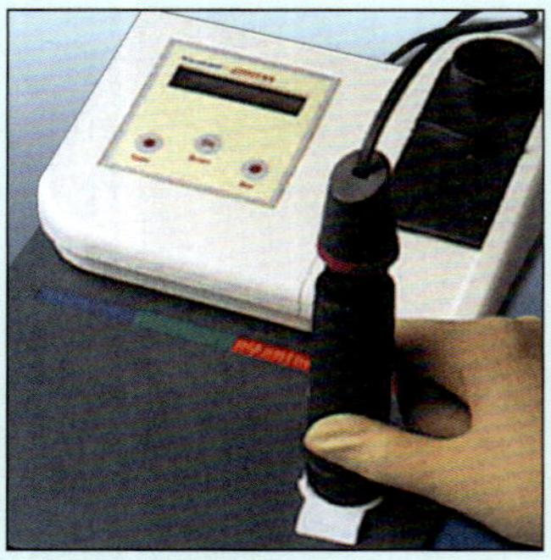

Abb. 7: Stift platzieren

Hinweise zur Qualitätssicherung

Die Positiv-Kontrolle sollte einmal pro Untersuchungstag zu Beginn der Testserien mitgeführt werden. Dabei ist wie beim Patientenserum vorzugehen. Sie muss die im Beipackzettel angegebene Konzentration an CRP zeigen.

Fehlermöglichkeiten NycoCard-CRP-Test

Auswirkung	Ursache
Falsch positive Ergebnisse	→ Probenmaterialreste von der Außenseite der Einmalkapillare nicht entfernt → Verstopfung der Membranporen durch ungenügende Hämolyse der Erythrozyten (Konjugat und Puffer fließen nur ungenügend durch Membran)
Falsch negative Ergebnisse	→ Zu wenig Probenmaterial → Verdünnte Probe nach Hämolyse der Erythrozyten länger als 15 Min. stehen lassen
Unplausibles Ergebnis	→ Handhabungsfehler, z. B. Lesestift liegt nicht rundum auf Eichscheibe oder Testfeld an → Reagenzien und Probenmaterial nicht auf Raumtemperatur gebracht → Verfallene Reagenzien

7.3.2 Blutkörperchensenkungsgeschwindigkeit

Die Blutkörperchensenkungsgeschwindigkeit wird je nachdem, welche Buchstaben aus dem Begriff Verwendung finden, als **BSG** oder **BKS** abgekürzt.

In ungerinnbar gemachtem Blut sedimentieren die Blutkörperchen der Schwerkraft folgend nach unten. Die Geschwindigkeit der Sedimentation ist abhängig von der Zusammensetzung des Plasmas, speziell von der Konzentration der verschiedenen Plasmaeiweiße, sowie von der Anzahl, der Form und der Oberfläche der Erythrozyten. Bei entzündlichen Prozessen ist dieses Gleichgewicht gestört.

Die Bestimmung der Blutkörperchensenkungsgeschwindigkeit dient deshalb zur groben Orientierung, ob entzündliche Prozesse im Körper stattfinden. Die BSG reagiert allerdings nicht so schnell wie das C-reaktive Protein und ist noch erhöht, wenn sich die CRP-Werte bereits wieder normalisiert haben. Zur Abklärung einer bestimmten Krankheit müssen weitere Untersuchungen angeschlossen werden. Eine BSG im Referenzbereich schließt eine ernste Erkrankung nicht aus. Der Patient kann an einer Erkrankung im Frühstadium leiden, an einer Erkrankung, die ohne Entzündung einhergeht, oder an einem abgekapselten Prozess.

Klassische Methode nach Westergren

Die Untersuchung und die Methode der Durchführung gehen auf den schwedischen Arzt **Westergren** zurück.

Prinzip

Gemessen wird die Strecke in Millimeter, die die Erythrozyten in ungerinnbar gemachtem Blut beim Absinken in einem senkrecht gestellten Glasröhrchen mit genau definierten Maßen nach einer Stunde (1-Std.-Wert) und nach einer weiteren Stunde (2-Std.-Wert) zurückgelegt haben. Am aussagekräftigsten ist der 1-Std.-Wert, weshalb vielfach nur noch dieser angegeben und der zweite Wert gar nicht mehr abgelesen wird. Die Leukozyten und Thrombozyten, die sich oberhalb der Erythrozytensäule absetzen, bleiben unberücksichtigt.

Referenzbereiche	**für Frauen unter 50 Jahre:**	**< 20 mm (1-Std.-Wert)**
	für Frauen über 50 Jahre:	**< 30 mm (1-Std.-Wert)**
	für Männer unter 50 Jahre:	**< 15 mm (1-Std.-Wert)**
	für Männer über 50 Jahre:	**< 20 mm (1-Std.-Wert)**

7

Abweichung vom Referenzbereich	Vorkommen
BSG beschleunigt	→ Pathologisch bedingt z. B. bei chronisch entzündlichen Erkrankungen und bei krankhafter Erhöhung einer Eiweißfraktion (bei monoklonalen Gammopathien) → Physiologisch bedingt z. B. in der Schwangerschaft, nach heißen Bädern
BSG verlangsamt	→ z. B. bei Polyglobulie und Polyzythämie → Durch Medikamente

Ursprünglich wurde in einer 2-mL-Spritze 0,4 mL Natriumcitrat vorgelegt und 1,6 mL Venenblut nachgezogen. Dieses Gemisch wurde in Glasröhrchen in einem Ständer senkrecht aufgestellt und der BSG-Wert nach einer und einer weiteren Stunde abgelesen. Die Glasröhrchen und die Ventile wurden anschließend gespült und wieder verwendet.

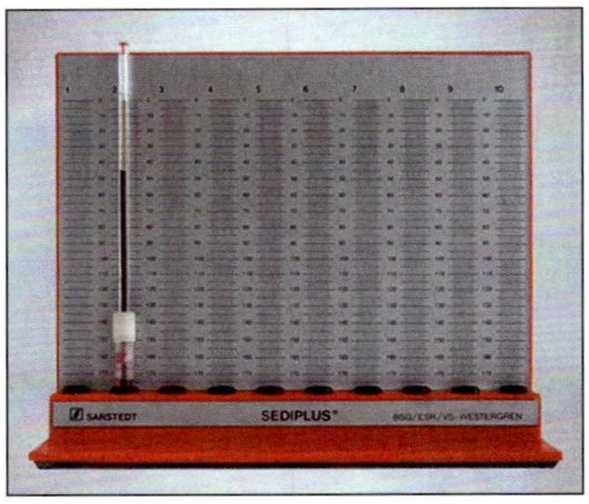

Abb. 1: BSG in Einmalpipetten

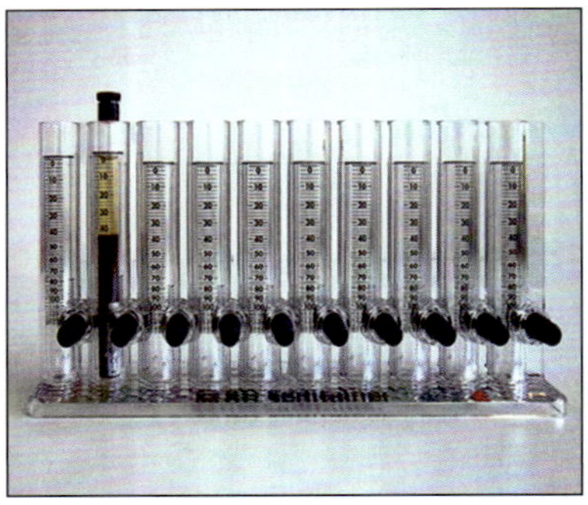

Abb. 2: Geschlossenes BSG-System

Da solche Systeme aus hygienischen Gründen nicht mehr zeitgemäß sind, ist man auf Einmalartikel (s. Abb. 1), vorzugsweise auf geschlossene Systeme übergegangen (s. Abb. 2).

Arbeitsanleitung für die BSG

Benötigte Materialien (s. Abb. 3)

① BSG-Röhrchen (1 Teil Citrat, 4 Teile Blut)

② BSG-Ständer

③ Wecker

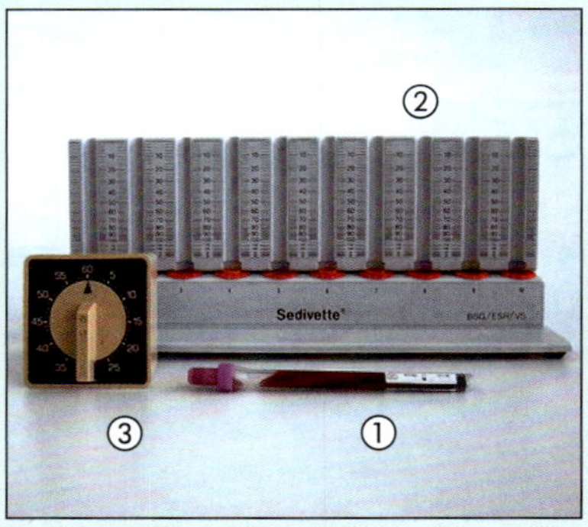

Abb. 3: Benötigte Materialien

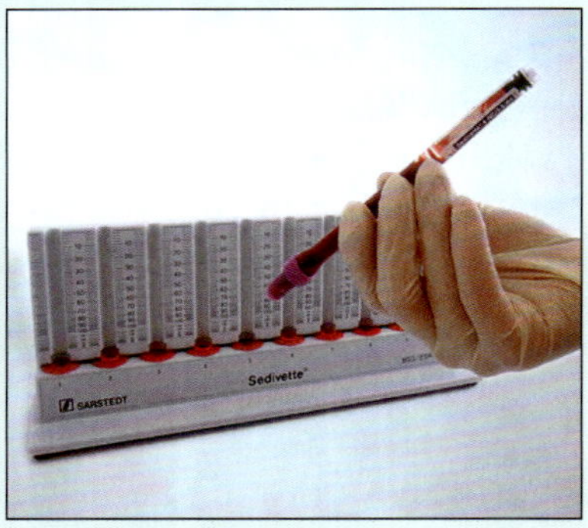

Abb. 4: Blut mischen

Durchführung

- ▢ Venöse Blutentnahme durchführen. Blut genau bis zur angegebenen Markierung aufziehen.
- ▢ Inhalt durch **mindestens zehnmaliges Überkopfschwenken** sorgfältig mischen (s. Abb. 4).
- ▢ Röhrchen in den BSG-Ständer stellen.
- ▢ An der Rändelschraube **den Nullpunkt** des Blutgemisches einstellen (s. Abb. 5).
- ▢ Nach einer Stunde den BSG-Wert in mm am oberen Ende der Erythrozytensäule ablesen (s. Abb. 6) Das abgebildete Röhrchen zeigt einen Wert von 48 mm.

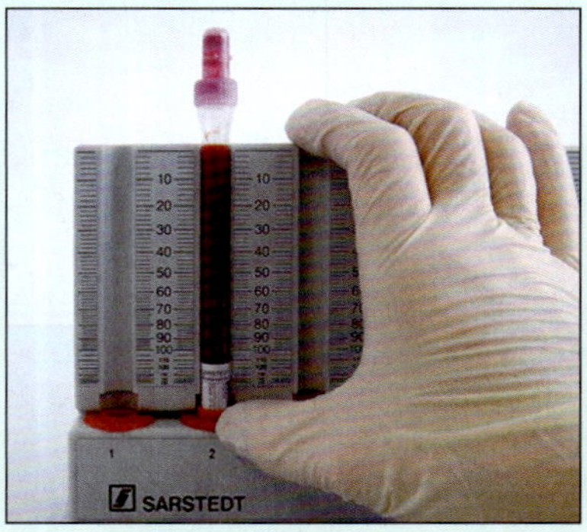

Abb. 5: Nullpunkt einstellen

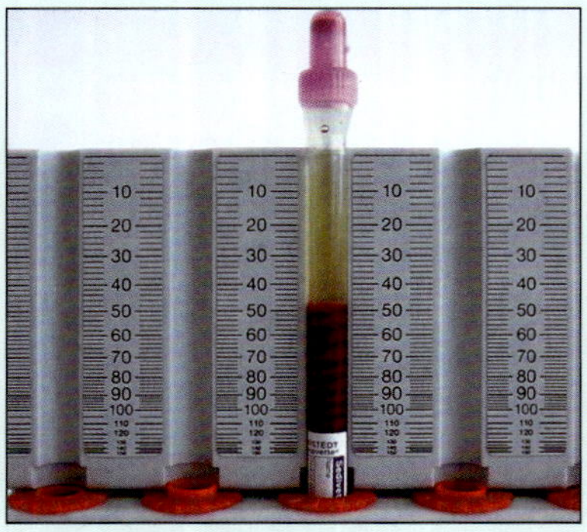

Abb. 6: BSG ablesen

- *Mit der Untersuchung der BSG ist spätestens zwei Stunden nach Blutentnahme zu beginnen.*
- *Die Senkungspipetten müssen senkrecht, erschütterungsfrei und bei Zimmertemperatur aufgestellt werden.*
- *Bei verpasster Ablesung des 1-Stunden-Wertes kann die Untersuchung mit dieser Probe nicht wiederholt werden.*

Hinweis

Bevor die Senkungspipetten entsorgt werden, beurteilt man zusätzlich die **Plasmafarbe**. Abweichungen von der normalen Farbe, z. B. hämolytisch, lipämisch, ikterisch, hellgelb bis fast farblos, oder eine augenfällige weiße Schicht oberhalb der Erythrozytensäule (Leukozytenvermehrung) werden zusätzlich als Befund notiert (siehe Beurteilung der Serum- bzw. Plasmafarbe, Seite 96).

Manchmal ergeben sich Schwierigkeiten beim Ablesen, wenn die Plasma- und die Erythrozytensäule nicht scharf voneinander getrennt sind; man spricht dann von einer Schleiersenkung. In diesem Fall wird an der Stelle abgelesen, an der die Erythrozyten komprimiert aufeinanderliegen.

Das Blut wird zur BSG-Bestimmung nicht ausschließlich mit Natrium-Citrat verdünnt. In Großlabors kann der 1-Stunden-Wert der BSG mit einem speziellen Gerät auch aus EDTA-Blut bestimmt werden (s. Abb. 1 unter EDTA-Blut).

Befund eilt	1	**Serum / Plasma / Vollblut**			
EDTA-Blut		alkalische Phosphatase	13	Gamma GT	27
großes Blutbild	2			Glukose	28
kleines Blutbild	3	Amylase	14	GOT / ASAT	29
HbA1c	4	ASL	15	GPT / ALAT	30
Retikulozyten	5	Bilirubin direkt	16	Harnsäure	31
Blutsenkung	6	Bilirubin gesamt	17	Harnstoff	32
Gesundheits-untersuchungen		Calcium	18	HDL-Cholesterin	34
		Cholesterin	19	IgA	35
Harnstreifentest (32880)	62	Cholinesterase	20	IgG	36
		CK	21	IgM	37
Nüchternplasma-glukose (32881)	63	CRP	23	Kalium	38
		Eisen	24	Kreatinin	39
Lipidprofil (32882)	64	Eiweiß Elektrophorese	25	Kreatinin Clearance	40
		Eiweiß gesamt	26	LDH	41

***Abb. 1:** Ausschnitt aus dem Anforderungsschein für Laboruntersuchugen*

Qualitätssicherung

Für die BSG-Bestimmung ist keine Qualitätssicherung vorgeschrieben.

Fehlermöglichkeiten bei der BSG-Bestimmung

Auswirkung	Ursache
Falsch erhöhte Ergebnisse	→ Zu hohe Temperatur während der Bestimmung → Probengewinnung vom nicht nüchternen Patienten
Falsch erniedrigte Ergebnisse	→ Zu niedrige Temperatur während der Bestimmung → Blut-Natrium-Citrat-Gemisch zu lange aufbewahrt oder im Kühlschrank gelagert und vor der Bestimmung nicht auf Zimmertemperatur gebracht → Entzündungshemmende und andere Medikamente
Nicht verwertbare Ergebnisse	→ Falsches Mischungsverhältnis Blut/Natrium-Citrat

7

7.3.3 Gerinnungsuntersuchungen

Die **Blutgerinnung** mit der Bildung eines Blutpfropfes und der gegenläufige Prozess, die Auflösung des Blutpfropfes (Fibrinolyse) sind ein sehr kompliziertes Geschehen. Daran beteiligt sind die Thrombozyten, die **Gefäßwand** und die im Plasma vorhandenen **gerinnungshemmenden** und **gerinnungsfördernden** Stoffe. Die einzelnen Komponenten ergänzen sich gegenseitig.

Der Vorgang der Blutgerinnung wird bei einer Verletzung von außen durch Gewebefaktoren **(exogenes System)** in Gang gesetzt. Bei einer Verletzung bzw. arteriosklerotischen Veränderung der innersten Gefäßwand **(endogenes System)** kommt es zur Gerinnung durch Aktivierung von Gerinnungsfaktoren aus den Thrombozyten (Plättchenfaktoren) und aus der Gefäßwand. Die Blutgerinnung läuft kaskadenartig ab, d. h. ein Faktor aktiviert immer den nächsten. (In Abbildung 1 sind die inaktiven Faktoren mit römischen Ziffern dargestellt, die aktivierte Form mit dem Zusatz „a" versehen.) Am Ende entsteht aus dem im Plasma gelösten **Fibrinogen** das unlösliche fasernbildende **Fibrin**. Es bildet zusammen mit den Thrombozyten und eingeschlossenen Erythrozyten den Wundverschluss. Beim fibrinolytischen Prozess werden die Fibrinfasern z. B. durch das Enzym **Plasmin** aufgespaltet (s. S. 248, D-Dimere).

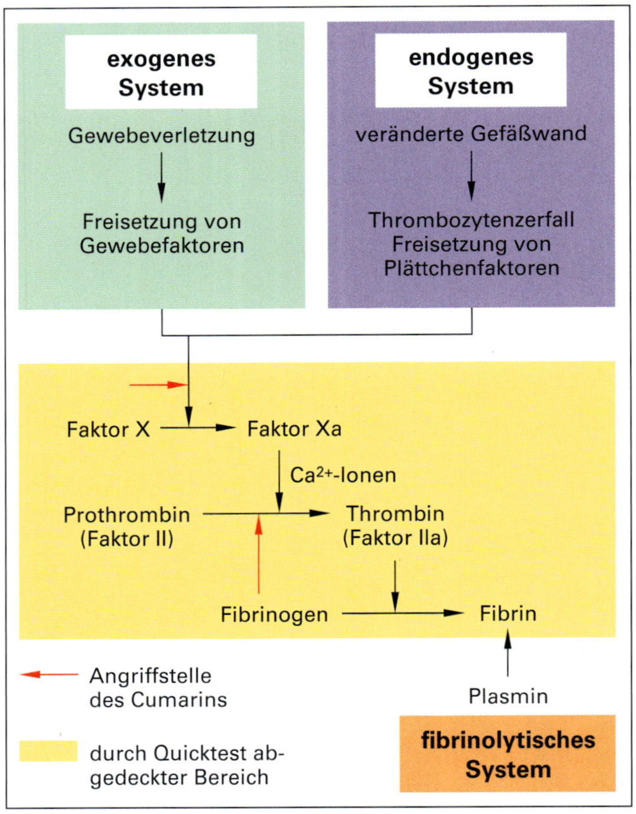

Abb. 1: Vereinfachte Darstellung des Gerinnungsvorgangs

Als Ursachen für Blutgerinnungsstörungen kommen u. a. Thrombozytenverminderungen oder krankhafte Thrombozytenveränderungen, gefäßbedingte Gerinnungsstörungen sowie ein Fehlen bzw. ein abnormer Verbrauch an Gerinnungsfakoren in Betracht.

Diese Störungen können durch verschiedene **Gerinnungstests** untersucht werden:

- **Globaltests**, wie die Bestimmung der Blutungs- und der Gerinnungszeit, dienen als Suchtest, ob der gesamte Gerinnungsablauf beeinträchtigt ist.
- **Phasentests**, zu denen auch die Bestimmung der Thromboplastinzeit (Quick-Test), auch Prothrombinzeit genannt, gehört, überprüfen Teilbereiche des Ablaufs. Durch die Bestimmung der Thromboplastinzeit werden z. B. Störungen im exogenen System der Blutgerinnung nachgewiesen (s. Abb. 1).
- Mit **Faktorentests** werden die Mengen und die Funktion einzelner Gerinnungsfaktoren gezielt untersucht.

Gerinnungshemmung

Das Blut, das für **Laboruntersuchungen** gewonnen wird, muss an der Gerinnung gehindert werden. Dazu sind den Probenröhrchen Antikoagulanzien zugesetzt (s. S. 90).

Es kann aber auch nach einem Herzinfarkt, Herzoperationen, bei Vorhofflimmern oder bei Thrombosen zu therapeutischen Zwecken in die Blutgerinnung eingegriffen werden. In diesem Fall wird die Gerinnungsfähigkeit des Blutes herabgesetzt, beispielsweise durch die Verabreichung eines Medikamentes mit dem Wirkstoff Cumarin, der die Wirkung des Vitamins K hemmt.

Diese Therapie muss durch die Bestimmung der Thromboplastinzeit überwacht werden. Diese Bestimmung ist auch unter dem Namen ihres Erfinders als **Quick-Test** bekannt. Die Untersuchung ist inzwischen so vereinfacht worden, dass sie auch von den Patienten selbst, nach einer entsprechenden Schulung mit einem speziellen Gerät, zu Hause durchgeführt werden kann.

Prinzip

Beim klassischen **Quick-Test** wird Citrat-Plasma mit Kalzium-Ionen und Gewebsthromboplastin versetzt und die Zeit in Sekunden gemessen, bis sich Fibrin gebildet hat. Da dieser Wert sowohl vom Messgerät als auch vom verwendeten Thromboplastin abhängt, müssen die Sekunden über eine Bezugskurve in die Angabe „Prozent der Norm", in der der Quickwert ausgedrückt wird, umgerechnet werden.

Referenzbereich: 70 % bis 120 % (≙ ca. 1,3 bis 0,8 INR)

Abweichung vom Referenzbereich	Vorkommen
Erniedrigte Quickwerte	→ Bei Verminderung einiger Gerinnungsfaktoren → Bei Mangel an Vitamin K → Bedingt durch Antikoagulanzientherapie mit Cumarinen (Marcumar) und durch andere gerinnungshemmende Medikamente
Erhöhte Quickwerte	→ Physiologisch am Ende der Schwangerschaft → Bei Vitamin-K-Überdosierung → Bei Vermehrung einiger Gerinnungsfaktoren

Durch die oben erwähnte Abhängigkeit von der Methode existieren viele Quick-Test-Bestimmungen mit **unterschiedlichen therapeutischen Bereichen**, die einen Vergleich der Werte untereinander unmöglich machen. Weil immer mehr Patienten unter oraler Antikoagulantientherapie den Quick-Test zu Hause durchführen, musste die Untersuchung standardisiert werden.

Deshalb wurde von der Weltgesundheitsorganisation erwirkt, dass alle Thromboplastinhersteller die Eigenschaften ihrer Thromboplastine mit denen eines Referenz-Thromboplastins vergleichen. Bei diesem Vorgang wird die Abweichung des verwendeten Thromboplastins gegenüber dem Referenz-Thromboplastin ermittelt und als ISI (**I**nternational **S**ensivity **I**ndex) angegeben. Unter Einbeziehung dieses ISI-Wertes wird dann die Thromboplastinzeit des Patienten in den methoden- und geräteunabhängigen INR-Wert (**I**nternational **N**ormalized **R**atio) umgerechnet.

Zur Berechnung des INR-Wertes wird zunächst die Thromboplastinzeit des Patienten zur Thromboplastinzeit eines nicht antikoagulierten, gesunden Menschen ins Verhältnis gesetzt. Die daraus errechnete Thromboplastinzeit-Ratio, PR, wird mit der spezifischen Abweichung des verwendeten Thromboplastins (ISI) potenziert.

$$PR = \frac{\text{Thromboplastinzeit des Patienten in sec}}{\text{Thromboplastinzeit von Normalplasma in sec}}$$

$$INR = PR^{ISI}$$

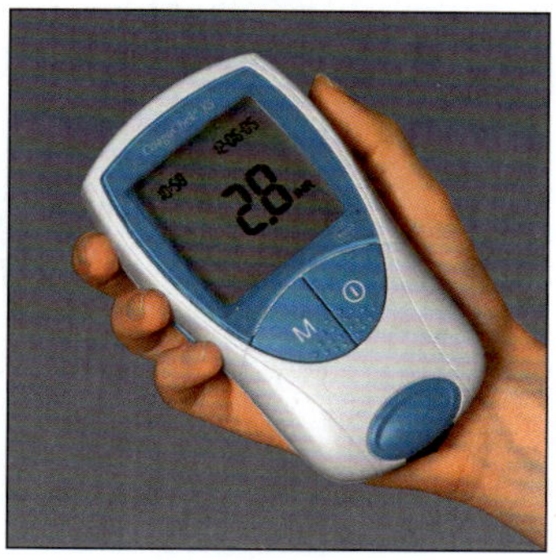

Abb. 1: CoaguChek®XS-Gerät

Abbildung 1 zeigt das **CoaguChek®XS**, an dem geschulte Patienten ihren Quick- bzw. INR-Wert selbst bestimmen können.

Das Gerät kommt mit einer minimalen Menge an Kapillarblut aus. Außerdem liefert dieser Selbsttest Ergebnisse, die eine gute Übereinstimmung mit den Ergebnissen von Praxis- oder Großlabors haben.

In der Arztpraxis ist es möglich, Gerinnungsuntersuchungen am **CoaguChek®XS Plus**-Gerät durchzuführen (s. Abb. 2). Nachfolgend wird die Bestimmung des Quick- bzw. INR-Wertes an diesem Gerät beschrieben.

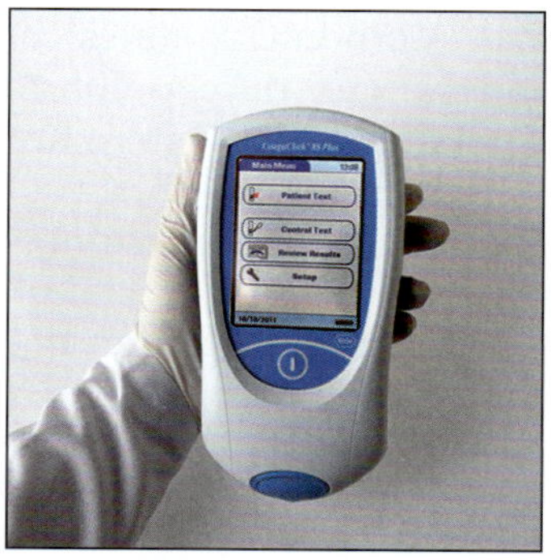

Abb. 2: CoaguChek ®XS Plus-Gerät

Prinzip

Der Test basiert auf der elektrochemischen Messung der Thromboplastinzeit eines speziellen Thromboplastins, nachdem die Blutgerinnung aktiviert wurde.

Hinweis

Jede neue Teststreifenpackung enthält einen Code-Chip, auf dem Informationen über die Testmethode, die Chargennummer und das Verfallsdatum gespeichert sind. Bei Anbruch einer neuen Packung muss der Code-Chip ausgetauscht werden.

Das CoaguChek® XS Plus Gerät verfügt über integrierte Qualitätsprüfungen. So wird bei jedem Einschalten das Gerät auf mögliche Fehler und seine Funktionstüchtigkeit geprüft. Zudem wird vor und während des Messvorgangs jeder einzelne Teststreifen überprüft. Sobald Fehler erkannt werden (z. B. feuchte oder verfallene Teststreifen), gibt das Gerät eine Fehlermeldung aus.

7

Arbeitsanleitung für den Quick-Test oder INR-Wert mit dem CoaguCheck®XS Plus-Gerät

Benötigte Materialien (s. Abb. 1)

① CoaguChek® XS Plus-Gerät

② Teststreifen

③ Kontrolllösungen

④ Blutentnahmeutensilien

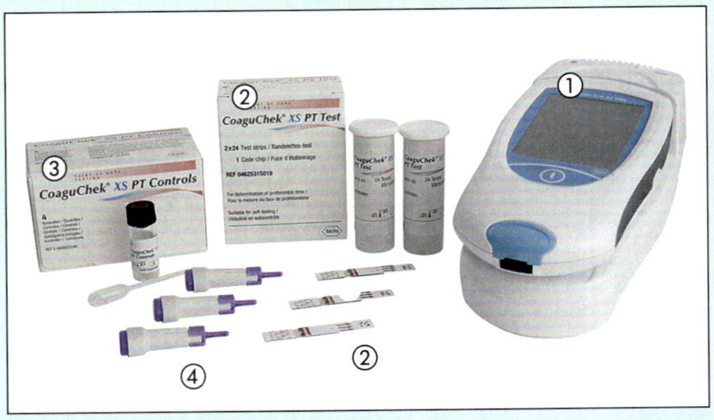

Abb. 1: Benötigte Materialien

Durchführung

- ▢ Teststreifen bis zum Anschlag in das Gerät schieben (s. Abb. 2). Das Gerät schaltet sich automatisch ein.
- ▢ Das Gerät ist messbereit, sobald die Symbole für den Blutstropfen und die Auftragszone blinken.
- ▢ Innerhalb der folgenden 180 Sekunden die kapillare Blutentnahme durchführen (s. Abb. 3.)
- ▢ Das Blut innerhalb von 15 Sekunden von oben oder von der Seite auf den Teststreifen auftragen (s. Abb. 4).
- ▢ Das Blut kann auch in einer speziellen Kapillare aufgezogen und in den Teststreifen eingebracht werden (s. Abb. 5).
- ▢ Nach ca. einer Minute ist die Messung abgeschlossen. Das Ergebnis kann in Abhängigkeit von der Einstellung des Gerätes als INR-Wert oder in % Quick abgelesen werden (s. Abb. 6).

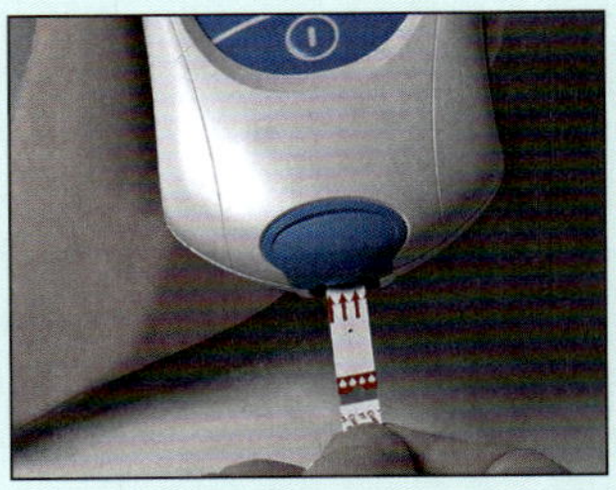

Abb. 2: Teststreifen einschieben

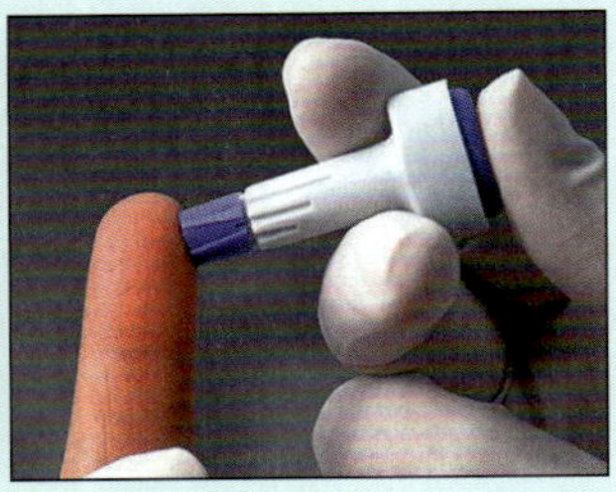

Abb. 3: Blut entnehmen

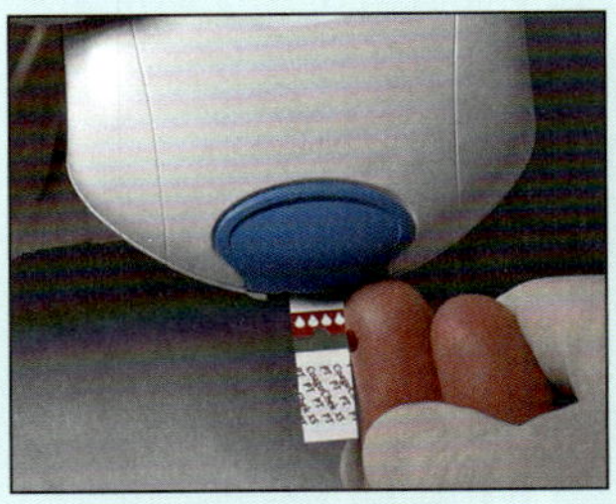

Abb. 4: Blut direkt auftragen

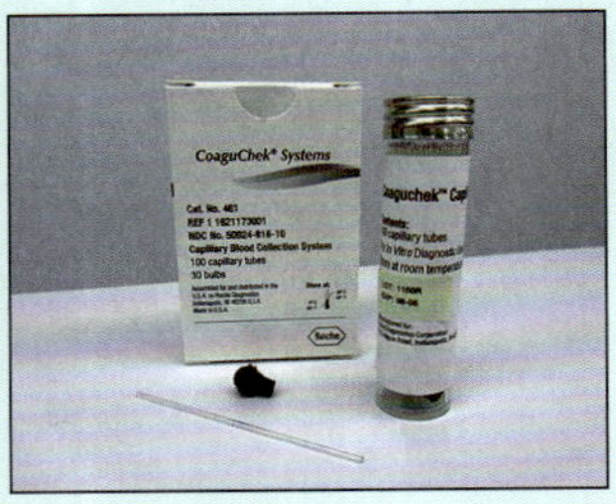

Abb. 5: Kapillaren

Qualitätssicherung

Zur internen Qualitätssicherung müssen wöchentlich Kontrollprobeneinzelmessungen durchgeführt werden. Die Firma Roche bietet für das CoaguChek®XS Plus-System Kontrolllösungen an.

Die erlaubte Abweichung vom Zielwert darf maximal 11,5 % betragen.

Abbildung 7 zeigt den therapeutischen Bereich, innerhalb dessen die INR-Werte bei verschiedenen Krankheiten liegen sollen.

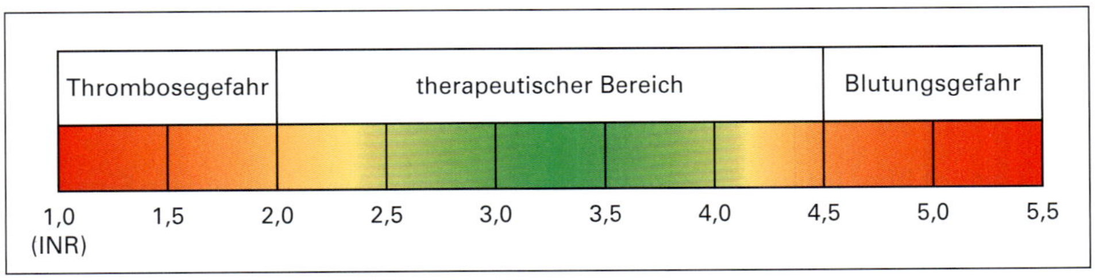

Abb. 7: Therapeutischer Bereich

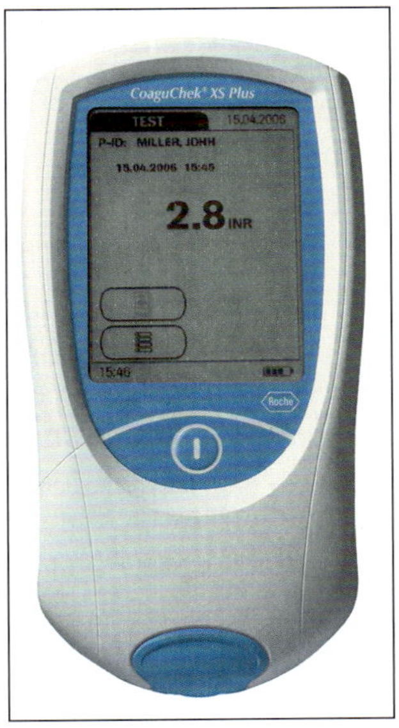

Abb. 6: Ergebnis ablesen

7

Fehlermöglichkeiten bei der Bestimmung des Quick- oder INR-Wertes

Auswirkung	Ursache
Unplausible Ergebnisse	→ Gerät verunreinigt → Vorwärmzeit für die Teststreifen und die Kontrolle nicht beachtet → Lagerungsbedingungen und Verfallsdaten für die Testmaterialien nicht eingehalten → Code-Chip bei neuer Teststreifenpackung nicht ausgetauscht → Unkorrekte Probengewinnung: Probenmaterial enthält Gewebsflüssigkeit → Ungenügende Probenmaterialmenge → Teststreifen während der Messung berührt → Ungeeignetes Probenmaterial, z. B. heparinisiertes Blut

Direkte orale Antikoagulanzien (DOAK)

Eine weitere Möglichkeit, die Gerinnungsfähigkeit des Blutes zu therapeutischen Zwecken herabzusetzen, sind die neuen **direkten oralen Antikoagulanzien (DOAK)**.

Sie sind die Nachfolger der Heparine und der Vitamin-K-hemmenden Cumarine und dienen zur Vorbeugung und Behandlung thromboembolischer Erkrankungen, wie z. B. Schlaganfällen oder Embolien. DOAK können, wie im Namen schon ersichtlich, oral verabreicht werden.

Laut den Herstellern sind Dosisanpassungen und Routine-Therapieüberprüfung, wie bei den Vitamin-K-Hemmern, nicht nötig. Außerdem können Gerinnungsuntersuchungen wie der Quick-Test und die aPTT (aktivierte Thromboplastinzeit) für die Überwachung der Therapie nicht eingesetzt werden.

DOAK greifen an unterschiedlichen Stellen in die Gerinnnungskaskade ein. Man unterscheidet

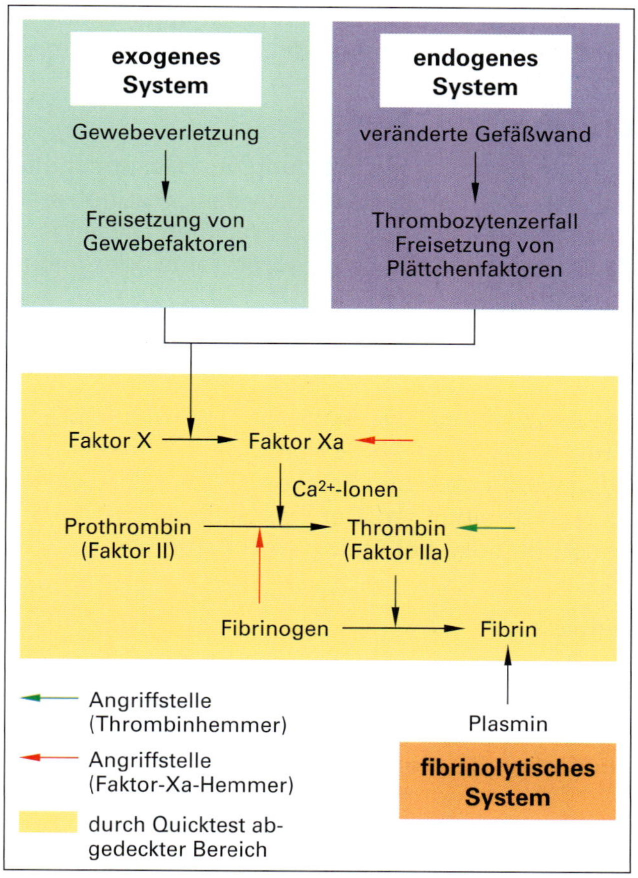

Abb. 1: Angriffstellen der DOAK

Faktor-IIa-Inhibitoren

Sie hemmen Thrombin (Faktor II) und verhindern so die Umwandlung vom Fibrinogen zum Fibrin.

Beispiel: • Dabigatran (Pradaxa®)

Faktor-Xa-Inhibitoren

Diese Wirkstoffe hemmen den Faktor Xa, wodurch die Umwandlung von Prothrombin zu Thrombin nicht stattfinden kann.

Bespiele:
- Apixaban (Eliquis®)
- Edoxaban (Lixiana®)
- Rivaroxaban (Xarelto®)

Labordiagnostik

Zur Überwachung einer DOAK-Therapie, der Patienten-Compliance oder in speziellen Situationen, beispielsweise zur Abschätzung eines Blutungsrisikos vor einer anstehenden Operation, sind folgende Laboruntersuchungen geeignet:

- für **Thrombininhibitoren**
  - die **Ecarin-Clotting-Time**. Dabei kommt das Schlangengift Ecarin zum Einsatz und gemessen wird die Gerinnungszeit in Sekunden.
  - oder eine auf das jeweilige Medikament kalibrierte, **verdünnte Thrombinzeit**
- für **Faktor-Xa-Inhibitoren** eine auf das jeweilige Medikamant kalibrierte **Anti-Faktor Xa-Aktivität**.

  Dabei ist hinsichtlich der Präanalytik zu beachten, dass das Labor unbedingt folgende Angaben benötigt: Name des Präparates (z.B. Eliquis), die Dosierung und die Indikation (z.B. Prophylaxe von Schlaganfällen), den Zeitpunkt der Einnahme und der Blutentnahme (in der Regel wird der Talspiegel gemessen, d.h. bei zweimal täglicher Einnahme 12 Stunden nach der letzen Tablette). Als Probenmaterial wird Citratplasma (maximal 4 Stunden alt) oder gefrorenes Citraplasma benötigt.

7.3.4 Mehrfachbestimmungen am Afinion™ 2 Gerät

Mit unterschiedlichen Testverfahren können mehrere Parameter quantitativ bestimmt werden.

HbA1c

Dabei handelt es sich um eine Untereinheit des Hämoglobins, das eine dauerhafte Verbindung mit der Glukose eingeht, die über die gesamte Lebensdauer der Erythrozyten erhalten bleibt. Der Test wird durchgeführt, um abzuklären, ob eine Diabeteserkrankung vorliegt oder zur Therapieüberwachung der Erkrankung.

U-ACR

Bei dem Test wird Albumin und Kreatinin sowie das Albumin/Kreatininverhältnis im Harn bestimmt. Er dient zur Früherkennung von Nierenerkrankungen bedingt durch Diabetes oder Hypertonie.

LIPID PANEL

Der Test dient zur Bestimmung von Gesamtcholesterin, HDL-Cholesterin und Triglyceriden. Aus den erhaltenen Werten wir zusätzlich das LDL-Cholesterin, das Non-HDL (Gesamtcholesterin – HDL) und das Cholesterin/HDL-Verhältnis berechnet. Diese Werte werden bestimmt, um das Risiko einzuschätzen, ob Patienten, die an Diabetes, Hypertonie oder metabolischem Syndrom leiden, kardiovaskuläre Krankheiten entwickeln.

CRP

Die Bestimmung des Akute-Phase-Proteins CRP dient zur Erkennung und der sach- und fachgerechten Untersuchung sowie Bewertung von Infektionen und entzündlichen Erkrankungen. Der CRP-Wert gibt Information über den Schweregrad einer Infektion. Damit unterstützt er die Entscheidung über Antibiotikaverschreibungen. Der Einsatz eines CRP-Point-of-Care-Tests reduziert nachweislich die Verschreibung von Antibiotika bei Atemwegsinfektionen

Hinweis

Werden die Tests im Rahmen von patientennaher Sofortdiagnostik durchgeführt, werden Probenmaterialien ohne Probenvorbereitung eingesetzt, z.B. Kapillarblut, antikoaguliertes Vollblut oder Harn. Die weitere Bedingung von POCT ist, dass das Ergebnis der Untersuchung unmittelbar zur weiteren therapeutischen Beurteilung dient.

In der Tabelle auf Seite 261 sind u.a. die vom Hersteller angegebenen Probenmaterialien und deren Lagerungsbedingungen, die für die Tests verwendet werden können, sowie die Testdauer aufgeführt.

7

	HbA1c	LIPID PANEL	CRP	U-ACR
Testdauer	3 – 4 Minuten	7 – 8 Minuten	3 – 4 Minuten	5 – 6 Minuten
Probenmaterial	→ Kapillarblut, → antikoaguliertes Vollblut (EDTA, Heparin, Oxalat oder Citrat),	→ Kapillarblut, → antikoaguliertes Vollblut (EDTA, Heparin), → Serum → Plasma	→ Kapillarblut, → antikoaguliertes Vollblut (EDTA, Heparin), → Serum → Plasma	→ Spontanurin → Sammelurin
Lagerungsbedingungen	Kapillarblut ohne Antikoagulanzien darf nicht gelagert werden			→ Urinproben können im KS bei 2 – 8 °C 5 Tage aufbewahrt werden Die Urinproben dürfen nicht tiefgefroren werden
	→ antikoaguliertes Vollblut (EDTA, Heparin, Citrat) bei 18 – 30 °C 8 Stunden und bei 2 – 8 °C 10 Tage	→ antikoaguliertes Vollblut (EDTA, Heparin) bei 15 – 25 °C 4 Stunden und bei 2 – 8 °C 4 Tage → Serum und Plasma können für 9 Monate eingefroren werden, wenn die Röhrchen komplett verschlossen sind	→ antikoaguliertes Vollblut (EDTA, Heparin) bei 2 – 8 °C 3 Tage → Serum und Plasma bei 2 – 8 °C 3 Tage → Serum und Plasma eingefroren 1 Jahr	
Testprinzip*	Vollautomatischer Borsäure-Affinitätstest	Enzymatisch-kolorimetrische Methode	Immunchemischer Test	Albumin: Immunochemisches Festphasenassay Kreatinin: Kolorimetrischer Enzymtest
Lagerung der Testkassetten	Bei 2 – 8 °C im verschlossenen Folienbeutel bis zum Verfallsdatum			
	Bei 15 – 25 °C im ungeöffneten Folienbeutel vor direktem Sonnenlicht geschützt 3 Monate	Bei 15 – 25 °C im ungeöffneten Folienbeutel vor direktem Sonnenlicht geschützt 14 Tage	Bei 15 – 25 °C im ungeöffneten Folienbeutel vor direktem Sonnenlicht geschützt 4 Wochen	Bei 15 – 25 °C im ungeöffneten Folienbeutel vor direktem Sonnenlicht geschützt 3 Tage
Messbereich	4 – 15 % HbA1c (20 – 140 mmol/mol)	Cholesterin: 2,59 – 12,95 mmol/L	Vollblutproben 5 – 200 mg/L Serum-Plasmaproben 5 – 160 mg/L	Albumin: 5.0 – 200.0 mg/L, Kreatinin: 1.5 – 30.0 mmol/L, ACR: 0.1 – 140.0 mg/mmol
Referenzbereich**	Diabetesrisiko zwischen 5,7 und 6,4 % HbA1c Diagnostischer Schwellenwert: Bei 6,5 %	Cholesterin → Gesamt < 200 mg/dL → HDL niedrig < 40 mg/dL hoch ≥ 60 mg/dL Triglyceride < 150 mg/dL	< 5 mg/L	Spontanurin U-ACR < 30 mg/g Sammelurin Albumin normal < 30 mg/24 h Mikroalbuminurie 30 – 300 mg/24 h Klinische Albuminurie > 300 mg/24 h

* Ausführliche Beschreibung der Testprinzipien siehe Packungsbeilage des jeweiligen Tests
** Siehe Packungsbeilage des jeweiligen Tests

7

Arbeitsanleitung für die CRP-Bestimmung im Rahmen von POCT

Benötigte Materialien

① Afinion™ 2 Gerät

② Testkassette (s. Abb. 1)

③ Kapillarblut, EDTA-Blut, Heparin-Blut

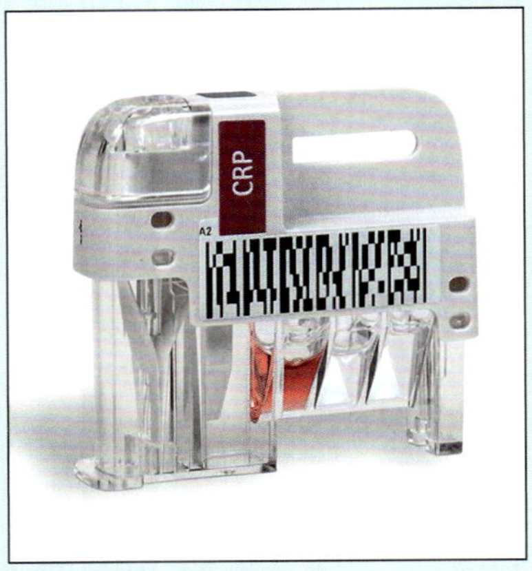

Abb. 1: CRP-Testkassette

Vorbereitung zur Analyse

- Im Folienbeutel befindliche Testkassette aus dem Kühlschrank nehmen und mindestens 15 Minuten bei Raumtemperatur aufbewahren.
- Die Folienpackung erst unmittelbar vor der Verwendung öffnen. Den optischen Messbereich der Testkassette nicht berühren.
- Die Testkassette mit der Patienten- oder Kontroll-ID im ID-Bereich der Kassette markieren.

Probennahme

- ▢ Probenentnehmer gerade aus der Testkassette herausziehen (s. Abb. 2).
- ▢ Blut gewinnen, bis sich ein größerer Tropfen Blut gebildet hat.
- ▢ Kapillare füllen, indem die Spitze der Kapillare die Oberfläche des Probenmaterials, in diesem Fall das Kapillarblut, berührt (s. Abb. 3).
- ▢ Die Kapillare muss **vollständig gefüllt** sein. Luftblasen in der Kapillare und außen anhaftendes Patientenblut vermeiden.
- ▢ Das Probennehmerteil sofort vorsichtig in die Testkassette einsetzen (s. Abb. 4).
- ▢ antippen für die Patientenprobe (s. Abb. 5) oder , falls eine Kontrolle analysiert werden soll. Der Deckel öffnet sich automatisch.
- ▢ Kassette mit dem Barcode nach links ins Gerät einsetzen((s. Abb. 6).

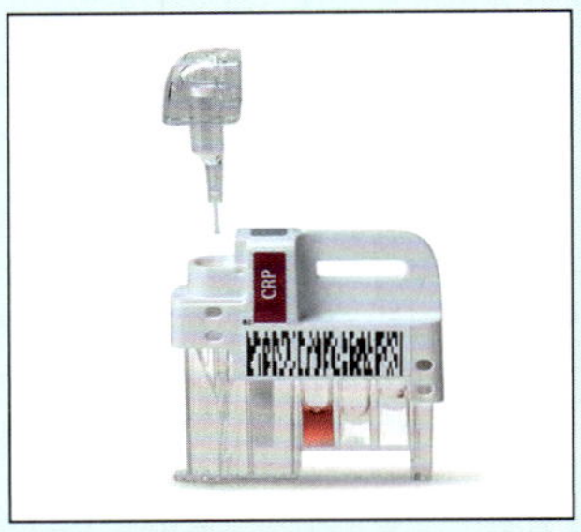

Abb. 2: Probennehmer herausziehen

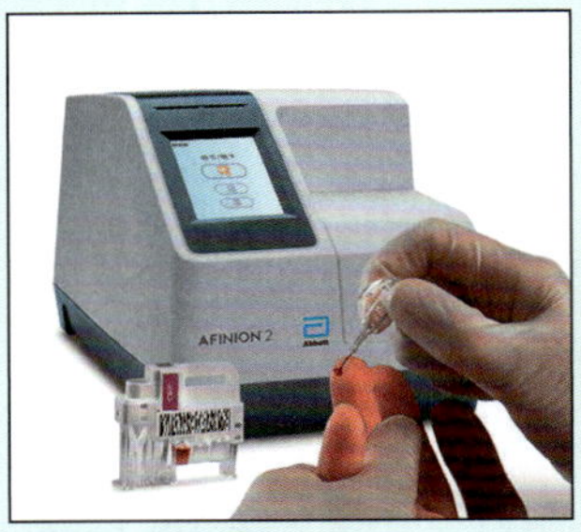

Abb. 3: Kapillare füllen

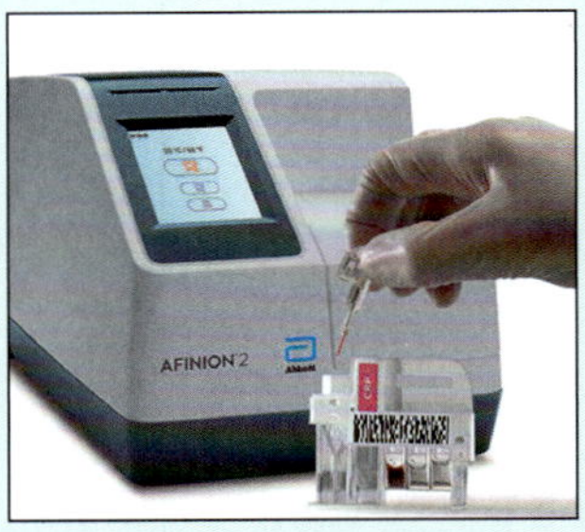

Abb. 4: Probennehmer einsetzen

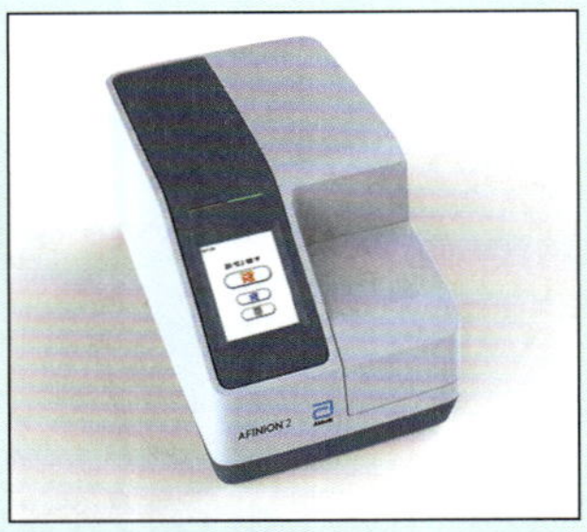

Abb. 5: Rotes oder blaues Zeichen antippen

Analyse

- ▢ Den Deckel manuell schließen, um die Analyse **innerhalb 1 Minute** zu starten. Bei Überschreitung der Zeit erscheint eine Fehlermeldung auf dem Gerät.
- ▢ Erneut bzw. antippen, um die Patienten-ID oder die Kontroll-ID einzugeben.
- ▢ ⟵ eintippen, um die Angaben zu bestätigen.
- ▢ Ergebnis notieren, sobald es auf dem Bildschirm erscheint. ✓ antippen um dies im Gerät zu speichern (s. Abb. 7). Der Deckel öffnet sich automatisch.
- ▢ Die gebrauchte Testkassette entnehmen und entsorgen.

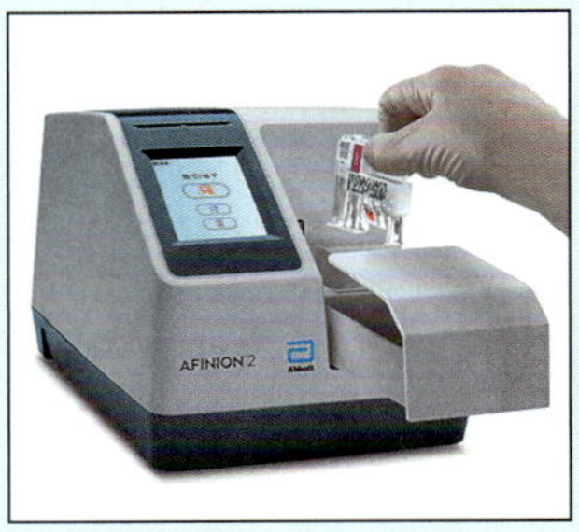

Abb. 6: Kassette einsetzen

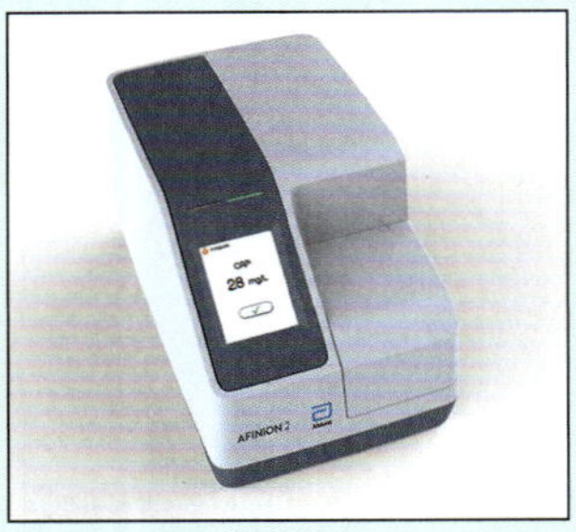

Abb. 7: Ergebnis ablesen

Qualitätssicherung

Zur Qualitätssicherung kann die vom Hersteller empfohlene Afinion CRP-Kontrolle verwendet werden. Die Abweichung vom Zielwert darf höchstens 13,5 % betragen (s. Ausschnitt aus Rili-BÄK, (s. S. 285)).

7.3.5 Laboruntersuchungen in der Präventionsmedizin

Viele der vorgestellten Untersuchungen werden im Rahmen von Vorsorgeuntersuchungen in den Arztpraxen durchgeführt. Für einige Untersuchungen muss lediglich das Probenmaterial qualifiziert gewonnen und weiterverarbeitet werden. Gewinnt der Patient das Probenmaterial selbst, muss er genaustens über die Vorgehensweise informiert werden.

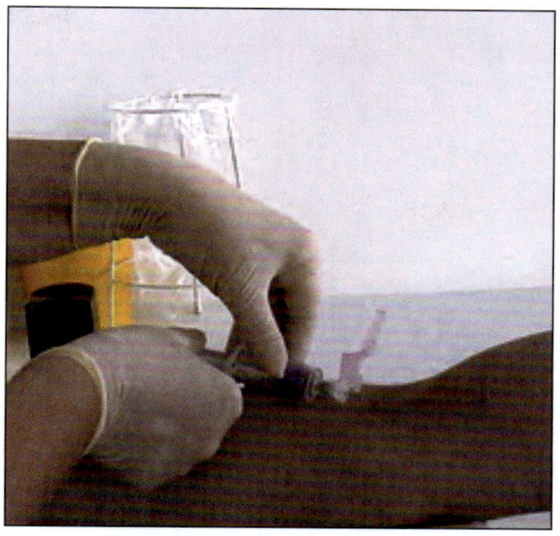

Abb. 1: Blutentnahme

Gesundheitsvorsorgeuntersuchung

Gesetzlich Krankenversicherte haben zwischen dem 18. und dem 35. Lebensjahr einmalig und ab dem 35. Lebensjahr alle drei Jahre Anspruch auf eine Gesundheitsvorsorgeuntersuchung. Sie dient der Früherkennung von **Herz-Kreislauf- und Nierenerkrankungen sowie Diabetes mellitus**.

Zusätzlich können sich Versicherte ab 35 Jahren einmalig im Rahmen der allgemeinen Vorsorgeuntersuchung auf die Viruserkrankungen Hepatitis B und C testen lassen.

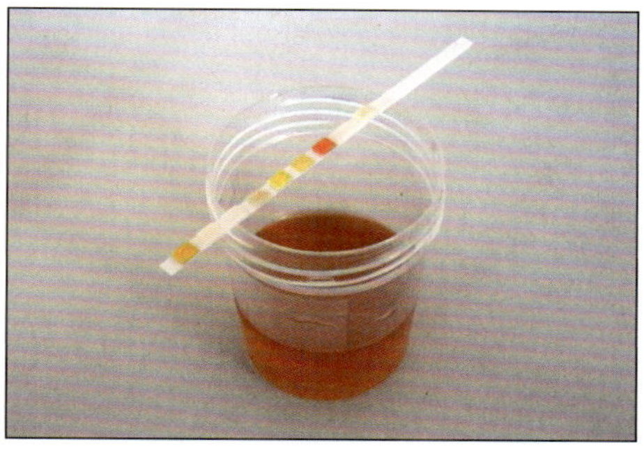

Abb. 2: Urinuntersuchung

Das **Blut** für die Bestimmung der **Glukosekonzentration** und des **Lipidprofils** (Gesamtcholesterin, HDL- und LDL-Cholesterin sowie Triglyceride) soll als Kapillar- oder Venenblut gewonnen werden (s. Abb. 1). Der Patient muss nüchtern zur Blutentnahme kommen, darf 12 Stunden vor der Blutentnahme nichts essen, nichts trinken, nicht rauchen und sollte 24 Stunden vorher keinen Alkohol trinken.

Der **Urin** (s. S. 132 ff.) wird auf **Eiweiß, Glukose, Erythrozyten, Leukozyten und Nitrit** mittels Teststreifen untersucht (s. Abb. 2). Als Probenmaterial wird Morgenurin benötigt, der als Mittelstrahlurin gewonnen werden soll. Die Vorgehensweise bei der Harngewinnung muss dem Patienten ausführlich erklärt werden (s. S. 99).

Krebsfrüherkennungsuntersuchung – okkultes Blut im Stuhl

Ab dem 50. bis zum 55. Lebensjahr besteht der jährliche Anspruch auf einen **Test auf okkultes Blut im Stuhl**. Ab dem Alter von 55 Jahren kann im Abstand von zwei Jahren ein Test auf okkultes Blut durchgeführt werden, falls keine Darmspiegelung in Anspruch genommen wird.

Blutbeimengungen im Stuhl sind unter Umständen ein Anzeichen für bösartige Erkrankungen im Magen-Darmtrakt. Ein frühzeitiges Erkennen ermöglicht eine rasche Therapie und verbessert damit die Heilungschancen. Der Test auf okkultes (verstecktes) Blut im Stuhl spürt Blutmengen auf, die für das Auge noch nicht sichtbar sind. Deshalb ist dieser Test ein Bestandteil der Krebsvorsorgeuntersuchungen.

Seit dem 01.04.2017 ist anstatt des bislang üblichen qualitativen chemischen Stuhltests mit den Stuhlbriefchen ein **quantitativer immunologischer Stuhltest** (iFOBT = immunological fecal blood test) vorgeschrieben.

Der immunologische Test enthält gegen menschliches Hämoglobin gerichtete Antikörper und ist deshalb ein spezifischeres Verfahren als der chemische Test. Außerdem muss nur einmal Stuhl gewonnen und keine Diät eingehalten werden.

Die Probengewinnungssets werden von den Praxen ausgegeben. Die Auswertung erfolgt im Labor außerhalb der Praxis.

Um brauchbare Ergebnisse bei der Untersuchung zu erhalten, muss dem Patienten ausführlich erklärt werden, wie der Stuhl gewonnen und in das Probenröhrchen überführt werden soll.

Probengewinnung für den iFOBT

Benötigte Materialien (s. Abb. 1)

① Stuhlfänger

② Proberöhrchen

③ Grüner Beutel

Durchführung der Probengewinnung durch den Patienten

- Der Patient schreibt Vor- und Nachname, Geburtsdatum und das Datum der Probengewinnung auf das Proberöhrchen (s. Abb. 2).
- Der Stuhlfänger oder einige Lagen Toilettenpapier werden als Auffanghilfe in die Toilette gelegt (s. Abb. 3).
- Das Proberöhrchen wird durch Drehen geöffnet und die türkise Kappe samt Teststab herausgezogen (s. Abb. 4).
- Mit der Spitze des türkisen Teststabs wird an verschiedenen Stellen über die Stuhlprobe gestrichen (s. Abb. 5).
- Die Rillen des Teststabs keinesfalls überfüllen. Nur die Rillen der Spitze müssen danach mit Stuhlprobe gefüllt sein (s. Abb. 6). Diese winzige Probenmenge ist ausreichend.
- Den Teststab nur einmal in das Proberöhrchen stecken und dieses mit einem hörbaren „Klick" verschließen (s. Abb. 7). Probennahme nicht wiederholen!
- Anschließend das Proberöhrchen kräftig schütteln.
- Das Probenröhrchen in den grünen Beutel stecken und diesen verschließen (s. Abb. 8).
- Das Proberöhrchen sollte möglichst am Entnahmetag oder am darauffolgenden Tag zum Arzt, der das Probengewinnungsset ausgegeben hat, zurückgebracht werden (s. Abb. 9).

Auswertung

Die vollautomatisierte Analyse erfolgt im Labor ohne die Probenröhrchen zu öffnen (s. Abb. 10).

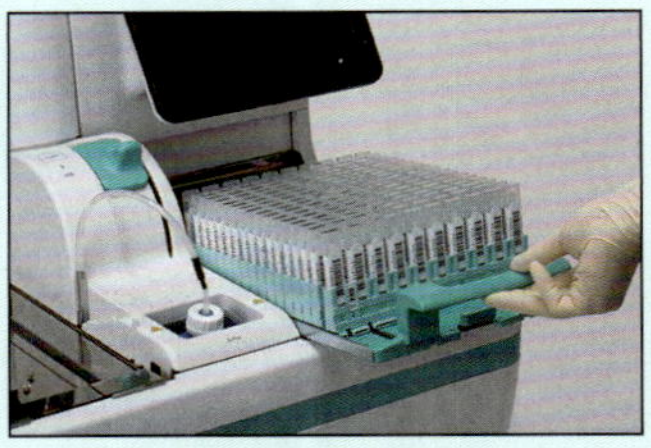

Abb. 10: Auswertegerät

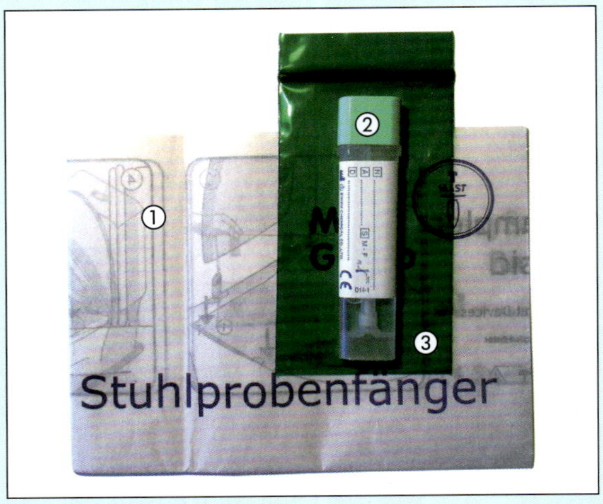

Abb. 1: Benötigte Materialien

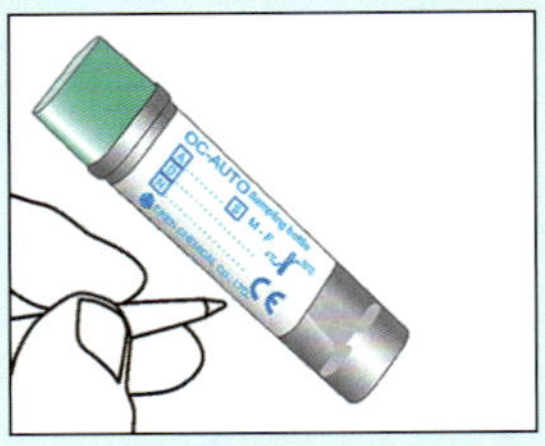

Abb. 2: Proberöhrchen beschriften

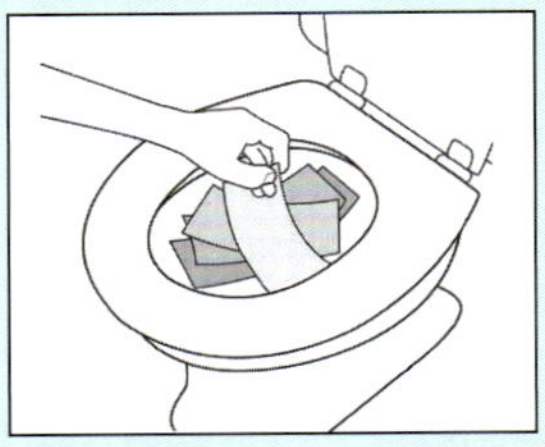

Abb. 3: Stuhlfänger auflegen

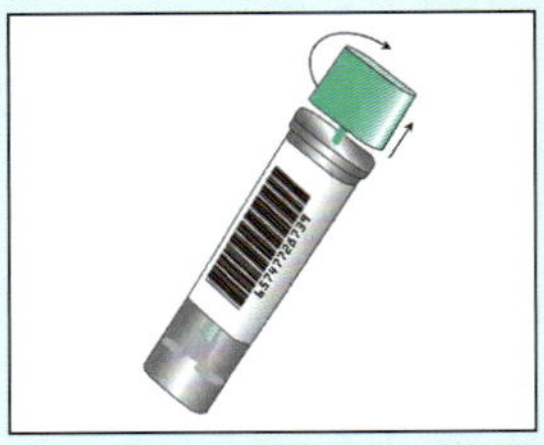

Abb. 4: Proberöhrchen öffnen

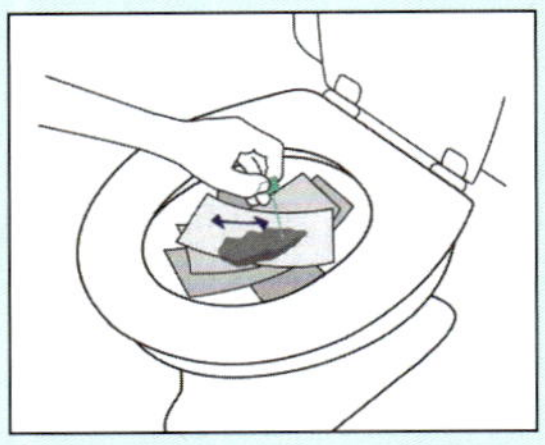

Abb. 5: Mit Teststab über den Stuhl streichen

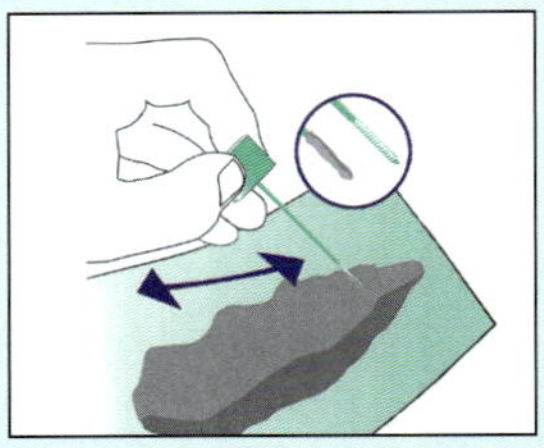

Abb. 6: Teststabrillen nicht überfüllen

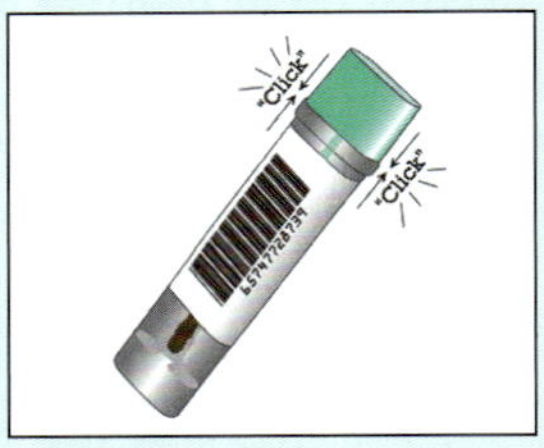

Abb. 7: Proberöhrchen verschließen

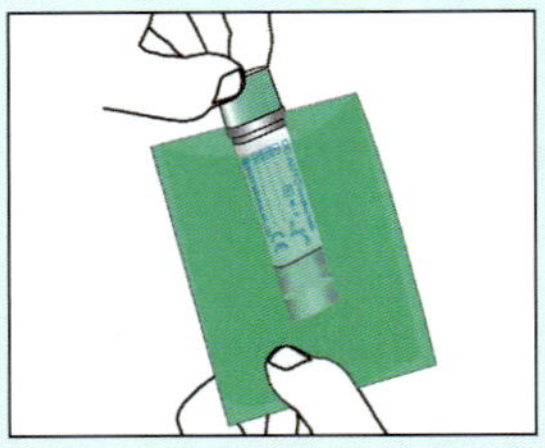

Abb. 8: Proberöhrchen in Beutel stecken

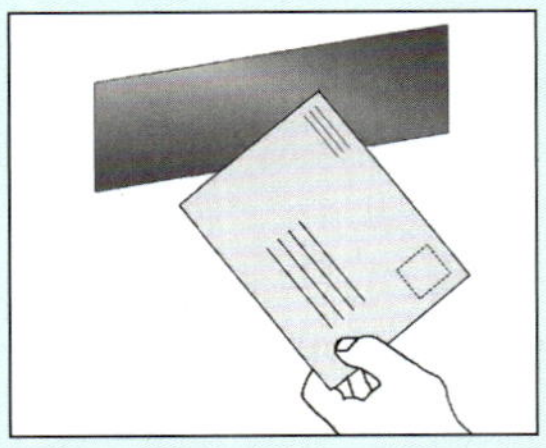

Abb. 9: Proberöhrchen in Praxis zurückbringen

!

- *Keine Probengewinnung während der Menstruation.*
- *Flüssigkeit im Proberöhrchen nicht ausgießen.*

Schwangerenvorsorgeuntersuchungen

Während der Schwangerschaft werden zu verschiedenen Zeitpunkten Laboruntersuchungen durchgeführt, beispielsweise zur Feststellung der Schwangerschaft ein Schwangerschaftstest (s. S. 246). Fällt dieser positiv aus, erfolgt eine Blutentnahme zur Bestimmung verschiedener Laborwerte. Außerdem muss die Patientin Urin zur Untersuchung abgeben und ihr wird ein Mutterpass ausgestellt (s. Abb. 1).

In der nachfolgenden Tabelle ist aufgeführt, für welche **Laboruntersuchung** welches **Probenmaterial** benötigt wird, welche **Besonderheiten** evtl. bei der Gewinnung oder beim Umgang mit dem Material zu beachten sind und zu welchem **Zeitpunkt** die Untersuchungen durchgeführt werden sollten.

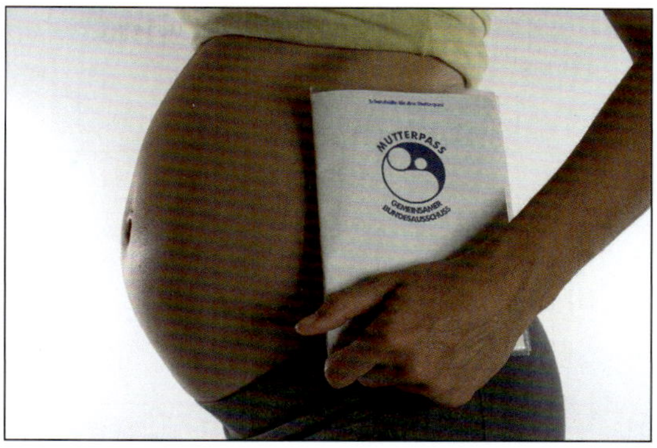

***Abb. 1:* Mutterpass**

Die in Klammern angegebenen Seitenzahlen beziehen sich auf die im Buch beschriebenen Untersuchungen, die häufig im Praxislabor durchgeführt werden.

Laboruntersuchung	Probenmaterial	Besonderheiten	Zeitpunkt
Hämoglobin (s. S. 168)	EDTA-Blut	Bei Hämoglobin < 11,2 g/dL auch Erythrozyten	→ Erstuntersuchung → Alle vier Wochen
Blutgruppe und Rhesusfaktor	EDTA-Blut	Zwingend vorgeschrieben: Vorname, Nachname und Geburtsdatum auf dem Röhrchen	Erstuntersuchung
Lues-Suchtest auf Syphilis	Serum	–	–
Antikörper-Suchtest wegen Blutgruppen- bzw. Rhesusunverträglichkeit	EDTA-Blut Serum	Bei positivem Antiköpersuchtest zusätzlich für weitere Untersuchungen Serum	→ Erstuntersuchung → Zwischen 24. und 27 Schwangerschaftswoche
Rötelnantikörper-Suchtest	Serum	Nur falls kein Nachweis über zwei erfolgte Impfungen gegen Röteln vorliegt	Erstuntersuchung
HIV-Test	Serum	Nur mit Einverständnis der Schwangeren	Erstuntersuchung
Urinuntersuchung auf Eiweiß, Glukose (s. S. 134), Harnsediment (s. S. 141), ggf. bakteriologisch Harnuntersuchung (s. S. 152)	Morgenurin	Mittelstrahlurin, wegen der evtl. bakteriologischen Untersuchung in sterilem Gefäß	→ Erstuntersuchung → Alle vier Wochen
DNA von Chlamydia trachomatis	Urin	Frischer Erststrahlurin frühestens zwei Stunden nach vorangegangener Miktion in sterilem Auffanggefäß	Erstuntersuchung
Hepatitis B	Serum		Erstuntersuchung
Screening auf Schwangerschaftsdiabetes (s. S. 232)	Venenblut, Vollblut oder Plasma	Spezialröhrchen zur Verhinderung der Glykolyse (s. S. 232)	Wenn der Verdacht besteht
Oraler Glukosetoleranztest (s. S. 233)	Venenblut, Vollblut oder Plasma	Spezialröhrchen zur Verhinderung der Glykolyse (s. S. 232)	Bei pathologischem Screening

7.4 Fragen und Aufgaben: Alles klar?

1 Beschreiben Sie, was im Zusammenhang mit der Glukosebestimmung unter den folgenden Begriffen zu verstehen ist.

a) Glykogen:

b) Glykolyse:

c) Glukosurie:

2 Welche Wirkung haben die beiden Hormone Insulin und Glukagon?

Insulin:
-
-
-

Glukagon:
-
-

3 Bei einem Patienten soll ein oraler Glukosetoleranztest durchgeführt werden. Der Arzt hat ihm bereits gesagt, welche Medikamente der Patient vor dem Test absetzen muss. Erklären Sie dem Patienten nun:

a) welche Vorbereitungen auf den Test er zu treffen hat,

b) wie der Test bei Ihnen in der Praxis dann abläuft.

c) warum es wichtig ist, dass der Patient während des Tests die Praxis nicht verlässt.

a)

b)

c)

4 Eine schwangere Patientin kommt in die gynäkologische Praxis von Dr. Berger und verlangt eine Blutzuckerbestimmung, bei der „so ein Saft" getrunken wird. Dies stünde ihr laut der Mutterschaftsvorsorge zu und außerdem sei ihre Zwillingsschwester zuckerkrank und sie befürchte, dass sie das auch hätte. Der vorsichtshalber durchgeführte Blutzuckertest mit einem Blutzuckerkleingerät ergibt eine Blutzuckerkonzentration von 103 mg/dL. Die Patientin erklärt auf Nachfrage, vor drei Stunden zuletzt etwas gegessen zu haben.

a) Herr Dr. Berger ordnet einen Screeningtest auf Gestationsdiabetes an. Sie sollen Ihrer Auszubildenden erklären, wie dieser Test durchgeführt wird und was er aussagt.

b) Die Glukosekonzentration betrug beim Screening 145 mg/dL. Die Patientin wird zum oralen Glukosetoleranztest einbestellt. Ihre Kollegin fragt Sie, ob sie dann die beiden erforderlichen Tests mit dem Kleingerät durchführen darf. Sie erklären ihr, warum dies nicht möglich ist.

5 a) In Ihrer Praxis wird das Hämoglobin nasschemisch mit Unit-Use-Reagenzien an einem Minifotometer bestimmt. Die Blutzuckerkonzentration analysieren Sie trockenchemisch an einem Reflexionsfotometer.

Erklären Sie, wodurch sich die beiden Analysenmethoden unterscheiden.

b) Kreuzen Sie an, welcher Zusammenhang richtig ist?

- ☐ Je höher die Konzentration eines Stoffes ist, umso stärker ist die Absorption.
- ☐ Je dunkler die Testfeldfarbe bei der Reflexionsfotometrie ist, umso höher ist die Konzentration des Stoffes und umso höher ist die Reflexion.
- ☐ Je mehr Licht ein Stoff absorbiert, umso weniger reflektiert er.
- ☐ Eine starke Verfärbung des Testfeldes lässt auf eine hohe Konzentration des Stoffes schließen.
- ☐ Es besteht kein Zusammenhang zwischen der Reflexion und der Absorption eines Stoffes.

7

6 Eine Nachbarin wendet sich ganz verzweifelt an Sie. Sie hat ihren Blutzucker selbst an einem neuen Kleingerät bestimmt. Zuerst hat sie keinen Wert erhalten und dann einen, der mit ihrem Befinden in keinster Weise übereinstimmt. Nun möchte Sie von Ihnen wissen, ob das Gerät defekt ist, oder ob sie bei der Bestimmung etwas falsch gemacht hat. Sie bitten sie, Ihnen die Bestimmung vorzuführen.

Nachdem sie das Gerät eingeschaltet hat, schiebt sie einen Teststreifen verkehrt herum in die dafür vorgesehene Öffnung. Sie entfernen den Teststreifen und zeigen, welche Seite ins Gerät gehört. Flink zaubert Ihre Nachbarin eine Flasche mit Kölnisch Wasser aus der Tasche, tränkt ein Papiertaschentuch damit und reibt die anvisierte Punktionsstelle am Ringfinger damit ab. Mit einer Lanzette sticht sie sich in den Finger, wobei sich das Blut flächig in der nicht getrockneten Parfümpfütze verteilt. Da sie tief genug gestochen hat, schafft sie es, die nötige Blutmenge an die Einbuchtung des Teststreifens zu halten, die dann prompt selbsttätig von diesem aufgesaugt wird. Anschließend schiebt sie den Teststreifen ins Gerät und wundert sich, dass das Gerät wieder kein Ergebnis, sondern nur eine Fehlermeldung anzeigt.

Erklären Sie Ihrer Nachbarin Punkt für Punkt, was sie falsch gemacht hat und wie es richtig hätte sein sollen.

Falsches Verhalten	Dementsprechend richtiges Verhalten

7 Schließlich möchte Ihre Nachbarin noch wissen, weshalb die Blutzuckerwerte, die bei ihr aus dem Venenblut in der Praxis ihres Hausarztes bestimmt werden, und die Werte, die sie mit ihrem alten Gerät zu Hause aus dem Kapillarblut bestimmt hat, nicht übereinstimmen. Sie setzen voraus, dass die Nachbarin die Bestimmung an ihrem „alten Gerät" beherrscht hat und erläutern ihr, weshalb es trotzdem zu Abweichungen von den im Labor zu den zu Hause ermittelten Werten kommen konnte.

8 Welches Probenmaterial benötigen Sie zur Bestimmung des von den Patienten als Langzeitzucker bezeichneten HbA1c-Wertes?

9 Bei einem langjährigen Diabetiker sollen ein kleines Blutbild, der Nüchternblutzucker und außerdem der HbA1c-Wert im Großlabor bestimmt werden. Ihre Kollegin, stolz darauf, patientenschonend nur ein Röhrchen mit EDTA-Blut abgenommen zu haben, ist sehr erstaunt, als Sie ihr sagen, dass bei einem der Laborparameter bei diesem Untersuchungsmaterial mit einem falschen Ergebnis zu rechnen ist.

Erklären Sie ihr, bei welchem Parameter und warum Probleme auftreten werden.

10 a) Beschreiben Sie, wodurch sich die Teststreifenuntersuchung von Eiweiß im Harn von der Teststreifenuntersuchung auf Mikroalbuminurie unterscheidet.

b) Erklären Sie den Unterschied zwischen Makro- und Mikroalbuminurie.

c) In welchem der nachstehend beschriebenen Fälle würden Sie eine Teststreifenuntersuchung auf Mikroalbuminurie durchführen? Begründen Sie jeweils Ihre Entscheidung.

Fall 1: Herr Massich, 66 Jahre, bringt seinen Morgenurin zur Untersuchung, nachdem bei ihm wiederholt ein hoher Blutdruck gemessen wurde. Bei der Teststreifenuntersuchung erhalten Sie folgende Werte: Leuko: negativ, pH-Wert 5, Nitrit: negativ, Eiweiß: ca. 30 mg/dL, Glukose: ca. 30 mg/dL, Keton: negativ, Urobilinogen: < 1 mg/dL, Bilirubin und Blut: negativ.

Fall 2: Bei Frau Süßmund, 61 Jahre, einer langjährigen Diabetikerin, sollen Sie den Urin untersuchen, da Frau Süßmund Beschwerden beim Wasserlassen angibt. Gleichzeitig sollen Sie den ebenfalls anstehenden Test auf Mikroalbumin durchführen. Die Teststreifenuntersuchung ergibt folgende Befunde: Leuko: ca. 500/µL, pH-Wert 8, Nitrit: positiv, Eiweiß: negativ, Glukose: ca. 500 mg/dL, Keton: ca. 150 mg/dL, Urobilinogen: < 1 mg/dL, Bilirubin und Blut: negativ.

Fall 3: Herr Gropius besteht darauf, dass in seinem wasserklaren Spontanurin, den er eben in der Praxis gewonnen hat, dieser neumodische Test auf „Mikroalbudingsda" gemacht wird, bei dem man feststellen kann, ob die Nieren Schaden genommen haben. Er sei ja schließlich Privatpatient und erwarte bestmögliche Diagnostik. Beim Blick in die Krankenunterlagen sehen Sie, dass Herr Gropius häufig einen leicht erhöhten Blutdruck hat.

11 Eine Patientin kommt am 16. Tag ihres Menstruationszyklus in die gynäkologische Praxis und verlangt einen Schwangerschaftstest aus dem spontan in der Praxis gewonnenen Harn, weil sie befürchtet, schwanger zu sein. Kann der in der Praxis verwendete Kassettentest zu diesem Zeitpunkt durchgeführt werden? Begründen Sie Ihre Antwort.

12 a) Was sagt ein positiver Troponin-Test aus?

b) Welches Probenmaterial darf für diesen Test verwendet werden?

13 a) Der Streptokokkenschnelltest basiert auf einem immunologischen Testprinzip. Erläutern Sie, was man darunter versteht.

b) Worauf müssen Sie bei der Probengewinnung zum Streptokokken-Schnelltest achten?

-
-
-

c) Was sagt ein positives Ergebnis aus?

14 a) In Ihrer Praxis wird das CRP bestimmt und die BSG untersucht. Beide Untersuchungen weisen auf entzündliche Prozesse hin. Weshalb haben trotzdem beide Untersuchungen ihre Berechtigung?

b) Sie bestimmen im Rahmen von POCT das CRP quantitativ am Anfinion-Gerät. Beschreiben Sie, womit Sie die interne Qualitätssicherung durchführen und wie groß die Abweichung vom Zielwert höchstens sein darf.

____

____

15 In welchem Verdünnungsverhältnis wird das Blut mit dem Natriumcitrat zur Bestimmung der BSG gemischt?

____

16 Beurteilen Sie die Plasmafarben der BSG-Pipetten in nebenstehender Abbildung und geben Sie jeweils eine Ursache für diese Farbe an.

a) ______________________________

Ursache: ______________________________

b) ______________________________

Ursache: ______________________________

c) ______________________________

Ursache: ______________________________

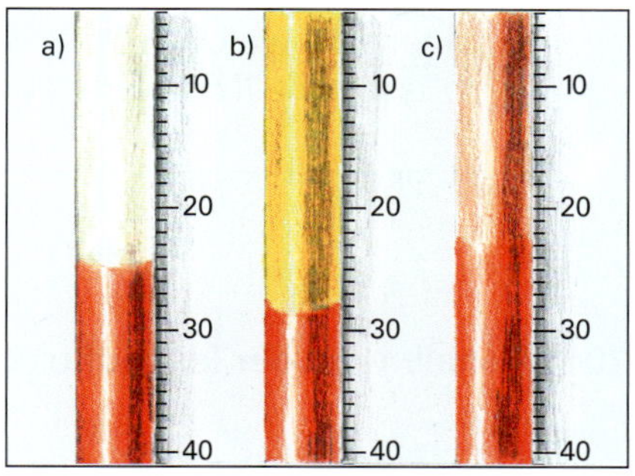

Abb. 1: Unterschiedliche Plasmafarben

17 Sie sollen einen Chlamydien-Schnelltest durchführen. Der Tupfer mit dem Probenmaterial scheint schon von Blutbeimengungen verfärbt zu sein. Welche Möglichkeit haben Sie, die erwartete Farbentwicklung trotzdem eindeutig interpretieren zu können?

____

____

18 Beschreiben Sie, worauf geachtet werden muss:

a) bei der Probengewinnung zum Chlamydien-Schnelltest

____

____

b) beim Umgang mit den Reagenzien

____

____

19 In Ihrer Praxis werden künftig Schulungen für Patienten durchgeführt, die ihren INR-Wert zu Hause bestimmen sollen. Um sich darauf vorzubereiten, fertigen Sie sich eine Liste mit Fragen an, die die Patienten an Sie stellen könnten. Beantworten Sie diese Fragen mithilfe der Information aus den Geräte- und Testmaterialunterlagen.

Fragen	Antworten
a) Was ist der INR-Wert?	
b) Worauf ist bei der Durchführung des Tests zu achten?	• • •
c) Wie kann die Funktion und die Testdurchführung kontrolliert werden?	
d) Innerhalb welchen Bereiches müssen die INR-Werte liegen?	

20 Weshalb wird der Test auf okkultes Blut durchgeführt?

21 In Ihrer Praxis werden Schwangerschaftsvorsorgeuntersuchungen angeordnet. Bei einer Schwangeren soll im Rahmen der Erstuntersuchung die DNA von Chamydia trachomatis untersucht werden. Erklären Sie ihr

a) welches Probenmaterial man für die Untersuchung benötigt

b) wie die Schwangere die Probengewinnung durchführen soll.

8 Fit für die Prüfung

8.1 Lernfelder und Laboruntersuchungen

In der nachfolgenden Liste wurden den Lernfeldern des Rahmenlehrplans zur MFA-Ausbildung Laboruntersuchungen sowie weitere Inhalte des Buches zugeordnet, die nach unserer Recherche an den meisten Schulen in diesem Zusammenhang vermittelt werden.

Lernfelder	Lernsituationen	ab Seite
Lernfeldübergreifende Kenntnisse	Chemisch-physikalische und physiologische Grundlagen Der medizinisch technische Arbeitsraum Labor Technische Laborgeräte und Laborhilfsmittel Verschiedene Laboruntersuchungsarten Probenmaterialien, -gewinnung, -aufbewahrung und -transport	S. 7 S. 31 S. 33 S. 80 S. 86
LF 3 Praxishygiene und Schutz vor Infektionskrankheiten organisieren	Verhaltensanforderungen bei der Laborarbeit Hygienevorschriften Desinfektion, Hygieneplan, Sterilisation Entsorgung von Materialien Gefährdungen im Labor	S. 55 S. 57 S. 59 S. 69 S. 70
LF 4 Bei Diagnostik und Therapie von Erkrankungen des Bewegungsapparates assistieren	Bestimmung von Entzündungsparametern: Blutkörperchensenkungsgeschwindigkeit CRP Leukozytenzahl	 S. 253 S. 248 S. 178
LF 5 Zwischenfällen vorbeugen und in Notfallsituationen Hilfe leisten	Hämatokrit, Hämoglobin, Erythrozyten Erythrozytenindizes Troponin, D-Dimere CK, ASAT, ALAT, Quick- oder INR-Wert	S. 167 S. 186 S. 247 S. 226 S. 256
LF 8 Patienten bei diagnostischen und therapeutischen Maßnahmen der Erkrankungen des Urogenitalsystems begleiten	Harnuntersuchungen: Allgemeine Beurteilung des Harns Teststreifenuntersuchungen, Harnsediment Keimzahlbestimmung, Hemmstofftest, Resistenzbestimmung Test auf Mikroalbuminurie Chlamydien Schwangerschaftstest Blutuntersuchungen: Kreatinin, Harnstoff im Serum	S. 129 S. 131 S. 152 S. 239 S. 245 S. 246 S. 229
LF 9 Patienten bei diagnostischen und therapeutischen Maßnahmen der Erkrankungen des Verdauungssystems begleiten	Stuhltest auf okkultes Blut, iFOBT Cholesterin, Triglyceride, Glukose γ-GT Oraler Glukosetoleranztest HbA1c-Wert	S. 263 S. 226 S. 227
LF 11 Patienten bei der Prävention begleiten	**Gesundheitsvorsorge:** Cholesterin, Glukose, Teststreifenuntersuchung im Urin **Krebsvorsorge:** okkultes Blut im Stuhl, iFOB **Mutterschaftsvorsorge:** Screening auf GDM, oraler Glukosetoleranztest, Chlamydien-DNA im Urin, Mittelstrahlurin auf Eiweiß, Glukose, Sediment, Hämoglobin- und Erythrozytenbestimmung	S. 228 S. 131 S. 263 S. 232 S. 265 S. 132 S. 168

8.2 Ein Fall aus der Praxis

Eine 27-jährige Frau kommt nachmittags in Ihre Praxis und klagt über ihren fortwährenden Erschöpfungszustand, seit einer Woche bestehende Halsschmerzen und leichtes Fieber. In der Praxis soll durch einen Streptokokken-Schnelltest eine Scharlacherkrankung abgeklärt werden. Ins Fremdlabor soll neben anderen Laboruntersuchungen ein großes Blutbild (s. S. 165) wegen Verdachts auf eine Anämie bestimmt werden. Beispielhaft sind die Fragen und Antworten, die man sich für diesen Fall überlegen sollte, in der nachfolgenden Tabelle zusammengestellt.

Patientendaten: **keine Namen angeben!**	Geschlecht: **weiblich** Alter: **27**
Akute Symptome	Erschöpfung, Fieber, Halsschmerzen
Evtl. Vorerkrankungen	Nicht erwähnt
Verdachtsdiagnose	Scharlach? Anämie?
Angeordnete Laboruntersuchungen ...	
... die in der Praxis durchgeführt werden	Streptokokken-Schnelltest
... die in einem Fremdlabor durchgeführt werden	Großes Blutbild
① Welche Laboruntersuchung wurde angeordnet?	Großes Blutbild
② Welche Informationen geben Sie dem Patienten?	Es muss eine Venenblutentnahme durchgeführt und erfragt werden, wann die letzte Mahlzeit eingenommen wurde.
③ Welche(s) Probenmaterial(ien) wird (werden) benötigt?	Vollblut
④ Welche(s) Probengefäß(e) bereiten Sie vor?	EDTA-Röhrchen; Utensilien zur Anfertigung von zwei Blutausstrichen.
⑤ Sind evtl. Zusätze nötig oder schon beigegeben?	Das Röhrchen ist schon mit dem Antikoagulans EDTA präpariert.
⑥ Gelten besondere Probengewinnungsbestimmungen?	Die für das Röhrchen geforderte Blutmenge muss eingehalten werden. Der Röhrcheninhalt muss sofort nach der Blutentnahme sorgfältig gemischt werden. Die Blutausstriche sollten innerhalb von zwei Stunden aus dem gut gemischten EDTA-Blut angefertigt werden.
⑦ Welche Störfaktoren und Einflussgrößen, die das Ergebnis verfälschen könnten, müssen beachtet werden?	Da die Patientin nachmittags kommt, ist sie nicht nüchtern. Nahrungsaufnahme beeinflusst die Leukozytenzahl (Verdauungsleukozytose). Zeitpunkt der letzten Mahlzeit und der Probennahme muss notiert werden.
⑧ Wie muss das Probenmaterial aufbewahrt, transportiert oder für die Laboranalyse aufbereitet werden?	ETDA-Röhrchen bei Zimmertemperatur aufbewahren, bis es vom Laborfahrer abgeholt wird. Blutausstriche bruchsicher in einem speziellen Transportbehälter aufbewahren.

Hinweis

Es muss noch ein Begleitschein, u. U. Labor-Überweisungsschein oder ein Anforderungsschein für die Untersuchung ausgefüllt werden.

Nun sind Sie an der Reihe! Fertigen Sie mehrere Kopien der nächsten Seite an und füllen Sie sie für unterschiedliche Laboruntersuchungen, die in einem Fremd-Labor bestimmt werden sollen, aus.

Der Fall aus der Praxis (Kopiervorlage)

a) Füllen Sie die nachstehende Tabelle für einen Fall aus Ihrer Praxis aus.

Patientendaten: **keine Namen angeben!**	Geschlecht: **weiblich** Alter: **27**
Akute Symptome	
Evtl. Vorerkrankungen	
Verdachtsdiagnose	
Angeordnete Laboruntersuchungen ...	
... die in der Praxis durchgeführt werden	
... die in einem Fremdlabor durchgeführt werden	

b) Beantworten Sie die nachstehenden Fragen ① bis ⑧ für **eine** Laboruntersuchung, die im Fremd-Labor durchgeführt wird, gegebenenfalls unter Verwendung des Untersuchungsprogramms dieses Labors.

① Welche Laboruntersuchung wurde angeordnet?	
② Welche Informationen geben Sie dem Patienten?	
③ Welche(s) Probenmaterial(ien) wird (werden) benötigt?	
④ Welche(s) Probengefäß(e) bereiten Sie vor?	
⑤ Sind evtl. Zusätze nötig oder schon beigegeben?	
⑥ Gelten besondere Probengewinnungsbestimmungen?	
⑦ Welche Störfaktoren und Einflussgrößen, die das Ergebnis verfälschen könnten, müssen beachtet werden?	
⑧ Wie muss das Probenmaterial aufbewahrt, transportiert oder für die Laboranalyse aufbereitet werden?	

c) Füllen Sie einen Anforderungsschein und die sonstigen erforderlichen Begleitpapiere für diesen Fall aus.

8

8.3 Laboruntersuchungen auf einen Blick

Zur Vorbereitung auf die Prüfung empfiehlt es sich, jede im Unterricht erlernte Laboruntersuchung in Stichworten festzuhalten. Nachstehend finden Sie vier Beispiele und einen leeren Bogen als Kopiervorlage.

Untersuchung	**Eiweiß im Urin**
Zweck der Laboruntersuchung	Abklärung einer Nierenerkrankung
Referenzbereich	negativ
Präanalytik	
Vorbereitung/Information des Patienten	Genitale waschen und nicht abtrocknen
Probenmaterial	Morgenurin als Mittelstrahlurin gewonnen
Probengefäß	Urinbecher
Probengewinnung	Aus dem bereits laufenden Harnstrahl Harn gewinnen, diesen ohne Absetzen der Miktion in Gefäß auffangen, Rest verwerfen.
Aufbewahrung des Probenmaterials	Max. 2 Stunden im Kühlschrank
Durchführung der Untersuchung	
Benötigte Materialien	Teststreifen, Urin, Stoppuhr
Die einzelnen Arbeitsschritte	1. Frischen Mittelstrahlurin gut mischen 2. Teststreifen aus Teststreifenröhre entnehmen und diese gleich wieder verschließen 3. Teststreifen kurz in Urin tauchen 4. Überschüssigen Urin seitlich abstreifen 5. Inkubationszeit abwarten 6. Reaktionsfeld mit den Feldern der Teststreifenröhre vergleichen 7. Semiquantitatives Ergebnis ablesen
Beurteilung der Ergebnisse	
Bei pathologischem Ergebnis: Fachbegriff und mögliche Ursache	Proteinurie bei Nierenerkrankungen
Qualitätssicherung	–
Fehlermöglichkeiten	➤ Falsch erhöhte Werte durch Blutersatzmittel, Medikamente, Reste von Desinfektionsmitteln ➤ Unplausible Werte bei Handhabungsfehlern und bei verfallenen Teststreifen
Besonderheiten	–

Untersuchung	**Eiweiß im Urin (immunochromatografisch)**
Zweck der Laboruntersuchung	Abklärung einer beginnenden Nierenschädigung bei Hypertonie oder Diabetes mellitus
Referenzbereich	negativ (< 20 mg/L)
Präanalytik	
Vorbereitung/Information des Patienten	Genitale waschen und nicht abtrocknen
Probenmaterial	Morgenurin als Mittelstrahlurin gewonnen
Probengefäß	Urinbecher
Probengewinnung	Erste Harnportion verwerfen, zweite Portion ohne Absetzen der Miktion in Gefäß auffangen, Rest verwerfen
Aufbewahrung des Probenmaterials	Max. 14 Stunden im Kühlschrank
Durchführung der Untersuchung	
Benötigte Materialien	Teststreifen, Urin, Stoppuhr
Die einzelnen Arbeitsschritte	1. Mittelstrahlurin gut mischen 2. Teststreifen aus Teststreifenröhre entnehmen und diese gleich wieder verschließen 3. Teststreifen genau 5 Sekunden bis zwischen die beiden schwarzen Linien in den Urin tauchen 4. Teststreifen herausziehen, ohne die Urinbecherwand zu berühren. 5. Teststreifen waagerecht auf eine nicht saugende Unterlage legen 6. Inkubationszeit abwarten (mind. 1 bis max. 5 Minuten) 7. Reaktionsfeld mit den Feldern der Teststreifenröhre vergleichen 8. Semiquantitatives Ergebnis ablesen
Beurteilung der Ergebnisse	
Bei pathologischem Ergebnis: Fachbegriff und mögliche Ursache	Microalbuminurie liegt vor, wenn mindestens 2 von 3 Morgenurinproben > 20 mg/L Albumin aufweisen durch Nierenschädigung bei Diabetes mellitus oder Hypertonie
Qualitätssicherung	–
Fehlermöglichkeiten	➤ Unplausible Werte bei Handhabungsfehlern und bei verfallenen Teststreifen ➤ Aussagefähigkeit des Tests ist eingeschränkt bei akuten Erkrankungen und Harnwegsinfekten, in der Schwangerschaft oder wenn die Harnproben Leukozyten, Blut oder Nitrit enthalten; außerdem bei Stoffwechselentgleisungen bei Diabetes mellitus, bei körperlicher Anstrengung vor der Harnsammlung
Besonderheiten	➤ Teststreifen müssen im Kühlschrank aufbewahrt werden ➤ Urin 30 min vor Testung bei Raumtemperatur lagern, falls er im Kühlschrank aufbewahrt wurde

Untersuchung	**Blutzuckerbestimmung am Blutzuckerkleingerät**
Zweck der Laboruntersuchung	Abklärung oder Therapieverlaufskontrolle bei Diabetes mellitus oder Hypoglykämie
Referenzbereich	nüchtern bis 109 mg/dL; bis 6,05 mmol/L 2 Stunde postprandial: < 140 mg/dL; < 7,8 mmol/L
Präanalytik	
Vorbereitung/Information des Patienten	Patient muss nüchtern oder 1 Stunde nach dem Frühstück kommen (je nach Anordnung des Arztes!)
Probenmaterial	Kapillarblut
Probengefäß	zum Blutzuckerkleingerät gehörender Teststreifen oder Sensor
Probengewinnung	Siehe kapillare Blutentnahme
Aufbewahrung des Probenmaterials	Kapillarblut muss sofort verarbeitet werden
Durchführung der Untersuchung	
Benötigte Materialien	Blutzuckerkleingerät, Teststreifen, Blutentnahmeutensilien, Probenmaterial
Die einzelnen Arbeitsschritte	1. Teststreifen in das Gerät schieben 2. Fingerbeere des Patienten desinfizieren, nach Einwirkzeit punktieren 3. ersten Blutstropfen abwischen 4. zweiten Tropfen vom Teststreifen aufsaugen lassen 5. angezeigtes Ergebnis notieren.
Beurteilung der Ergebnisse	
Bei pathologischem Ergebnis: Fachbegriff und mögliche Ursache	Erhöht = Hyperglykämie, z. B. bei Diabetes mellitus Erniedrigt = Hypoglykämie, z. B. bei Insulinüberdosierung
Qualitätssicherung	➤ Gerätecheck erfolgt automatisch vom Gerät ➤ Richtigkeitskontrolle mit Kontrolllösungen in unterschiedlichen Konzentrationen ➤ Maximale Abweichung des Einzelwertes vom Zielwert höchstens ±11 %
Fehlermöglichkeiten	➤ Zu viel oder zu wenig Probenmaterial verwendet ➤ Teststreifen verfallen
Besonderheiten	–

Untersuchung	**Blutausstrich anfertigen**	
Zweck der Laboruntersuchung	Vorbereitung zur Beurteilung der geformten Bestandteile des Blutes (Differenzialblutbild)	
Referenzbereich	–	
	Präanalytik	
Vorbereitung/Information des Patienten	–	
Probenmaterial	Kapillarblut	EDTA-Blut
Probengefäß	–	EDTA-Röhrchen
Probengewinnung	Kapillare Blutentnahme	Venenblutgewinnung
Aufbewahrung des Probenmaterials	Sofort verarbeiten	Maximal 3 Stunden bei Zimmertemperatur
	Durchführung der Untersuchung	
Benötigte Materialien	Mikropipettierhelfer, Utensilien zur kapillaren Blutentnahme (Tupfer, Alkohol, Pflaster, Lanzette), Einmalkapillare, fettfreie Objektträger, geschliffenes Deckglas, Bleistift, Probenmaterial	
Die einzelnen Arbeitsschritte	1. Fingerbeere desinfizieren 2. Trocknen lassen 3. Mit Lanzette etwas seitlich an Fingerbeere einstechen 4. Ersten Blutstropfen abwischen	1. ETDA-Blut durch Hin- und Herbewegen sorgfältig mischen 2. Weiter bei 5.
	5. Mithilfe des Mikropipettierhelfers und der Einmalkapillare einen kleinen Blutstropfen an den Rand des Objektträgers geben 6. Ein geschliffenes Deckglas an den Blutstropfen heranführen, sodass sich das Blut an der Kante des Deckglases ausbreiten kann 7. Das Deckglas im 45°-Winkel gleichmäßig, ohne abzusetzen über den Objektträger schieben, sodass ein gleichmäßiger Blutfilm 2/3 des Objektträgers bedeckt und in einer Bürste endet 8. Ausstrich lufttrocknen lassen 9. Mit Bleistift an der Auftragstelle im Blut oder, falls vorhanden, auf dem Mattrand des Objektträgers mit dem Patientennamen und dem Anfertigungsdatum beschriften	
Beurteilung des Ergebnisses	Der angefertigte Blutausstrich kann nur technisch beurteilt werden; siehe Fehlermöglichkeiten	
Fehlermöglichkeiten	➤ Ausstrich weist Löcher auf ⇒ Objektträger war nicht fettfrei ➤ Stufen und keine Bürste sichtbar ⇒ nicht in einem Zug ausgestrichen ➤ Ausstrich zu dick oder zu dünn, zu kurz oder zu lang ⇒ Blutmenge und/oder Ausstrichwinkel nicht korrekt	
Besonderheiten	➤ Der Punkt Qualitätssicherung entfällt ➤ Vor der Färbung Blutausstrich ca. 15 bis 30 Minuten lufttrocknen lassen	

Untersuchung	
Zweck der Laboruntersuchung	
Referenzbereich	
Präanalytik	
Vorbereitung/Information des Patienten	
Probenmaterial	
Probengefäß	
Probengewinnung	
Aufbewahrung des Probenmaterials	
Durchführung der Untersuchung	
Benötigte Materialien	
Die einzelnen Arbeitsschritte	
Beurteilung der Ergebnisse	
Bei pathologischem Ergebnis: Fachbegriff und mögliche Ursache	
Qualitätssicherung	
Fehlermöglichkeiten	
Besonderheiten	

8.4 Referenzbereiche

8.4.1 Referenzbereiche für Blutbestandteile

Parameter	♀ ♂	Referenzbereiche in konventionellen Einheiten	Umrechnungsfaktoren F1 und F2		Referenzbereiche in SI-Einheiten	Bemerkungen
			KE · F1 = SI	SI · F2 = KE		
Hämatokrit	♀ ♂	35 bis 47 % 40 bis 52 %	0,01	100	0,35 bis 0,47 L/L 0,40 bis 0,52 L/L	
Hämoglobin	♀ ♂	12,0 bis 16,0 g/dL 14,0 bis 18,0 g/dL	0,621	1,61	7,5 bis 9,9 mmol/L 8,7 bis 11,2 mmol/L	
Erythrozyten	♀ ♂	4,00 bis 5,00 Mio/µL 4,50 bis 5,50 Mio/µL	1	1	4,00 bis 5,00T/L 4,50 bis 5,50T/L	Zählkammermethode
	♀ ♂	3,90 bis 5,30 Mio/µL 4,30 bis 5,90 Mio/µL	1	1	3,90 bis 5,30T/L 4,30 bis 5,90T/L	Fotometrische Bestimmung
MCH		27,0 bis 33,0 pg/Ery	0,6205	1,61	1,67 bis 2,04 fmol/Ery	
MCV		80 bis 96 µm3	1	1	80 bis 96 L	
MCHC		33 bis 36 g Hb/100 mL Erythrozyten	0,6205	1,61	20 bis 22 mmol Hb/L Erythrozyten	
Leukozyten		4000 bis 10000/µL	0,001	1000	4,0 bis 10 G/L	Zählkammermethode
Thrombozyten		150000 bis 400000/µL	0,001	1000	150 bis 400 G/L	
Retikulozyten		5 bis 15 /1000 Ery				
Differentialblutbild Basophile G. Eosinophile G. Stabk. neutro. G. Seg. neutro. G. Lymphozyten Monozyten		 0 bis 1 % 2 bis 4 % 3 bis 5 % 50 bis 70 % 25 bis 40 % 2 bis 8 %				
Glukose nüchtern		< 100 mg/dL	0,0555	18,02	< 5,6 mmol/L	Quelle: Deutsche Diabetes Gesellschaft, Dezember 2012
2 h postprandial		< 140 mg/dL kapillar			< 7,8 mmol/L	
		< 120 mg/dL venös			< 7,0 mmol/L	
Bilirubin		< 1,0 mg/dL	17,1	0,059	< 17,1 µmol/L	Trockenchemisch
Cholesterin		< 200 mg/dL	0,026	38,66	< 5,2 mmol/L	
HDL-Cholesterin		> 35 mg/dL	0,026	38,66	> 0,9 mmol/L	
Triglyceride		< 200 mg/dL	0,0114	87,5	< 2, 29 mmol/L	
Kreatinin	♀ ♂	< 1,1 mg/dL < 0,9 mg/dL	88,4	0,0113	< 97 µmol/L < 80 µmol/L	
Harnstoff		10 bis 50 mg/dL	0,167	6,006	1,7 bis 8,3 µmol/L	
Harnsäure		2,3 bis 6,1 mg/dL 3,6 bis 8,2 mg/dL	59,5	0,0168	137 bis 363 µmol/L 214 bis 488 µmol/L	
CK	♀ ♂	< 140 U/L < 174 U/L	0,0167	60	< 2,3 µkat/L < 2,9 µkat/L	Nach der Empfehlung der International Federation of Clinical Chemistry, IFCC-Methode, 37 °C, trockenchemisch
ASAT (GOT)	♀ ♂	10 bis 35 U/L 10 bis 50 U/L			0,17 bis 0,58 µkat/L 0,17 bis 0,83 µkat/L	
ALAT (GPT)	♀ ♂	10 bis 35 U/L 10 bis 50 U/L			0,17 bis 0,58 µkat/L 0,17 bis 0,83 µkat/L	
Gamma-GT	♀ ♂	< 39 U/L < 66 U/L			< 0,83 µkat/L < 1,10 µkat/L	
Amylase		< 100 U/L			< 1,67 µkat/L	Trockenchemisch bei 25 °C
Pankreas-Amylase		< 53 U/L			< 0,88 µkat/L	
Blutkörperchen-senkungs-geschwindigkeit (BSG)		1 Std.-Wert				
		< 50 Jahre	> 50 Jahre			
	♀ ♂	< 20 mm < 15 mm	< 30 mm < 20 mm			

8.4.2 Referenzbereiche für Harn

Allgemeine Parameter	
Menge	1 000 bis 2 000 mL/24 Std.
Farbe und Durchsichtigkeit	Hell- bis mittelgelb und klar
Geruch	Fade, nicht ekelerregend
Chemisch ermittelte Parameter	
Dichte (Teststr.) → Spontanharn → 24 Std. Harn	 → 1 003 bis 1 040 → 1 012 bis 1 030
pH-Wert	4,8 bis 7,5
Nitrit	Negativ
Eiweiß	Negativ
Glukose	< 15 mg/dL
Keton	Negativ
Urobilinogen	< 1 mg/dL
Bilirubin	Negativ
Leukozyten	Negativ (‡ < 10/µL)
Erythrozyten	Negativ (‡ < 5 /µL)

Mikroskopische Parameter (Bestandteil/Blickfeld)	
Erythrozyten	0 bis 1
Leukozyten	1 bis 4
Plattenepithelien	Bis 10
Übergangs- und Nierenepithien	0
Hyaline Zylinder	0 bis 1
Alle anderen Zylinder	0
Pathologische Kristalle	0
Physiologische Kristalle	Geringe Mengen sind nahrungsbedingt
Bakterien, Hefe, Trichomonaden	0
Mikroskopisch-quantitative Parameter	
Erythrozyten	< 5/µL
Leukozyten	< 10/µL
Bakteriologisch ermittelte Parameter	
Erwachsene	< 10^5 CPU/mL
Kinder	< 10^3 CPU/mL
Immunologisch ermittelte Parameter	
Albumin	< 20 mg/L

8.5 Berechnungen

Den nachstehenden Aufgaben können Sie entnehmen, dass gelegentlich Desinfektionsmittellösungen aus zwei unterschiedlich konzentrierten Lösungen oder einem Konzentrat herzustellen sind. Falls keine Dosiertabelle vorhanden ist, muss das Mischungsverhältnis berechnet werden.

Aufgabe 1

Sie sollen 2 Liter einer 2%igen Desinfektionsmittellösung herstellen. Wie viel mL Konzentrat und wie viel mL Wasser benötigen Sie?

Aufgabe 2

Ihre Kollegin hat zu 1 455 mL Wasser 45 mL Konzentrat gegeben. Wie viel %ig ist die fertige Lösung?

Aufgabe 3

Sie haben nur noch 15 mL Konzentrat und sollen eine 2%ige Desinfektionsmittellösung herstellen. Wie viel Liter gebrauchsfertige Desinfektionsmittellösung ergibt dies?

Aufgabe 4

Sie benötigen zur Desinfektion eines Gastroskops 2,7 Liter einer 4%igen Desinfektionsmittellösung. In Ihrer Praxis sind nur noch 1 Liter 6 %ige und 3 Liter 3%ige Lösung vorrätig. Ihre Kollegin rät Ihnen einfach den Rest 6%ige Lösung mit Wasser zu verdünnen, das würde dann schon die erforderlichen 2,7 Liter 4%ige Lösung ergeben.

Sie sind skeptisch und fangen an zu rechnen. Beschreiben Sie ausführlich, wie Sie dieses Problem lösen.

Versuchen Sie die Aufgaben erst selbst zu lösen, bevor Sie die angebotenen Lösungswege nachschlagen.

Lösungswege zu den Aufgaben 1 bis 4 auf S. 282

Zu Aufgabe 1

Sie sollen 2 Liter einer 2%igen Desinfektionsmittellösung herstellen. Wie viel mL Konzentrat und wie viel mL Wasser benötigen Sie?

Man kann diese Aufgabe auf drei Arten lösen:

a) durch logische Überlegung
b) über das Mischungskreuz
c) über eine allgemeine Formel

a) Bei einer 2%igen Lösung sind 2 mL Konzentrat in 100 mL Lösung. Da 2 Liter (= 2000 mL) das 20-Fache von 100 mL sind (20 · 100 mL = 2000 mL), müssen ebenso die 2 mL Konzentrat mit 20 malgenommen werden.

Man erhält 20 · 2 mL = 40 mL Konzentrat

2000 mL 2%ige Lösung
– 40 mL Konzentrat
1960 mL Wasser

b) Bei der Lösung über das Mischungskreuz hat das Konzentrat 100 %, das Wasser 0 % und die gewünschte Lösung 2 %.

Konzentration der vorhandenen Lösungen	Konzentration der gewünschten Lösung	Anteile
100 %		2 Teile Konzentrat
	2 %	
0 %		98 Teile Wasser
		100 Teile fertige Lösung

100 Teile entsprechen 2000 mL

2 Teile entsprechen $\frac{2 \cdot 2000\ \text{mL}}{100} = 40\ \text{mL}$

2000 mL 2%ige Lösung
– 40 mL Konzentrat
1960 mL Wasser

c) Bei der Verwendung der allgemeinen Formel für Verdünnungsrechnungen geht man davon aus, dass das Gewicht des gelösten Stoffes vor und nach der Lösungsverdünnung dasselbe ist. So entspricht das Produkt des Volumens V_1 und seiner Konzentration K_1 der ersten Lösung dem Produkt aus dem Volumen V_2 und der Konzentration K_2 der zweiten Lösung.

$$V_1 \cdot K_1 = V_2 \cdot K_2$$
$$V_1 \cdot 100 = 2000\ \text{mL} \cdot 2$$
$$V_1 = \frac{2 \cdot 2000\ \text{mL}}{100}$$
$$V_1 = 40\ \text{mL}$$

V_1 = unbekannt
K_1 = 100 %
V_2 = 2000 mL
K_2 = 2 %

Durch alle drei Lösungswege kommt man zum selben **Ergebnis**: Man benötigt 40 mL Konzentrat und 1960 mL Wasser.

Zu Aufgabe 2

Ihre Kollegin hat zu 1455 mL Wasser 45 mL Konzentrat gegeben. Wie viel %ig ist die fertige Lösung?

a)
1455 mL Wasser
+ 45 mL Konzentrat
1500 mL fertige Lösung

Man berechnet wie viel % 45 mL von 1500 mL sind:

$$1500\ \text{mL} = 100\ \%$$
$$45\ \text{mL} = \frac{100\ \% \cdot 45\ \text{mL}}{1500\ \text{mL}} = 3\ \%$$

c)
$$V_1 \cdot K_1 = V_2 \cdot K_2$$
$$1500\ \text{mL} \cdot K_1 = 45\ \text{mL} \cdot 100\ \%$$
$$K_1 = \frac{45\ \text{mL} \cdot 100\ \%}{1500\ \text{mL}} = 3\ \%$$

Beide Lösungswege führen zum **Ergebnis**: Die fertige Lösung ist 3%ig.

Zu Aufgabe 3

Sie haben nur noch 15 mL Konzentrat und sollen eine 2%ige Desinfektionsmittellösung herstellen. Wie viel Liter gebrauchsfertige Desinfektionsmittellösung ergibt dies?

a) 2 % entsprechen 15 mL

$$100\ \%\ \text{entsprechen}\ \frac{15\ \text{mL} \cdot 100\ \%}{2\ \%} = 750\ \text{mL}$$

b) 100 % ↘ 2 % ↗ 2 Teile Konzentrat = 15 mL

0 % ↗ 2 % ↘ 98 Teile Wasser

100 Teile fertige Lösung

2 Teile ≙ 15 mL

$$100\ \text{Teile} \triangleq \frac{15\ \text{mL} \cdot 100\ \text{Teile}}{2\ \text{Teile}} = 750\ \text{mL}$$

c)

$$V_1 \cdot 2\ \% = 15\ \text{mL} \cdot 100\ \%$$

$$V_1 = \frac{15\ \text{mL} \cdot 100\ \%}{2\ \%}$$

$$V_1 = 750\ \text{mL}$$

Ergebnis: Man erhält 750 mL 2%ige Desinfektionsmittellösung

Zu Aufgabe 4

Sie benötigen zur Desinfektion eines Gastroskops 2,7 Liter einer 4%igen Desinfektionsmittellösung. In Ihrer Praxis sind nur noch 1 Liter 6%ige und 3 Liter 3%ige Lösung vorrätig. Ihre Kollegin rät Ihnen einfach den Rest 6%ige Lösung mit Wasser zu verdünnen, das würde dann schon die erforderlichen 2,7 Liter 4%ige Lösung ergeben.

Sie sind skeptisch und fangen an zu rechnen. Beschreiben Sie ausführlich, wie Sie dieses Problem lösen.

Bei einer 6%igen Lösung sind in 100 mL 6 mL Konzentrat enthalten, in 1000 mL (= 1 Liter) sind das 60 mL. Wenn aus diesen 60 mL eine 4%ige Lösung hergestellt werden soll, entsprechen 60 mL 4 % und dementsprechend erhält man daraus:

4 % ≙ 60 mL

$$100\ \% \triangleq \frac{60\ \text{mL} \cdot 100\ \%}{4\ \%} = 1500\ \text{mL} = 1{,}5\ \text{L}$$ benötigt werden aber 2,7 Liter!

b) 3 % ↘ 4 % ↗ 2 Teile 3%ige Lösung

6 % ↗ 4 % ↘ 1 Teil 6%ige Lösung

3 Teile fertige Lösung = 2700 mL

3 Teile ≙ 2700 mL

1 Teil ≙ 2700 mL : 3 = 900 mL

2 Teile ≙ 900 mL · 2 = 1800 mL

c) Aus der allgemeinen Formel abgeleitet heißt die Formel zum Ansetzen einer Lösung aus zwei unterschiedlich konzentrierten Lösungen:

$$V_1 \cdot K_1 + V_2 \cdot K_2 = (V_1 + V_2) \cdot K_m$$

K_m = Konzentration der Mischung

$$V_1 \cdot 3 + V_2 \cdot 6 = 2700 \cdot 4$$

$$(2700 - V_2) \cdot 3 + V_2 \cdot 6 = 2700 \cdot 4$$

$V_1 + V_2 = 2700$ mL

$V_1 = 2700$ mL - V_2

$$2700 \cdot 3 - V_2 \cdot 3 + V_2 \cdot 6 = 2700 \cdot 4$$

$$2700 \cdot 3 + V_2 \cdot 3 = 2700 \cdot 4$$

$$V_2 \cdot 3 = 2700 \cdot 4 - 2700 \cdot 3$$

$$V_2 \cdot 3 = 2700$$

$$V_2 = 2700 : 3$$

$$V_2 = 900$$

$V_1 = 2700$ mL – 900 mL

$V_1 = 1800$ mL

Ergebnis: Die gewünschte Menge von 2,7 L an 4%iger Lösung kann nicht durch Verdünnen der 6%igen Lösung mit Wasser hergestellt werden, sondern aus einer Mischung von 1800 mL der 3%igen und 900 mL der 6%igen Lösung.

8.6 Ausschnitt aus der Richtlinie der Bundesärztekammer

zur Qualitätssicherung quantitativer laboratoriumsmedizinischer Untersuchungen verbindlich vorgeschrieben ab der Bekanntgabe im Deutschen Ärzteblatt vom 30.05.2023.

Tabelle B 1-2 a - Messgrößen im Plasma / Serum / Vollblut

1	2	3	4			5	6
lfd. Nr.	**Messgröße**	**Zulässige relative Abweichung des Einzelwertes bzw. des relativen quadratischen Mittelwertes**	**Gültigkeitsbereich der Spalten 3 und 5**			**Zulässige relative Abweichung beim Ringversuch**	**Zielwertart beim Ringversuch**
			von	**bis**	**Einheit**		
5	Alanin-Aminotransferase	± 11,5 %	30 0,5	300 5,0	U / L µkat / L	± 21,0 %	RMW
8	Alkalische Phosphatase	± 11,0 %	20 0,33	600 10	U / L µkat / L	± 18,0 %	SW
13	Aspartat-Aminotransferase	± 11,5 %	20 0,33	400 6,67	U / L µkat / L	± 21,0 %	RMW
14	Bilirubin (gesamt)	± 13,0 %	> 2 > 34	30 513	mg / dL µmol / L	± 22,0 %	SW
		± 22,0 %	0,1 1,7	≤ 2 ≤ 34	mg / dL µmol / L		
25	Cholesterin (gesamt)	± 7,0 %	50 1,3	350 9,1	mg / dL mmol / L	± 13,0 %	RMW
27	C-reaktives Protein	± 13,5 %	1	120	mg / L	± 20,0 %	SW
28	Creatinkinase	± 11,0 %	50 0,83	1000 16,7 +	U / L µkat / L	± 20,0 %	RMW
33	Erythrozyten	± 4,0 %	1,5	7	T / L	± 8,0 %	RMW
41	Gamma-Glutamyl-Transferase	± 11,5 %	20 0,33	300 5	U / L µkat / L	± 21,0 %	RMW
43	Glukose	± 5 %**	40 2,2	400 22	mg / dL mmol / L	± 8 %**	RMW
44	Hämatokrit	± 5,0 %	10 0,1	60 0,6	% L / L	± 9,0 %	SW
45	Hämoglobin	± 4,0 %	2 1,2	20 12,4	g / dL mmol / L	± 6,0 %	RMW
46	Hämoglobin A 1c	± 5,0 % ± 3,0 %*	30	140	mmol / mol Hb	± 8,0 %	RMW
48	Harnsäure	± 7,0 %	2 119	13 773	mg / dL µmol / L	± 13,0 %	RMW
49	Harnstoff	± 10,5 %	15 2,5	200 33	mg / dL mmol / L	± 20,0 %	RMW
57	Kalium	± 4,5 %	2	8	mmol / L	± 8,0 %	RMW
58	Kreatinin	± 11,5 %	0,5 44	10 884	mg / dL µmol / L	± 20,0 %	RMW
62	Leukozyten	± 6,5 %	2	30	G / L	± 18,0 %	RMW
80	Prothrombinzeit (Quick)	± 11,5 %	10	120	%	± 23,0 %	SW
86	Thrombozyten	± 7,5 % ± 8,5 % ± 13,5 %	> 300 > 150 40	700 ≤ 300 ≤ 150	G / L G / L G / L	± 13,0 % ± 15,0 % ± 18,0 %	SW

* die zulässige relative Abweichung (lfd. Nr. 46 – HbA1c) mit dem Wert 3% ist spätestens ab dem 22.12.2023 einzuhalten.
** die zulässige relative Abweichung der Kontrollprobeneinzelmessung gemäß Spalte 3 (lfd. Nr. 43 – Glukose) mit dem Wert 5,0% sowie die zulässige relative Abweichung beim Ringversuch gemäß Spalte 5 (lfd. Nr. 43 – Glukose) mit dem Wert 8,0% ist spätestens drei Jahre nach der Bekanntgabe der geänderten Richtlinie im Deutschen Ärzteblatt einzuhalten.

8.7 Ringversuch Harnsediment (Urinsediment)

Praxen in denen das Harnsediment untersucht wird, sind laut Rili-BÄK verpflichtet, einmal im Jahr einen Ringversuch durchzuführen (s. Abb. 1).

Von folgenden zwei Referenzinstituten werden Ringversuche im Harnsediment online angeboten:

- INSTAND e. V.
  www.instand-ev.de
- Referenzinstitut für Bioanalytik
  www.rfb.bio

Nachfolgend wird ein Beispiel für die Durchführung des Ringversuchs von INSTAND e.V. beschrieben.

Tabelle B 2-2 – Externe Qualitätssicherung (Ringversuche)

Lfd. Nr.	Messgröße/Untersuchung	Häufigkeit der Teilnahme/ einmal pro
1.	AB0-Merkmale	Quartal
2.	Borrelia burgdorfrei, Antikörper gegen	Halbjahr
	⋮	
39.	Urinsediment	Kalenderjahr
40.	Varicella-Zoster-Virus, Antivirus gegen	Halbjahr
41.	Zytoplasma neutrophiler Granulozyten (C-ANCA, P-ANCA), Autoantikörper gegen	Halbjahr

Abb. 1: Ausschnitt aus der Rili-BÄK

Beispiel

Auf der Homepage von INSTAND e.V. (www.instand-ev.de) klickt man auf „Ringversuche" und dann auf „Ringversuchsprogramm".

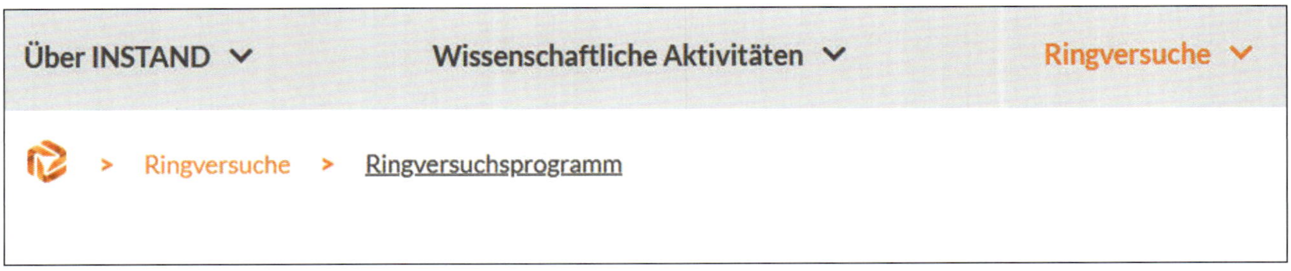

In das Suchfeld wird „Urinsediment" eingegeben.

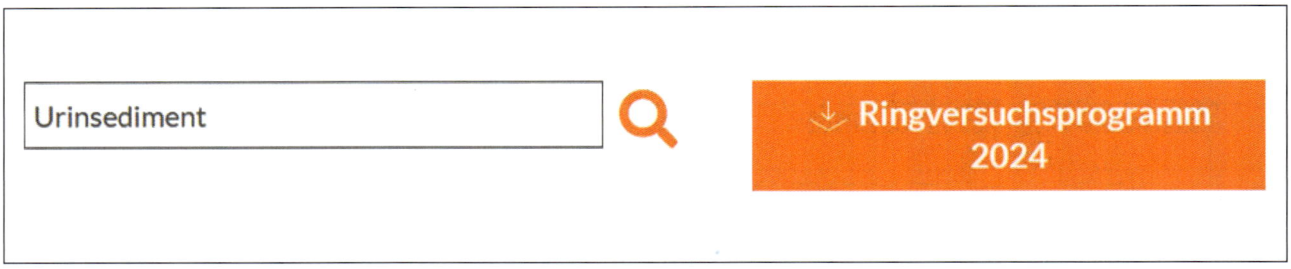

Unter „Info" sind die Termine aufgelistet.

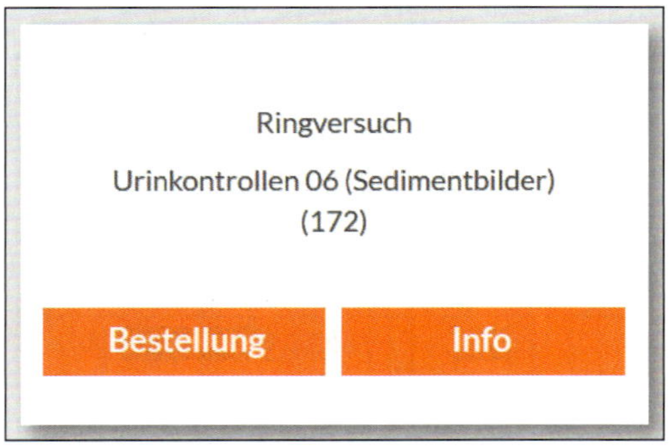

Termine:	Jan. (1)	Mai (3)	Juli (4)	Okt. (6)
Anmeldefrist:	05.01.2024	19.04.2024	21.06.2024	04.10.2024
Probenversand:	09.01.2024	23.04.2024	25.06.2024	08.10.2024
Einsendeschluss:	26.01.2024	10.05.2024	12.07.2024	25.10.2024

Man erfährt, dass kein Probenmaterial versandt wird sondern die zu beurteilenden Sedimentbilder online im virtuellen Mikroskop verfügbar sind und die Gültigkeit des Zertifikats 24 Monate beträgt.

Dann folgen die Kontaktdaten der Ringversuchsleiter. Beim Anklicken von „Bestellung" wird man zur Anmeldeseite der RV-Online Plattform weitergeleitet:

Wer noch nicht im RV-Online registriert ist, kann dies durch den Button „Neu bei INSTAND? Jetzt registrieren" machen (s. Abb. 1).

Ein detailliertes Video zum Registrierungsprozess wird auf Youtube zur Verfügung gestellt: https://www.youtube.com/watch?v=592fnVBR448

Drei Tage vor Beginn des Ringversuchs können im Bereich „Werteingabe" die klinischen Informationen eingesehen werden.

Dafür setzt man den Filter „Status" auf „bevorstehend" und wählt dann unter RV-Gruppe die 172 aus (s. Abb.2).

Es erscheinen unterhalb der Filter die für das Jahr bestellten Ringversuche. Ab dem Versandtag werden diese automatisch mit dem Status „aktuell" angezeigt.

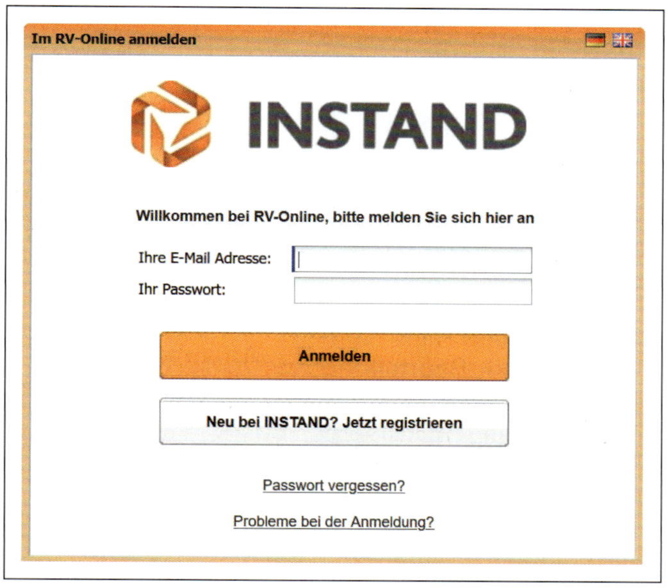

Abb. 1: Registrierung

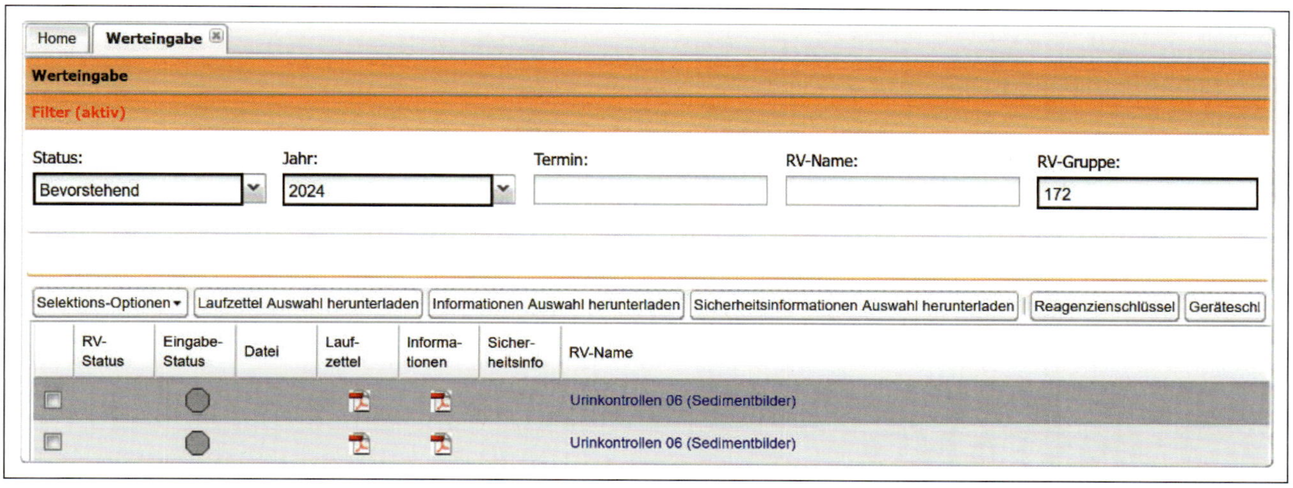

Abb. 2: Werteingabe

Durch klicken auf die blaue Schrift „Urinkontrollen 06 (Sedimentbilder)" in Abbildung 2 gelangt man zum Protokollbogen und zum **virtuellen Mikroskop**.

Ziel des Ringversuchs ist es die im Mikroskop markierten Sedimentbestandteile zu identifizieren.

Dazu stehen die folgenden Bedienungselemente zur Verfügung (s. Abb. 3):

- eine Lupe, mit der das Bild vergrößert bzw. verkleinert werden kann.
- ein Pfeil im Kreis, mit dem durch die Fokusebenen gewechselt werden kann.

Im virtuellen Mikroskop werden die Sedimentbilder als Hellfeld – oder als Phasenkontrastaufnahme zur Verfügung gestellt. Die fehlende Aufnahme ist als statisches Bild im Informationsdokument des Ringversuchs zu finden.

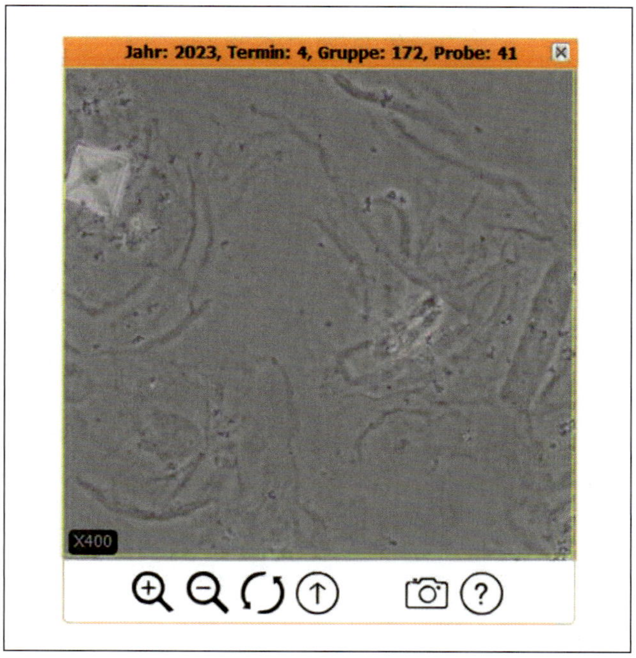

Abb. 3: virtuelles Mikroskopbild /Bedienungselemente

Abbildung 1 zeigt einen Ausschnitt aus dem **Informationsdokument**, das Angaben zum Patienten, in diesem Fall einer Patientin, enthält, deren Urinsediment beim Ringversuch 2023 beurteilt werden musste.

Diese Angaben sind hilfreich bei der Beurteilung des Sedimentbestandteile im virtuellen Mikroskop und der statischen Bilder im Informationsdokument.

In Abbildung 2 sind zwei dieser Bilder aus den Informationsdokument zu sehen.

Im Bild 41 wurden folgende Sedimentbestandteile identifiziert:

a) Calciumoxalat
b) Erythrozyt
c) Schleimfaden

Gruppe 172: Urinkontrollen 06 (Sedimentbilder) (Termin 4 – 2023)

Einsendeschluss: 14.07.2023

Informationen zum Ringversuch
Bitte beurteilen Sie die markierten Bestandteile in den Sedimentbildern. Dazu wählen Sie die entsprechende Beschreibung aus der Liste im jeweiligen Probenfeld aus.

Anamnese
Die Urinprobe stammt von einer 52-jährigen Patientin.

Stix:

Spezifisches Gewicht	1032
pH-Wert	5,0
Leukozyten	negativ
Nitrit	negativ
Protein	+
Glucose	negativ
Keton	negativ
Urobilinogen	+
Bilirubin	+
Erythrozyten (Hb)	+

Abb. 1: Informationen zur Patientin

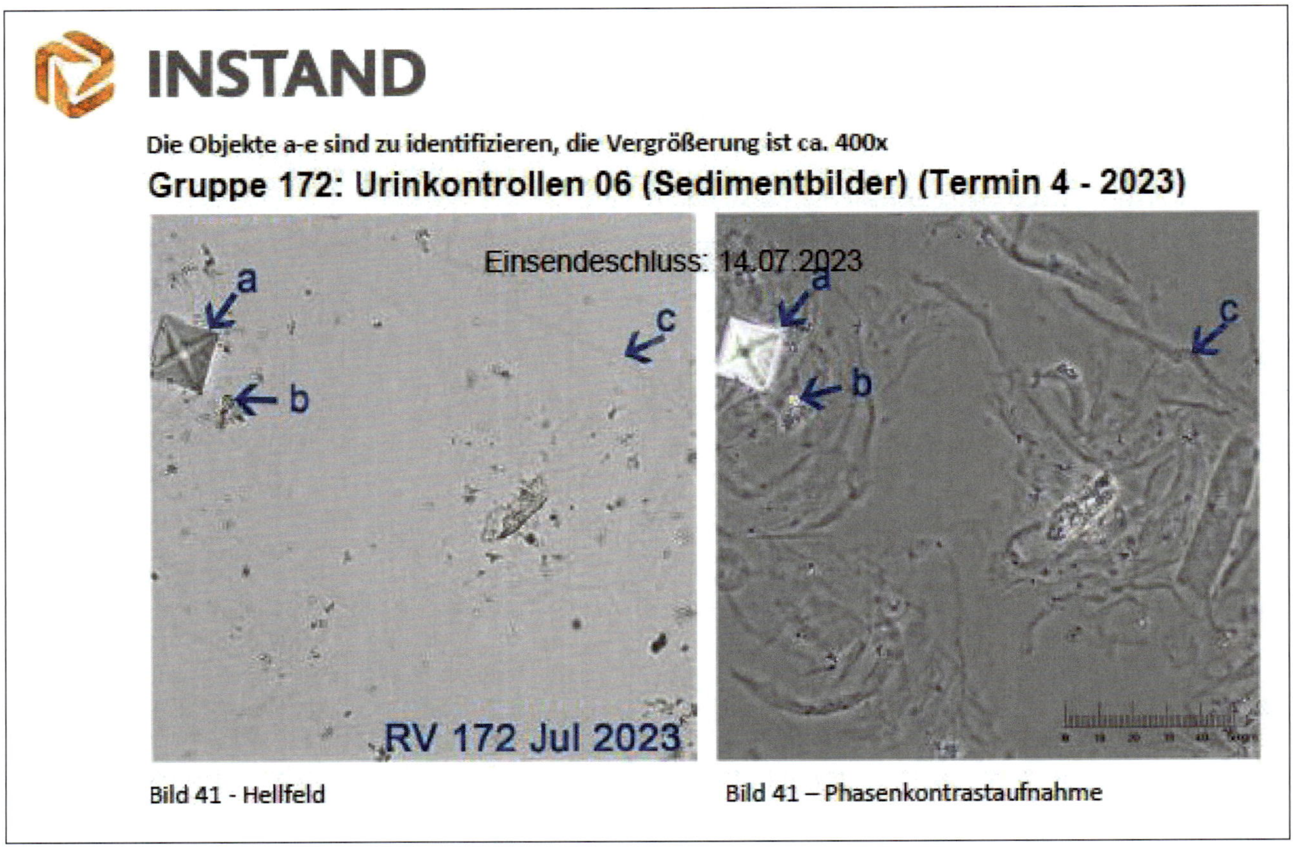

Abb. 2: statische Sedimentbilder

Den auf der vorherigen Seiten erwähnten Informationen für die Ringversuchsteilnehmer liegt auch eine Liste bei, auf der die Sedimentbestandteile aufgeführt sind, die in den Sedimentbildern vorkommen können. Abbildung 1 zeigt einen Ausschnitt aus dieser Liste.

Gruppe 172: Urinkontrollen 06 (Sedimentbilder) (Termin 4 – 2023)

Einsendeschluss: 14.07.2023

Codierschlüssel

Ergebnis

	Erythrozyt (normal. Stechapfel. Schatten)
	dysmorpher Erythrozyt (inkl. Akanthozyt)
	Leukozyt
	Histiozyt (Makrohphagen)
	Plattenepithelien
	Nieren- oder Tubulusepithelien
	Übergangsepithelien (Urothelzellen, rund oder geschwänzt)
	Fettkörnchenzelle

***Abb. 1:** Liste mit Sedimentbestandteilen (Ausschnitt)*

Die identifizierten Sedimentbestandteile müssen in die **Eingabemaske des Protokollbogens** eingetragen werden (s. Abb. 2). Sie werden per Dropdown aus der Liste ausgewählt und eingegeben wie in Abbildung 2: „Sediment Bild a) Calciumoxalat" und „Sediment Bild b) Erythrozyt". Für die Eingabe von Sediment Bild c) sieht man das aufgeklappte Dropdown Bild mit dem farbig unterlegten Ergebnis „Pseudozylinder oder Schleimfaden".

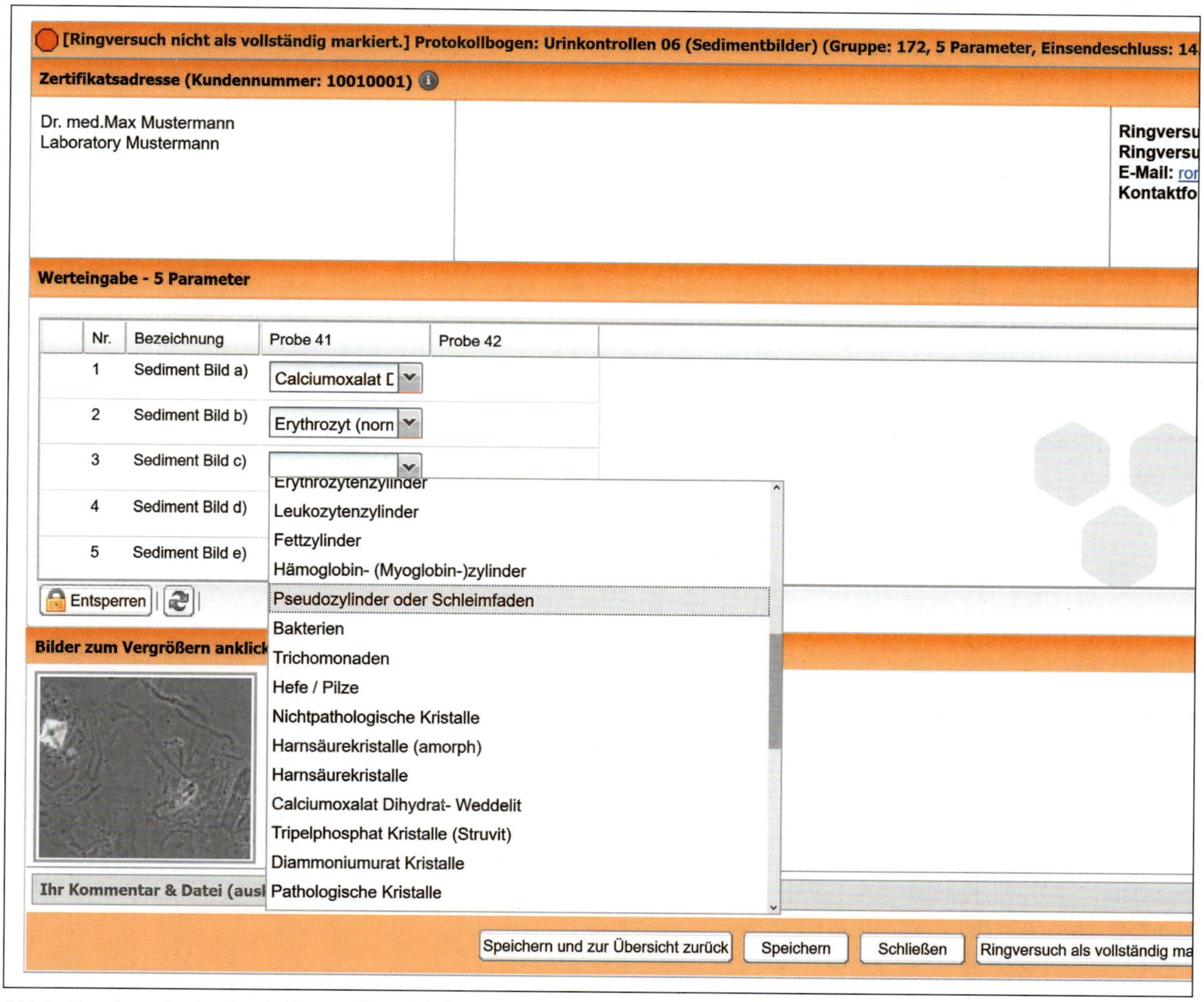

***Abb. 2:** Eingabemaske des Protokollbogens (Ausschnitt)*

Wenn alle Ergebnisse eingegeben wurden, beendet man den Prozess durch klicken auf "Speichern und zur Übersicht zurück". Die Angaben sind bis zum Einsendeschluss veränderbar. Die Auswertung ist in vier bis sechs Wochen im RV-Online unter „Meine Ergebnisse" abrufbar.

Periodensystem der Elemente

Hauptgruppen — Nebengruppen — Hauptgruppen

Massenzahl → (262); * ← Künstliches Element; Ordnungszahl → 105; Db ← Elementsymbol; Dubnium ← Elementname

Periode	I	II	IIIa	IVa	Va	VIa	VIIa	VIIIa	VIIIa	VIIIa	Ia	IIa	III	IV	V	VI	VII	VIII
1. Periode	1,00794 1 H Wasserstoff																	4,002602 2 He Helium
2. Periode	6,941 3 Li Lithium	9,012182 4 Be Beryllium											10,811 5 B Bor	12,0107 6 C Kohlenstoff	14,00674 7 N Stickstoff	15,9994 8 O Sauerstoff	18,9984032 F Fluor	20,1797 10 Ne Neon
3. Periode	22,989770 11 Na Natrium	24,3050 12 Mg Magnesium											26,981538 13 Al Aluminium	28,0855 14 Si Silicium	30,973761 15 P Phosphor	32,066 16 S Schwefel	35,4527 17 Cl Chlor	39,948 18 Ar Argon
4. Periode	39,0983 19 K Kalium	40,078 20 Ca Calcium	44,955910 21 Sc Scandium	47,867 22 Ti Titan	50,9415 23 V Vanadium	51,9961 24 Cr Chrom	54,938049 25 Mn Mangan	55,845 26 Fe Eisen	58,93320 27 Co Cobalt	58,6934 28 Ni Nickel	63,546 29 Cu Kupfer	65,39 30 Zn Zink	69,723 31 Ga Gallium	72,61 32 Ge Germanium	74,92160 33 As Arsen	78,96 34 Se Selen	79,904 35 Br Brom	83,80 36 Kr Krypton
5. Periode	85,4678 37 Rb Rubidium	87,62 38 Sr Strontium	88,90585 39 Y Yttrium	91,224 40 Zr Zirconium	92,90638 41 Nb Niobium	95,94 42 Mo Molybdän	(98) 43 Tc Technetium	101,07 44 Ru Ruthenium	102,90550 45 Rh Rhodium	106,42 46 Pd Palladium	107,8682 47 Ag Silber	112,411 48 Cd Cadmium	114,818 49 In Indium	118,710 50 Sn Zinn	121,760 51 Sb Antimon	127,60 52 Te Tellur	126,90447 53 I Iod	131,29 54 Xe Xenon
6. Periode	132,90545 55 Cs Cäsium	137,327 56 Ba Barium	138,9055 57 La Lanthan	178,49 72 Hf Hafnium	180,9479 73 Ta Tantal	183,84 74 W Wolfram	186,207 75 Re Rhenium	190,23 76 Os Osmium	192,217 77 Ir Iridium	195,078 78 Pt Platin	196,96655 79 Au Gold	200,59 80 Hg Quecksilber	204,3833 81 Tl Thallium	207,2 82 Pb Blei	208,98038 83 Bi Bismut	(209) 84 Po Polonium	(210) 85 At Astat	(222) 86 Rn Radon
7. Periode	(223) 87 Fr Francium	(226) 88 Ra Radium	(227) 89 Ac Actinium	(261) * 104 Rf Rutherfordium	(262) * 105 Db Dubnium	(263) * 106 Sg Seaborgium	(264) * 107 Bh Bohrium	(265) * 108 Hs Hassium	(268) * 109 Mt Meitnerium	(269) * 110 Uun Ununilium	(272) * 111 Uuu Unununium	(277) * 112 Uub Ununbium	113 Uut Ununtrium	(289) * 114 Uuq Ununquadium	115 Uup Ununpentium	(289) * 116 Uuh Ununhexium	117 Uus Ununseptium	(293) * 118 Uuo Ununoctium

Die Elemente mit der Ordnungszahl 113, 115, 117 wurden noch nicht synthetisiert!

Lanthanide	140,116 58 Ce Cer	140,90765 59 Pr Praseodym	144,24 60 Nd Neodym	(145) 61 Pm Promethium	150,36 62 Sm Samarium	151,964 63 Eu Europium	157,25 64 Gd Gadolinium	158,92534 65 Tb Terbium	162,50 66 Dy Dysprosium	164,93032 67 Ho Holmium	167,26 68 Er Erbium	168,93421 69 Tm Thulium	173,04 70 Yb Ytterbium	174,967 71 Lu Lutetium
Actinide	(232) 90 Th Thorium	(231) 91 Pa Protactinium	(238) 92 U Uran	(237) 93 Np Neptunium	(244) 94 Pu Plutonium	(243) * 95 Am Americium	(247) * 96 Cm Curium	(247) * 97 Bk Berkelium	(251) * 98 Cf Californium	(252) * 99 Es Einsteinium	(257) * 100 Fm Fermium	(258) * 101 Md Mendelevium	(259) * 102 No Nobelium	(262) * 103 Lr Lawrencium

Elementsymbol:
- Tc ... kein stabiles Isotop bekannt
- N ... gasförmig
- Br ... flüssig (bei 20 °C)
- Ag ... fest

Umrechnung der *g*-Zahl

Das Maß für die Leistung einer Zentrifuge ist die relative Zentrifugalbeschleunigung, abgekürzt RZB. Sie wird als Vielfaches der Erdbeschleunigung (*g*), als *g*-Zahl angegeben. Zwischen der *g*-Zahl und der Drehzahl der Zentrifuge (Umdrehungen pro Minute abgekürzt U/min) besteht folgender Zusammenhang:

$$g = 1{,}118 \cdot 10^{-5} \cdot r \cdot U^2$$

$$U = \sqrt{\frac{g}{1{,}118 \cdot 10^{-5} \cdot r}}$$

(r = Radius in cm, U = Umdrehungen, $1{,}118 \cdot 10^{-5}$ = Faktor, der aus der Erdbeschleunigung abgeleitet wird)

Dieser Zusammenhang wird auch aus dem Nomogramm in Abbildung 1 ersichtlich.

Beispiel: Harn soll bei ca. 750 *g* zentrifugiert werden. Auf der Zentrifuge können nur U/min eingestellt werden. Der Radius vom Achsenmittelpunkt des Rotors zum Röhrchenboden beträgt laut Hersteller 8,5 cm.

Am Nomogramm abgelesene Drehzahl: ca. 2800 U/min, über die Formel berechnet: 2809 U/min.

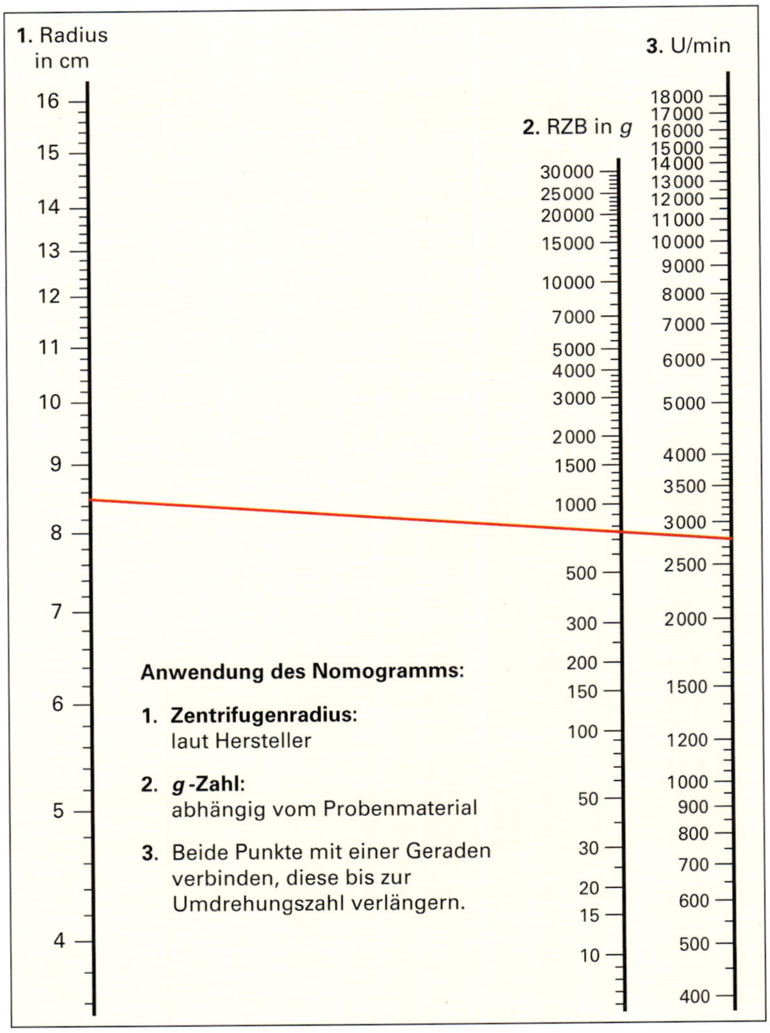

Abb. 1: Nomogramm zur Ermittlung der g-Zahl bzw. der U/min

Dezimale Vielfache und Bruchteile von Einheiten

Die Vorsilben ergeben in Verbindung mit den Basiseinheiten die jeweilige Untereinheit.

Vorsilbe	Zeichen	Zehnerpotenz	Zahl	Zahlwort	Anwendungsbeispiel, z. T. in Verbindung mit Basiseinheiten (Erklärung)
Tera	T	10^{12}	1000000000000	Billion	4,0 T Ery/L (4 Billionen Ery pro Liter Blut ≙ 4,0 Mio Ery/µL)
Giga	G	10^{9}	1000000000	Milliarde	5,0 G Leuko/L (5 Milliarden Leuko pro Liter Blut = 5000 Leuko/µL)
Mega	M	10^{6}	1000000	Million	Eigentlich 4,0 M Ery/µL, üblicherweise wird die Abkürzung des Zahlwortes verwendet: 4,0 Mio/µL
Kilo	k	10^{3}	1000	Tausend	kg = Kilogramm
Hekto	h	10^{2}	100	Hundert	hL = Hektoliter
Deka	da	10^{1}	10	Zehn	Dag = Dekagramm
		10^{0}	1	Eins	Basiseinheit ohne Vorsilbe
Dezi	d	10^{-1}	0,1	Zehntel	dL = Deziliter = Zehntelliter = 100 mL
Zenti	c	10^{-2}	0,01	Hundertstel	cm = Zentimeter = Hundertstelmeter
Milli	m	10^{-3}	0,001	Tausendstel	mL = Milliliter = Tausendstelliter (= Volumen eines Würfels mit einer Kantenlänge von 1 cm)
Mikro	µ	10^{-6}	0,000001	Millionstel	µL = Mikroliter = Millionstelliter bzw. Tausendstelmilliliter (= Volumen eines Würfels mit einer Kantenlänge von 1 mm)
Nano	n	10^{-9}	0,000000001	Milliardstel	nm = Nanometer (z. B. Angabe der Wellenlänge des verwendeten Lichtes in der Fotometrie)
Piko	p	10^{-12}	0,000000000001	Billionstel	pg = Billionstelgramm (z. B. Angabe der Menge an Hämo-globin im Erythrozyten)
Femto	f	10^{-15}	0,000000000000001	Billiardstel	fL = Femtoliter (z. B. Angabe des Volumens eines Ery)

Ausgewählte SI-Basiseinheiten

Basisgröße	Größenzeichen	Einheit	Einheitszeichen	Untereinheiten oder abgeleitete Größen (Beispiele)
Länge	l	Meter	m	1 km = 1000 m 1 mm = 0,001 m 1 µm = 0,000001 m (z. B. Durchmesser eines Ery = 7 µm ≙ 0,007 mm)
Masse	M	Kilogramm	kg	1 g = 0,001 kg 1 mg = 0,000001 kg (Massenangabe vieler Substrate, z. B. 100 mg Blutzucker pro dL Blut)
Stoffmenge	n	Mol	mol	1 mmol = 0,001 mol (z. B. 10 mmol Hämoglobin pro dL Blut) 1 µmol = 0,000001 mol
Temperatur	T	Kelvin	K	Gebräuchliche Angabe ist °C (= Grad Celcius) 1 °C = (1 + 273,1) K 0 K = – 273,1 °C
Zeit	t	Sekunde	s	60 s = 1 Minute (min); 60 min = 1 Stunde (h); 24 h = 1 Tag (d)

Das Volumen wird von der Länge abgeleitet und in Liter, Kubikmeter oder Untereinheiten davon angegeben. Die Masse von 1 Kilogramm Wasser mit einer Dichte von 1,0 g/cm³ hat bei 4 °C ein Volumen von 1 Liter. **Nur auf diesen Fall bezogen, ist das Kilogramm dem Liter gleichzusetzen**. Die folgende Tabelle zeigt, in welchem Zusammenhang die Untereinheiten stehen.

Einheit	Untereinheiten in Zehnerschritten								
1 L	1 dL	1 cL	**1 mL**	100 µL	10 µL	**1 µL**	100 nL	10 nL	**1 nL**
1 kg	100 g	10 g	**1 g**	100 mg	10 mg	**1 mg**	100 µg	10 µg	**1 µg**
1 dm³	100 cm³	10 cm³	**1 cm³**	100 mm³	10 mm³	**1 mm³**	100 µm³	10 µm³	**1 µm³**

Anwendungsbeispiel: In 1 dL Blut sind normalerweise 100 mg Glukose enthalten. Hätte die Glukose ebenfalls eine Dichte von 1,0 g/cm³, so entspräche dies einem Verhältnis von Glukose : Blut von 1 : 1000 (1 dL Blut ≙ 100 g oder 100000 mg. 100 mg Glukose: 100000 mg Blut = 1 : 1000).

Bildquellen- und Firmenverzeichnis

Die Autorinnen und der Verlag danken den folgenden Firmen, die sie durch fachliche Beratung, die Bereitstellung von Informations- und Bildmaterial (Abb. Nr. in Klammer) unterstützt oder Abdruckgenehmigungen für selbstgefertigte Fotos erteilt haben. Der Dank gilt außerdem der Abteilung für Unterrichtsmedien der Universität Bern, Inselspital 38, 3010 Bern, für die Genehmigung von Abbildungen aus ihrem interaktiven Hämatologieatlas.

Abbott Rapid Diagnostics Germany GmbH, Köln (243.4, 262.1-7)

Adobe.Stock.com, Dublin, Irland © Uwe Grötzner (265.1)

AMEFA, Limburg (173.3)

Andreas Hettich GmbH & Co. KG, Tuttlingen (33.1, 33.5, 167.1, 167.3-4, 211.1)

Architekt Jörg Lauffer, Reutlingen (32.1)

B. Braun Melsungen AG, Melsungen (61.1, 62.3-5)

Bayer Vital GmbH Diabetes Care, Leverkusen (234, 235)

Becton und Dickinson, Heidelberg (48.1, 91.1, 92.2, 93.4-6, 94.1-4, 96.1, 97.1, 98.1, 170.1, 179.1, 183, 184.1, 205.2, 206.1-2, 207.1-6, 208.1-6, 234.1, 254.2, 263.1)

Belimed GmbH, Mühldorf am Inn (62.2, 66.3)

Berufsgenossenschaft für Gesundheitsdienst und Wohlfahrtspflege, Hamburg (56.1)

Bioanalytic GmbH, Umkirch/Freiburg (97.1,173.3, 179.1-5, 181.1, 183.1, 184.1-2)

BIOMED Labordiagnostik GmbH, Oberschleißheim (194.1-2)

Bode Chemie, Hamburg (18.1, 56.2, 59.1: HWG-Pflichttext Arzneimittel [Sterillium Virugard] siehe S. 293)

Brand GmbH & Co. KG, Wertheim (42.4, 43.1-3, 44.1-4, 45.1-2, 45.4-6, 48.1-4, 49.1-2, 50.1-2)

Buhr Praxisgestaltung, Waldorfhäslach (31.1)

Carl Roth GmbH + Co.KG, Karlsruhe (20.1)

Carl Zeiss, Oberkochen (34-36, 142.6, 149.1, 150.1, 197.3-7)

Diaglobal GmbH, Berlin (170.1.9, 233.2)

Dr. Bruno Lange GmbH, Berlin (38.4, 171.1, 172.1-5)

Eppendorf AG, Hamburg (45.1-5, 48.1, 142.4, 173.3)

Freie Universität Berlin, Berlin (72.3)

Fresenius Kabi AG, Bad Homburg v. d. H. (13.2, 16.3)

Gabmed GmbH, Köln (117.1-2, 248.1, 249.1-4)

GKE-GmbH, Waldens (67.1+2)

Greiner Bio-One GmbH, Frickenhausen (232.1)

Henkel KgaA, Düsseldorf (18.2)

Honeywell International Inc (18.1)

Hoyer-Madaus GmbH & Co. KG, Monheim (149.1-5, 150.1)

INSTAND e.V., Düsseldorf (86-89)

KABE LABORTECHNIK GmbH, Nümbrecht-Elsenroth (232.1)

Karl Hecht GmbH & Co. KG, Sondheim/Rhön (40.1-4, 48.2, 148.1-2, 197.1+3,)

Kassenärztliche Bundesvereinigung, Berlin (103.1)

Labor + Technik Eberhard Lehmann GmbH, Berlin (117.3)

Laborärzte Leinfelden, Leinfelden (16.1-2, 83.1, 103.2)

Labor Dr. Wisplinghoff, Köln: S. 12

Mast Diagnostica GmbH, Reinfeld (264.1-10)

Melag, Berlin (64.1, 66.7, 68.1)

Merck KGaA, Darmstadt (20.1, 23.1, 41.2, 155.1-6, 164.1)

MVZ Kirchheim, Kirchheim/Teck (66.1-8, 67.1-5, 68.1-2, 69.1)

MVZ Labor Dr. Gärtner & Kollegen, Ravensburg (119.1)

Paul Hartmann AG, Heidenheim (91.1, 97.1, 179.1)

Paul Marienfeld Gmbh & Co. KG, Lauda/Königshofen (41.3, 48.2+4, 174.1-3, 179.1+5, 182.3+4, 183.1)

Praxis Dr. Ziemendorff, Nürtingen (103.3)

Praxis Pfluggarten, Dr. med. Evelyn Beyer, Nürtingen (68.1)

Prof. Enders und Kollegen, Stuttgart (90.1)

PROGEN Biotechnik GmbH, Heidelberg (251.1-3-252.1-7)

Robert-Koch-Institut, Berlin (242.3)

Roche Diagnostics GmbH, Mannheim (23.2-3, 39.2, 41.5, 80.1-3, 129.2, 131-137, 152.1, 153.1-5, 154.1, 155.1+4, 164.1, 233.1, 239.1+2, 240.1+2, 257.1+2, 258.1-6)

Sarstedt AG & Co. KG, Nümbrecht (14.2-4, 83.1, 90.1, 91.1, 92.1, 93.1-3, 95.1-3, 99.1, 100.1-4, 101.1+2, 189.1, 190.1-4 +6-10, 206.2, 207.5, 232.1, 233.2, 234.1, 243.1, 254.1,3-6)

Servoprax, Wesel (42.4, 245.1)

Siemens Helathcare Diagnostics, Eschborn (39.1, 139.1, 140.1-2)

Stana Ioana, Burgkirchen an der Alz (65.1)

Synlab, Augsburg (84, 85)

Unipath Diagnostics GmbH, Köln (246.1-4)

Universität Bern, Abt. für Unterrichtsmedien, Bern (13.3, 189.1, 199, 202-205, 223)

Universitätsklinikum Heidelberg, Heidelberg (72.1)

Vivendi Water Systems, Ransbach-Baumbach (39.3)

Widufit GmbH, Rödinghausen (248.2)

HWG-Pflichttext Arzneimittel [Sterillium Virugard]:

Sterillium Virugard, Lösung zur Anwendung auf der Haut: *Wirkstoff:* Ethanol. **Zusammensetzung:** 100 g Lösung enthalten: *Wirkstoff:* Ethanol 99 % 95,0 g. *Sonstige Bestandteile:* Butan-2-on, Glycerol, Tetradecan-1-ol, Benzin. **Anwendungsgebiete:** Hygienische und chirurgische Händedesinfektion. **Gegenanzeigen:** Nicht auf Schleimhäuten anwenden. Nicht in unmittelbarer Nähe der Augen oder offener Wunden anwenden. Überempfindlichkeit gegen Inhaltsstoffe. **Nebenwirkungen:** Selten treten leichte, diffuse Hautirritation auf. In solchen Fällen wird empfohlen, die allgemeine Hautpflege zu intensivieren. Allergische Reaktionen sind selten. **Pharmazeutischer Unternehmer:** BODE Chemie GmbH, Melanchthonstraße 27, 22525 Hamburg.

(Stand: 08/2022)

Dank

Unser Dank gilt neben den Schulen, Labors, Kollegen, Freunden und unseren Familien, die alle zum Gelingen des Buches beigetragen haben, vor allem den Firmen und Institutionen, die uns die Genehmigung zum Abdruck von Geräten, Materialien und Bildvorlagen gegeben haben. Bei den Fotodokumentationen der Laboruntersuchungen wurde bewusst auf Geräte zurückgegriffen, die zur Zeit in den Praxen und Schulen im Einsatz sind. Wir bedanken uns deshalb besonders bei den Firmen, die durch ihre Erlaubnis zum Abdruck auch älterer Geräte ihrer Produktpalette Verständnis für diese Vorgehensweise gezeigt haben.

Die Autorin

Sachwortverzeichnis

A

B

C

D

E

F

I

J

K

L

M

N

O

P

T

U

V

W

Z